现代骨科基础与临床

王永彬　吴开学　李双玉　主编

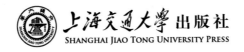
上海交通大学出版社
SHANGHAI JIAO TONG UNIVERSITY PRESS

内容提要

本书旨在系统阐述骨科学的理论和技术，全面地反映现代临床骨科学在防治骨科疾病及其他方面的成就和方法。在内容上，首先系统地介绍了骨科疾病的病因、病理和骨科常规检查方法；然后就临床常见的骨科疾病逐一展开论述，分别介绍了肩部及上臂骨折、肘部及前臂骨折、下肢骨折、关节脱位、脊柱及脊髓损伤、脊柱退行性疾病及骨肿瘤的相关内容，详细阐述各种骨科疾病的概念、病因、病理、临床表现、诊断及治疗等方面内容。本书适用于广大骨科临床工作者阅读使用。

图书在版编目（CIP）数据

现代骨科基础与临床 / 王永彬，吴开学，李双玉主编. --上海 ： 上海交通大学出版社，2021.12
ISBN 978-7-313-25970-7

Ⅰ．①现… Ⅱ．①王… ②吴… ③李… Ⅲ．①骨科学 Ⅳ.①R68

中国版本图书馆CIP数据核字（2021）第257142号

现代骨科基础与临床
XIANDAI GUKE JICHU YU LINCHUANG

主　　编：王永彬　吴开学　李双玉
出版发行：上海交通大学出版社
邮政编码：200030
印　　制：广东虎彩云印刷有限公司
开　　本：787mm×1092mm　1/16
字　　数：524千字
版　　次：2023年1月第1版
书　　号：ISBN 978-7-313-25970-7
定　　价：198.00元

地　　址：上海市番禺路951号
电　　话：021-64071208
经　　销：全国新华书店
印　　张：20.5
插　　页：2
印　　次：2023年1月第1次印刷

编委会

主 编

王永彬（北大医疗鲁中医院）

吴开学（山东省平邑县中医医院）

李双玉（山东省梁山县人民医院）

副主编

崔文岗（南方医科大学深圳医院）

陈有应（甘肃省中医院）

王广钱（甘肃省金塔县人民医院）

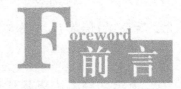

前　言

　　骨科是各大医院最常见的科室之一,主要研究骨骼肌肉系统的解剖、生理与病理,运用药物、手术及物理方法保持和发展这一系统的正常形态与功能。骨科所涉及的范围广阔,年龄从小儿到老人,部位从躯干到四肢,器官从脊柱、脊髓、末梢神经、关节到手足,疾病从炎症、骨及软组织肿瘤、退变到骨折脱位。

　　随着我国经济的飞速发展,交通意外、工业和建筑事故、自然灾害以及运动伤所造成的复杂创伤越来越多,骨科疾病尤其是骨折与关节损伤成为临床上的常见病和多发病。如何正确、合理地对骨科疾病进行诊断与治疗,对疾病的转归与预后影响巨大。为了能给骨科医师提供一部特色突出、系统而又全面的临床参考用书,我们特参阅了国内外大量最新、最权威的相关文献,取其精华,并结合多年骨科诊治经验,精心编写了《现代骨科基础与临床》一书。

　　本书旨在系统阐述骨科学的理论和技术,全面地反映现代临床骨科学在防治骨科疾病及其他方面的成就和方法,介绍现代骨科学的主要进展和先进技术,全面总结各位专家对防治骨科疾病方面的丰富经验和心得体会。内容上,首先系统地介绍了骨科疾病的病因、病理和骨科常规检查方法;然后就临床常见的骨科疾病逐一展开论述,分别介绍了肩部及上臂骨折、肘部及前臂骨折、下肢骨折、关节脱位、脊柱及脊髓损伤、脊柱退行性疾病及骨肿瘤的相关内容,详细阐述各种骨科疾病的概念、病因病理、临床表现、诊断及治疗等方面内容。本书内容新颖、资料翔实,既有骨科学专业特点,又有很强的针对性,同时又兼顾理论的准确性和知识的时效性,具有很强的科学性和实用性,对提高临床骨科医务工作者的临床思维能力和临床实践能力大有裨益,可作为临床骨科医务工作者进行科学、规范、合理诊治的参考用书。

本书共52.2万字,其中王永彬承编第二、三、四、五章共12万余字;吴开学承编第二、六章共10万余字;李双玉承编第二、五章共6万余字;崔文岗承编第八章共2.2万余字;陈有应承编第七、八章共13万余字;王广钱承编第一、五、九章共9万余字。

由于骨科各临床领域涉及范围非常广泛,内容日新月异,加之编者们编写时间紧张、编写经验有限,在编写过程中难免存在局限性,故书中不足之处在所难免,在此,恳请广大读者见谅,并望批评指正。

《现代骨科基础与临床》编委会

2021 年 10 月

Contents 目 录

第一章　骨科疾病的病因、病理 ……………………………………………………………（1）

    第一节　软组织损伤的病因、病理 …………………………………………………（1）

    第二节　脱位的病因、病理 …………………………………………………………（2）

    第三节　骨折的病因、病理 …………………………………………………………（3）

    第四节　骨关节疾病的病因、病理 …………………………………………………（10）

第二章　骨科常规检查方法 ………………………………………………………………（12）

    第一节　骨的发育与骨龄测评 ……………………………………………………（12）

    第二节　骨关节检查法 ……………………………………………………………（14）

    第三节　肢体、肌力测量 …………………………………………………………（19）

    第四节　神经功能检查 ……………………………………………………………（20）

    第五节　神经电生理检查 …………………………………………………………（24）

第三章　肩部及上臂骨折 …………………………………………………………………（27）

    第一节　肩胛骨骨折 ………………………………………………………………（27）

    第二节　锁骨骨折 …………………………………………………………………（31）

    第三节　肱骨远端骨折 ……………………………………………………………（35）

    第四节　肱骨近端骨折 ……………………………………………………………（49）

    第五节　肱骨干骨折 ………………………………………………………………（55）

第四章　肘部及前臂骨折 …………………………………………………………………（60）

    第一节　尺桡骨干双骨折 …………………………………………………………（60）

第二节　尺骨鹰嘴骨折 ……………………………………………………………… (64)

第三节　尺骨冠突骨折 ……………………………………………………………… (67)

第四节　尺桡骨茎突骨折 …………………………………………………………… (70)

第五节　桡骨干骨折 ………………………………………………………………… (72)

第六节　桡骨小头骨折 ……………………………………………………………… (74)

第七节　桡骨头颈部骨折 …………………………………………………………… (75)

第五章　下肢骨折 …………………………………………………………………… (77)

第一节　股骨头骨折 ………………………………………………………………… (77)

第二节　股骨颈骨折 ………………………………………………………………… (79)

第三节　股骨转子间骨折 …………………………………………………………… (81)

第四节　股骨髁上骨折 ……………………………………………………………… (86)

第五节　股骨髁间骨折 ……………………………………………………………… (90)

第六节　股骨干骨折 ………………………………………………………………… (93)

第七节　股骨远端骨折 ……………………………………………………………… (96)

第八节　胫骨平台骨折 ……………………………………………………………… (102)

第九节　髌骨骨折 …………………………………………………………………… (107)

第十节　胫腓骨骨折 ………………………………………………………………… (111)

第十一节　单纯腓骨骨折 …………………………………………………………… (118)

第十二节　踝关节骨折 ……………………………………………………………… (120)

第十三节　跟骨骨折 ………………………………………………………………… (124)

第十四节　距骨骨折 ………………………………………………………………… (130)

第十五节　趾骨骨折 ………………………………………………………………… (134)

第六章　关节脱位 …………………………………………………………………… (136)

第一节　月骨脱位 …………………………………………………………………… (136)

第二节　掌指关节脱位 ……………………………………………………………… (140)

第三节　指间关节脱位 ……………………………………………………………… (142)

第四节　腕骨脱位 …………………………………………………………………… (144)

第五节　桡骨头半脱位 ……………………………………………………………… (146)

第六节　肘关节脱位 ……………………………………………………………… (148)

第七节　复发性肩关节前脱位 …………………………………………………… (150)

第八节　肩锁关节脱位 …………………………………………………………… (155)

第九节　胸锁关节脱位 …………………………………………………………… (159)

第十节　骶尾关节脱位 …………………………………………………………… (161)

第十一节　髋关节脱位 …………………………………………………………… (162)

第十二节　膝关节脱位 …………………………………………………………… (170)

第十三节　髌骨脱位 ……………………………………………………………… (174)

第十四节　上胫腓关节脱位 ……………………………………………………… (176)

第十五节　踝关节脱位 …………………………………………………………… (177)

第十六节　跖跗关节脱位 ………………………………………………………… (179)

第十七节　趾间关节脱位 ………………………………………………………… (184)

第十八节　跖趾关节脱位 ………………………………………………………… (185)

第七章　脊柱及脊髓损伤 …………………………………………………………… (186)

第一节　上颈椎损伤 ……………………………………………………………… (186)

第二节　下颈椎损伤 ……………………………………………………………… (198)

第三节　胸腰椎损伤 ……………………………………………………………… (208)

第四节　骶尾椎损伤 ……………………………………………………………… (218)

第五节　脊髓损伤 ………………………………………………………………… (225)

第八章　脊柱退行性疾病 …………………………………………………………… (235)

第一节　颈椎不稳症 ……………………………………………………………… (235)

第二节　颈椎管狭窄症 …………………………………………………………… (241)

第三节　颈椎间盘突出症 ………………………………………………………… (245)

第四节　胸椎管狭窄症 …………………………………………………………… (254)

第五节　胸椎间盘突出症 ………………………………………………………… (259)

第六节　腰椎管狭窄症 …………………………………………………………… (265)

第七节　腰椎间盘突出症 ………………………………………………………… (269)

第八节　下腰椎不稳症 …………………………………………………………… (273)

第九章　骨肿瘤 …………………………………………………………………………… (280)

　　第一节　骨巨细胞瘤 …………………………………………………………………… (280)

　　第二节　成软骨源性肿瘤 ……………………………………………………………… (284)

　　第三节　成骨源性肿瘤 ………………………………………………………………… (289)

　　第四节　骨转移瘤 ……………………………………………………………………… (302)

　　第五节　脊索瘤 ………………………………………………………………………… (309)

　　第六节　脊柱肿瘤 ……………………………………………………………………… (311)

参考文献 …………………………………………………………………………………… (318)

第一章

骨科疾病的病因、病理

第一节　软组织损伤的病因、病理

一、软组织损伤的病因

(一)外因

外因包括直接外力、间接外力和慢性劳损,是软组织损伤的主要致病因素。

(二)内因

软组织损伤常与身体素质、生理特点和病理因素有十分密切的关系。体质强壮,气血旺盛,肝肾充实,筋骨则强盛,承受外界的暴力和风、寒、湿邪侵袭的能力就强,因此也就不易发生软组织损伤;而体弱多病,气血虚弱,肝肾不足,筋骨则萎弱,承受外界暴力和风、寒、湿邪侵袭的能力就弱,则易发生软组织损伤。

二、软组织损伤的分类

(一)根据不同的暴力形式分类

根据不同的暴力形式可分为扭伤、挫伤和碾伤。

1.扭伤

扭伤系指间接暴力使肢体和关节突然发生超出正常生理范围的活动,外力远离损伤部位,发病却在关节周围,其关节及关节周围的筋膜、肌肉、肌腱、韧带、软骨盘等过度扭曲、牵拉,引起的损伤、撕裂、断裂或错位。

2.挫伤

挫伤系指直接暴力打击或跌仆撞击、重物挤压等作用于人体,引起该处皮下、筋膜、肌肉、肌腱等组织损伤。

3.碾伤

碾伤系指由于钝性物体的推移或旋转挤压肢体,造成以皮下及深部组织为主的严重损伤,往往形成皮下组织、筋膜、肌腱、肌肉组织与神经、血管俱伤,且易造成局部的感染和坏死。

(二)根据软组织损伤的病程分类

根据软组织损伤的病程可分为急性软组织损伤和慢性软组织损伤。

1.急性软组织损伤

该损伤亦称新伤,系由突然暴力所引起的,不超过2周的新鲜软组织损伤。

2.慢性软组织损伤

该损伤亦称陈伤,系由急性软组织损伤失治或治疗不当、不彻底,超过2周的软组织损伤或慢性劳损。

(王广钱)

第二节　脱位的病因、病理

一、维持关节稳定的因素

关节的稳定性主要依靠骨骼、韧带(关节囊)、肌肉维持。

(一)骨骼

骨骼构成关节的骨端关节面的相互吻合,是维持关节稳定性的重要因素。其稳定程度与关节类型及骨端的接触面积有关。在不同的关节类型中,杵臼式关节要比其他形式的关节稳定;而在相同类型的关节中,骨端的接触面积越大,关节越稳定。如髋关节股骨头与髋臼的接触面积为180°,所以稳定;而肩关节肱骨头与肩关节盂的接触面积仅为75°,所以其稳定程度远不如髋关节。

(二)韧带

韧带对关节稳定型的维持可以从以下两个方面来理解。

1.维持静力平衡

关节总是在一定的方向受到一定的韧带的制约,使关节的活动保持在正常的生理范围内。如膝关节的侧副韧带限制膝关节的内外翻活动。

2.维持动力平衡

当关节发生超出其生理范围的活动时,限制其活动的韧带受到牵拉,同时可兴奋韧带内的末梢感受器,使对侧的肌肉反射性收缩形成肌肉的拮抗作用,以保护关节。

(三)肌肉

肌肉既是关节活动的动力,又是在运动中维持关节稳定的重要因素。

1.拮抗肌

使关节在某一特定方向运动的肌肉称为主动肌,行相反方向运动的肌肉称为拮抗肌。拮抗肌对主动肌所进行的运动起缓冲作用,以保护关节在运动中的稳定,防止关节因暴发的运动而致损伤。

2.协同肌

双关节(或多关节)肌肉为了有效地运动某关节,需使其中的另一关节稳定在一定的位置,或进行反方向运动,完成这一稳定作用的肌肉称为协同肌。

二、脱位的病因

(一)外因

关节脱位多由直接或间接暴力所致,尤其以间接暴力所致者较多见,如跌仆、挤压、扭转、冲撞、坠堕等损伤,均能使构成关节的骨端超出正常范围,脱离正常的位置而引起关节脱位。由于暴力方向不同,故所引起关节脱位的类型亦各不相同。

（二）内因

关节脱位与年龄、性别、职业、体质、解剖特点有着密切关系。如小儿因关节韧带发育尚不健全,常发生桡骨头半脱位;年老体衰、肝肾亏损、筋肉松弛者易发生颞颌关节脱位。成年人脱位多于儿童,男性多于女性,体力劳动者多于脑力劳动者。此外,关节先天性发育不良、体质虚弱、关节囊周围韧带松弛,亦较易发生脱位。若治疗不当,关节囊及其周围韧带未能很好地修复,常导致习惯性脱位。关节本身的病变（如脓毒或结核）可引起关节破坏而致病理性脱位。某些疾病,如小儿麻痹症和中老年人的半身不遂等,由于患肢关节周围的肌肉与韧带松弛,也可引起关节脱位或半脱位,特别多见于肩、髋关节。关节脱位还与关节的解剖特点有关,如肩关节的肩胛盂小而浅,肱骨头大,关节囊的前下方松弛且肌肉少,加上关节活动范围大,活动机会多,故肩关节脱位较易发生。

关节脱位时,必然伴有轻重不同的关节周围韧带、肌腱和肌肉扭挫撕裂,关节囊亦往往破裂,在局部形成血肿。有时可伴有血管、神经损伤,骨端关节面或关节盂边缘部骨折。若暴力强大,可造成开放性脱位。

三、脱位的分类

（1）按脱位的原因分为外伤性脱位、病理性脱位和先天性脱位。

（2）按脱位的时间分为新鲜脱位（脱位时间在 2～3 周以内）和陈旧性脱位（脱位时间超过 2 周）,多次反复发生的脱位称为习惯性脱位。

（3）按脱位的程度分为完全脱位（组成关节的各骨端关节面完全脱出）、不全脱位（又称半脱位,组成关节的各骨端关节面部分脱出）、单纯性脱位以及复杂性脱位（脱位合并骨折或神经、血管损伤）。

（4）按脱位的方向分为前脱位、后脱位、上脱位、下脱位及中心脱位。四肢与颞颌关节脱位以远侧骨端移位方向为准,脊柱脱位则依上段椎体移位方向而定。

（5）按脱位关节是否有创口与外界相通分为开放性脱位和闭合性脱位。

（王广钱）

第三节　骨折的病因、病理

一、骨折的病因

骨折的发生,多为严重的暴力作用于人体所致。但人体的生理状况和病理特点不尽相同,如脏腑虚实、筋骨强弱、气血盛衰、年龄老幼等各有不同,均影响着骨折的发生、发展及诊治的整个过程。故骨折的病因,是以外因为主的内、外因综合作用下产生的,但有时内因也占主导地位。正确理解内因和外因的相互关系,对骨折的认识、诊断、治疗及预后都有重要的作用。

（一）外因

外因是骨折发生的主要因素，主要是作用于人体的致伤暴力，通常可分下列4种形式。

1.直接暴力

骨折发生在外来暴力直接作用的部位，如打击伤、车压伤、枪弹伤及撞击伤所引起的骨折等。往往是开放性骨折，因打击物由外向内穿破皮肤，故感染率较高。这类骨折移位不大，多为横断骨折或粉碎性骨折，但骨折处的软组织损伤较严重。若发生在前臂或小腿，两骨骨折平面相同。

2.间接暴力

骨折发生在远离外来暴力作用的部位。例如当人跌倒时伸手触地，由于跌倒时的冲击力所引起的反抗力，由地面沿肢体向上传达，在手腕、前臂及肘部造成桡骨下端、尺、桡骨干或肱骨髁上等处骨折。间接暴力包括传达暴力、扭转暴力和杠杆暴力等。骨折多发生于骨质较弱处，骨折端移位可能较大，多为斜形骨折或螺旋形骨折，但骨折局部的损伤（包括软组织损伤）并不严重。若发生在前臂或小腿，则两骨骨折的部位多不在同一平面。若为开放性骨折，则多因骨折断端由内向外穿破皮肤，故感染率较低。

3.筋肉牵拉

由于急剧而不协调的肌肉收缩或韧带的突然紧张牵拉而发生的骨折，损伤常见的部位有髌骨、尺骨鹰嘴、胫骨结节、肱骨大结节、第五跖骨基底等韧带附着点处。如跪跌时，股四头肌强烈收缩可以引起髌骨骨折；猛力伸展肘关节，肱三头肌强烈收缩可以产生尺骨鹰嘴骨折等。此类骨折骨折端移位的可能性较大，但是骨折局部的损伤（包括软组织损伤）并不严重，治疗比较容易，预后较好。

4.持续劳损

持续劳损又称积累损伤，指骨骼长期反复受到震动或形变，由于外力的积累而造成的骨折。例如长途行军、连续跑步，可引起第二、三跖骨及腓骨干下1/3骨折；操纵震动的机器过久，可以引起尺骨下端骨折；不习惯的、持续的过度负重可以引起椎体压缩骨折或股骨颈骨折。

此类骨折特点：第一，它是一种慢性骨折，是由多次或长期积累性外伤所造成，故可称为疲劳骨折；第二，被累部骨小梁断裂和新骨增生同时进行；第三，骨折多无移位，偶有轻微外伤，完全断裂，其伤力和骨折表现均不相称；第四，骨折端比较光滑，并有碎骨块游离脱落；第五，骨折愈合能力较低，治疗时应特别注意。

（二）内因

骨折虽以外因为主，但与年龄、健康状况、解剖部位和结构、受伤姿势、骨骼是否原有病变等内在因素有密切关系。

1.年龄

年轻力壮，气血旺盛，筋骨强健，周身轻灵者趋避和耐受暴力的能力均强，除过重暴力外一般不易发生骨折；年老体弱，气血亏损，肝肾不足，骨质疏松，筋骨萎弱，动作迟缓者容易遭受暴力而发生骨折。同一形式的致伤暴力，可因年龄不同而受伤各异。例如，同是跌倒时手掌撑地致伤，暴力沿肢体向上传导，老年人因肝肾不足，筋骨脆弱，易在桡骨下端、肱骨外科颈处发生骨折；儿童则因骨膜较厚、胶质较多而发生尺桡骨青枝骨折，或因骨骺未闭而发生骨骺分离。

2.解剖部位和结构

骨折的发生常在松密质骨交接部等骨的结构薄弱处，例如肱骨外科颈骨折的部位是肱骨干密质骨与外科颈疏松骨交接处；在多关节部位，活动范围小和活动范围大的交接处易发生骨折，

如 T_{12} 和 L_1 易发生骨折;幼儿骨膜较厚,骨骼胶质较多,易发生青枝骨折;股骨下段扁平而宽,前有冠状窝,后有鹰嘴窝,中间仅隔较薄的骨片,易发生肱骨髁上骨折。

3.骨骼病变

骨骼先有病理变化,骨小梁已遭破坏,如脆骨病、骨髓炎、骨结核、骨肿瘤等,遇轻微暴力即可能发生骨折。

二、骨折的移位

骨折移位的程度和方向,一方面与暴力的大小、作用方向及搬运情况等外在因素有关,另一方面还与肢体远侧段的重量、肌肉附着点及其收缩牵拉力等内在因素有关。

骨折移位方式有下列 5 种,临床上常合并存在(图 1-1)。

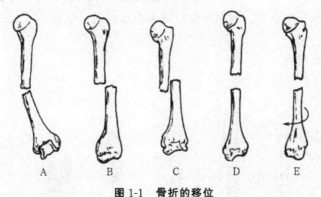

图 1-1 骨折的移位

A.成角移位;B.侧方移位;C.短缩移位;D.分离移位;E.旋转移位

(一)成角移位

两骨折段之轴线交叉成角,以角顶的方向称为向前、向后、向内或向外成角移位。

(二)侧方移位

两骨折端移向侧方,四肢按骨折远段、脊柱按上段的移位方向称为向前、向后、向内或向外侧方移位。

(三)短缩移位

骨折段互相重叠或嵌插,骨的长度缩短。

(四)分离移位

两骨折端互相分离,骨的长度增加。

(五)旋转移位

骨折段围绕骨之纵轴而旋转。

三、骨折的分类

对骨折进行分类,是决定治疗方法、掌握其发展变化规律的重要环节。分类的方法甚多,现将主要的分类方法介绍如下。

(一)根据骨折处是否与外界相通

1.闭合性骨折

骨折断端不与外界相通者。

2.开放性骨折

有皮肤或黏膜破裂,骨折处与外界相通者。

(二)根据骨折的损伤程度

1.单纯骨折

无并发神经、重要血管、肌腱或脏器损伤者。

2.复杂骨折

并发神经、重要血管、肌腱或脏器损伤者。

3.不完全骨折

骨小梁的连续性仅有部分中断者。此类骨折多无移位。

4.完全骨折

骨小梁的连续性全部中断者。管状骨骨折后形成远近两个或两个以上的骨折段。此类骨折断端多有移位。

(三)根据骨折线的形态

骨折的类型如图1-2所示。

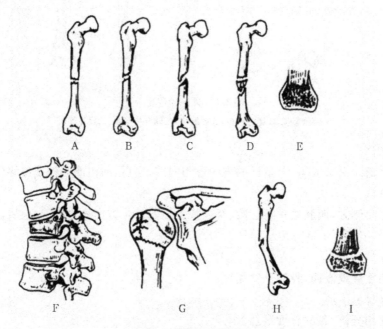

图1-2 骨折的类型

A.横断骨折;B.斜形骨折;C.螺旋形骨折;D.粉碎性骨折;E.嵌插骨折;F.压缩骨折;G.裂缝骨折;H.青枝骨折;I.骨骺分离

1.横断骨折

骨折线与骨干纵轴接近垂直。

2.斜形骨折

骨折线与骨干纵轴斜交成锐角。

3.螺旋形骨折

骨折线呈螺旋形。

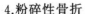

4.粉碎性骨折

骨碎裂成两块以上,称粉碎性骨折。骨折线呈 T 形或 Y 形时,又称 T 形或 Y 形骨折。

5.嵌插骨折

发生在长管骨干骺端密质骨与松质骨交界处。骨折后,密质骨嵌插入松质骨内,可发生在股骨颈和肱骨外科颈等处。

6.压缩骨折

松质骨因压缩而变形,如脊椎骨及跟骨等。

7.裂缝骨折

裂缝骨折或称骨裂,骨折呈裂缝或线状,常见于颅骨、舟骨等处。

8.青枝骨折

多发生于儿童。仅有部分骨质和骨膜被拉长、皱折或破裂,骨折处有成角、弯曲畸形,与青嫩的树枝被折时的情况相似。

9.骨骺分离

发生在骨骺板部位,使骨骺与骨干分离,骨骺的断面可带有数量不等的骨组织,故骨骺分离亦属骨折的一种,见于儿童和青少年。

(四)根据骨折整复后的稳定程度

1.稳定骨折

复位后经适当外固定不易发生再移位者,如裂缝骨折、青枝骨折、嵌插骨折、横断骨折等。

2.不稳定骨折

复位后易于发生再移位者,如斜形骨折、螺旋形骨折、粉碎性骨折等。

(五)根据骨折后就诊时间

1.新鲜骨折

伤后 2～3 周以内就诊者。

2.陈旧性骨折

伤后 2～3 周以后就诊者。

(六)根据受伤前骨质是否正常

1.外伤骨折

骨折前,骨质结构正常,纯属外力作用而产生骨折者。

2.病理性骨折

骨质原已有病变(如骨髓炎、骨结核、骨肿瘤等),经轻微外力作用而产生骨折者。

四、骨折的愈合过程

骨折愈合的机制,目前还不十分清楚,有待进一步研究。一般认为,骨折愈合过程是一个连续的发展过程,可分为血肿机化期、原始骨痂期和骨痂改造期 3 期(图 1-3),亦是"瘀去、新生、骨合"的过程。

(一)血肿机化期

骨折后,骨膜、骨质及邻近软组织遭受损伤,血管断裂出血,在骨折部形成血肿。骨折断端因损伤及血液循环中断而逐渐发生坏死。血肿于伤后 4～5 小时开始凝结,随着血小板的破坏,纤维蛋白的渗出,毛细血管的增生,成纤维细胞、吞噬细胞的侵入,血肿逐渐机化,形成肉芽组织,肉芽组织再演变成纤维结缔组织,使骨折断端初步连接在一起,这就叫纤维性骨痂,这一过程在骨折后2~3周内完成。这一时期若发现骨折对线对位不良尚可用手法整复、调整外固定或牵引方向加以矫正。

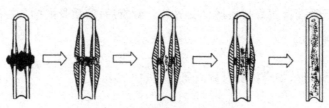

图1-3 骨折愈合过程示意图

(二)原始骨痂期

充塞在骨折断端之间因血肿机化而形成的纤维组织,大部分转变为软骨,嵌插在两骨折断端的外骨痂之间。软骨细胞经过增生、变性、钙化而骨化,称软骨内骨化。软骨内骨化过程复杂而缓慢,故临床上应防止较大的血肿,减少软骨内骨化范围,使骨折能较快愈合。

骨折后24小时内,骨折断端处的外骨膜开始增生、肥厚,外骨膜的内层(生发层)细胞增生,产生骨化组织,形成新生骨,称膜内化骨。新生骨不断增多,紧贴在骨皮质的表面,填充在骨折断端之间,呈斜坡样,称外骨痂。在外骨痂形成的同时,骨折断端髓腔内的骨膜也以同样的方式产生新骨,充填在骨折断端的髓腔内,称内骨痂。内骨痂由于血运供给不佳,故生长较慢。

骨性骨痂主要是经骨膜内骨化(外骨痂为多、内骨痂次之)形成,其次为软骨内骨化(中间骨痂)形成,它们的主要成分为成骨细胞,次要成分为成软骨细胞,均来自外骨膜深层和内骨膜。内外骨痂沿着皮质骨的髓腔侧和骨膜侧向骨折线生长,彼此汇合。外骨膜在骨痂形成中有着较大的重要性,因此在治疗中任何对骨膜的损伤(如手术整复、粗暴手法复位或过度牵引等)均对愈合不利。

骨痂中的血管、破骨细胞和成骨细胞侵入骨折端,一面使骨样组织逐渐经过钙化而成骨组织,一面继续清除坏死骨组织。当内外骨痂和中间骨痂汇合后,又经过不断钙化,其强度足以抵抗肌肉的收缩、成角、剪力和旋转力时,则骨折已达临床愈合,一般需4~8周。如X线片示骨折线模糊,周围有连续性骨痂通过骨折线,则可解除外固定,加强患肢的活动锻炼。

(三)骨痂改造期

骨折临床愈合以后,骨痂范围和密度逐渐加大,髓腔亦为骨痂所堵塞。成骨细胞增加,新生骨小梁也逐渐增加,且逐渐排列规则和致密,而骨折端无菌坏死部分经过血管和成骨细胞、破骨细胞的侵入,进行坏死骨的清除和形成新骨的爬行替代过程,最后在X线片中骨痂与皮质骨界限不能分清,骨折间隙完全消失,骨折已达骨性愈合,一般需要8~12周才能完成,其骨痂中的骨小梁排列不相一致。

随着肢体的运用和负重,骨折周围肌群的作用,为了适应力学的需要,骨痂中骨小梁逐渐进行调整而改变排列。不需要的骨痂(髓腔内或皮质骨以外的)通过破骨细胞作用而消失,骨痂不足的部位(弯曲或凹处),通过膜内骨化而补充。最后,骨折的痕迹在组织学或放射学上可以完全或接近完全消失,这一由骨性愈合到达骨折痕迹消失的阶段称为塑形期。幼年患者塑形力强,需时短,一般在2年以内骨折痕迹即可消失,成人需要2~4年。局部破坏严重或骨折整复不良,即使达到充分塑形,在X线片上骨折痕迹永远不能消失。

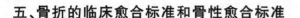

五、骨折的临床愈合标准和骨性愈合标准

掌握骨折的临床愈合和骨性愈合的标准,有利于确定外固定的时间、练功计划和辨证用药。

(一)骨折的临床愈合标准

(1)局部无压痛,无纵向叩击痛。

(2)局部无异常活动。

(3)X 线片显示骨折线模糊,有连续性骨痂通过骨折线。

(4)功能测定:在解除外固定情况下,上肢能平举 1 kg 达 1 分钟,下肢能连续徒手步行 3 分钟,并不少于 30 步。

(5)连续观察 2 周骨折处不变形,则观察的第 1 天即为临床愈合日期。

其中,(2)、(4)两项的测定必须慎重,以不发生变形或再骨折为原则。

(二)骨折的骨性愈合标准

(1)具备临床愈合标准的条件。

(2)X 线片显示骨小梁通过骨折线。

成人常见骨折临床愈合时间应根据临床愈合的标准而决定,表 1-1 仅供夹缚固定时参考。

表 1-1　成人常见骨折临床愈合时间参考表

骨折名称	时间(周)
锁骨骨折	4～6
肱骨外科颈骨折	4～6
肱骨干骨折	4～8
肱骨髁上骨折	3～6
尺、桡骨干骨折	6～8
桡骨远端骨折	3～6
掌、指骨骨折	3～4
股骨颈骨折	12～20
股骨转子间骨折	7～10
股骨干骨折	8～12
髌骨骨折	4～6
胫腓骨骨折	7～10
踝部骨折	4～6
跖部骨折	4～6

六、影响骨折愈合的因素

认识影响骨折愈合的因素,以便利用对愈合有利的因素和避免对愈合不利的因素。

(一)全身因素

1.年龄

骨折愈合速度与年龄关系密切。小儿气血旺盛,组织再生和塑形能力强,骨折愈合速度较快,如股骨干骨折的临床愈合时间,小儿需要 1 个月基本愈合,成人往往需要 3 个月左右才能基本愈合,老年人由于气血不足,愈合速度更慢。

2.全身健康状况

身体强壮,气血旺盛,对骨折愈合有利;反之,慢性消耗性疾病,气血虚弱,如糖尿病、重度营养不良、钙代谢障碍、骨软化症、恶性肿瘤或骨折后有严重并发症者,则骨折愈合迟缓。

(二)局部因素

1.断面的接触

断面接触大则愈合较易,断面接触小则愈合较难,故整复后对位良好者愈合快,对位不良者愈合慢,螺旋形、斜形骨折往往也较横断骨折愈合快。若骨折断端间有肌肉、肌腱、筋膜等软组织嵌入,或由于过度牵引而使骨折断端分离,则妨碍了骨折断面的接触,愈合就更困难。

2.断端的血液供给

组织的再生,需要足够的血液供给,血液供给良好的松质骨部骨折愈合较快,而血液供给不良的部位骨折则愈合速度缓慢,甚至发生延迟连接、不连接或缺血性骨坏死。例如,股骨头的血液供给主要来自关节囊血管,故头下部骨折后,血液供给较差,就有缺血性骨坏死的可能。胫骨干下 1/3 的血液供给主要依靠由上 1/3 进入髓腔的营养血管,故下 1/3 部骨折后,远端血液供给较差,愈合迟缓。腕舟骨的营养血管由掌侧结节处和背侧中央部进入腰部,骨折后,近段的血液供给就较差,愈合迟缓。

3.损伤的程度

骨折后有骨缺损或软组织损伤严重者愈合速度缓慢;断端形成巨大血肿者,骨折的愈合速度较慢。骨膜损伤严重者或切开复位,不适当剥离骨膜,骨折愈合也较困难。

4.感染的影响

感染引起损伤局部长期充血、脓液和代谢产物的堆积,均不利于骨折的正常愈合,容易发生迟缓愈合和不愈合。

5.固定和运动

固定可以维持骨折端整复后的良好位置,防止再一次移位,有利于受伤软组织修复,减少血肿范围,保证有利于骨折愈合。若固定太过使局部血运不佳,肌肉萎缩,对愈合不利。在良好固定的条件下,进行适当上下肢关节练功活动,促进局部血液循环畅通,则可以加速骨折愈合。

(王广钱)

第四节　骨关节疾病的病因、病理

骨关节疾病的病因、病理是多种多样的,很难做一个概括性的归纳,有许多骨关节疾病的发病原因与发病机制仍不清楚或不完全清楚。其发病原因与以下因素有关。

一、感染

化脓性细菌、结核杆菌、梅毒螺旋体感染,可引起化脓性骨髓炎、化脓性关节炎、骨关节结核、骨梅毒等。此外,病毒侵袭是小儿麻痹症的致病原因,某些骨肿瘤的发生可能与病毒感染有关。

二、损伤

长期的慢性劳损是引起骨关节退行性疾病与骨软骨疾病的主要原因之一。

三、退行性病变

随年老而发生的骨关节功能的减退是某些骨关节疾病的主要原因。如髋、膝、踝、脊柱关节的骨性关节炎。

四、代谢性障碍

如佝偻病、骨软化病、骨质疏松症等。

五、免疫性因素

如风湿性关节炎、类风湿关节炎、强直性脊柱炎等。

六、地域性因素

与地域的水土、气候、饮食等因素有关的疾病。如大骨节病、氟骨病等。

七、职业性因素

因生产性有害因素引起,如振动病、减压病、职业中毒、放射病等。

八、先天性发育因素

如骨先天性畸形、血友病性关节炎、先天性关节挛缩等。

（王广钱）

骨科常规检查方法

第一节　骨的发育与骨龄测评

骨的发育包括骨化与生长,在胚胎期即开始进行。骨化有两种形式,一种为膜化骨,包括颅盖诸骨和面骨。膜化骨是间充质细胞演变为成纤维细胞,形成结缔组织膜,在膜的一定部位开始化骨,成为骨化中心,再逐步扩大,完成骨的发育。另一种为软骨内化骨,躯干和四肢骨、颅底骨、筛骨均属软骨内化骨。软骨内化骨是由间充质细胞演变为软骨,已具有成年骨的形态,即软骨雏形,为软骨原基。在软骨原基中心的软骨细胞肥大,基质钙化,软骨膜血管侵入软骨细胞囊中,由成骨细胞的成骨活动而成骨,形成原始骨化中心。以后,还出现继发骨化中心。骨化中心不断扩大,最后全部骨化,而完成骨骼的发育。长骨干骺端的软骨次级骨化中心按一定顺序及骨解剖部位有规律地出现。骨化中心出现可反映长骨的生长成熟程度。用 X 线检查测定不同年龄儿童长骨干骺端骨化中心的出现时间、数目、形态的变化,并将其标准化,即为骨龄。

一、骨骼的发育及影响骨发育的因素

(一)骨骼的发育

1.头颅骨

婴儿出生时颅骨缝稍有分开,于 3~4 月龄时闭合。出生时后囟很小或已闭合,至迟 6~8 周龄闭合。出生时前囟 1~2 cm,以后随颅骨生长而增大,6 月龄左右逐渐骨化而变小,在 1~1.5 岁闭合。颅骨随脑发育而长大,且生长先于面部骨骼(包括鼻骨、下颌骨)。1~2 岁后随牙齿萌出、频频出现咀嚼动作,面骨开始加速生长发育,鼻、面骨变长,下颌骨向前凸出,下颌角倾斜度减小,额面比例发生变化,颅面骨由婴儿期的圆胖脸形变为儿童期的脸形。

2.脊柱

脊柱的增长反映脊椎骨的生长。生后第 1 年脊柱生长快于四肢,以后四肢生长快于脊柱。出生时脊柱无弯曲,仅呈轻微后凸。3 个月左右抬头动作的出现使颈椎前凸;6 个月后能坐,出现胸椎后凸;1 岁左右开始行走,出现腰椎前凸。这样的脊椎自然弯曲至 6~7 岁才为韧带所固定。生理弯曲的形成与直立姿势有关,是人类的特征,有加强脊柱弹性作用。椎间盘的继续形成是青春期后期躯干继续增长的主要原因。

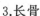

3.长骨

长骨是从胎儿到成人期逐渐形成的。长骨的生长主要由长骨干骺端的软骨骨化,骨膜下成骨,使长骨增长、增粗,当骨骺与骨干融合时,标志长骨停止生长。随年龄的增加,长骨干骺端的软骨次级骨化中心按一定顺序及骨解剖部位有规律地出现。骨化中心出现可反映长骨的生长成熟程度。出生时腕部尚无骨化中心,股骨远端及胫骨近端已出现骨化中心。

(二)影响骨发育的因素

影响骨生长发育的因素多种多样,如家庭遗传和激素、细胞因子等的影响;除此之外,地理气候条件、生理条件、卫生条件、营养状况及伤病等对骨的生长发育也有一定的影响。

1.激素

(1)甲状腺素及甲状旁腺素:甲状腺素对骨骼有直接作用,使骨吸收和骨形成均增强,而以骨吸收更为明显。T_3和T_4增加钙、磷的转换率,促进其从尿和粪便排泄。甲状旁腺素主要调节钙磷代谢,使血钙增高,血磷降低,维持组织液中的钙离子于恒定水平。甲状旁腺素对骨组织的作用是激活骨细胞、破骨细胞和成骨细胞,加强骨更新或骨改建过程。

(2)降钙素:主要作用是通过抑制骨吸收降低血钙,维持钙平衡。降钙素对破骨细胞的骨吸收呈直接抑制作用,对骨形成则无明显影响。

(3)生长激素:能促进蛋白质合成和软骨及骨的生成,从而促进全身生长发育。

(4)雌激素:能刺激成骨细胞合成骨基质,若水平下降,则成骨细胞活性减弱、骨形成减少。正常时,雌激素可拮抗甲状旁腺素的骨吸收作用,降低骨组织对甲状旁腺素骨吸收作用的敏感性。绝经后雌激素的减少可使骨组织对其敏感性增加,骨盐溶解增加,若不给予雌激素替代治疗常发生骨质疏松。

(5)糖皮质激素:对骨和矿物质代谢有明显作用。体内此激素过多(如库欣综合征或长期使用糖皮质激素者)可引起骨质疏松,可能与其增加骨吸收和减少骨形成有关。

2.维生素

(1)维生素A:对成骨细胞及破骨细胞的功能有协调作用,从而保持骨的生成和改建正常进行。如果维生素A严重缺乏,则可使骨的改建与生长失调,导致骨骼畸形生长。如果影响了颅骨的生长,使颅骨不能适应脑的发育,则可造成中枢神经系统损害。

(2)维生素D:可促进肠道对钙、磷的吸收及肾小管对钙、磷的重吸收,从而提高血液中钙和磷的浓度,有利于钙化和骨盐形成。如果体内缺乏维生素D,则血钙、血磷浓度降低,此时成骨细胞虽然能够生成纤维和有机基质,但由于骨盐的沉着障碍,类骨质不能变为骨组织,即骨化障碍,从而出现一系列临床表现。在儿童易患佝偻病,在成人则可发生骨软化症。

二、骨龄测评的基本概念

骨龄即骨骼年龄。在人类的生长期内,从婴幼儿到成年人,骨骼的形态、大小都会有所变化。而这种变化可以通过X线来观察。骨龄的相关数据是根据同年龄段、同种族儿童的平均数据综合而成。结合儿童目前的身高及骨龄可以了解其发育情况,预测未来的身高。另外,骨龄的测定还对一些儿科内分泌疾病的诊断有很大帮助。骨龄和儿童身高之间有着密切的关系。各年龄阶段的身高和成年后的身高具有高度的相关性,所以,根据当前的骨龄,就可以预测出还可能长多高。预测时,要考虑儿童当前的身高和骨龄,女孩还要考虑是否已经月经初潮。然后,采用不同的预测公式计算成年后身高。由于影响身高的因素很多,这些预测方法虽有一定的科学依据,但身高预测的误差总是不可避免的。

骨龄鉴定在某些内分泌疾病、营养代谢障碍性疾病和生长发育障碍等疾病的 X 线诊断中起重要的作用。骨龄的异常,常常是儿科某些内分泌疾病所表现的一个方面。许多疾病将影响骨骼发育,或使其提前或落后,如肾上腺皮质增生症或肿瘤、性早熟、甲状腺功能亢进、卵巢颗粒细胞瘤等将导致骨龄提前;而卵巢发育不全、软骨发育不全、生长激素缺乏、甲状腺功能低下等将导致骨龄明显落后。

三、骨龄测评的方法

测定骨龄的方法有简单计数法、图谱法、评分法和计算机骨龄评分系统等,最常用的是 G-P 图谱法和 TW2(TW3)评分法;预测成年身高包括 B-P 法、RWT 法、TW2 法等。图谱法主要依据儿童、青少年不同年龄手腕部骨化中心和干骺的出现、消失顺序,建立男女骨龄标准图谱,评价时将待测 X 线片与图谱逐个对照,取最相近者为其骨龄,若介于两个相邻年龄图谱之间,则取均值来估算。各国或地区相继建立了各自的标准图谱,包括我国的顾氏图谱。1～9 岁腕部骨化中心的数目大约为其岁数＋1,10 岁时出全,共 10 个。

生物年龄(骨龄)－生活年龄的差值在±1 岁以内的称为发育正常。

生物年龄(骨龄)－生活年龄的差值＞1 岁的称为发育提前。

生物年龄(骨龄)－生活年龄的差值＜－1 岁的称为发育落后。

腕骨化骨核出现早,时间也有次序,为便于记忆,按头、钩、三角、月、舟、大多角、小多角、豆顺序为 1、2、3、4、5、6、7、10 岁,故常用作为评估骨发育的指标。

（王永彬）

第二节　骨关节检查法

详细、完整的临床检查对骨关节疾病的诊治具有重要意义。

一、注意事项

（一）环境舒适

检查室室温应该舒适,光线充足,女性被检查者检查时应有家属或护士陪同。

（二）显露范围

根据检查需要,充分显露检查部位,对可能有关而无明显症状的部位及健侧也应充分显露,仔细检查并进行对比。

（三）体位要求

一般嘱被检查者卧位,检查上肢及颈部时可根据情况采取坐位,特殊检查时可采取特殊体位。

（四）检查顺序

一般先行全身检查再重点行局部检查。若患者病情危重,应先进行抢救,避免做不必要的检查和处理。

（五）检查手法

检查者应该动作规范、轻巧,对可能患急性感染及肿瘤患者检查应尽量轻柔,避免扩散。

二、检查项目

检查项目包括一般全身检查及骨科相关的专科检查。

（一）基本检查方法

骨科基本检查方法包括视诊、触诊、叩诊、听诊、动诊和量诊等,其中视、触、动诊是每次检查都需要做到的,其余各项则根据患者具体情况按需进行。

1.视诊

（1）一般检查:从各个侧面和不同体位仔细观察躯干及四肢的姿势,轴线及步态有无异常。

体位和姿势:体位是指患者身体在卧位时所处的状态。临床上常见的有自动体位、被动体位和强迫体位等。姿势是就举止状态而言,主要靠骨骼结构和各部分肌肉的紧张度来维持。不同体位和姿势常可帮助明确骨科疾病诊断:①脊髓损伤伴截瘫的患者处于被动体位;②骨折和关节脱位的患者为减轻痛苦常处于某种强迫体位;③锁骨骨折患者常表现为以健手扶持患肘的姿势;④不同颈髓平面损伤急性期后常表现为不同姿势。

步态:行走时所表现的姿势。步态的观察对疾病诊断有重要帮助。骨科常见典型异常步态如下。①剪刀步态:脊髓损伤伴痉挛性截瘫。②摇摆步态:双侧髋关节先天性脱位、大骨节病。③跨阈步态:腓总神经损伤或麻痹、弛缓性截瘫。④跛行步态:一侧臀中肌麻痹、一侧先天性髋关节脱位。⑤间歇性跛行:腰椎管狭窄症、短暂性脊髓缺血、下肢动脉慢性闭塞性病变。

（2）局部情况:①皮肤有无发红、发绀、色素沉着、发亮或静脉曲张等,局部有无包块。②软组织有无肿胀或淤血,肌肉有无萎缩及纤维颤动。③瘢痕、创面、窦道、分泌物及其性状。④伤口的形状及深度,有无异物残留及活动性出血。⑤有无畸形,如肢体长度、粗细或成角畸形。⑥局部包扎和固定情况。

2.触诊

（1）局部温度和湿度。

（2）注意局部有无包块,若有包块存在,应明确包块的部位、大小、活动度、硬度、有无波动感及与周围组织的关系等。

（3）压痛:应明确压痛的部位、深度、范围、性质及程度等。一般由外周健康组织向压痛点中心区逐渐移动,动作由浅入深、先轻后重,避免暴力操作。

（4）了解有无异常活动及骨擦感。

3.叩诊

（1）轴向叩击痛:当怀疑存在骨与关节疾病时可沿肢体轴向用拳头叩击肢体远端,如在相应部位出现疼痛即为阳性,多见于骨、关节急性损伤或炎症病例。

（2）脊柱间接叩击痛:被检查者取坐位,检查者一手置于患者头顶,另一手半握拳叩击其左手,有脊柱病变者可在相应部位出现疼痛。若患者出现上肢放射痛,提示颈神经根受压。

（3）棘突叩击痛:检查脊柱时常用叩诊锤或手指叩击相应的棘突,如有骨折或炎性病变者常出现叩击痛。

（4）神经干叩击试验(Tinel 征):叩击已损伤神经的近端时末梢出现疼痛,并向远端推移,表示神经再生现象。

4.听诊

(1)骨摩擦音:骨折患者常可闻及骨摩擦音。

(2)关节弹响:当关节活动时听到异常响声并伴有相应的临床症状时,多有病理意义,如弹响髋、肩峰下滑囊炎和膝关节半月板损伤等情况。

(3)骨传导音:用手指或叩诊锤叩击两侧肢体远端对称的骨隆起处,将听诊器听筒放在肢体近端对称的骨隆起处,双侧对比判断骨传导音的强弱,若有骨折则骨传导音减弱。

5.动诊

一般包括检查主动活动、被动活动和异常活动情况。

(1)主动活动:①肌力检查。②关节主动活动功能检查:各关节活动方式和范围各不相同,正常人可因年龄、性别等因素而有所不同。

(2)被动活动:①和主动活动方向相同的被动活动。②非主动活动方向的被动活动:包括沿肢体轴位的牵拉、挤压活动及侧方牵引活动等。

(3)异常活动。①关节强直:活动功能完全丧失。②关节活动范围减小:见于肌肉痉挛或关节周围的软组织痉挛。③关节活动范围超常:见于关节囊破坏,关节囊及支持带过度松弛或断裂。④假关节活动:见于肢体骨折不愈合或骨缺损。

6.量诊

测量肢体的角度、长度及周径的方法称为量诊。肢体测量是骨科临床检查法中的重要内容,其目的是了解人体各部位的尺寸或角度,以便对人体的结构规律、病理变化进行数量上的分析。

(二)骨科各部分检查

1.常用颈部骨关节检查

(1)颈椎间孔挤压试验:患者坐位,检查者双手手指互相嵌夹相扣,以手掌面压于患者头顶部或者前额部,两前臂掌侧夹于患者头两侧保护,不使头颈歪斜,同时向患侧或健侧屈曲颈椎,也可以前屈后伸,若出现颈部或上肢放射痛加重,即为阳性,多见于神经根型颈椎病或颈椎间盘突出症。该试验是使椎间孔变窄,从而加重对颈神经根的刺激,故出现疼痛或放射痛。

(2)侧屈位椎间孔挤压试验:患者取坐位,头稍后仰并向患侧屈曲,下颌转向健侧,检查者双手放在患者头顶向下挤压。如引起颈部疼痛,并向患侧手部放射即为阳性。最常见于 C_5 椎间盘突出症,此时疼痛向拇指、手及前臂放射。

(3)后仰位椎间孔挤压试验:患者取坐位,头稍后仰,检查者双手交叉放在患者头顶上,再向下方挤压。如引起颈部疼痛,并向患侧上肢放射,即为阳性。阳性结果见于颈椎病。

(4)颈椎分离试验:检查者一手托住患者颌下部,另一手托住枕部,然后逐渐向上牵引头部,如患者感到颈部和上肢的疼痛减轻,即为阳性。该试验可以拉开狭窄的椎间孔,减少颈椎小关节周围关节囊的压力,缓解肌肉痉挛,减少神经根的挤压和刺激,从而减轻疼痛。

(5)旋颈试验:用于检查椎动脉型颈椎病,患者坐位、头颈放松,检查者站在患者身后,双手抱住患者头枕两侧,将患者头向后仰的同时转向一侧,若出现眩晕则为阳性。

(6)叩顶试验:患者端坐,检查者一手平按患者头顶,用另一手握拳叩击按在患者头顶的手掌背,如果患者感觉颈部疼痛不适或者向上肢串痛、麻木,为阳性。

(7)屈颈试验:用于检查脊髓型颈椎病,患者平卧,上肢置于躯干两侧,下肢伸直,嘱患者抬头屈颈,若出现上下肢放射性麻木则为阳性。

2.常用的上肢骨关节检查

(1)Dugas 征:患者能用手摸到对侧肩部,且肘部能够贴到胸壁为阴性;若不能为阳性,表明肩关节有脱位。

(2)Speeds 征和 Yergason 征:肱二头肌抗阻力试验。前者为前臂旋后,前屈肩 90°,伸肘位,阻抗位屈肘,出现肩痛为阳性;后者为屈肘 90°,阻抗位屈肘时肩痛为阳性,提示肱二头肌腱鞘炎。

(3)Impingement 征:前屈上举征。检查者以手下压患侧肩胛骨并于中立位前举、上举,肩袖的大结节附着点撞击肩峰的前缘,肩痛为阳性,见于撞击综合征。

(4)肩前屈内旋试验:将患肩前屈 90°,屈肘 90°用力内旋肩,使肩袖病变撞击喙峰韧带,产生肩痛为阳性,见于撞击综合征。

(5)Apprehension 试验:肩恐惧试验。患者放在外展、外旋(投掷)位,检查者推肱骨头向前与前关节囊相压撞,后者有病变时剧痛,突感无力,不能活动,提示肩关节前方不稳。

(6)肩关节稳定试验:弯腰垂臂位或仰卧位,被动向前方推压肱骨头或向后推肱骨头或向下牵拉肱骨头,可试出肩前方不稳、后方不稳或下方不稳。

(7)肘三角:正常的肘关节在完全伸直时,肱骨外上髁、内上髁和尺骨鹰嘴在一条直线上。肘关节屈曲 90°时,三个骨突形成一个等腰三角形,称为肘三角。肘关节脱位时,此三角点关系改变。用于肘关节脱位的检查,和肘关节脱位与肱骨髁上骨折的鉴别。

(8)腕伸肌紧张试验:患者肘关节伸直,前臂旋前位,做腕关节的被动屈曲,引起肱骨外上髁处疼痛者为阳性征,见于肱骨外上髁炎。

(9)握拳尺偏试验:患者拇指屈曲握拳,将拇指握于掌心内,然后使腕关节被动尺偏,引起桡骨茎突处明显疼痛为阳性征,见于桡骨茎突狭窄性腱鞘炎。

(10)腕三角软骨挤压试验:腕关节位于中立位,然后使腕关节被动向尺侧偏斜并纵向挤压,若出现下尺桡关节疼痛为阳性征,见于腕三角软骨损伤、尺骨茎突骨折。

(11)屈腕试验:检查者手握患者腕部,拇指按压在腕横纹处,同时嘱患腕屈曲,若患手麻痛加重,并放射到中指、示指,即为阳性,表示患腕管综合征。

3.常见的腰部骨关节检查

(1)直腿抬高试验:患者仰卧位,两下肢伸直靠拢,检查者用一手握患者踝部,一手扶膝保持下肢伸直,逐渐抬高患者下肢,正常者可以抬高 70°～90°而无任何不适感觉;若小于以上角度即感该下肢有传导性疼痛或麻木者为阳性,多见于坐骨神经痛和腰椎间盘突出症患者。

(2)直腿抬高加强试验(足背伸试验):若将患者下肢直腿抬高到开始产生疼痛的高度,检查者用一手固定此下肢保持膝伸直,另一手背伸患者踝关节,放射痛加重者为直腿抬高足背伸试验(亦称"加强试验")阳性。该试验用以鉴别是神经受压还是下肢肌肉等原因引起的抬腿疼痛。

(3)股神经牵拉试验:对高位腰椎间盘突出有意义。患者俯卧,患侧膝关节屈曲,上提小腿,使髋关节处于过伸位,出现大腿前方痛即为阳性。在 $L_{2\sim3}$ 和 $L_{3\sim4}$ 椎间盘突出为阳性,而 $L_{4\sim5}$、L_5、S_1 此试验为阴性。

(4)拾物试验:让小儿站立,嘱其拾起地上物品。正常小儿可以两膝微屈,弯腰拾物;若腰部有病变,可见屈髋屈膝,腰部挺直、一手扶膝下蹲,一手拾地上的物品,此为该试验阳性,常用于检查儿童脊柱前屈功能有无障碍。

(5)俯卧背伸试验:患儿俯卧,双下肢并拢,检查者双手提起双足,使腰部过伸,正常者,脊柱

17

呈弧形后伸状态。如有病变则大腿和骨盆与腹壁同时离开床面,脊柱呈强直状态。

(6)Schober试验:患者直立,在背部正中线髂嵴水平做一标记为零,向下5 cm做标记,向上10 cm再做另一标记,然后嘱患者弯腰(双膝保持直立)测量两个标记间距离,若增加少于4 cm即为阳性。阳性说明腰椎活动度降低,见于强直性脊柱炎中晚期。

(7)床边试验(Gaenslen征):仰卧,患者双手抱住健侧髋、膝,使之屈曲,患侧大腿垂于床沿外,检查者一手按住健膝,一手压患膝,使大腿后伸扭转骶髂关节,骶髂关节痛者为阳性。

(8)骨盆挤压与分离试验:患者仰卧,检查者双手将两侧髂骨翼向中心相对挤压,称骨盆挤压试验。反之,双手将两髂嵴用力向外下方挤压,称为骨盆分离试验。能诱发疼痛者为阳性,提示骨盆环骨折。

4.常见的髋部骨关节检查

(1)髋关节屈曲挛缩试验(Thomas征):患者仰卧,将健侧髋、膝关节尽量屈曲,大腿贴近腹壁,使腰部接触床面,以消除腰前凸增加的代偿作用。再让其伸直患侧下肢,若患肢随之跷起而不能伸直平放于床面,即为阳性征,说明该髋关节有屈曲挛缩畸形,并记录其屈曲畸形角度。

(2)髋关节过伸试验:又称伸髋试验。患者俯卧位,患侧膝关节屈曲90°,检查者一手握其踝部将下肢提起,使髋关节过伸。若骨盆亦随之抬起,即为阳性征,说明髋关节不能过伸。腰大肌脓肿及早期髋关节结核可有此体征。

(3)单腿站立试验(Trendelenburg征):此试验是检查髋关节承重功能。先让患者健侧下肢单腿独立,患侧腿抬起,患侧臀皱襞(骨盆)上升为阴性。再让患侧下肢单腿独立,健侧腿抬高,则可见健侧臀皱襞(骨盆)下降,为阳性征。表明持重侧的髋关节不稳或臀中、小肌无力。任何使臀中肌无力的疾病均可出现阳性征。

(4)下肢短缩试验(Allis征):患者仰卧,双侧髋、膝关节屈曲,足跟平放于床上,正常两侧膝顶点等高,若一侧较另一侧低即为阳性征。表明股骨或胫腓骨短缩或髋关节脱位。

(5)望远镜试验:又称套叠征。患者仰卧位,检查者一手固定骨盆,另一手握患侧腘窝部,使髋关节稍屈曲,将大腿纵向上下推拉,若患肢有上下移动感即为阳性征。表明髋关节不稳或有脱位,常用于小儿髋关节先天性脱位的检查。

(6)蛙式试验:患儿仰卧,将双侧髋膝关节屈曲90°位,再做双髋外展、外旋动作,呈蛙式位。若一侧或双侧大腿不能平落于床面,即为阳性征,表明髋关节外展受限。用于先天性髋关节脱位的检查。

5.常见的膝部骨关节检查

(1)浮髌试验:患肢伸直,检查者一手虎口对着患者髌骨上方,手掌压在髌上囊,使液体流入关节腔,另一手示指以垂直方向按压髌骨,若感觉髌骨浮动,并有撞击股骨髁部的感觉,即为阳性征,表明关节内有积液。

(2)抽屉试验:又称推拉试验。患者仰卧,屈膝90°,足平放于床上,检查者坐于患肢足前方,双手握住小腿做前后推拉动作。向前活动度增大表明前交叉韧带损伤,向后活动度增大表明后交叉韧带损伤,可做两侧对比检查。

(3)挺髌试验:患侧下肢伸直,检查者用拇、示指将患者髌骨向远端推压,嘱患者用力收缩股四头肌,若引起髌骨部疼痛为阳性征。常见于髌骨软化症。

(4)回旋挤压试验:患者仰卧,患腿屈曲,检查者一手按在患者膝上部,另一手握住踝部,使膝关节极度屈曲,然后做小腿外展、内旋,同时伸直膝关节,若有弹响和疼痛为阳性征,表明外侧半月板损伤。反之,做小腿内收、外旋同时伸直膝关节出现弹响和疼痛,表明内侧半月板损伤。

(5)研磨试验(Apley征):患者仰卧,膝关节屈曲90°,检查者用小腿压在患者大腿下端后侧做固定,在双手握住足跟沿小腿纵轴方向施加压力的同时做小腿的外展、外旋或内收、内旋活动,若有疼痛或有弹响,即为阳性征,表明外侧或内侧的半月板损伤;提起小腿做外展、外旋或内收、内旋活动而引起疼痛,表示外侧副韧带或内侧副韧带损伤。

(6)侧卧屈伸试验:又称重力试验。患者侧卧,被检查肢体在上、检查者托住患者的大腿,让其膝关节做伸屈活动,若出现弹响,表明内侧半月板损伤;若膝关节外侧疼痛表示外侧副韧带损伤。同样的方法,被检查的肢体在下做伸屈活动,出现弹响为外侧半月板损伤,出现膝关节内侧疼痛为内侧副韧带损伤。

(7)侧副韧带损伤试验:又称为膝关节分离试验、膝侧向运动试验。患者伸膝,并固定大腿,检查者用一只手握踝部,另一手扶膝部,做侧位运动检查内侧或外侧副韧带,若有损伤,检查牵扯韧带时,可以引起疼痛或异常活动。

(8)髌骨研磨试验:挤压髌骨,或者上下左右滑动髌骨时有粗糙感和摩擦音,并伴有疼痛不适,或者一手尽量地将髌骨推向一侧,另一手直接按压髌骨,若髌骨后出现疼痛,均为阳性。用于检查髌骨软化症。

(9)膝过伸试验:患者仰卧,膝关节伸直平放。检查者一手握伤肢踝部,另一手按压膝部,使膝关节过伸,髌下脂肪垫处有疼痛,即为阳性。检查髌下脂肪垫损伤。

(10)髌腱松弛压痛试验:患者仰卧,膝伸直。检查者一手拇指放在内膝眼或外膝眼处,另一手掌根放在前一拇指指背上,放松股四头肌(髌腱松弛),逐渐用力向下压拇指,压处有明显疼痛感。再令患者收缩股四头肌,重复以上动作,且压力相等,若出现疼痛减轻者为阳性。检查髌下脂肪垫损伤。

(吴开学)

第三节 肢体、肌力测量

测量肢体的角度、长度及周径的方法称为量诊。肢体测量是骨科临床检查法中的重要内容,其目的是了解人体各部位的尺寸或角度,以便对人体的结构规律、病理变化进行数量上的分析。肌力是指肌肉收缩时产生的最大力量。肌力测量是肌肉功能评定的重要方法,尤其是对肌肉骨骼系统病损,以及周围神经病损患者的功能评定十分重要。同时,肌力测量也可作为评定康复治疗疗效的重要指标之一。

一、肢体的测量

(一)长度测量

主要为尺测法(用皮尺,禁用钢尺)。测量时,应将肢体放在对称位置,定点要正确,以骨性标志为基点,肢体挛缩畸形者可分段测量。

1.上肢长度

肩峰至桡骨茎突点(或中指指尖)的距离,或C7至桡骨茎突点(或中指指尖)的距离。①上臂长度:肩峰至肱骨外上髁的距离。②前臂长度:尺骨鹰嘴至尺骨茎突之间的距离,或肱骨外上髁至桡骨茎突点(或中指指尖)之间的距离。

2.下肢长度

髂前上棘至内踝尖的距离。当骨盆骨折或髋部病变时,测量相对长度,即脐到内踝尖的距离。①大腿长度:髂前上棘至膝关节内、外侧间隙为大腿的间接长度;股骨大粗隆至膝关节外侧间隙的距离为大腿的直接长度。②小腿长度:膝关节内缘至内踝尖的距离。

(二)周径测量

两侧肢体取相应的同一水平测量,测量肢体肿胀最严重处,并与健肢相应部位的测量结果相比,以判断肿胀程度;测量肢体萎缩时取肌腹部位,大腿可在髌骨上缘10～15 cm处测量,小腿在最粗处测量。

(三)关节活动范围测量法

关节活动范围的测量通常采用不同式样的关节测角器,最简单的一种关节测角器是由两根直尺组成,即双臂式刻度尺(0°～180°)。测量时,刻度尺轴心须与关节活动轴心一致,两臂与关节两端肢体长轴平行。肢体活动时,轴心及两臂不得偏移。

二、肌力测量

肌力测量主要是通过在关节主动运动时施加阻力与所测肌肉对抗,测量相应肌肉的肌力,并应进行双侧对比。

肌力评级标准中肌力分为6级;0级为完全瘫痪,5级为正常。

0级:肌肉完全麻痹,触诊肌肉完全无收缩力(完全瘫痪,不能做任何自由运动)。

1级:肌肉有主动收缩力,但不能带动关节活动(可见肌肉轻微收缩)。

2级:可以带动关节水平活动,但不能对抗地心引力(肢体能在床上平行移动)。

3级:能对抗地心引力做主动关节活动,但不能对抗阻力,肢体可以克服地心吸收力(肢体能抬离床面)。

4级:能对抗较大的阻力,但比正常者弱(肢体能做对抗外界阻力的运动)。

5级:正常肌力(肌力正常,运动自如)。

(李双玉)

第四节　神经功能检查

神经功能检查作为骨科体格检查的重要部分,对骨科疾病的诊断及治疗有着重要意义,在神经源性疾病和肌源性病变的诊断,以及对神经病变的定位等方面也具有重要价值。神经功能检查主要从感觉检查、运动系统检查、反射检查,以及自主神经检查几个方面进行。

一、感觉检查

人体皮肤感觉由脊髓发出神经纤维支配,呈阶段性分布。检查时应该在安静温暖的条件下进行,并在检查前向患者说明检查目的及检查方法,取得配合。感觉检查主要包括浅感觉、深感觉及复合感觉检查。

(一)浅感觉

浅感觉包括皮肤、黏膜的触觉、痛觉及温度觉。

1.触觉

用棉絮轻触皮肤或黏膜,自躯干到四肢上端逐次向下,询问有无感觉及敏感程度有无区别,对异常区域做出标记。

2.痛觉

用锐针针刺皮肤,询问有无痛感及疼痛程度,要求用力适当。检查时应自上而下,从一侧至另一侧,从无痛觉区域移向正常区域,不应遗留空白。检查完毕后记录检查结果。

3.温度觉

分别用盛有冷(5～10 ℃)、热(40～45 ℃)水的试管轻触皮肤,询问患者感觉并记录。检查时应注意两侧对称部位的比较。

(二)深感觉

关节觉:轻轻掰动患者的手指或足趾,做被动伸、屈动作,询问是否觉察及其移动方向;或让患者闭目,然后将其肢体放在某位置上,询问是否明确肢体所处位置。

(三)复合感觉

复合感觉包括皮肤定位觉、两点分辨觉、实体辨别觉及体表图形觉等,是大脑综合分析、判断的结果,也称为皮质感觉。

二、运动系统检查

运动系统检查主要包括肌容量、肌张力、肌力及共济运动检查等。

(一)肌容量

观察肌肉有无萎缩及肥大,测量肢体周径,判断肌肉营养情况。

(二)肌张力

肌张力指静息状态下肌肉紧张度。检查方法:嘱患者肌肉放松,用手触摸肌肉硬度,并测定其被动运动时的阻力及关节运动幅度。还可叩击肌腱听声音,声音高者肌张力高,声音低者肌张力低。检查结果意义如下。

1.肌张力增加

触摸肌肉时有坚实感,被动运动时阻力增加。可表现为以下几点。

(1)痉挛性:在被动运动开始时阻力增大,终末时突感减弱,即折刀现象,见于锥体束损害者。

(2)强直性:指一组拮抗肌的张力增加,做被动运动时,伸肌和屈肌肌力同等增加,即铅管样强直,见于锥体外系损害者。如在强直性肌张力增加的基础上又伴有震颤,做被动运动时可出现齿轮顿挫样感觉,故称为齿轮样强直。

2.肌张力降低

触诊肌肉松软,被动运动时肌张力降低,可表现为关节过伸,见于周围神经、脊髓灰质前角病变。

（三）肌力

肌力即肌肉主动收缩的力量。肌力评级标准及具体检查方法见本章第三节。

（四）共济运动检查

当脊髓后索、小脑等器官发生病变时可出现共济失调。常用检查方法包括指鼻试验、快速轮替试验、跟膝胫试验和 Romberg 征。

三、常用反射检查

反射检查比较客观，但仍须患者合作，肢体放松，保持对称和适当位置。叩诊锤叩击力量要均匀适当。检查时可用与患者谈话或嘱患者阅读，咳嗽或两手勾住用力牵拉等方法，使其精神放松，以利于反射的引出。

（一）腱反射

刺激肌腱、骨膜引起的肌肉收缩反应，因反射弧通过深感觉感受器，又称深反射或本体反射。腱反射的活跃程度以"+"号表示，正常为（++），降低为（+），消失为（0），活跃为（+++），亢进或出现阵挛为（++++）。

1.肱二头肌肌腱反射（肌皮神经，$C_{5\sim6}$）

前臂半屈，叩击置于肱二头肌肌腱上的拇指，引起前臂屈曲，同时感到肱二头肌肌腱收缩。

2.肱三头肌肌腱反射（桡神经，$C_{6\sim7}$）

前臂半屈并旋前，托住肘部，叩击鹰嘴突上方肱三头肌肌腱，引起前臂伸展。

3.桡骨膜反射（桡神经，$C_{5\sim8}$）

前臂半屈，叩击桡骨茎突，引起前臂屈曲、旋前和手指屈曲。

4.膝腱反射（股神经，$L_{2\sim4}$）

坐位，两小腿自然悬垂或足着地；或仰卧，膝稍屈，以手托腘窝，叩击髌骨下缘股四头肌肌腱，引起小腿伸直。

5.跟腱反射（胫神经，$S_{1\sim2}$）

仰卧，膝半屈，两腿分开，以手轻掰足使其稍背屈，叩击跟腱引起跖屈。

6.阵挛

当深反射高度亢进时，如突然牵拉引出该反射的肌腱不放松，使之持续紧张，则出现该牵拉部位的持续性、节律性收缩，即阵挛，主要见于上运动神经元性瘫痪。①踝阵挛：仰卧、托腘窝使膝髋稍屈，另手握足底突然背屈并不再松手，引起足踝节律性伸屈不止；②髌阵挛：仰卧，下肢伸直，以拇、示指置髌骨上缘，突然用力向下推并不再松手，引起髌骨节律性上下运动不止。

腱反射检查的临床意义。①减退、消失：提示反射弧受损或中断，亦见于神经肌肉接头或肌肉本身疾病，如重症肌无力，周期性瘫痪等。麻醉、昏迷、熟睡、脊髓休克期、颅内压增高，尤其后颅窝肿瘤，深反射也降低或消失。②亢进：多见于锥体束病变，昏迷或麻醉早期也可出现，系对脊髓反射弧的抑制解除所致；亦见于手足搐搦、破伤风等肌肉兴奋性增高时。癔症或其他神经症深反射也常亢进。③正常人深反射也可亢进，老年人跟腱反射可消失，故反射的不对称比增强或消失更有意义。

（二）浅反射

浅反射为刺激皮肤、黏膜引起的肌肉收缩反应。

1.腹壁反射(肋间神经,上:T_7、T_8;中:T_9、T_{10};下:T_{11}、T_{12})

仰卧,以棉签或叩诊锤柄自外向内轻划上、中、下腹壁皮肤,引起同侧腹壁肌肉收缩。

2.提睾反射(生殖股神经,L_1、L_2)

以叩诊锤柄由上向下轻划股上部内侧皮肤,引起同侧睾丸上提。

浅反射检查的临床意义。①减退、消失:见于反射弧中断时。但腹壁和提睾反射减退或消失,亦可见于锥体束损害,因其除脊髓反射弧外,尚有皮质通路。此外,深睡、麻醉、昏迷、新生儿等,腹壁反射也常消失。②亢进:帕金森病或其他锥体外系疾病时,偶见浅反射尤其腹壁反射中度亢进,系损伤中脑抑制浅反射的中枢所致。精神紧张和神经官能症时,腹壁反射也可有不同程度的亢进。

(三)病理反射

当上运动神经元受损后,被锥体束抑制的屈曲性防御反射变得易化或被释放,称为病理反射。严重时,各种刺激均可加以引出,甚至出现所谓的"自发性"病理反射。

1.巴宾斯基征

用叩诊锤柄等物由后向前划足底外缘直到姆趾基部,阳性者姆趾背屈,余各趾呈扇形分开,膝、髋关节屈曲。刺激过重或足底感觉过敏时亦可出现肢体回缩的假阳性反应。此征也可用下列方法引出。①奥本海姆征:以拇、示指沿胫骨自上向下划。②查多克征:由后向前划足背外侧缘。③戈登征:用力挤压腓肠肌。

2.霍夫曼征

霍夫曼征为上肢的病理反射。检查时左手握患者手腕,右手示、中指夹住患者中指,将腕稍背屈,各指半屈放松,以拇指急速轻弹中指指甲,引起拇指及其余各指屈曲者为阳性。此征可见于10%～20%的正常人,故一侧阳性者始有意义。

(四)脑膜刺激征

脑膜刺激征为脑脊膜和神经根受刺激性损害时,因有关肌群反射性痉挛而产生的体征。

1.颈强直

颈前屈时有抵抗,头仍可后仰或旋转。

2.克尼格征

仰卧,屈曲膝、髋关节呈直角,再伸小腿,因屈肌痉挛使伸膝受限,<130°并有疼痛及阻力者为阳性。

3.布鲁津斯基征

(1)颈征:仰卧,屈颈时引起双下肢屈曲者为阳性。

(2)下肢征:仰卧,伸直抬起一侧下肢时,对侧下肢屈曲为阳性。

脑膜刺激征主要见于脑膜炎、蛛网膜下腔出血、颅内压增高和脑膜转移瘤等。颈征亦可见于后颅凹、环枕部或高颈段肿瘤。

四、常用自主神经检查

(一)皮肤颜色和温度

观察肤色,触摸其温度,注意有无水肿,以了解血管功能。血管功能的刺激症状为血管收缩,皮肤发白、发凉,毁坏症状为血管扩张,皮肤发红、发热,之后因血流受阻而发绀、发凉,并可有水肿。

（二）皮肤划痕试验

用骨针在皮肤上稍稍用力划过,血管受刺激数秒后收缩,出现白色条纹,继以血管扩张变为稍宽之红色条纹,持续 10 余分钟,为正常反应。若红条纹宽达数厘米且持续时间较长至呈现白色隆起(皮肤划痕症),则表明有皮肤血管功能失调。交感神经损害时,其支配体表区内少汗或无汗;刺激性病变则多汗。

（三）毛发、指甲营养状况

注意皮肤质地是否正常,有无粗糙、发亮、变薄、增厚、脱落溃疡或压疮等;毛发有无稀少、脱落;指甲有无起纹,枯脆、裂痕等。周围神经、脊髓侧角和脊髓横贯性病变损害自主神经通路时,均可产生皮肤、毛发、指甲的营养改变。

（四）膀胱和直肠功能

了解排尿有无费力、急迫和尿意,有无尿潴留和残留尿以及每次排尿的尿量。了解有无大便失禁或便秘。

（李双玉）

第五节　神经电生理检查

神经电生理检查是近 50 年发展起来的诊断技术,它将神经肌肉兴奋时发生的生物电变化引导出来,加以放大和记录,根据电位变化的波形、振幅、传导速度等数据,分析判断神经、肌肉系统处于何种状态。电生理检测在神经源性疾病和肌源性病变的鉴别诊断方面,以及对神经病变的定位、损害程度和再生预后判断等方面具有重要价值。神经肌肉电生理检查的内容和方法很多,目前临床上常用的有肌电图、神经传导速度及体感诱发电位等。

一、肌电图

肌电图是将针电极插入肌肉记录电位变化的一种电生理检查。通过观察肌肉的电活动了解下运动神经元,即脊髓前角细胞、周围神经(根、丛、干、支)、神经肌肉接头和肌肉本身的功能状态。肌肉放松时,针电极所记录到的电位为自发电位。插入或移动针极时所记录到的电位为插入电位。当肌肉随意收缩时所记录到的电位为运动单位电位。运动单位是由一个运动神经元与所支配的全部肌纤维共同组成的,是肌肉随意收缩时的最小功能单位。正常肌肉放松时不能检测到电活动,但在随意收缩时就会出现运动单位电位。在运动单位受累时,静息的肌肉可出现多种电活动,运动单位电位可出现异常波形和电活动模式,可根据这些肌电图的表现推测病变的性质、部位、程度。但肌电图检查作为临床辅助检查,应将肌电图结果和神经传导速度以及病史和其他检查结果结合起来共同分析。

肌电图的临床意义主要包括:①确定有无神经损伤及损伤的程度;②有助于鉴别神经源性或肌源性损害;③有助于观察神经再生情况。

二、神经传导功能测定

神经传导的测定是一种客观的定量检查。神经受电刺激后能产生兴奋性及传导性,而这种传导具有一定的方向性,运动神经纤维将兴奋冲动传向远端肌肉,即离心传导;感觉神经纤维将冲动传向中枢,即向心传导。利用此特征可应用脉冲电流刺激运动或感觉神经,来测定神经传导速度,判定神经传导功能,借以协助诊断周围神经病变的存在及发生部位。

(一)运动神经传导的测定

运动神经传导研究的是运动单位的功能和整合性。通过对运动传导的研究可以评估运动神经轴索、神经和肌肉接头以及肌肉的功能状态,并为进一步做针电极肌电图检查提供准确的信息。其测定和计算方法是通过对神经干上远、近两点超强刺激后,在该神经所支配的远端肌肉上可以记录到诱发的混合肌肉动作电位,又通过对此动作电位波幅、潜伏时和时限分析,来判断运动神经的传导功能。

(二)感觉神经传导的测定

感觉神经传导是反映冲动在神经干上的传导过程,它研究的是后根神经节和其后周围神经的功能状态。其测定和计算方法如下:对于感觉神经来说,电位是通过刺激一端感觉神经,冲动经神经干传导,在感觉神经的另一端记录这种冲动,此种形式产生的电位叫做感觉神经电位。通常用环状电极来测定。同运动神经传导速度不同,由于没有神经肌肉接头的影响,因此感觉神经传导速度可以直接由刺激点到记录点之间的距离和潜伏时来计算。

三、躯体感觉诱发电位与运动诱发电位

诱发电位指中枢神经系统在感受内在或外部刺激过程中产生的生物电活动。诱发电位的出现与刺激之间有确定的和严格的时间和位相关系,即所谓“锁时”特性,具体表现为有较固定的潜伏时。20 世纪50 年代初随着叠加平均技术和电子计算机的应用,使幅度很小的诱发电位在头皮外记录成为可能。临床上常用的诱发电位有躯体感觉诱发电位、脑干听觉诱发电位和视觉诱发电位、运动诱发电位。各种诱发电位都有特定的神经解剖传输通路,并有一定的反应形式。

(一)躯体感觉诱发电位

躯体感觉诱发电位也称为体感诱发电位,临床上最常用的是短潜伏时体感诱发电位。特点是波形稳定、无适应性、不受睡眠和麻醉药的影响。

1.检查方法

将表面电极置于周围神经干,在感觉传入通路的不同水平及头皮相应的投射部位记录其诱发电反应。常用的刺激部位是上肢正中神经及下肢的胫后神经等。上肢记录部位是 Erb 点、C_7 踇趾及头部相应的感觉区,下肢的记录部位是腘窝点、T_{12} 及头部相应的感觉区。刺激量以踇趾或小趾肌初见收缩为宜,通常为感觉阈值的 $3\sim4$ 倍,刺激频率 $1\sim5$ Hz,叠加次数 $50\sim200$ 次,直至波形稳定光滑为止。每侧测定 2 次,观察重复性及可信性。波形命名为极性+潜伏时(波峰向下为 P,向上为 N)。

2.短潜伏时体感诱发电位的临床应用

(1)周围神经病:①臂丛神经损伤的鉴别诊断,协助判断损伤部位是在节前或节后;②协助颈或腰骶神经根病的诊断;③间接测算病损周围神经的感觉传导速度。

(2)脊髓病变:对脊髓外伤有辅助诊断意义,可判断损伤程度、范围和预后。

(3)脑干、丘脑和大脑半球病变:取决于病损部位及是否累及短潜伏期躯体感觉诱发电位通路。

(4)中枢脱髓鞘病:短潜伏期躯体感觉诱发电位的异常率为 71.7%,下肢体感通路异常率较上肢的高。

（5）昏迷预后的评估及脑死亡诊断。

（6）脊柱和脊髓部位手术中监护、颅后窝手术监护。

（二）运动诱发电位

运动诱发电位主要用于检查运动系统，特别是中枢运动神经通路—锥体束的功能，是诊断中枢运动功能障碍性疾病的一种直接和敏感的方法。常用的刺激有电刺激及磁刺激，因为磁刺激比较安全、无疼痛、可重复，而且操作简单，近年来被广泛应用于临床。磁刺激运动诱发电位是经颅磁刺激大脑皮质运动细胞、脊髓及周围神经运动通路时，在相应的肌肉上记录的混合肌肉动作电位。

1.检查方法

上肢磁刺激部位通常是大脑皮质相应运动区、C_7 棘突、Erb 点，常用的记录部位为拇短展肌；下肢磁刺激部位为大脑皮质运动区及 L_4，常用的记录部位为胫前肌。采用磁刺激器为圆形刺激线圈，外径 14 cm，中心磁场 2.5 T。皮质刺激强度为最大输出的 80%～90%，神经根刺激强度为 70%～80%。一般在肌肉放松状态下记录，靶肌轻微随意收缩可促使电位易化，表现刺激阈值降低，电位波幅增大，潜伏时缩短。某些患者松弛状态下引不出电位，可采用随意收缩激发出电位来检查。对癫痫及脑出血患者应慎用磁刺激。

2.运动诱发电位的临床应用

利用运动诱发电位主要是测量近端段神经传导，特别是测量锥体束的传导功能，所以临床常用于：①脑损伤后运动功能的评估及预后的判断；②协助诊断多发性硬化及运动神经元病；③可客观评价脊髓型颈椎病的运动功能和锥体束损害程度。

（李双玉）

肩部及上臂骨折

第一节　肩胛骨骨折

肩胛骨位于两侧胸廓后上方,周围有丰厚的肌肉覆盖,骨折较为少见。肩胛骨对上肢的稳定和功能起着重要的作用,骨折后如不能得到正确治疗,可能会对上肢功能造成严重影响。

一、骨折分类

(一)按解剖部位分类

肩胛骨骨折按解剖部位可分为肩胛体骨折、肩胛冈骨折、肩胛颈骨折、肩胛盂骨折、喙突骨折和肩峰骨折等。肩胛体和肩胛冈骨折最为常见,其次为肩胛颈骨折,然后是肩胛盂骨折、肩峰骨折、喙突骨折,不少骨折属于上述各类的联合骨折。另外,还有肌肉和韧带附着点的撕脱性骨折、疲劳或应力性骨折。

1.肩胛盂关节内骨折

此类骨折可进一步分为6型:①Ⅰ型盂缘骨折通常合并肩关节脱位。②Ⅱ型骨折是经肩胛盂窝的横形或斜形骨折,可有肩胛盂下方的三角形游离骨块。③Ⅲ型骨折累及肩胛盂的上1/3,骨折线延伸至肩胛骨的中上部并累及喙突,经常合并肩锁关节脱位或骨折。④Ⅳ型骨折骨折线延伸至肩胛骨内侧。⑤Ⅴ型骨折是Ⅱ型和Ⅳ型的联合类型。⑥Ⅵ型骨折是肩胛盂的严重粉碎性骨折。

2.喙突骨折

根据骨折线与喙锁韧带的位置关系,可进一步分成2型:①Ⅰ型骨折位于韧带附着点后方,有不稳定倾向。②Ⅱ型骨折位于韧带前方,稳定。

(二)按关节内外分类

根据骨折是否累及肩盂关节面,肩胛骨骨折可分为关节内骨折和关节外骨折。关节外骨折根据稳定性,又可进一步分为稳定的关节外骨折和不稳定的关节外骨折两种。

1.关节内骨折

此类骨折为涉及肩胛盂关节面的骨折,常合并肱骨头脱位或半脱位。肩胛盂骨折中只有10%有明显的骨折移位。

2.稳定的关节外骨折

此类骨折包括肩胛体骨折、肩胛冈骨折和一些肩胛骨骨突部位的骨折。单独的肩胛颈骨折，一般较稳定，也属稳定的关节外骨折。

3.不稳定的关节外骨折

此类骨折主要指合并锁骨中段移位骨折的肩胛颈骨折，即"漂浮肩"损伤（图3-1），该损伤常由严重暴力引起，此种骨折造成整个肩胛带不稳定。由于上臂的重力作用，它有向尾侧旋转的趋势。常合并同侧肋骨骨折，也可损伤神经血管束，包括臂丛神经。

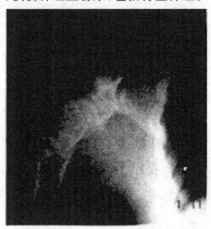

图 3-1　"漂浮肩"损伤

二、临床表现及诊断

肩胛骨骨折根据外伤史、症状、体征及 X 线检查，可明确诊断。

（一）病史

1.体部骨折

常为直接暴力引起，受伤局部常有明显肿胀，皮肤常有擦伤或挫伤，压痛也很明显，由于血肿的刺激可引起肩袖肌肉的痉挛，使肩部运动障碍，表现为假性肩袖损伤的体征。但当血肿吸收后，肌肉痉挛消除，肩部主动外展功能即恢复。喙突骨折或肩胛体骨折时，当深吸气时，由于胸小肌和前锯肌带动骨折部位活动可使疼痛加剧。

2.肩胛盂和肩胛颈骨折

多由间接暴力引起，即跌倒时肩部外侧着地，或手掌撑地，暴力经肱骨传导冲击肩胛盂或颈造成骨折。多无明显畸形，易于漏诊。但肩部及腋窝部肿胀、压痛，活动肩关节时疼痛加重，骨折严重移位者可有肩部塌陷，肩峰相对隆起呈方肩畸形，犹如肩关节脱位的外形，但伤肢无外展、内收、弹性固定情况。

3. 肩峰骨折

肩峰突出于肩部，多为自上而下的直接暴力打击，或由肱骨突然强烈的杠杆作用引起，多为横断面或短斜面骨折。肩峰远端骨折，骨折块较小，移位不大；肩峰基底部骨折，远侧骨折块受上肢重量的作用及三角肌的牵拉，向前下方移位，影响肩关节的外展活动。

（二）X 线检查

多发损伤患者或怀疑有肩胛骨骨折时，应常规拍摄肩胛骨 X 线片，常用的有肩胛骨正位、侧位、腋窝位和穿胸位 X 线片。注意肩胛骨在普通胸部正位片上显示不清,因为肩胛骨与胸廓冠状面相互重叠。此外,还可根据需要加拍一些特殊体位平片,如向头侧倾斜 45°的前后位平片可显示喙突骨折。计算机断层成像(computer tomography,CT)检查能帮助辨认和确定关节内骨折的程度和移位,以及肱骨头的移位程度。因为胸部合并损伤的发生率高,胸片应作为基本检查方法的一部分。

（三）合并损伤

诊断骨折的同时,应注意检查肋骨、脊柱以及胸部脏器的损伤。肩胛骨周围有肌肉和胸壁保护,所以只有高能量创伤才会引起骨折。由于肩胛骨骨折多由高能量直接外力引起,因此合并损伤发生率高达 35％～98％。合并损伤常很严重,甚至危及生命。然而,在初诊时却常常漏诊。最常见的合并损伤是同侧肋骨骨折并发血胸、气胸,其次是锁骨骨折、颅脑闭合性损伤、头面部损伤、臂丛神经损伤。肩胛骨合并第 1 肋骨骨折时,因可伤及肺和神经、血管,故特别严重。

三、治疗

绝大多数肩胛骨骨折可采用非手术方法治疗,只有少数患者需行手术治疗。由于肩胛骨周围肌肉覆盖多,血液循环丰富,骨折愈合快,骨折不愈合很少见。

（一）肩胛体和肩胛冈骨折

肩胛体和肩胛冈骨折一般采用非手术治疗,可用三角巾或吊带悬吊制动患肢,早期局部辅以冷敷,以减轻出血及肿胀。伤后 1 周内,争取早日开始肩关节钟摆样功能锻炼,以防止关节粘连。随着骨折愈合,疼痛减轻,应逐步锻炼关节的活动范围和肌肉力量。

（二）肩峰骨折

如肩峰骨折移位不大,或位于肩锁关节以外,用三角巾或吊带悬吊患肢,避免做三角肌的抗阻力功能训练。如骨折块移位明显,或移位到肩峰下间隙,影响肩关节运动功能,则应早期手术切开复位内固定。手术取常规肩部切口,内固定可采用克氏针张力带钢丝,骨块较大时也可选用拉力螺钉内固定。如合并深层肩袖损伤,应同时行相应治疗。

（三）喙突骨折

对不稳定的Ⅰ型骨折应行手术治疗。对单纯喙突骨折可以保守治疗,因为喙突是否解剖复位对骨折愈合及局部功能没有影响。但如合并有肩锁分离、严重的骨折移位、臂丛受压、肩胛上神经麻痹等情况,则需考虑手术复位,行松质骨螺钉内固定治疗。

（四）肩胛颈骨折

对无移位或轻度移位的肩胛颈骨折,可采用非手术方法治疗。用三角巾制动患肢 2～3 周,4 周后开始肩关节功能锻炼。

肩胛颈骨折在冠状面和横截面成角超过 40°或移位超过 1 cm 时,需要手术治疗。根据骨折片的大小和骨折的类型,内固定物是在单纯的拉力螺钉和支撑接骨板之间选择。使用后方入路,单个螺钉可从后方拧入盂下结节。骨折片很大时,应在后方使用 1/3 管状接骨板支撑固定,使带有关节面的骨片紧贴于肩胛骨近端的外缘。接骨板与直径为 3.5 mm 的皮质骨拉力螺钉的结合使用,增加了固定的稳定程度。合并同侧锁骨骨折的肩胛颈骨折,即"漂浮肩"损伤,由于肩胛骨很不稳定,移位明显,应采用手术治疗。通常先复位固定锁骨,锁骨骨折复位固定后,肩胛颈骨折常常也可得到大致的复位,如肩胛骨稳定就不需切开内固定治疗肩胛颈骨折;如锁骨复位固定后肩胛颈骨折仍不能有效复位,或仍不稳定,就需进一步手术治疗肩胛颈骨折。

（五）肩胛盂骨折

肩胛盂骨折只占肩胛骨骨折的 10％,而其中有明显骨折移位者占肩胛盂骨折的 10％。对大多数轻度移位的骨折可用三角巾或吊带保护,早期开始肩关节活动范围的练习。一般制动 6 周,去除吊带后,继续进行关节活动及逐步开始肌肉力量的锻炼。

1.Ⅰ型盂缘骨折

如骨折块面积占肩胛盂面积的 25％（前方）或 33％（后方）,或移位＞10 mm 将会影响肱骨头的稳定并引起半脱位现象,应考虑手术切开解剖复位和内固定。目的在于重建骨性稳定,以防止慢性肩关节不稳。以松质骨螺钉或以皮质骨螺钉采用骨块间加压内固定（图 3-2）。如肩胛盂骨块粉碎,则应切除骨碎片,取髂骨植骨固定于缺损处。小片的撕脱性骨折,一般是肱骨头脱位时由关节囊、唇撕脱所致。前脱位时发生在盂前缘,后脱位时见于盂后缘。肱骨头复位后,采用三角巾或吊带保护3～4 周。

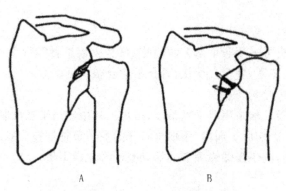

图 3-2　盂缘骨折松质骨螺钉内固定
A.盂缘骨折；B.松质骨螺钉内固定

2.Ⅱ型骨折

如果出现台阶移位 5 mm 时,或骨块向下移位伴有肱骨头向下半脱位,应行手术复位固定。可采用后方入路,复位盂下缘骨折块,以拉力螺钉向肩胛颈上方固定。也可采用易调整外形的重建钢板,置于颈的后方或肩胛体的外缘固定。

3.Ⅲ～Ⅴ型骨折

骨折块较大合并肱骨头半脱位,采用肩后方入路,复位盂下缘骨折块,以拉力螺钉向肩胛颈上方固定。也可采用易调整外形的重建钢板,置于肩胛颈的后方或肩胛体的外缘固定（图 3-3）；关节面台阶≥5 mm,上方骨块向侧方移位或合并喙突、喙锁韧带、锁骨、肩锁关节、肩峰等所谓肩上部悬吊复合体损伤时,可采用后上方入路复位骨折块,采用拉力螺钉,将上方骨折块固定于肩胛颈下方主骨上。手术目的是防止肩关节的创伤性骨关节炎、慢性肩关节不稳定和骨不愈合。

4.Ⅵ型骨折

此型较少见,也缺乏大宗病例或对照研究结果指导治疗。由于盂窝严重粉碎,不论骨块移位与否或有无肱骨头半脱位的表现,一般都不行切开复位术。可采用三角巾悬吊制动,或用外展支架制动,也可采用尺骨鹰嘴牵引,早期活动锻炼肩关节。如果肩上方悬吊复合体有严重损伤,可行手术复位、固定,如此可间接改善盂窝关节面的解剖关系。

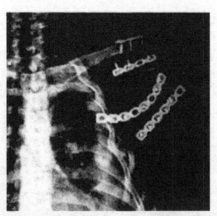

图 3-3　肩胛骨骨折合并肩锁关节脱位,切开部位重建钢板、锁骨钩钢板内固定术后

5.肩胛盂骨折关节镜手术

修复骨性 Bankart 损伤,先经标准的后方入路施行诊断性关节镜。通常情况下,关节视野最初会被骨折血肿所阻挡。使用关节镜刨刀清除骨折血肿,最终可观察到骨折块。尽可能低地定位前方入路,使得经该入路到达下方肩胛盂具有最大可能性。然后建立前上外侧入路,该入路不仅是重要的观察入路,也是重要的操作入路。重要的是在所有 3 个关节内入路中都使用关节镜套管,可在各个入路之间便捷地转换关节镜和器械,以获得理想的视野和操作通道。然后确认所有的伴随病变。在发现 Bankart 损伤之后,便必须将骨折块游离。经前方入路或前上外侧入口放入 15°关节镜下剥离器,将骨折块完全抬起并游离。在骨折块完全游离后,应去除所有的软组织使之新鲜化,以求取得最大的骨性愈合。在取得充分游离后,用抓钳进行暂时性复位。然后用螺丝固定骨折块,随后评估固定的牢固性和复位情况。

(六)上肩部悬吊复合体损伤

上肩部悬吊复合体是在锁骨中段和肩胛体的外侧缘间组成的一个骨和软组织环,由肩盂、喙突、喙锁韧带、锁骨远端、肩锁关节和肩峰组成。上肩部悬吊复合体的单处损伤不会影响其完整性,骨折移位较小,只需保守治疗;两处损伤则会影响其完整性,可能会引起一处或两处明显移位,对骨折愈合不利,影响其功能。对这种骨折,只要有一处或两处存在不能接受的移位,就应行切开复位内固定。即使只固定一处,也有利于其他部位骨折的间接复位和稳定。

(王永彬)

第二节　锁　骨　骨　折

锁骨骨折是临床常见的骨折之一,占全身骨折的 6% 左右,各种年龄均可发生,但以青壮年及儿童多见。发病部位以中锁骨 1/3 处最多见。

一、病因病机

(一)间接暴力

间接暴力是引起锁骨骨折最常见的暴力,如跌倒时,手掌、肘部或肩部触地,传导暴力冲击锁骨发生骨折,多为横断或斜形骨折。骨折内侧因胸锁乳突肌的牵拉作用向后上方移位,外侧因上肢的重力作用和胸大肌的牵拉作用向前下方移位图(图3-4)。

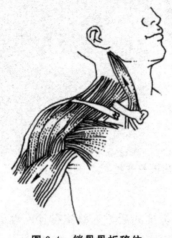

图 3-4　锁骨骨折移位

(二)直接暴力

暴力从前方或上方作用于锁骨,可发生锁骨的横断或粉碎性骨折,幼儿多为横断或青枝骨折。骨折移位严重时可伤及锁骨下方的臂丛神经,锁骨下动、静脉。

二、临床表现

锁骨全长均位于皮下,骨折后局部有肿胀和压痛,触诊可摸到移位的骨折端,可闻及骨擦音和触到异常活动,患肩下沉,并向前、内倾斜。患者常用健侧手掌托起患肢肘部,以减轻因上肢的重量牵引所引起的疼痛;同时头部向患侧偏斜,使胸锁乳突肌松弛而减轻疼痛。患肢活动功能障碍。幼儿因不能自述疼痛部位,畸形可不甚明显。但若不愿活动上肢,且于穿衣伸手入袖或上提患肢有啼哭等症状时,应仔细检查是否有锁骨骨折。锁骨骨折刺破皮肤或损伤臂丛神经及锁骨下血管者也较为常见,且多为青枝骨折。

三、诊断与鉴别诊断

锁骨骨折的患者通过外伤史,临床的症状、体征及 X 线检查诊断并不困难。锁骨外侧 1/3 骨折需与肩锁关节脱位相鉴别。骨折患者一般疼痛、肿胀更加明显,有骨折的特有症状、骨擦音和异常活动等。X 线片可以明确诊断。

四、治疗

(一)儿童青枝骨折及成人无明显移位的骨折

用三角巾或颈腕吊带悬吊 2～3 周即可痊愈。

(二)锁骨有移位骨折复位法

骨折端局部血肿内麻醉。患者坐在椅子上,两手叉腰挺胸。首先进行牵引。

(1)牵引复位:一助手立于患者背后,用两手反握两肩前下腋侧,两侧向外后上方扳提,同时用一个膝部顶住患者背部胸椎棘突,使骨折远侧端在挺胸的作用及助手两手向后上方扳提的作用下,两骨折端被牵引拉开,两骨折端的轴线在一个直线上,多数可自行复位(图3-5)。

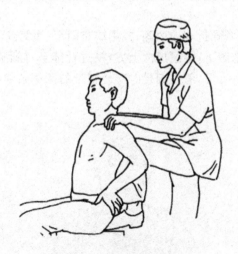

图 3-5　锁骨骨折牵引复位

上述的牵引方法,向后上方扳提的作用力较大,而向外的牵引力则较弱,常因远侧骨折端向外的牵引力不够,影响手法复位。因此,另一助手一手推顶伤侧胸壁,另一手向外牵拉伤肢上臂,协助第一助手缓缓将远侧骨折牵开,再行手法复位。

(2)手法复位:在助手牵引的情况下,术者立于患者面前,用两拇指及示指摸清并捏住两骨折端向前牵拉,即可使骨折复位。或用两拇指摸清两骨折端,并以一拇指及示指捏住近侧骨折端向前下侧牵拉,同时另一手拇指及示指捏住远侧骨折端向后上方推顶,也可使骨折端复位(图3-6)。

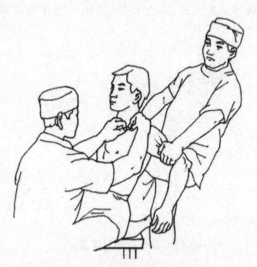

图 3-6　锁骨骨折手法复位

手法复位后,将向外的牵引力稍放松一些,使对位的两骨折端互相嵌紧,然后进行外固定。

（三）外固定方法

1."8"字形绷带固定

将棉垫或纸压垫放置于两骨折端的两侧,并用胶布固定;两侧腋窝放置棉垫,用绷带行"8"字形缠绕固定,绷带经患侧肩部腋下,绕过肩前上方,横过背部至对侧腋下,再绕过对侧肩前上方,经背部至患侧腋下,包绕8～12层,缠绕绷带时应使绷带的两侧腋部松紧合适,以免引起血管或神经受压(图3-7)。

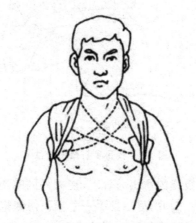

图3-7 锁骨骨折"8"字绷带固定法

2.双圈固定

用绷带缠绕棉花制作好大小合适的绷带圈两只,于手法复位前套于两侧腋部,待骨折复位后,用棉垫或纸压垫将两骨折端上下方垫压合适,并用胶布固定。从患者背侧拉紧两绷带圈,在其上、下各用一布带扎牢,维持两肩向外、向上后伸;另用一布带将两绷带圈于胸前侧扎牢,以免双圈滑脱(图3-8)。

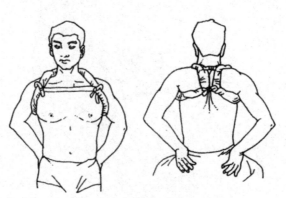

图3-8 锁骨骨折双圈固定法

用以上两种固定方法固定后,如出现手及前臂麻木感或桡动脉搏动摸不清,表示固定过紧,有压迫血管或神经的情况,应立即给予适当放松,直至症状完全解除为止。

（四）手术治疗

手法治疗难获满意疗效者或多发性骨折等情况,可行手术治疗。

（王永彬）

第三节 肱骨远端骨折

肱骨远端骨折是指肱骨髁上以远部位的骨折。肱骨远端骨折包括肱骨髁上骨折,肱骨髁间骨折,肱骨内、外髁骨折及肱骨小头骨折等,下面分别叙述。

一、肱骨髁上骨折

此类骨折为 AO 分类的 A 型骨折,最常见于 5～8 岁的儿童,占全部肘部骨折的 50%～60%。属关节外骨折,及时治疗后功能恢复较好。

（一）骨折类型

根据暴力来源及方向可分为伸直、屈曲和粉碎型 3 类。

1.伸直型

该型最多见,占 90%以上。跌倒时肘关节在半屈曲或伸直位,手心触地,暴力经前臂传达至肱骨下端,将肱骨髁推向后方。由于重力将肱骨干推向前方,造成肱骨髁上骨折。骨折线由前下斜向后上方。骨折近段常刺破肱前肌,损伤正中神经和肱动脉。骨折时,肱骨下端除接受前后暴力外,还可伴有侧方暴力,按移位情况又分尺偏型和桡偏型。

（1）尺偏型:骨折暴力来自肱骨髁前外方,骨折时肱骨髁被推向后内方。内侧骨皮质受挤压,产生一定塌陷。前外侧骨膜破裂,内侧骨膜完整,骨折远端向尺侧移位。因此,复位后远端容易向尺侧再移位。即使达到解剖复位,因内侧皮质挤压缺损而会向内偏斜,尺偏型骨折后肘内翻发生率最高。

（2）桡偏型:与尺偏型相反。骨折断端桡侧骨皮质因压挤而塌陷,外侧骨膜保持连续。尺侧骨膜断裂,骨折远端向桡侧移位。此型骨折即使不完全复位也不会产生严重肘外翻,但解剖复位或矫正过度时,亦可形成肘内翻畸形。

2.屈曲型

该型较少见。肘关节在屈曲位跌倒,暴力由后下方向前上方撞击尺骨鹰嘴,髁上骨折后远端向前移位,骨折线常为后下斜向前上方,与伸直型相反。很少发生血管、神经损伤。

3.粉碎型

该型多见于成年人。本型骨折多属肱骨髁间骨折,按骨折线形状可分 T 形和 Y 形或粉碎性骨折。

（二）临床表现与诊断

伤后肘部肿胀,偶有开放伤口。伤后马上就医者,肿胀轻,可触及骨性标志;多数病例肿胀严重,已不能触及骨性标志。远折端向后移位,可与肘后脱位相混淆,但肘后三角关系正常,据此可鉴别。伤后或复位后应注意是否有肱动脉急性损伤和前臂掌侧骨筋膜室综合征,是否出现"5P"征,即:①疼痛(pain);②无脉(pulselessness);③苍白(pallor);④麻痹(paralysis);⑤感觉异常(paresthesia)。正中神经、尺神经、桡神经都有可能被累及,但以正中神经和桡神经损伤多见。X 线检查可明确骨折的类型和移位程度。

（三）治疗

主要取决于合并同侧肢体骨与软组织损伤的情况,特别是神经、血管是否有损伤。所有骨折均可考虑首先试行闭合复位,但若血液循环受到影响,则应行急诊手术。

1.非手术治疗

无移位或轻度移位可用石膏后托制动1～2周,然后开始轻柔的功能活动。6周后骨折基本愈合,再彻底去除石膏固定。

闭合复位尺骨鹰嘴牵引:在某些病例,行尺骨鹰嘴牵引也是一种可选方法。Smith提出的指征为以下几点:①用其他闭合方法不能获得骨折复位。②闭合复位有可能获得成功,但单纯依靠屈肘不能维持复位。③肿胀明显,血液循环受影响,或可能出现Volkmanns缺血挛缩。④有污染严重的开放损伤,不能进行外固定。侧方牵引和过头牵引都可采用。应用过头牵引容易消肿和方便敷料更换,在重力的帮助下还可以早期进行肘关节屈曲活动。

2.手术治疗

(1)闭合复位、经皮穿针内固定:臂丛神经阻滞麻醉无菌操作下行整复,待复位满意后,维持复位,一助手取1枚2.0 mm克氏针自肱骨外上髁最高点穿入皮肤,触及骨质后在冠状面上与肱骨纵轴成45°角,在矢状面上与肱骨纵轴成15°角进针,直至穿透肱骨近折端的对侧骨皮质。再取1枚2.0 mm克氏针在上进针点前0.5 cm处穿入皮肤,向近折端尺侧穿针至透过对侧骨皮质。C形臂X线机透视复位、固定满意后,将针尾屈曲90°剪断,残端留于皮外。无菌纱布包扎针尾,石膏托固定于屈肘90°前臂旋前位(图3-9)。

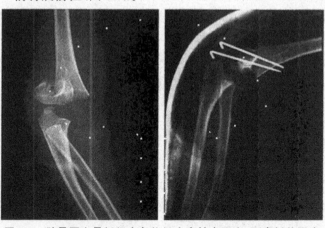

图3-9 肱骨髁上骨折闭合复位经皮穿针内固定,石膏托外固定

术后常规服用抗生素3天以预防感染。当天麻醉恢复后即可行腕关节的屈伸及握拳活动,4周后拔除克氏针,解除外固定,加强肩、肘关节的功能锻炼。此外,对于较严重的粉碎性骨折,可行外固定架固定(图3-10)。

(2)切开复位内固定:成人常需采用此种方法。手术指征包括:①骨折不稳定,闭合复位后不能维持满意的复位;②骨折合并血管损伤;③合并同侧肱骨干或前臂骨折。

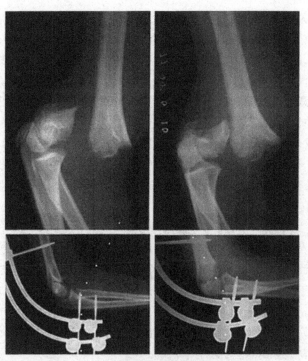

图 3-10　儿童肱骨髁上骨折外固定架固定

另外,对老年患者应尽量选择切开复位内固定,以利于早期功能锻炼。若合并血管损伤需进行修补,更应同时稳定骨折端,可通过前方的 Henry 入路来完成。若未合并血管损伤,则可以采取内、外侧联合切口或后正中切口。多数认为后正中切口显露清楚,能够直视下复位骨折,也方便进行内固定。可使用 AO 半管状钢板、重建钢板或特制的 Y 形钢板,尽可能用拉力螺钉增加骨折端稳定。Heffet 和 Hotchkiss 已证实两块钢板成 90°角分别固定内、外侧柱,其抗疲劳性能优于后方单用一块 Y 形钢板或双髁螺钉固定。Home 认为,如果因骨折粉碎不能获得良好的稳定,可采取非手术疗法,但此观点并不适用于所有移位的粉碎性骨折。粉碎性骨折内固定同时应一期植骨。如内固定不稳定,则需延长石膏制动时间以维持复位,将导致疗效欠佳,故应尽可能获得稳定固定,手术后不用外固定,以便进行早期功能锻炼。开放性骨折应及时行清创术,污染严重者可考虑延期闭合伤口,彻底清创后可用内固定或外固定稳定骨折端。

（四）并发症

肱骨髁上骨折的并发症较多,有以下几种。

1.Volkmanns 缺血挛缩

Volkmanns 缺血挛缩为髁上骨折最为严重的并发症,发病常与处理不当有关,出血和组织肿胀可使筋膜室压力升高,外固定包扎过紧和屈肘角度太大使间室容积减小或无法扩张是诱发本病的重要因素。

早期:伤肢突然剧痛,部位在前臂掌侧,进行性灼痛,当手主动或被动活动时疼痛加剧,手指常处于半屈曲状态,屈指无力。同时,感觉麻木、异样感,继之出现感觉减退或消失,肢端肿胀、苍白、发凉、发绀。受累前臂掌侧皮肤红肿,张力大且有严重压痛。桡动脉搏动减弱或消失,全身可有体温升高,脉快。

晚期:肢体出现典型的 Volkmanns 缺血挛缩畸形,呈爪形手,即前臂肌肉萎缩、旋前、腕及手指屈曲、拇内收、掌指关节过伸。这种畸形被动活动不能纠正,桡动脉搏动消失。

一旦诊断明确,应紧急处理。①早期:应争取时间改善患肢血运,尽早去除外固定物或敷料,适当伸直屈曲的关节,毫不顾惜骨折对位。如仍不能改善血运时,则应即刻行减压及探查术(应力争在本症发生6～8小时内施行)。术中敞开伤口不缝合,等肢体消肿后,再做伤口二期或延期缝合。全身应用抗生素预防感染,注意坏死物质吸收可引起的酸中毒、高血钾、中毒性休克和急性肾衰竭,给予相应的治疗。严禁抬高患肢和热敷。②晚期:以手术治疗为主,应根据损害时间、范围和程度而定。6个月以前牵缩畸形尚未稳定,此时可做功能锻炼和功能支架固定。待畸形稳定后(至少半年至1年后),可行矫形及功能重建手术。③酌情选择:尺桡骨短缩、腕关节固定、腕骨切除、瘢痕切除及肌腱延长和肌腱转位等。还有神经松解,如正中神经和尺神经同时无功能存在,可用尺神经修复正中神经。

2.神经损伤

肱骨髁上骨折并发神经损伤比较多见,发生率为5%～19%。大多数损伤为神经传导功能障碍或轴索中断,数天或数月内可自然恢复,神经断裂很少见,偶发生于桡神经。正中神经损伤引起运动障碍常局限于掌侧骨间神经支配的肌肉,主要表现为拇指与示指末节屈曲无力,其他分支支配肌肉不受影响。

神经损伤的早期处理主要为支持疗法,被动活动关节保持功能位置。伤后2～3个月后临床与肌电图检查皆无恢复迹象时,应考虑手术松解。

3.肘内翻

肘内翻为髁上骨折最常见的合并症,尺偏型骨折发生率高达50%。由于内侧皮质压缩和未断骨膜的牵拉,闭合整复很难恢复正常对线;其次,悬吊式石膏外固定或牵引治疗均不能防止远骨折段内倾和旋转移位;再有是骨折愈合过程成骨能力不平衡,内侧骨痂多,连接早,外侧情况相反,内、外侧愈合速度悬殊使远段内倾进一步加大。

预防措施主要有以下几方面。

(1)闭合复位后肢体应固定于有利骨折稳定位置,伸展尺偏型骨折应固定在前臂充分旋前和锐角屈肘位。

(2)通过手法过度复位骨折使内侧骨膜断裂,消除不利复位因素。

(3)骨折复位7～10天换伸肘位石膏管型,最大限度伸肘,同时手法矫正远段内倾。

(4)不稳定骨折或肢肿严重不容许锐角屈肘固定者,骨折复位后应经皮穿针内固定,否则牵引治疗。

(5)切开复位务必恢复骨折正常对线,提携角宁可过矫,莫取不足。内固定要稳固可靠。

轻度肘内翻无须处理,肘内翻＞15°畸形明显者可行髁上截骨矫形。通常采用闭合式楔形截骨方法,从外侧切除一楔形骨块。术前先摄患肘伸直位正位X线片,测量出肘内翻的角度,然后算出应予以矫正的角度。先画出肱骨轴线AB,另沿尺桡骨之间画一轴线CD,于其相交点E,再画一直线EF,使∠FEB＝10°(提携角),则∠DEF即为需切骨矫正的内翻角。然后于肱骨鹰嘴窝上1.5～2 cm处画一与肱骨干垂直的横线HO,并于O点向肱骨桡侧画一斜线GO,使∠HOG等于∠DEF,楔形GHO即为设计矫正肘内翻应切除的骨块,其底边在桡侧。

手术取外侧入路,在上臂下1/3外侧,沿肱骨外髁嵴做一长约6 cm的纵向切口。判明肱三头肌与肱桡肌的间隙,分开并向前拉开肱桡肌与桡神经,将肱三头肌向后拉,沿外上髁纵向切开骨膜,在骨膜下剥离肱骨下1/3至鹰嘴窝上缘为止,以显露肱骨的前、后、外侧骨面,无须剥离其内侧的骨膜,也不可损伤关节囊。按设计在鹰嘴窝上 1.5～2.0 cm 处,和肱骨干垂直的横切面(HO)上,先用手摇钻钻一排 3～4 个穿透前后骨皮质的小孔,再在与测量切骨相同角度的另一斜面(GO)上,钻一排小孔,用锐利骨刀由外向内切骨,至对侧骨皮质时不要完全凿断,以免切骨端不稳定而易发生移位,取下所切掉的楔形骨块。切骨后将前臂伸直,手掌朝上,固定切骨近段,将前臂逐渐外展,使切骨面对合,矫正达到要求后,即可用两根克氏针,分别自肱骨内、外上髁钻入,通过切骨断面,达到并恰好穿透对侧骨皮质为止,折弯尾端于骨外;亦可用 U 形钉内固定。彻底止血,需要时,可摄 X 线片复查,了解畸形矫正是否满意,否则重新复位与内固定。克氏针尾端埋在皮肤下,分层缝合切口。术毕,用前后长臂石膏托外固定肘关节于功能位。

二、肱骨髁间骨折

肱骨髁间骨折至今仍是比较常见的复杂骨折,多见于青壮年严重的肘部损伤,常为粉碎性。严重的肱骨髁间骨折常伴有移位、滑车关节面损伤,内髁和外髁常分离为独立的骨块,呈 T 形或 Y 形,与肱骨干之间失去联系,并且有旋转移位,为 AO 分类的 C 型,治疗较困难,且对肘关节的功能影响较大,采用非手术治疗往往不能取得满意的骨折复位。

（一）骨折类型

肱骨髁间骨折的分型较多,现就临床上应用广泛且对骨折治疗的指导意义较大的 Mehne 分型叙述如图 3-11 所示。

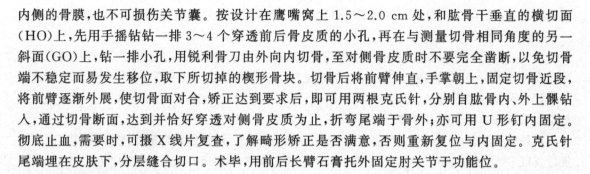

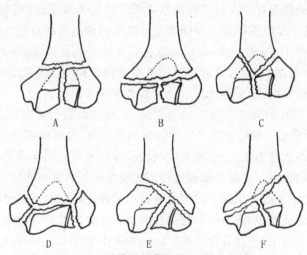

图 3-11　肱骨髁间骨折的 Mehne 分型
A.高 T 型;B.低 T 型;C.Y 型;D.H 型;E.内 λ 型;F.外 λ 型

（二）临床表现与诊断

局部肿胀,疼痛。因髁间移位、分离致肱骨髁变宽,尺骨向近端移位使前臂变短。可出现骨擦音,肘后三角关系改变。明显移位者,肘部在所有方向均呈现不稳定。摄肘关节正侧位 X 线片可明确骨折的类型和移位程度,需注意的是,骨折真实情况常比 X 线片的表现还要严重和粉碎。判断骨折粉碎程度还可行多方向拍片或 CT 重建检查。

（三）治疗

肱骨髁间骨折是一种关节内骨折,由于骨折块粉碎,不但整复困难,而且固定不稳,严重影响关节功能的恢复,故而对髁间骨折要求复位正确,固定稳妥,并早期进行功能锻炼,以争取获得满意的效果。治疗时必须根据骨折类型、移位程度、患者年龄、职业等情况来选择恰当的方法。

1. 非手术治疗

对于内、外髁较为完整及轻度分离无明显旋转者,可于透视下手法复位长臂石膏前后托固定,2 周后再换一次石膏,肘部的屈曲程度不能单纯依靠是屈曲型还是伸直型来定,而要在透视下观察在何种位置最稳定。制动时间为 4~5 周,去除石膏后再逐渐练习肘关节的屈伸活动。无移位的骨折仅维持骨折不再移位即可,可用石膏托制动 4 周。

尺骨鹰嘴牵引:对于伤后未能及时就诊或经闭合复位失败者,因局部肿胀严重,不宜再次手法复位及应用外固定,许多学者主张采用此方法,它能够使骨折块达到比较理想的对线。在过头位,能迅速使肿胀消退,一旦患者能够耐受疼痛就开始活动。但单纯采用纵向牵引并不能解决骨折块的轴向旋转。可待局部肿胀消退,肱骨髁和骨折近端的重叠牵开后,做两髁的手法闭合复位。

2. 手术治疗

大多数骨折均需手术切开复位内固定。过去多采用肘后正中纵向切口,将肱三头肌做 A 形切断并向远端翻转,以显露骨折。但该手术入路的缺点是术后外固定至少需 3 周,使患肘不能早期屈伸锻炼,关节僵直发生率高。目前多数学者认为采用鹰嘴旁肘后轻度弧形正中切口,尖端向下的 V 形尺骨鹰嘴截骨是显露骨折并行牢固内固定的最佳方式。因其保持肱三头肌的完整性,减少损伤和术后粘连,同时髁间显露充分,复位精确,固定稳妥,常不需用外固定,术后可早期功能锻炼。术中可将尺神经分离显露,并由内上髁区域移开。原则是首先复位和固定髁间骨折,然后再处理髁上骨折。但如果存在大块骨折块与肱骨干对合关系明显,则无论其涉及关节面的大小,都应先将其与肱骨干复位和固定。髁间部位骨折处理重点是维持髁间关节面的平整,肱骨滑车的大小、宽度,特别对于 C3 型骨折,可以考虑去除那些影响复位、影响固定的小的关节内骨折块,有骨缺损时一定要做植骨固定,争取骨折一期愈合和骨折固定早期的稳定性。通常,在复位满意后先临时用克氏针固定,然后再选用合适的永久性的内固定物。

肱骨髁间骨折手术时必须采用坚强的内固定,才能早期进行关节功能锻炼,避免肘关节僵硬。对 C2、C3 型骨折采用双钢板固定于肱骨髁外侧及内侧,内侧也可采用 1/3 管形钢板。合并肱骨髁上骨折常需加用重建钢板,一般需使用两块接骨板才可达到牢固的固定效果,接骨板相互垂直放置可增加固定的强度。日常功能锻炼可使无辅助保护的螺钉固定发生松动。要达到牢固的固定,外侧接骨板的位置应下至关节间隙水平。内侧接骨板应置于较窄的肱骨髁上嵴部位,此处可能需要轻度向前的弧线。3.5 mm 的重建接骨板是较好的选择。髁部手术后,对截下的尺骨鹰嘴复位后使用的固定为 1~2 枚直径为 6.5 mm、长度不短于 6.5 cm 的松质骨螺钉髓内固定＋张力带钢丝,或 2 枚平行克氏针髓内固定＋张力带钢丝(图 3-12,图 3-13)。需要特别指出的一点是在做尺骨鹰嘴截骨时应尽量避免使用电锯,因其可造成骨量的丢失,从而导致尺骨鹰嘴的短缩或复位不良,而影响手术效果。

内固定结束后,如果尺神经距内固定物很近,则将尺神经前置,放置引流条,术后 24~48 小时内拔除。早期有效的肘关节功能锻炼,对于肘关节功能的恢复至关重要,肘关节制动时间一旦过长,必将导致关节纤维化和僵硬。骨折坚强固定的病例,患肢不做石膏固定,术后 3 天内开始活动肘关节。内固定不稳定的,均石膏托屈肘固定 3 周左右,去除石膏后无痛性主动活动肘关节,辅以被动活动。

早期利用持续被动运动进行功能锻炼,有利于肘关节周围骨与软组织血液供应恢复,肿胀消退,能加快关节内滑液的循环和消除血肿,减少关节粘连,可刺激多种间质细胞分化成关节软骨,

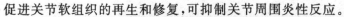

促进关节软组织的再生和修复,可抑制关节周围炎性反应。

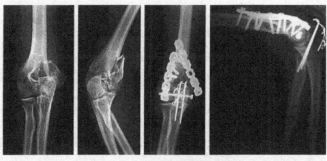

图 3-12　低 T 型肱骨髁间骨折

采用尺骨鹰嘴截骨入路,AO 双重建钛板螺钉内固定

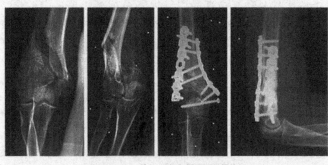

图 3-13　外 λ 型肱骨髁间骨折

采用 AO 双重建钛板螺钉内固定

3.肱骨远端置换与全肘关节置换

近年来,随着人工关节材料的改进和医疗技术的进步,人工关节越来越广泛地应用于髋关节、膝关节等全身大关节严重疾病的治疗,但因人工肘关节研制和应用在国内起步较晚,临床应用尚不多见。对于关节面破坏严重,无法修复或经内固定术后,内固定物松动将严重影响肘关节功能者可行人工关节置换。手术采用肘关节后侧正中切口,游离并保护尺神经,显露肱骨远端、尺骨近端及桡骨小头。锯除肱骨中段滑车,扩大肱骨远段髓腔,参照试件,切除滑车及肱骨小头,直至假体试件的边缘恰能嵌至肱骨内、外上髁的切骨断面间隙中。钻开尺骨近端髓腔,扩大髓腔,凿除冠状突周围的软骨下骨。插入试件,检查肘关节屈、伸及旋转活动范围。如桡骨小头内侧关节面有骨折,可切除桡骨小头。冲洗髓腔后置入骨水泥,安装假体。尺神经前置于皮下软组织层,修复肱三头肌腱、韧带及关节囊,放置引流,加压包扎。

术后不做外固定,引流 1～2 天,1 周内做肌肉收缩锻炼,1 周后开始做肘关节屈伸及旋转活动,3 周后逐渐加大幅度行功能锻炼。

三、肱骨内髁骨折

肱骨内髁骨折是一种少见的肘关节损伤,仅占肘关节骨折的 1%～2%,在任何年龄组均少见,儿童相对多一些。骨折块通常包括肱骨滑车内侧 1/2 以上和(或)肱骨内上髁,骨折块因受前臂屈肌群的牵拉多发生旋转移位,属关节内骨骺损伤。治疗上要求解剖复位,若复位不良不仅妨碍关节功能恢复,而且可能引起肢体发育障碍,继而发生肢体畸形及创伤性关节炎。

（一）骨折类型

肱骨内髁骨折分为3型。

Ⅰ型损伤：骨折无移位，骨折自滑车关节面斜形向内上方，至内上髁上方。

Ⅱ型损伤：骨折块轻度向尺侧或内上方移位，无旋转。

Ⅲ型损伤：骨折块明显旋转移位，常为冠状面旋转，也可同时伴有矢状面的旋转，结果骨折面向后，滑车关节面向前。

（二）临床表现与诊断

外伤后肘关节处于部分屈曲位，活动明显受限，肘关节肿胀、疼痛，尤以内侧明显。局部明显压痛，可触及内髁有异常活动。

儿童肱骨滑车内侧骨骺出现时间为9～14岁。对骨化中心出现后的肱骨内髁骨折，临床诊断一般比较容易。而在肱骨内上髁骨骺骨化中心出现之前发生的肱骨内髁骨折诊断则较困难，因为骨骺尚未骨化，其软骨于X线片上不显影，通过软骨部分的骨折线也不能直接显示，此类损伤于X线片上不显示任何阳性体征（既无骨折又无脱位影像）。因此，临床上必须详细检查，以防漏诊、误诊。细致的临床检查，熟悉不同部位骨骺出现的时间、形态及其与干骺端正常的位置关系是避免漏诊、误诊的关键。对于诊断确有困难的病例，可拍健侧相同位置的X线片加以鉴别，必要时可行CT或磁共振成像（magnetic resonance imaging，MRI）检查以明确诊断。

（三）治疗

肱骨内髁骨折既是关节内骨折，又是骨骺损伤，故治疗应遵循关节内骨折及骨骺损伤的治疗原则。无论采取何种治疗方法，应力求使骨折达到解剖复位或近似解剖复位（骨折移位<2 mm）。复位不满意不仅妨碍关节功能恢复，而且可能引起生长发育障碍，继而发生肢体畸形及创伤性关节炎。

Ⅰ型骨折和移位不大的Ⅱ型骨折可行长臂石膏后托固定伤肢于屈肘90°，前臂旋前位。石膏托于肘部应加宽，固定范围应完全包括肘内侧，且应仔细塑形，以防骨折发生移位。1周后应摄X线片，如石膏托松动，则更换石膏托；如骨折移位，则应采取其他措施，一般4周后去除石膏托行肘关节功能练习。

对于移位>2 mm的Ⅱ型骨折及Ⅲ型骨折，因骨折移位大，关节囊等软组织损伤较重，而且肱骨下端髁间窝骨质较薄，骨折断端间的接触面较窄，加之前臂屈肌的牵拉，使骨折复位困难或复位后骨折不稳定，则应采取手术治疗。

手术方法：取肘关节内侧切口，显露并注意保护尺神经，显露骨折后，清除局部血肿或肉芽组织，将骨折复位后以2枚克氏针交叉固定或松质骨螺钉内固定。术中注意保护尺神经，必要时做尺神经前移；不可过多地剥离骨折块内侧附着的肌腱等软组织，以防影响骨折块的血液供应；术中尽量使滑车关节面及尺神经沟保持光滑。对于骨骺未闭合的儿童骨折，内固定物宜采用2枚克氏针交叉固定，因克氏针固定操作简单、牢固，对骨骺损伤小且便于日后取出；丝线缝合固定不易操作且固定不牢固；螺钉内固定固然牢固，但对骨骺损伤较大，且不便日后取出。外固定时间一般为4～6周，较肘部其他骨折固定时间稍长，因为肱骨内髁骨折软骨成分较多，愈合时间较长。固定期满后拆除石膏，拍X线片示骨折愈合后拔除克氏针，行肘关节早期、主动功能练习。对于骨骺已闭合的或成人的肱骨内髁骨折，可采用切开复位AO重建板内固定术（图3-14）。

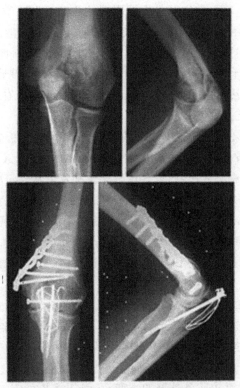

图 3-14 成人肱骨内髁骨折

采用尺骨鹰嘴截骨入路,AO 重建板内固定

四、肱骨外髁骨折

肱骨外髁骨折是儿童肘部常见损伤,发病多在 2～18 岁,以 6～10 岁最为常见,亦有成人发生此类损伤。骨折块通常包括肱骨小头骨骺、滑囊外侧部分及干骺端骨质,故亦称为骨骺骨折。此类骨折多为关节内骨折,且肱骨小头与桡骨小头关节面对应。骨骺部分与骨的生长发育密切相关,如治疗不当,将留有肘部畸形,导致功能障碍及远期其他类型并发症。

(一)骨折类型

小儿肱骨外髁骨折的 Wadsworth 分型如下。

Ⅰ型:无移位。

Ⅱ型:有移位,但不旋转。

Ⅲ型:外髁骨折块向外侧同时向后下方反转移位。

Ⅳ型:与通常骨折不同,多见于 13～14 岁儿童,肱骨小头与桡骨头碰撞发生,有骨软骨的改变。

(二)临床表现与诊断

肱骨外髁骨折的伤因多由间接复合外力造成,当儿童摔倒时手掌着地,前臂多处于旋前位,肘关节稍屈曲位,大部分暴力由桡骨传至桡骨头,再撞击肱骨外髁骨骺而发生骨折。骨折后,肘部外侧肿胀并逐渐扩散,以致达整个关节。局部肿胀程度与骨折类型有明显关系,骨折脱位型肿胀最严重。肘外侧出现皮下瘀斑,逐渐向周围扩散,可达腕部。肘部外侧明显压痛,若为Ⅳ型骨

43

折,则内侧也可有明显压痛,甚至发生肱骨下端周围性压痛。肘关节活动功能丧失,患儿常将肘关节保持在稍屈位,被动活动肘关节时出现疼痛,但前臂旋转功能多无受限。

肱骨外髁骨折线常呈斜形,由小头-滑车间沟或滑车外侧缘斜向髁上嵴。根据骨折类型不同,可出现尺骨相对于肱骨干的外侧移位。伸肌附着点的牵拉可使骨块发生移位。应与肱骨小头骨折相鉴别:外髁骨折包括关节面和非关节面两个部位,并常带有滑车的桡侧部分,而肱骨小头骨折只累及关节面及其支撑骨。

拍摄 X 线片时因骨片移位及投照方向造成多种表现,在同一骨折类型不同 X 线片中表现常不一致;加之儿童时期肘部的骨化中心出现和闭合时间相差甚大,部分 X 线表现仅是外髁的骨化中心移位。另外因肱骨外髁骨化中心太小,放射科或临床医师常因缺乏经验而造成漏诊或误诊。有些病例 X 线片肱骨外髁干骺部未显示骨折裂痕,但有肘后脂肪垫征("8"字征),在诊断时应加以注意。肘外伤后,肱骨远段干骺部外侧薄骨片和三角形骨片是诊断肱骨外髁骨折的主要依据,肘后脂肪垫征("8"字征)是提示肘部潜隐性骨折的主要 X 线征象,要特别予以注意。诊断确有困难的病例可拍健侧相同位置的 X 线片加以鉴别,必要时可行 CT 或 MRI 检查以明确诊断。

(三)治疗

早期无损伤的闭合复位是治疗本病的首选方法。肱骨外髁骨折的固定方法是屈肘60°~90°前臂旋后位,颈腕带悬吊胸前,可使腕关节自然背伸,此时前臂伸肌群松弛,对骨折块的牵拉小;同时屈肘位肱三头肌紧张,有利于防止骨折块向后移位,又由于桡骨小头顶住肱骨小头防止其向前移位,因此,骨折较稳定。另外,从前臂伸肌群的止点在肱骨外上髁的角度来看,屈曲 90°以上,前臂伸肌群的力臂减少,牵拉肱骨外髁的力变小,骨折将更稳定。但由于骨折后血肿的形成及手法复位时的损伤,可造成关节明显肿胀,屈肘角度太小会影响血液循环,所以不主张固定在小于屈肘 60°的体位,以屈肘 60°~90°固定为宜。

对于Ⅰ型和移位轻的Ⅱ型骨折(骨折移位<2 mm),因其无翻转,仅用手法复位后小夹板或石膏托固定即可;但Ⅲ、Ⅳ型骨折,因骨折处有明显的旋转和翻转移位,由于前臂伸肌腱的牵拉,手法往往难以使骨折达到满意的复位,即使在透视下复位很好,外固定也很难保持满意的位置。可用手捏翻转、屈伸收展手法闭合复位,插钢针固定,或切开复位内固定。

手术方法:取肘后外侧切口,显露骨折后清除局部血肿或肉芽组织。可使用克氏针或 AO 接骨板内固定(图 3-15)。与肱骨内髁骨折一样,对于骨骺未闭合的儿童,内固定物宜选用两枚克氏针交叉固定,螺钉固定比较稳固,但由于儿童肱骨外髁的结构特点,螺钉如使用不当易损伤骨骺而影响生长发育。术后外用长臂石膏托外固定 4~6 周,摄 X 线片证实骨折愈合后,去除石膏托,行肘关节功能练习。

(四)预后

肱骨外髁骨折是儿童肘关节创伤中最多见、最重要的骨折类型,常引起畸形愈合,会发生不同程度的髁间骨缺损,即鱼尾状畸形,无论复位好坏都可能发生这种畸形。它的发生是因骨折线经过骺板全层,愈合时局部产生骨桥。骨折同时也损伤了骺软骨的营养血管,使骨折面的软骨细胞坏死、吸收,使骨折间隙增大。骨折愈合后,肱骨内、外髁骨骺继续发育,而骨桥处生长缓慢以致停滞,最终发生鱼尾状畸形。所以,损伤年龄越小,骨折复位越不满意者,畸形就越明显。肱骨外髁骨折延迟愈合或不愈合以及鱼尾状畸形是造成肘外翻的原因。延迟手术治疗(伤后 3 周),也可导致骨折块的坏死和肘外翻畸形。此外,还可以引起肱骨外髁增大、肱骨小头骨骺早闭、肱骨小头骨骺缺血性坏死、肱骨外上髁骨骺提前骨化等后遗症。

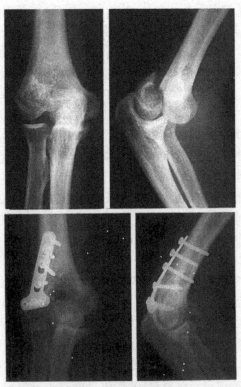

图 3-15 肱骨外髁骨折
AO 斜 T 型解剖板内固定

五、肱骨小头骨折

肱骨小头骨折由 Hahn 在 1853 年第一次提出,Kocher 自 1896 年起对此骨折倾注了许多精力进行研究,又称为 Kocher 骨折。肱骨小头骨折是一种不太常见的肘部损伤,各种年龄组均可发生。单纯肱骨小头骨折以成年人多见,合并部分外髁的肱骨小头骨折多发生在儿童。本骨折是关节内骨折,常因有些骨折较轻,骨折片较小且隐蔽而容易漏诊或误诊,从而导致延误治疗。

(一)骨折分类

Kocher 和 Lorenz 将肱骨小头骨折分为 2 型。

1.Ⅰ型

完全骨折又称 Hahn-Steinthal 型,骨折发生在肱骨小头基底部,骨折线位于冠状面,包含一个较大块骨质的小头,亦可累及相邻的滑车桡侧部。

2.Ⅱ型

部分骨折又称 Kocher-Lorenz 型,主要累及关节软骨,几乎不包含骨组织。

Wilson(1933)又提出了Ⅲ型,即关节面向近侧移位,且嵌入骨组织,也有人将其称为肱骨小头关节软骨挫伤,是致伤外力不足以导致发生完全或部分骨折,早期行普通 X 线检查多不能明确诊断。

(二)临床表现与诊断

本病常由桡骨头传导的应力所致,故有时可合并桡骨头骨折。最为常见的致伤方式是跌倒后手掌撑地,外力沿桡骨传导至肘部;或跌倒时处于完全屈肘位,外力经鹰嘴冠状突传导撞击肱骨小头所致。急诊患者除了肘关节积血肿胀、活动受限以外，局部症状不突出，多数于拍摄 X 线片时发现，前臂旋转不受限制是其特点。临床上应注意将肱骨小头骨折与外髁骨折进行鉴别。外髁的一部分即关节内部分是肱骨小头骨折，不包括外上髁和干骺端；而外髁骨折除包括肱骨小头外，还包括非关节面部分，常累及外上髁。

其典型 X 线表现如下：侧位片常常可以看到肱骨下端前面，相当于滑车平面有一薄片骨块影，因骨折块包含有较大的关节软骨，故实际的骨折片要比 X 线片所显示的影像大得多。值得注意的是，侧位片上一般很难发现骨折块的来源，需要观察其正位 X 线片究其来源。由于肱骨小头骨折块大都移位于肱骨下端前方，与肱骨远端重叠，故在肘关节正位 X 线片上一般都看不到骨折块影而易致漏诊。但如仔细观察其正位 X 线片，可以发现其肱桡关节间隙增宽，肱骨侧关节面毛糙，失去正常关节面的光滑结构。如出现此典型改变，再加上侧位片肱骨前下端有骨折块影出现，一般不难做出肱骨小头骨折的诊断。

（三）治疗

争议颇多，包括非手术方法（进行或不进行闭合复位）、骨块切除及假体置换。不论是采取闭合或切开复位，都应争取获得解剖复位，因为即使轻度移位亦可影响关节活动。若不考虑骨折类型，要想获得良好疗效，术后康复至关重要。

1.非手术治疗

对无移位骨折可行石膏后托固定 3 周。对成人移位骨折，并不建议闭合复位；儿童和青少年移位骨折，可首选闭合复位，可望获得快速而完全的骨愈合。

如有可能，可对 I 型骨折试行闭合复位，伸肘位对前臂进行牵引，直接对骨折处进行施压以获得复位。对肘部施加内翻应力，可使外侧开口加大，有利于骨折复位。一旦复位满意，应保持屈肘，由桡骨头的挤压作用来维持骨折块的复位。尽管有人强调应在最大屈肘位固定以维持复位，但应注意对严重肿胀者应减少屈肘，以防出现缺血性挛缩。前臂旋前有助于桡骨头对骨折块的稳定作用。完全复位后，应将肘部制动 3～4 周。

2.手术治疗

手术难度较大，因为即使获得了解剖复位，也做到了术后早期活动，仍可能发生部分或完全性的肘关节僵硬。

因骨折块位于关节囊内，并且常旋转 90°，充分的手术显露很有必要。可采取后外侧入路，在肘肌前方进入关节，注意保护桡神经深支。此切口稍偏前方，优点是术中可以避开后方的肱尺韧带，减少发生后外侧旋转不稳定的危险，且不易损伤桡神经深支。若术中或原始损伤累及了后外侧韧带复合体，应在术中行一期修补，并可将其与骨骼进行锚式固定，术后将前臂置于旋后位短期制动，以维护这种修补术的效果。

术中固定可采用松质骨螺钉、克氏针及可吸收螺钉固定骨折块，其中以松质骨螺钉的固定效果最好，螺钉可自后方向前旋入固定。手术目的是恢复关节面解剖，并给予稳定固定，以允许术后早期活动。若骨折块不甚粉碎，复位满意后用松质骨螺钉内固定稳定可靠，术后则不必进行制动，可立即进行屈伸功能锻炼，临床疗效较为满意。对粉碎严重的骨折，普通螺钉或克氏针固定常很难达到理想效果，则可采用外固定架固定。若骨折块太小或严重粉碎，则可考虑行碎骨块切除。对移位骨折，Smith 认为骨折块切除的疗效优于进行闭合或切开复位，并建议早期行切除术，而不是伤后 4～5 天血肿和渗出开始机化时手术。术后只用夹板或石膏制动 2～3 天即可开始进行关节活动。骨折块切除术后发生桡骨向近端移位和下尺桡关节的异常并不多见。如果确实因骨折块太小,无法进行复位及固定,遗留在关节内又将成为游离体时,进行早期切除有助于功能恢复;但对完全骨折,尤其是骨折累及滑车桡侧时,早期进行骨折块的切除显然不合适,将造成关节活动受限和外翻不稳定。

Jakobsson建议用金属假肢来重建肱骨远端关节面,以避免发生肱骨小头骨折块的无菌性坏死和维持肘关节稳定性,但此种治疗没有得到普遍开展。

对陈旧性骨折伴明显移位而影响肘关节功能时,无论受伤时间长短,都应将骨折块切除。通过手术包括软组织松解、理疗和功能锻炼,肘关节功能将得到明显改善。反之,如行切开复位内固定,即使达到解剖复位,效果也不理想。

六、肱骨内、外上髁骨折

每一个上髁都有自己的骨化中心,这在儿童肘部损伤中有其特殊的意义,因为相对于富有张力的侧副韧带,骨骺生长板本身是一个薄弱点。由于撕脱应力的作用,在儿童发生的内上髁骨折常常是一个骨骺分离。在成人,原发的、单纯的上髁骨折比较少见,大多与其他损伤一起发生。

(一)肱骨内上髁骨折

内上髁的骨化中心直到20岁才发生融合,是一个闭合比较晚的骨骺,也有人终身不发生融合,应与内上髁骨折相鉴别。儿童或青少年发生肘脱位时,可合并内上髁撕脱性骨折,骨折块可向关节内移位,并停留在关节内,影响肘脱位的复位。20岁后再作为一个单独的骨折出现或合并肘脱位则比较少见。若内上髁骨化中心与肱骨远端发生了融合,成人就不大可能因撕脱应力导致骨折。成人内上髁骨折并不局限于骨化中心的原始区域,可向内髁部位延伸。因内上髁在肘内侧突出,易受到直接暴力,故成人比较多见的是直接暴力作用于内上髁所致的单纯内上髁骨折,这也是成人内上髁骨折的特点之一。尺神经走行于内上髁后方的尺神经沟,发生骨折时可使其受到牵拉、捻挫,甚至连同骨折块一起嵌入关节间隙,导致尺神经损伤。

1.肱骨内上髁骨折的分类

Ⅰ型损伤:内上髁骨折,轻度移位。

Ⅱ型损伤:内上髁骨折块向下、向前旋转移位,可达肘关节间隙水平。

Ⅲ型损伤:内上髁骨折块嵌夹在肘内侧关节间隙,肘关节实际上处于半脱位状态。

Ⅳ型损伤:肘向后或后外侧脱位,撕脱的内上髁骨块嵌夹在关节间隙内。

2.临床表现与诊断

前臂屈肌的牵拉可使骨折块向前、向远端移位。内上髁区域肿胀甚至皮下淤血,并存在触痛和骨擦音等特点。腕、肘关节主动屈曲及前臂旋前时可诱发或加重疼痛。应仔细检查尺神经功能。

对青少年患者,应将正常的骨化中心与内上髁骨折进行鉴别,拍摄健侧肘部X线片有助于诊断。

3.治疗

对轻度移位骨折或骨折块嵌顿于关节间隙内的治疗已达成共识。若骨折无移位或轻度移位,将患肢制动于屈肘、屈腕、前臂旋前位7～10天即可。如果骨折块嵌顿于关节内,则应尽早争取手法复位,可在伸肘、伸腕、伸指、前臂旋后位,使肘关节强力外翻,重复创伤机制,利用屈肌群的紧张将骨折块从关节间隙拉出,变为Ⅱ型损伤,然后用手指向后上方推挤使内上髁完成复位,以X线片证实骨折复位满意后,用石膏或夹板制动2～3周。

中度或重度移位骨折的治疗至今仍存争议,有 3 种方法可供选择:①手法复位,短期石膏制动;②切开复位内固定;③骨折块切除。

Smith 认为,对患者来说获得纤维愈合与获得骨性愈合的最终结果是一样的。支持手术治疗者认为,移位的内上髁骨块可导致出现晚期尺神经症状和屈腕肌力弱及骨折不愈合,行外翻应力试验检查时会产生肘关节不稳定,并把上述并发症作为手术治疗的理由。但对于骨折块移位超过 1 cm 者,有学者认为应行手术切开复位内固定,可选用两枚克氏针交叉固定或螺钉内固定(图 3-16)。

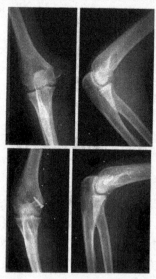

图 3-16　肱骨内髁骨折螺钉内固定

(二)肱骨外上髁骨折

临床上非常少见,实际上,有很多学者怀疑它在成人是否是一个单独存在的骨折。外髁的骨化中心较小,在 12 岁左右出现,一旦骨化中心与主要部分的骨骼融合,撕脱性骨折更为少见。外上髁与肱骨外髁平坦的外侧缘几乎在一个水平,遭受直接暴力的机会很少。治疗原则类似于无移位的肱骨外髁骨折的治疗,包括对肘部进行制动,直至疼痛消失,然后开始功能活动。

七、肱骨远端全骨骺分离

肱骨远端骨骺包括外上髁、肱骨小头、滑车和内上髁 4 个骨骺,借助软骨连成一体。肱骨远端全骨骺分离是指包括肱骨下端骨骺线水平、肱骨小头和滑车骨骺与肱骨干在水平轴上的分离,婴幼儿时期肱骨远端为一大片较为扁平薄弱的软骨,在解剖学上不能属于肱骨髁的范围,其实质是一种关节内的骨骺损伤,虽然其损伤机制与髁上骨折相同,但在部位上不同于髁上 2 cm 的骨折。儿童肱骨远端全骨骺分离骨折是儿童肘部损伤中较少见的一种类型,多发生于 1~6 岁学龄前儿童,因肱骨远端 4 块骨骺尚未完全骨化,或分离 4 块骨骺中仅见肱骨小头骨骺,X 线检查不能显示其全貌,常因此发生误诊。

(一)骨折分类

根据 Salter-Harris 将肱骨远端全骨骺分离分为Ⅰ型及Ⅱ型损伤。

Ⅰ型损伤:多见于 2 岁以下的婴幼儿,骨折线自外侧缘经过生长板与干骺端相连接的部位达到内侧,造成了生长板以下骨骺的分离移位。

Ⅱ型损伤：多见于3岁以上的儿童。根据肱骨干骺骺骨折块的位置和全骨骺分离移位方向，Ⅱ型损伤又可分为两种亚型。①Ⅱa亚型：为骨折线自外侧缘横形至鹰嘴窝内侧部分转向上方，造成干骺端内侧有骨块伴随内移位，其骨块多呈三角形，称为角征，此亚型常见，是肱骨远端全骨骺分离典型X线表现。②Ⅱb亚型：骨折线自内侧缘横形至鹰嘴窝外侧转向上方，在干骺端外侧有薄饼样骨折片，称为板征。肱骨小头骨骺与尺桡骨近端一起向外侧移位，移位程度较Ⅱa型轻，侧位片显示肱骨小头骺和骨片有移位。

（二）临床表现及诊断

有明显肘外伤史，伤后肘部肿痛，肱骨远端压痛。典型X线表现为分离的肱骨远端骨骺与尺桡骨近端一起向同一方向移位，桡骨近段纵轴线总是通过肱骨小头骨骺中心，常伴有肱骨干骺端骨块游离。由于这一时期肱骨远端4块骨骺中，只有肱骨小头骨骺发生骨化，在X线片上不能见到其他3块骨骺核。因此，肱骨远端全骨骺分离，常以肱骨小头骨骺的位置作为X线诊断的主要依据。判定肱骨小头骨骺与桡骨近段纵轴线的关系，肱骨小头骨骺与肱骨干骺端的对应关系，尺桡骨近端与肱骨干骺端对应关系，从X线片上可见的影像去分析判定不显影部分的损伤，就可减少对肱骨远端全骨骺分离的误诊和漏诊。在X线片上，除正常肘关节外，如果见到桡骨近段纵轴线通过肱骨小头骨骺中心，则应考虑为肱骨髁上骨折或是肱骨远端全骨骺分离。但髁上骨折在肱骨干骺端可见骨折线。在肱骨干骺端有分离的骨折块伴随移位，就是Ⅱ型损伤，否则就是Ⅰ型损伤。

（三）治疗

肱骨远端全骨骺分离骨折属关节内骨折，复位不佳对关节功能多有影响及出现外观畸形，且涉及多个骨化中心，故应尽可能解剖复位。应该采用闭合复位还是手术切开复位，尚有争论。许多学者推崇闭合复位外固定，有学者认为应根据具体情况，若局部肿胀不明显，且闭合复位后骨折对位稳定，则可仅做外固定。但如局部肿胀明显，由于骨折断面处为软骨，断端多较光整，仅靠单纯外固定很难维持断端的稳定，复位后若再移位则难免出现畸形，故应尽早行手术切开复位内固定。术中宜采用克氏针内固定，尽量减少损伤次数，若用1枚克氏针固定较稳定，则不必用交叉双克氏针。因小儿的生理特点，其愈合相当快，常在受伤1周后就有骨痂生长，故有学者主张宜早期复位。一般在3周以内均可考虑手术，但在3周左右，骨折实际上已基本愈合，周围骨痂亦生长多时，切开复位意义不大，可待以后出现后遗畸形再矫形。

（王永彬）

第四节 肱骨近端骨折

一、骨折分类

（一）骨折分类法的发展

肱骨近端骨折的分类不但能充分区别和体现肱骨近端骨折的特点，并能对临床治疗有指导意义。1986年，Koher根据骨折线的位置进行了骨折的解剖分类，分为解剖颈、结节部和外科颈，但没有考虑骨折的移位，对临床治疗的意义不大。Watson-Jones根据受伤机制将肱骨近端骨折分为内收型和外展型损伤,有向前成角的肱骨近端骨折,肩内旋时表现为外展型,而肩外旋时表现为内收型损伤。所以临床诊断有时会引起混乱。1934 年,Codman 描述了肱骨近端的 4 个解剖部分,即以骺线为基础,将肱骨近端分为肱骨头、大结节、小结节和干骺端 4 个部分。1970 年 Neer 发展 Codman 理念,基于肱骨近端的 4 个解剖部分,将骨折分为一、二、三、四部分骨折。4 个解剖部分之间,如骨折块分离超过 1 cm 或两骨折块成角>45°,均称为移位骨折。如果两部分之间发生移位,即称为两部分骨折;3 个部分之间或 4 个部分之间发生骨折移位,分别称为三部分或四部分骨折(图 3-17)。任何达不到此标准的骨折,即使粉碎性骨折也被称为一部分骨折。Neer 分型对临床骨折有指导意义,所以至今广为使用。肱骨近端骨折除 Neer 分型外,AO 分型在临床应用也较多。

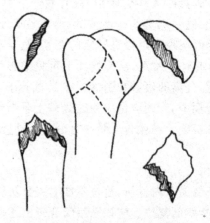

图 3-17　肱骨近端 4 个解剖结构

(二)Neer 分型

Neer(1970)在 Codman 的四部分骨块分型基础上提出的 Neer 分型(图 3-18),包括因不同创伤机制引起的骨折的解剖位置、移位程度、不同骨折类型的肱骨血运的影响及因为不同肌肉的牵拉而造成的骨折的移位方向,对临床治疗方法的选择提供了可靠的参考。

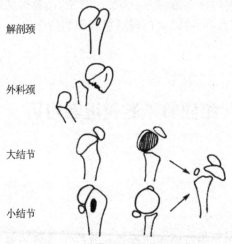

解剖颈

外科颈

大结节

小结节

图 3-18　肱骨近端骨折 Neer 分型

Neer 分型骨折移位的标准为相邻骨折块彼此移位＞1 cm 或成角＞45°。

1.一部分骨折(包括无移位和轻度移位骨折)

轻度移位骨折是指未达到骨折分类标准的骨折,无移位和轻度移位骨折占肱骨近端骨折的85％左右,又常见于 60 岁以上老年人。骨折块因有软组织相连,骨折稳定,常采用非手术治疗,前臂三角巾悬吊或石膏托悬吊治疗即可。

2.二部分骨折

二部分骨折指肱骨近端四部分中,某一部分移位,临床常见外科颈骨折和大结节撕脱性骨折。小结节撕脱或单纯解剖颈骨折少见。

(1)大结节骨折:多种暴力可引起大结节骨折,如肩猛烈外展、直接暴力和肩关节脱位等。骨折后,主要由于冈上肌的牵拉可出现大结节向上、向后移位,骨折后往往合并肩袖肌腱或肩袖间隙的纵向撕裂。大结节撕脱性骨折可以被认为是特殊类型的肩袖撕裂。

(2)外科颈骨折:发生于肱骨干骺端、大结节与小结节基底部。临床多见,占肩部骨折的11％,外科颈骨折由于远端胸大肌和近端肩袖牵拉而向前成角。临床根据移位情况而分为内收型和外展型骨折。

(3)解剖颈骨折:单纯解剖颈骨折临床少见,此种骨折由于肱骨头血运破坏,造成骨折愈合困难、肱骨头坏死率高的特点。

(4)小结节骨折:单纯小结节骨折少见,多数与外科颈骨折同时发生。

3.三部分骨折

三部分骨折为 3 个主要结构骨折和移位,常见为外科颈骨折合并大结节骨折并移位,肱骨头可因肩胛下肌的牵引而有内旋移位。CT 扫描及三维成像时可清楚显示。三部分骨折时,肱骨头仍保留较好的血运供给,故主张切开复位内固定。

4.四部分骨折

4 个解剖部位均有骨折和移位,是肱骨近端骨折中最严重的一种,约占肱骨近端骨折的 3％,软组织损伤严重,肱骨头的解剖颈骨折使肱骨头血液供给系统破坏,肱骨头坏死率高。若行内固定手术,应尽可能保留附着的软组织结构。四部分骨折因内固定手术后并发症多,功能恢复缓慢,对 60 岁以上老年人,人工肱骨头置换是手术适应证。

5.骨折脱位

在严重暴力时,肱骨近端骨折可合并肱骨头的脱位,脱位方向依暴力性质和方向而定,可出现前后上下甚至胸腔内的脱位,临床二部分骨折合并脱位常见,如大结节骨折并脱位。

6.肱骨头劈裂骨折

严重暴力时,除引起肱骨近端骨折、移位和肱骨头脱位外,还可造成肱骨头骨折或肩盂关节面的塌陷。肱骨头关节面塌陷骨折如达到或超过关节面的 40％,应考虑人工肱骨头置换;肱骨头劈裂伴肩盂关节面塌陷时,应考虑盂肱关节置换术。

(三)AO 分型

A 型骨折是关节外的一处骨折,肱骨头血液循环正常,因此不会发生缺血性坏死。B 型骨折是更为严重的关节外骨折,骨折发生在两处,波及肱骨上端的 3 个部分。一部分骨折线可延及关节内。肱骨头血液循环部分受到影响,有一定的肱骨头缺血性坏死发生率。B2 型骨折是干骺端骨折无嵌插,骨折不稳定,难以复位,常需手术复位内固定。C 型骨折是关节内骨折,波及肱骨解剖颈,肱骨头血液供应常受损伤,易造成肱骨头缺血性坏死。

AO 分类较复杂,临床使用显得烦琐,但分类法包括了骨折的位置和移位的方向,还注重了骨折块的形态结构,同时各亚型间有相互比较和参照,对临床治疗更有指导意义。而 Neer 分型容易操作,但同一类型骨折中缺少进一步的分类。对同一骨折不同的影像照片,不同医师的诊断会有不同的结果。

二、临床表现及诊断

肩部的直接暴力和肱骨的传导暴力均可造成肱骨近端骨折,患者肩部疼痛明显,主、被动活动均受限,肩部肿胀、压痛、活动上肢时有骨擦感。患肢紧贴胸壁,需用健手托住肘部,且怕别人接触伤部。诊断时还需注意有无病理性骨折的存在。肱骨近端骨折可能合并肩关节脱位,此时局部症状很明显,肩部损伤后,由于关节内积血和积液,压力升高,可能会造成盂肱关节半脱位,待消肿后半脱位能自行恢复。单纯肱骨近端骨折合并神经、血管损伤的机会较少,如合并肩关节脱位,在检查时应注意有无合并神经、血管损伤。

骨折的确诊和准确分型依赖于影像学检查,而影像学检查的质量直接影响对骨折的判断。虽然投照中骨折患者伤肢摆放位置上不方便,会增加痛苦,但应尽可能帮助患者将伤肢摆放在标准体位上。肱骨近端骨折检查通常采用创伤系列投照方法,包括肩胛骨标准前后位,肩胛骨标准侧位及腋位等体位。通过 3 种体位投照,可以从不同角度显示骨折移位情况。

肩胛骨平面与胸廓的冠状面之间有一夹角,通常肩胛骨向前倾斜 35°~40°,因此盂肱关节面既不在冠状面,也不在矢状面上。通常的肩关节正位片实际是盂肱关节的轻度斜位片,肱骨头与肩盂有一定的重叠,不利于对骨折线的观察,拍摄肩胛骨标准正位片时,需把患侧肩胛骨平面贴向胶片盒,对侧肩向前旋转 40°,X 线球管垂直于胶片。正位片上颈干角平均为 143°,是垂直于解剖颈的轴线与平行于肱骨干纵轴线的交角,此角随肱骨外旋而减少,随内旋而增大,可有 30°的变化范围。肩胛骨侧位片也称肩胛骨切线位或 Y 形位片。所拍得的照片影像类似英文大写字母 Y。其垂直一竖是肩胛体的切线位投影,上方两个分叉分别为喙突和肩峰的投影,三者相交处为肩盂所在,影像片上如果肱骨头没有与肩盂重叠,需考虑肩关节脱位的可能性。腋位 X 线片上能确定盂肱关节的前后脱位,为确定肱骨近端骨折的前后移位及成角畸形提供诊断依据。

对新鲜创伤患者,由于疼痛往往难以获得满意的各种照相,此时 CT 扫描及三维重建具有很大的帮助,通过 CT 扫描可以了解肱骨近端各骨性结构的形态,骨块移位、旋转的大小及游离移位骨块的直径。CT 扫描及三维重建更能提供肱骨近端骨折的立体形态,为诊断提供可靠的依据。MRI 对急性损伤后骨折及软组织损伤程度的判断帮助不大。

三、治疗

肱骨近端骨折的治疗效果直接影响肩关节的功能,治疗原则是争取骨折早期解剖复位,保留肱骨头血运,合理可靠的骨折固定,早期功能锻炼,减少关节僵硬和肱骨头坏死的发生。肩关节是全身活动最大的关节,关节一定程度的僵硬或畸形愈合,由于代偿的功能,一般不会造成明显的关节功能障碍。治疗骨折方法的选择需综合考虑骨折类型、骨质量条件、患者的年龄、功能要求和自身的医疗条件。肱骨近端骨折中有 80%~85%为轻度移位骨折,Neer 分型中为一部分骨折,常采取保守治疗;二部分骨折中,部分外科颈骨折可以保守治疗,大结节骨折明显移位者尽可能行手术复位,以免骨折愈合后,引起肩峰下撞击和影响肩袖功能;三、四部分骨折中,只要情况允许,应尽可能行手术治疗。肩关节脱位的患者,无论有无骨折,有学者主张行关节镜内清理,撕脱盂唇缝合修复,以免引起肩关节的再脱位;肱骨头劈裂多需要手术探查,或固定或切除。

（一）一部分骨折

肱骨近端虽有骨折线,但骨折块的移位和成角均不明显。骨折的软组织合页均有保留,肱骨头的血运也保持良好。骨折相对比较稳定,一般不需再闭合复位或切开复位,尽可能采取非手术治疗。通过制动维持骨折稳定,减少局部疼痛和骨折再移位的可能,早期功能锻炼,一般可以取得较为满意的治疗效果。

常用颈腕吊带或三角巾悬吊,可把患肢固定于胸前,肘关节90°屈曲位,腋窝垫一棉垫,保护皮肤,如上肢未与胸壁固定,患者仰卧休息时避免肘部支撑。固定3周左右即可开始做上臂摆动和小角度的上举锻炼,定期摄X线片观察是否有继发性的移位,4周后可以练习爬墙,3个月后可以部分持重。

（二）二部分骨折

1.外科颈骨折

原则上首选闭合复位,克氏针固定或用外固定治疗。闭合复位需在麻醉下进行,全麻效果好,肌间沟麻醉不完全。肌肉松弛有利于操作,复位操作手法应轻柔,复位前认真阅片和分析暴力机制,根据受伤机制及骨折移位方向,按一定的手法程度复位,切忌粗暴盲目地反复复位。这样不但难以成功,反而增加损伤,复位时尽可能以X线透视辅助。骨折断端间成角＞45°时,不论有无嵌插均应矫正,外科颈骨折侧位片上多有向前成角畸形,正位有内收畸形。整复时,先行牵引以松开断端间的嵌插,然后前屈和轻度外展骨干,以矫正成角畸形,整复时牵引力不要过大,避免骨折端间的嵌插完全解脱,以免影响骨折间的稳定。复位后三角巾悬吊固定或石膏托固定。

骨折端间完全移位的骨折,近骨折块因大、小结节完整,旋转肌力平衡,因此肱骨头没有旋转移位。远骨折端因胸大肌的牵拉向前,故有内侧移位,整复时上臂向远侧牵引,当骨折近端达到同一水平时,轻度内收上臂以中和胸大肌牵拉的力量,同时逐渐屈曲上臂,以使骨折复位,正位片呈轻度外展关系。整复时助手需在腋部行反牵引,并以手指固定近骨折块,同时帮助推挤骨折远端配合术者进行复位,复位后适当活动肩关节,可以感觉到骨折的稳定性,如果稳定,可用三角巾悬吊或石膏固定。如果骨折复位后不稳定,可行经皮克氏针固定,一般需3枚克氏针。自三角肌点处向肱骨头打入2枚克氏针,再从大结节向内下干骺端打入第3枚克氏针。克氏针需在透视下打入,注意不要损伤内侧的旋肱血管。旋转上臂观察克氏针位置满意、固定牢固,再处理克氏针尾端,可以埋于皮下,也可留在皮外,三角巾悬吊,早期锻炼,6周左右拔除克氏针。

如骨折端有软组织嵌入,影响骨折的复位,二头肌长头腱卡于骨折块之间是常见的原因。此时需采取切开复位内固定治疗。手术操作应减少软组织的剥离,可以依据具体情况选择松质骨螺钉、克氏针、细线缝合固定或以钢板螺钉固定。

总之,外科颈骨折时,不管移位及粉碎程度如何,断端间血运比较丰富,只要复位比较满意,内、外固定适当,骨折基本能按时愈合。

2.大结节骨折

移位＞1 cm的结节骨折,由于肩袖的牵拉,骨块常向上方移位,此时会产生肩峰下撞击和卡压,影响肩关节上举活动,且肩袖肌肉松弛、肌力减弱,往往需切开复位内固定。

肩关节前脱位合并大结节撕脱性骨折,一般先行复位肱骨头,然后观察大结节的复位情况,如无明显移位可用三角巾悬吊,如有移位＞1 cm,则手术切开内固定为宜。现有学者主张肱骨头脱位时,应当修复损伤的盂唇和关节囊,以免关节脱位复发。

3.解剖颈骨折

单纯解剖颈骨折少见。由于骨折时肱骨头血运遭到破坏,因此肱骨头易发生缺血性坏死,对于年轻患者,如有肱骨头移位建议早期行切开复位内固定。术中操作应力求减少软组织的剥离,减少进一步损伤肱骨头的血运。尤其是肱骨头的边缘如有干骺端骨质相连或软组织连接时,肱骨头有可能由后内侧动脉得到部分供血而免于坏死,内固定方式可用简单的克氏针张力带固定,也可用螺钉或可吸收钉固定。

4.小结节骨折

单独小结节骨折极少见,常合并肩关节后脱位。骨折块较小不影响肩关节内旋时,可行悬吊保守治疗。如骨折块较大,且有明显移位时,会影响肩关节的内旋,则应行切开复位螺钉内固定术。

(三)三部分骨折

三部分骨折中常见类型是外科颈骨折合并大结节骨折,由于损伤严重,骨折块数量较多,手法复位常难以成功,原则上需手术切开复位;三部分同时骨折时由于肱骨头血运常受到破坏,肱骨头坏死有一定的发生率,有报告为3%～25%不等。手术治疗的目的是将移位骨折复位,重新建立血液供给系统,尽量减少软组织剥离,可用钢丝克氏针张力带固定,临床也常用解剖型钢板螺钉内固定,这样可以早期功能锻炼。对有骨质疏松的老年患者,临床使用AO的锁定加压接骨板系统锁定型钢板取得了较好的效果,对骨缺损患者可以同时植骨,但对骨质疏松非常严重,估计内固定可能失败的患者,可一期行人工肱骨头置换术。

(四)四部分骨折

四部分骨折常发生于老年人、骨质疏松患者,比三部分骨折有更高的肱骨头坏死发生率,有的报告高达13%～34%,目前一般均行人工肱骨头置换术(图3-19)。对有些患者,由于各种原因,不能行人工肱骨头置换术,也可切开复位,克氏针张力带内固定,基本能保证骨折愈合,但关节功能较差,肩关节评分不高。但这些患者对无痛的肩关节也很满足。年轻患者四部分骨折,一般主张切开复位内固定。

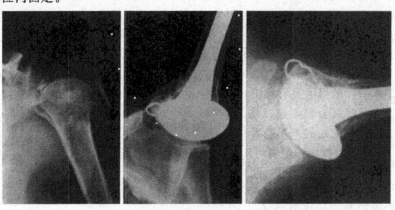

图 3-19　肱骨上端粉碎性骨折,人工关节置换

人工肱骨头置换术首先由 Neer 在 1953 年报告,在此之前,肱骨近端的严重粉碎性骨折只能采用肱骨头切除术或肩关节融合术治疗。人工关节的应用为肱骨近端骨折的治疗提供了更多的选择,对某些特殊骨折患者有着内固定无法达到的效果。1973 年 Neer 重新设计出新型人工肱骨头(NeerⅡ型),经过几十年的应用和改进,目前人工肱骨头置换术治疗肱骨近端骨折已达到83%以上的优良效果。

（五）骨折合并脱位

1.二部分骨折合并脱位

此类以大结节骨折最常见,此时应先急诊复位,复位后大结节骨折往往达到同时复位,如大结节仍有明显移位,则应切开复位内固定。

肱骨头脱位合并解剖颈骨折时,此时肱骨头血管破坏严重,宜考虑行人工肱骨头置换术。肱骨头脱位合并外科颈骨折时,可先试行闭合复位脱位的肱骨头,然后再行外科颈骨折复位。如闭合复位不能成功,则需手术切开复位,同时复位和固定骨折的外科颈。

2.三部分骨折脱位

一般均需切开复位肱骨头及移位的骨折,选择克氏针、钢板螺钉均可,尽可能减少软组织的剥离。

3.四部分骨折脱位

由于肱骨头解剖颈骨折失去血液循环,应首先考虑人工肱骨置换术。手术复位肱骨头时,应常规探查关节囊及盂唇,应缝合修补因脱位引起的盂唇撕裂,可用锚钉或直接用丝线缝合,防止肱骨头再次脱位。

（1）肱骨头压缩骨折:肱骨头压缩骨折一般是关节脱位的合并损伤。肱骨头压缩面积小于20%的新鲜损伤可进行保守治疗;后脱位常发生较大面积的骨折,如肱骨头压缩面积达20%~40%时,可造成肩关节不稳定,引起复发性肩关节脱位,需将肩胛下肌及小结节移位于骨缺损处,以螺钉固定;压缩面积>40%时,需行人工肱骨头置换术。

（2）肱骨头劈裂骨折或粉碎性骨折:临床不多见,此种骨折因肱骨头关节面破坏,血运破坏严重,加之关节面内固定困难,所以一般需行人工肱骨头置换术。年轻患者尽可能行切开复位内固定,尽可能保留肱骨头。

（王永彬）

第五节　肱骨干骨折

一、骨折的分类

同其他骨折的分类一样,肱骨干骨折可依据不同的分类因素构成多种分类方式。根据骨折是否与外环境相通,可分为开放性和闭合性骨折;因骨折部位不同,可分为三角肌止点以上及三角肌止点以下骨折;因骨折程度不同,可分为完全骨折和不完全骨折;根据骨折线的方向和特性又可分为纵、横、斜、螺旋、多段和粉碎性骨折;根据骨的内在因素是否存在异常而分为正常和病理性骨折等。

二、肱骨干骨折的临床症状和体征

同其他骨折一样,肱骨干骨折后可出现疼痛、肿胀、局部压疼、畸形、反常活动及骨擦音等,骨科医师不应为证实骨折的存在而刻意检查骨擦音,以免增加伤者的痛苦和引起桡神经损伤。对于不完全或无移位的骨折,单凭临床体检很难判断,所以对可疑骨折的患者必须拍 X 线片。拍片范围包括肱骨的两端、肩关节和肘关节。对于高度怀疑有骨折的患者,即使在急诊拍片时未能发现骨折也不要轻易下无骨折的结论,可用石膏托暂时固定2周后再拍片复查,若有不全的裂纹骨折,此时因骨折线的吸收而显现出来。若骨折合并桡神经损伤,可出现垂腕、手部掌指关节不能伸直、拇指不能伸展和手背虎口区感觉减退或消失。肱骨干骨折的患者应当常规检查患肢远端血运的情况,包括对比两侧桡动脉搏动、甲床充盈、皮肤温度等,必要时可行血管造影,以确定有无肱动脉损伤。

三、治疗方法

近几十年来,骨折固定技术有了极大的提高,治疗手段远比过去丰富,在具体实施何种治疗方案时必须考虑如下因素:骨折的类型和水平、骨折的移位程度,患者的年龄、全身健康情况、与医师的配合能力、合并伤的情况,患者的职业及对治疗的要求等,此外经治医师还应考虑本身所具备的客观设备条件,掌握各种操作技术的水平、经验等。经过全面分析比较后再确定最佳治疗方案。根本原则是有利于骨折尽早愈合,有利于患肢的功能恢复,尽可能减少并发症。

(一)闭合治疗

近几十年来的骨科著作中,均强调绝大多数的肱骨干骨折可经非手术治疗而痊愈,国外的文献报道中其成功的比例甚至可高达94%以上。但在临床实际工作中能否达到如此高的比例仍值得商榷。此外,现代的就医人群已对骨科医师提出了更高的要求,即不仅要获得良好的最终治疗结果,而且希望治疗过程中尽量减少痛苦,在骨折愈合期间有相对高的生活质量,甚至仍能够从事一些工作。那种令患者在石膏加外展架上苦撑苦熬数个月,夜间无法平卧的传统治疗方式很难为多数患者所接受。依现代的治疗观点,闭合治疗的适应证应结合患者的具体情况认真审视后而定。

1.适应证

可供参考的适应证如下。

(1)移位不明显的简单骨折(AO分类:A1、A2、A3)。

(2)有移位的中、下1/3骨折(AO分类:A1、A2、A3或B1、B2)经手法整复可以达到功能复位标准的。

2.闭合治疗的复位标准

肱骨属非负重骨,轻度的畸形愈合可由肩胛骨代偿,其复位标准在四肢长骨中最低,其功能复位的标准为2 cm以内的短缩、1/3以内的侧方移位、20°以内的向前、30°以内的外翻成角以及15°以内的旋转畸形。

3.常用的闭合治疗方法

(1)悬垂石膏:应用悬垂石膏法治疗肱骨干骨折已有半个多世纪的历史,目前在国内外仍有相当多的骨科医师在继续沿用。此法比较适合于有移位并伴有短缩的骨折或者斜形、螺旋形的骨折。悬垂石膏应具有适当的重量,避免过重或过轻,其上缘至少应超过骨折断端2.5 cm,下缘可达腕部,屈肘90°,前臂中立位,在腕部有3个固定调整环。在石膏固定期间,前臂需始终维持下垂,以便提供一向下的牵引力。患者夜间不宜平卧,而采取坐睡或半卧位(这是使用悬垂石膏的不便之处)。吊带需可靠地固定在腕部石膏固定环上,向内成角畸形可通过将吊带移至掌侧调整,反之向外成角则通过背侧的固定环调整。后成角和前成角,可利用吊带的长短来调整,后成角时加长吊带,而前成角则缩短吊带。使用悬垂石膏治疗应经常复查拍X线片,开始时为1~2周,以后可改为2~3周或更长的间隔时间。石膏固定期间应注意功能锻炼,如握拳、肩关节活动等,以减少石膏固定引起不良反应。对某些患者,如肥胖者或女性,可在内侧加一衬垫,以免由于过多的皮下组织或乳房造成成角畸形。当骨折的短缩已经克服、骨折已达到纤维性连接时,可更换为U形石膏。

　　悬垂石膏曾成功地治愈过许多患者,但也不乏骨折不愈合或延迟愈合的例子。故治疗期间应注意密切观察,若固定超过3个月仍无骨折愈合迹象,已出现失用性骨质疏松时,应考虑改用其他方法,如切开复位内固定加自体植骨,不要一味地坚持下去,以避免最后因严重的失用性骨质疏松导致连内固定的条件都不具备,丧失有利的治疗时机,对中老年患者更应注意这点。

　　(2)U形或O形石膏:多用于稳定的中下1/3骨折复位后,或应用其他方法治疗肱骨干骨折后的继续固定手段。所谓U形即石膏绷带由腋窝处开始,向下绕过肘部,再向上至三头肌以上。若石膏绷带再延长一些,使两端在肩部重叠则成为O形石膏。U形石膏有利于肩、腕和手部的关节功能锻炼(图3-20),而O形石膏的固定稳定性更好一些。

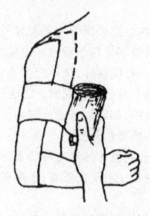

图 3-20　U形石膏

　　(3)小夹板固定:对内、外成角不大者,可采用二点直接加压方法(利用纸垫);对侧方移位较多,成角显著者,常可用三点纸垫挤压原理,以使骨折达到复位。不同水平的骨折需用不同类型的小夹板,如上1/3骨折用超肩关节小夹板,中1/3骨折用单纯上臂小夹板,而下1/3骨折需用超肘关节小夹板固定。其中尤以中1/3骨折的固定效果最为理想(图3-21)。

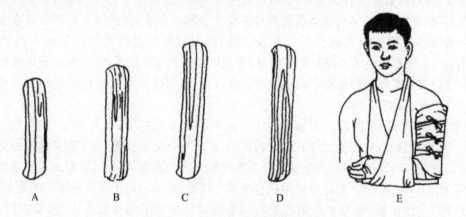

A　　　　　B　　　　　C　　　　　D　　　　　E

图 3-21　小夹板固定治疗肱骨干骨折

A.内侧小夹板;B.前侧小夹板;C.后侧小夹板;D.外侧小夹板;E.小夹板固定后的外形

　　利用小夹板治疗肱骨干骨折时,经治医师需密切随诊,观察病情的变化,根据肢体肿胀的程度随时调整夹板的松紧度,避免因固定不当而引起并发症,同时鼓励患者在固定期间积极锻炼患肢功能。

(4)其他治疗方法:采用肩人字石膏、外展架加牵引或鹰嘴骨牵引等治疗肱骨干骨折,但多数情况下已经较少使用。

(二)手术治疗

如果能够正确掌握手术指征并配合以高质量手术操作,绝大多数的肱骨干骨折可以正常愈合。同时可以减少因长期使用石膏或小夹板等外固定带来的邻近关节僵硬、肌肉萎缩和失用性骨质疏松等不利影响,甚至可在固定期间从事某些非负重性工作,治疗期间的生活质量相对较高。不利的方面是所花费用较多,需二次手术取出内固定物,手术本身具有一定的风险等。

1.手术治疗的适应证

(1)绝对适应证:①保守治疗无法达到或维持功能复位的。②合并其他部位损伤,如同侧前臂骨折、肘关节骨折、肩关节骨折,伤肢需早期活动的。③多段骨折或粉碎性骨折(AO分型:B3、C1、C2、C3)。④骨折不愈合。⑤合并有肱动脉、桡神经损伤需行探查术的。⑥合并有其他系统特殊疾病而无法坚持保守治疗的,如严重的帕金森病。⑦经过2~3个月保守治疗已出现骨折延迟愈合现象,开始有失用性骨质疏松的(如继续坚持保守治疗,严重的失用性骨质疏松可导致失去切开复位内固定治疗的机会)。⑧病理性骨折。

(2)相对适应证:①从事某些职业对肢体外形有特殊要求,不接受功能复位而需要解剖复位的。②因工作或学习需要,不能坚持较长时间的石膏、小夹板或支具牵引固定的。

2.手术治疗的方法

(1)拉力螺钉固定:单纯的拉力螺钉固定只能够用于长螺旋形骨折,而且术后常需要外固定保护一段时间,优点是骨折段软组织剥离较少,骨折断端的血运影响小,正确使用可缩短骨折愈合时间。

(2)钢板螺钉内固定:尽管带锁髓内钉的使用趋于增多,但现阶段接骨钢板仍在较广的范围内继续应用,缘于其操作简单,易于掌握,无须C形臂、X线透视机等较高档辅助设备。钢板应有足够长度,螺钉孔数目不得少于6孔,最好选用较宽的4.5 mm动力加压钢板(DCP)或有限接触动力加压钢板(LC-DCP),远近骨折段至少各由3枚螺钉固定,以获得足够的固定强度。对于短斜形骨折尽量使用1枚跨越骨折线的拉力螺钉,而粉碎性骨折最好同时植入自体松质骨(图3-22)。AO推荐的手术入路是后侧切口,将钢板置于肱骨干的后侧,而且在骨折愈合后不再取出。但国内多数骨科医师愿意采用上臂前外侧入路,将钢板放置在骨干的前外侧,在骨折愈合后取出内固定物也相对容易。

(3)带锁髓内针内固定:随着带锁髓内针的普及应用,以往的Rush针或V形针、矩形针已较少使用。使用带锁髓内针的优点是软组织剥离少,术后可以适当负重,用于粉碎性骨折时其优点更为突出。由于是带锁髓内针,其尾端部分基本与肱骨大结节在同一平面,对肩关节功能影响不大(近期可能有一定影响)。使用时采用顺行或逆行穿针方法,与股骨或胫骨不同的是,其近端锁钉一般不穿过对侧皮质(避免损伤腋神经),而远端锁钉最好采用前后方向(避免损伤桡神经)(图3-23)。

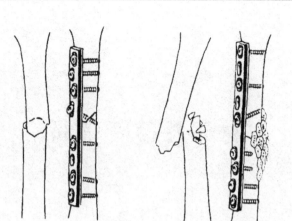

图 3-22　肱骨干骨折钢板螺钉内固定

A.横断骨折的固定方法;B.如为粉碎性骨折应Ⅰ期自体松质骨植骨

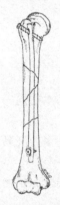

图 3-23　带锁髓内针治疗肱骨干骨折(顺行穿针)

　　(4)外固定架固定:从严格意义上讲,外固定架固定是一种介于内固定和传统外固定之间的一种固定方式,其有创,有固定针进入组织内穿过两侧皮质,必要时可切开直视下复位。优点是创伤小,固定相对可靠,愈合周期比较短,不需二次手术取出内固定物,对邻近关节干扰小。缺点是针道可能发生感染,尽管其固定物已经比其他外固定方式轻便了许多,但仍有不便,用于中、上1/3骨折时可能影响肩关节活动。肱骨干骨折多用单边固定方式,有多种比较成熟的外固定架可供选择,治疗成功的关键在于熟悉和正确使用,而不在于外固定架本身。

　　(5)Ender针固定:采用多根可屈件的髓内针——Ender针固定,现国内少数医院的医师仍在应用。利用不同方向插针和三点固定原理,可较好地控制骨折端的旋转、成角。操作比较简单,既可顺行也可逆行打入。术前需要准备比较齐全的规格、型号,包括不同长度和直径的Ender针。切忌强行打入,否则可造成骨质劈裂和髓内针穿出髓腔。

(王永彬)

第四章

肘部及前臂骨折

第一节　尺桡骨干双骨折

一、受伤机制

(一)直接暴力

直接致伤因素,作用于前臂,骨折通常基本在同一水平。

(二)间接暴力

多为跌倒致伤,由于暴力传导,骨折水平多为桡高尺低,常为短斜形。

(三)其他致伤因素

如暴力碾压、扭曲等,多为多段骨折,不规则,且伴不同程度软组织损伤。

二、分型

常用的 AO 分型如图 4-1 所示。

三、治疗原则

闭合复位外固定:用于移位不明显的稳定性前臂双骨折。传统的复位标准:桡骨近端旋后畸形<30°,尺骨远端的旋转畸形<10°,尺、桡骨成角畸形<10°。桡骨的旋转弓应恢复。不稳定的前臂双骨折或稳定性的骨折,闭合复位失败,骨折再移位及伴有其他血管、神经并发症的,应行切开复位内固定。

(一)钢板螺钉内固定

主要是根据 AO 内固定原则发展的内固定系统,用于前臂双骨折的治疗,明确提高了骨折的治疗水平,提高了愈合率,达到早期功能锻炼及恢复的目的。

(二)髓内固定系统

用于前臂双骨折的治疗,最初应用是 20 世纪 30 年代的克氏针内固定,20 世纪 40 年代以后,较广泛流行的有 Sage 设计的髓内系统,至目前发展到较成熟的带锁髓内钉固定系统。虽然目前带锁髓内钉固定系统用于前臂骨折,意见仍不统一,特别是对于桡骨的髓内固定,但对于尺骨的髓内固定效果目前是比较肯定的。

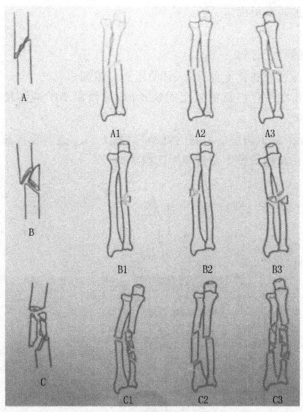

图 4-1 骨折的 AO 分型
A 型:简单骨折;B 型:楔形骨折;C 型:粉碎性骨折

满意有效的内固定必须能牢固地固定骨折,尽可能地完全消除成角和旋转活动。我们认为用牢固的带锁髓内钉或 AO 加压钢板均可达到此目的。而较薄的钢板,如 1/3 环钢板及单纯圆形可预弯的髓内钉效果欠佳。手术时选用髓内钉或钢板,主要根据各种具体情况来确定。每种器械均有其优点和缺点,在某些骨折中使用其中一种可能比另一种更易成功。在许多尺、桡骨骨折中,用钢板或髓内钉均能得到满意的效果,究竟选用哪一种则主要根据外科医师的训练和经验。

AO 加压钢板内固定系统已应用多年,业内比较熟悉,这里不再赘述。而髓内钉固定,特别是前臂髓内钉固定系统,近几年有重新流行的趋势。使用髓内钉固定时,其长度或直径的选择、手术方法和术后处理的不慎都可导致不良的后果,这里着重讨论一下。

根据文献,最早广泛使用的前臂髓内钉系统是由 Sage 于 1959 年研制成功的,他曾对 120 具尸体桡骨做解剖,并对 555 例使用髓内固定治疗的骨折做了详细回顾。根据他的设计,预弯的桡骨髓内钉可以保持桡骨的弧度,三角形的横断面可以防止旋转不稳定。桡骨和尺骨 Sage 髓内钉的直径足以充满髓腔,能够做到牢固的固定。虽然在某些医疗机构传统的 Sage 髓内钉仍在应用,但根据 Sage 的研究和临床经验,目前又有更新的髓内钉系统设计应用于临床。

(三)前臂骨折应用髓内钉固定的适应证

(1)多段骨折。

(2)皮肤软组织条件较差(如烧伤)。

61

（3）某些不愈合或加压钢板固定失败的病例。

（4）多发性损伤。

（5）骨质疏松患者的骨干骨折。

（6）某些Ⅰ型和Ⅱ型开放性骨干骨折病例（使用不扩髓髓内钉）。

（7）大范围的复合伤在治疗广泛的软组织缺损时，可使用不扩髓的尺骨髓内钉作为内部支架，用以保持前臂的长度。

几乎所有前臂的骨干骨折均可应用髓内钉治疗（图 4-2）。这些骨折都可使用闭合髓内穿钉技术，同样的方法目前在其他长骨干骨折应用已很成熟。

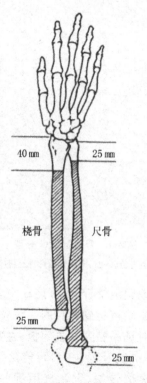

40 mm　25 mm

桡骨　尺骨

25 mm

25 mm

图 4-2　尺、桡骨骨折适用髓内钉的骨折部位

前臂骨折应用髓内钉固定的禁忌证：①活动性感染。②髓腔＜3 mm。③骨骺未闭者。

包括 Sage 髓内钉在内，有多种不同的前臂髓内钉固定系统，这些器械均可用于闭合性骨折的内固定。髓内钉优于加压钢板之处为：①根据使用的开放或闭合穿钉技术，只需要少量剥离或不剥离骨膜。②即使采用开放穿钉技术，也只需要一个较小的手术创口。③使用闭合穿钉技术，一般不需要进行骨移植。④如果需要去除髓内钉，不会出现骨干应力集中所造成的再骨折。同加压钢板和螺钉固定不一样，髓内钉固定的可屈曲性足以形成骨旁骨痂。正如 Sage 所推荐的那样，所有需要切开复位的骨干骨折都应做骨移植，通常使用钻和扩髓器时即能获得足够的用于移植的骨材料，因此不需另外采取移植骨。无论使用哪一种髓内钉系统，尺骨钉的入口都是在尺骨近端鹰嘴处。桡骨的钉入口根据钉的不同设计有所不同，其原则是根据钉设计的弧度、预弯等情况加以调整。如 Sage（C）桡骨内钉在桡侧腕长伸肌腱和拇短伸肌腱之间的桡骨茎突插入。Fore-Sight（B）桡骨髓内钉则在 Lister 结节的桡侧腕伸肌腱下插入。Ture-Flex 和 SST（A）桡骨髓内钉的插入口是在 Lister 结节的尺侧拇长伸肌腱下（图 4-3）。所有桡骨髓内钉均应正确插入，并将钉尾埋于骨内，防止发生肌腱磨损和可能的断裂。

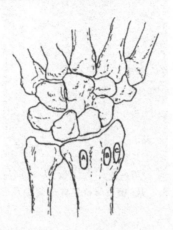

图 4-3 桡骨骨折采用髓内钉固定时，根据不同钉设计的进针点(A、B、C)调整

四、前臂开放性骨折

对前臂开放性骨折的治疗原则是不首先做内固定，我们认为以创口冲洗和清创为最初治疗时，并发症较少。这样做能使创口的感染显著降低，或者愈合。如果创口在 10～14 天愈合，即可做适当的内固定。

Anderson 曾报道过采用这种延迟切开复位和加压钢板做内固定的方法治疗开放性骨折的经验。在采用这个方法治疗的 38 例开放性骨折中，没有发生感染。在许多 Gustilo Ⅰ型、Ⅱ型创口中，能够在早期做内固定，而无创口愈合问题。但我们认为延迟固定会更安全。对于单骨骨折，由于延迟内固定骨折重叠所造成的挛缩畸形一般切开后即可复位（图 4-4）。对有广泛软组织损伤的前臂双骨折，为了避免短缩畸形，并方便软组织处理，需要进行植皮等治疗时，可采用外固定支架、牵引石膏，进行整复和骨折的固定，如果软组织损伤范围较大，必须进行皮肤移植和后续的重建治疗，而这些治疗措施又不能通过外固定支架、牵引石膏的窗口完成时，可采用髓内钉来固定前臂。只有通过外固定或内固定方法，使前臂稳定后，才能进行皮肤移植和其他软组织手术。

目前，对开放性前臂骨折的治疗趋势为立即清创、切开复位和内固定。有人曾报道，对 103 例 Gustilo Ⅰ型、Ⅱ 或 ⅢA 型前臂开放性骨干骨折，采用立即清创和加压钢板及螺钉固定治疗，其中 90% 效果满意。但ⅢB 型和ⅢC 型损伤采用此法治疗，疗效不佳，一般用外固定治疗。

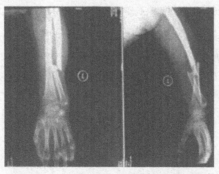

图 4-4(A) 外伤致尺、桡骨中远端双骨折

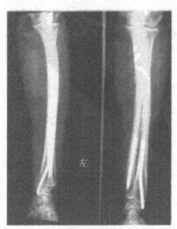

图 4-4(B)　尺、桡骨骨折髓内钉复位及固定情况

（王永彬）

第二节　尺骨鹰嘴骨折

一、损伤机制

直接暴力作用于肘关节后侧面，即尺骨鹰嘴后方，跌落伤致上肢受伤，间接作用于肘关节，均可发生鹰嘴骨折。不容置疑的是，肌肉肌腱的张力，包括静态和动态，所产生的应力决定了骨折出现的类型和移位程度。若肘关节遭受到了特别大的暴力或高能量损伤，强大的外力直接作用于前臂近端后侧，使尺桡骨同时向前移位，由于肱骨滑车对尺骨鹰嘴的阻挡，致使其在冠状突水平发生骨折，在骨折端和肱桡关节水平产生明显不稳定。表现为鹰嘴的近骨折端常常向后方明显移位，而尺骨的远骨折端则会和桡骨头一起向前方移位，称为"骨折脱位"或"经鹰嘴的肘关节前脱位"。由于常常是直接暴力创伤所致，故鹰嘴或尺骨近端的骨折大多呈粉碎状，而且多合并有冠状突骨折。这种损伤比单纯的鹰嘴骨折要严重得多。如果尺骨鹰嘴或尺骨近端骨折不能获得良好的解剖复位和稳定的内固定，则易出现持续性或复发性畸形。

二、临床表现

由于尺骨鹰嘴骨折属关节内骨折，所有的尺骨鹰嘴骨折都包含有某种程度的关节内部分，故常常发生关节内出血和渗出，这将导致鹰嘴附近的肿胀和疼痛。骨折端可以触及凹陷，并伴有疼痛及活动受限。肘关节不能抗重力伸肘是可以引出的一个最重要体征，它表明肱三头肌的伸肘功能丧失，伸肌装置的连续性中断，并且这个体征的出现与否常常决定如何确定治疗方案。因为尺骨鹰嘴骨折有时合并尺神经损伤，特别是在直接暴力导致严重、广泛、粉碎性骨折时，更易合并尺神经损伤，故应在确定治疗方案之前仔细判断或评定神经系统的功能，以便及时进行处理。

三、放射学检查

在评估尺骨鹰嘴骨折时，最容易出现的一个错误是不能坚持获得一个真正的肘关节侧位

X 线片。在急诊室常常获得的是一个有轻度倾斜的侧位 X 线片,它不能充分判断骨折线的准确长度、骨折粉碎的程度、半月切迹处关节面撕裂的范围以及桡骨头的任何移位。应尽可能获得一个真正的肘关节侧位 X 线片,以准确掌握骨折的特点。前后位 X 线片也很重要,它可以呈现骨折线在矢状面上的走向。若桡骨头也同时发生了骨折,在侧位 X 线片上可以沿骨折线出现明显挛缩,并且没有成角或移位。

四、骨折分类

有几种分类方法,每一种分类都有其优缺点,但没有一种分类能够全面有效地指导治疗以及合理地选择内固定物。有些学者将鹰嘴骨折仅分为横形、斜形和粉碎性 3 种类型。有的将其分为无移位或轻度移位骨折、横形或斜形移位骨折、粉碎性移位骨折以及其他 4 种类型。Home (1981)按骨折线位于关节面的位置将骨折分为近侧、中段和远侧 3 种类型。Holdsworth(1982)增加了开放性骨折型。Morrey (1995)认为骨折移位>3 mm 应属移位骨折。Graves(1993)把儿童骨折分为骨折移位<5 mm、骨折移位>5 mm 和开放性骨折 3 型。Mayo Clinic 提出的分型是Ⅰ型,无移位,Ⅰa 型为非粉碎性骨折,Ⅰb 型是粉碎性骨折;Ⅱ型,骨折移位,但稳定性良好,移位>3 mm,侧副韧带完整,前臂相对于肱骨稳定,Ⅱa 是非粉碎性骨折,Ⅱb 属粉碎性骨折;Ⅲ型,骨折移位,不稳定,前臂相对于肱骨不稳定,是一种真正的骨折脱位,Ⅲa 无粉碎性骨折,Ⅲb 粉碎性骨折。显然,对粉碎性骨折、不稳定者治疗最困难,预后也最差。

现在临床上应用比较流行的是 Colton(1973)分类,它简单实用,易于反映骨折的移位程度和骨折形态。Ⅰ型,骨折无移位,稳定性好;Ⅱ型,骨折有移位,又分为撕脱性骨折、横断骨折、粉碎性骨折、骨折脱位。无移位骨折是指移位<2 mm,轻柔屈曲肘关节至 90°时骨折块无移位,并且可抗重力伸肘,可以采取保守治疗。

(1)撕脱性骨折:在鹰嘴尖端有一小的横断骨折块(近骨折端),与鹰嘴的主要部分(远骨折端)分开,最常见于老年患者。

(2)斜形和横断骨折:骨折线走向呈斜形,自接近于半月切迹的最低处开始,斜向背侧和近端,可以是一个简单的斜形骨折,也可以是由于矢状面骨折或关节面压缩骨折所导致的粉碎性骨折折线的一部分。

(3)粉碎性骨折:包括鹰嘴的所有粉碎性骨折,常因直接暴力作用于肘关节后方所致,常有许多平面的骨折,包括较常见的严重的压缩骨折块,可以合并肱骨远端骨折、前臂骨折以及桡骨头骨折。

(4)骨折-脱位:在冠状突或接近冠状突的部位发生鹰嘴骨折,通过骨折端和肱桡关节的平面产生不稳定,使得尺骨远端和桡骨头一起向前脱位,常继发于严重创伤,如肘后方直接遭受高能量撞击等。更为重要的是,骨折的形态决定了这种骨折需要用钢板进行固定,而不是简单地用张力带固定。

五、治疗方法

(一)无移位的稳定骨折

屈肘 90°固定 1 周,以减缓疼痛和肿胀;然后在理疗师的指导下进行轻柔的主动屈伸训练。伤后 1 周、2 周、4 周复查 X 线片,防止骨折再移位。

（二）撕脱性骨折

首选张力带固定（图 4-5），亦可进行切除术，将肱三头肌腱重新附丽，主要是根据患者的年龄等具体情况来决定。

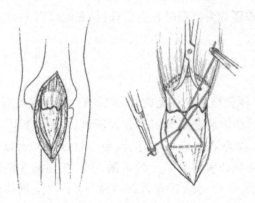

图 4-5　张力带固定

（三）无粉碎的横断骨折

应行张力带固定。可采取半侧卧位，肘后方入路，注意保护肱三头肌腱在近骨折块上的止点，可用6.5拉力螺钉加钢丝固定；若骨折块较小，则可用 2 枚克氏针加钢丝盘绕固定（图 4-6）。

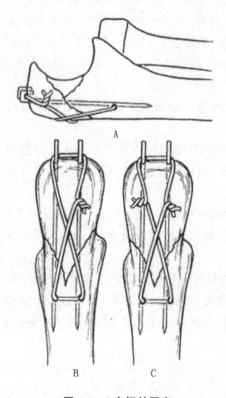

图 4-6　8 字钢丝固定

（四）粉碎的横断骨折

应行钢板固定。若用张力带固定，可导致鹰嘴变短，活动轨迹异常，关节面变窄，造成关节撞击,活动受限。最好用克氏针加钢丝,再加上钢板固定。有骨缺损明显者,应行一期植骨,以防止关节面塌陷和鹰嘴变形。

(五)伴有或不伴有粉碎的斜形骨折

用拉力螺钉加钢板固定最为理想,有时亦可用张力带加拉力螺钉固定,或用重建钢板固定,1/3 管状钢板易失效。重建钢板不要直接放置在尺骨背侧,否则极易出现伤口的问题,可沿尺骨外侧缘固定。若骨折粉碎,则不宜用张力带固定,最好用钢板固定并行植骨术。重建钢板在强度上优于 1/3 管状钢板,且厚度小于 DCP,钢板近端的固定非常重要,可使用松质骨螺钉,但注意不要进入关节内。

(六)斜形骨折

适宜于拉力螺钉固定,比较理想的是拉力螺钉加中和钢板,或拉力螺钉通过中和钢板的钉孔拧入。对骨折端的加压应小心。

(七)单纯的粉碎性骨折

无尺骨和桡骨头脱位以及无前方软组织撕裂者,可行切除术,肱三头肌腱用不吸收缝线重新附丽于远骨折端,术后允许肘关节早期活动。重要的是要保持侧副韧带,特别是内侧副韧带前束的完整,以保证肘关节的稳定。若骨折累及尺骨干,则不能进行切除术,可行张力带加钢板固定,有骨缺损者应一期植骨。

(八)骨折脱位型

骨与软组织损伤严重,应切开复位内固定,可用钢板加张力带固定。骨折块的一期切除应慎重,否则可致肘关节不稳定。

(九)开放性骨折

内固定并不是禁忌,但需彻底清创。若对鹰嘴的软组织覆盖有疑问,应行局部皮瓣或游离组织转移。有时可延期行内固定治疗。

(王永彬)

第三节　尺骨冠突骨折

尺骨冠突是尺骨半月关节面的一部分,它可阻止尺骨向后脱位,阻止肱骨向前移位,防止肘关节过度屈曲,对维持肘关节的稳定性起重要作用。冠突边缘有肘关节囊附着,前面为肱肌附丽部,尺骨冠突骨折常合并肘关节脱位及肘部骨折,临床上并不少见,常见报道 15%肘关节后脱位患者可合并尺骨冠突骨折。而单纯的尺骨冠突骨折较少,多为肱肌猛烈收缩牵拉造成的撕脱性骨折。冠突骨折常并发肘关节的后脱位,如处理不当,可产生创伤性关节炎、疼痛和功能障碍。

一、应用解剖和损伤机制

尺骨冠突在尺骨鹰嘴切迹前方,与鹰嘴共同构成切迹,冠突在切迹前方与肱骨滑车形成关节,并与外侧桡骨头一起构成肘关节(尺肱桡关节),借助环状韧带,尺桡骨紧密相合,并互成尺桡上关节。尺骨冠突不仅是肱尺关节的主要组成部分,而且也是肘关节内侧副韧带前束,前关节束和肱肌的附着点,起阻止肱二头肌、肱肌和肱三头肌牵拉尺骨向肘后移位的作用,是维持肘关节稳定的主要结构。

冠突有3个关节面，与滑车关节面相合，关节面互相移行。冠状高度是指尺骨冠突尖到滑车切迹的最低点的垂直距离，高的为1.5 cm，低的为0.9 cm，儿童的发育4岁时最快，至14～16岁大致长成。

当暴力撞击手掌，冠突受到传导应力，与肱骨滑车相撞。若暴力足以大到引起冠突骨折时，会造成冠突不同程度的骨折，进而发生肘关节后脱位。研究表明，冠突的损伤会对肘关节的稳定性产生影响；与此同时，附丽于冠突前下的肱肌强力收缩还会引起间接暴力的冠突撕脱性骨折。

二、临床分类

Regan和Marry在1984年将冠突骨折分3种类型（图4-7）。

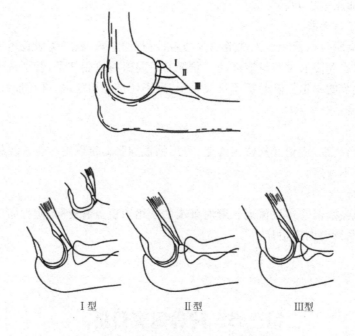

Ⅰ型　　　　　　　　Ⅱ型　　　　　　　　Ⅲ型

图4-7　尺骨冠突骨折的分类分型

Ⅰ型骨折：冠突尖小骨片骨折（又称撕脱性骨折），骨块常游离于关节腔内或附着于关节囊壁上。

Ⅱ型骨折：50%的冠突骨折，伴肘关节不稳定，临床上往往行手法石膏外固定，必要时行切开复位内固定。

Ⅲ型骨折：冠突基底部骨折，如有移位常伴肘关节后脱位。如冠突骨折无移位者，可单纯石膏固定。临床上偶见冠突纵向骨折合并尺骨鹰嘴骨折，治疗方法同尺骨鹰嘴。

根据解剖及临床文献报道，尺骨冠突内侧缘高度1/2处为尺侧副韧带前束的附着部，冠突骨折常合并该韧带的损伤，而尺侧副韧带前束是肘关节内侧副韧带的主要结构，对关节内侧稳定具有重要作用。因此，尺骨冠突骨折的分型应考虑尺侧副韧带前束损伤情况。

此外，还按骨折形态分类，斜形抑或横断骨折，通过冠突骨折与否各有异同，其预后亦有不同。

三、诊断

临床上出现的关节肿胀、出血和肘关节的功能障碍情况,仅能提示可疑骨折,而借以确诊的唯一依据是做 X 线检查,可见冠突残缺和骨折线,骨片上移,偶可进入肱尺关节囊内,影响功能。从 X 线片上观察半月切迹是否圆滑,若不圆滑而出现阶梯样,则提示发生骨折,可作为诊断的一个重要指标。骨片进入关节内,以 CT 扫描最形象地描记出部位、骨片大小,必要时亦可行 CT 三维重建检查。

四、治疗

(一)非手术治疗

适用于冠突骨折骨块小或没有移位的患者。仅用石膏托固定,肘关节于屈曲 $80°\sim90°$ 位。2 周解除石膏托,开始活动肘关节,并继续做颈腕带悬吊,间歇行主动肘关节功能锻炼。对骨折块较大者,可行手法复位,石膏外固定方法。

(二)手术治疗

O'Driscoll 认为维持尺关节的稳定须具备 3 个条件:完整的关节面、完整的内侧副韧带前束和桡侧副韧带复合体。所以对尺骨冠突骨折的手术治疗,首先应恢复骨性解剖结构,其次应重视内侧副韧带的修复和重建,以期获得一个稳定的关节。对关节腔内游离骨块或骨块较大,手法复位失败的患者,均可考虑手术治疗。避免因非手术治疗对神经或肌肉损伤忽视而造成后期预后不良、活动度降低等现象。

(1)关节腔内的游离体摘除术(Ⅰ型)。对较小的冠突骨折,游离于关节腔内,影响肘关节的活动,应行骨块摘除。有条件者,可行肘关节镜下骨块摘除术。

(2)大块冠突骨折,影响尺骨半月关节面。为恢复滑车的屈戍关节的稳定性,应进行切开复位与内固定。AO 提出开放整复、螺钉内固定方法,从尺侧入路,辨认并保护尺神经,用一薄凿将肱骨内上髁截骨,将内上髁连同附着肌肉和尺神经一起牵向前方,切开关节囊,即可充分显露骨折部,此时可在直视下将冠突复位,并从尺骨背侧穿入螺钉固定,然后再复位内上髁,用预先准备好的螺钉固定,同时检查前关节囊、肱肌和内侧副韧带前束止点,如有损伤一并缝合。最后将尺神经放回原位或行前置术。冠突骨折>1/2 高度必须良好复位,近特制螺钉固定尤为推崇。

(3)冠突切除术。对于冠突骨折愈合和骨质增生,或畸形愈合,影响肘关节正常屈曲时,应手术切除冠突。一般以不超 1/2 冠突高度为限;如切除>1/2,可致肘前方不稳定。

对于尺骨冠突粉碎性骨折,由于碎片多少和大小不等,有的与关节囊相连,有的游离于关节腔内影响关节屈曲功能,所以应手术摘除。Ⅲ型骨折患者往往合并尺侧副韧带前束断裂。在冠突骨折的切开内固定时,一定要修复或重建前束。

目前根据骨折类型及肘部合并伤等情况,多数学者采用肘前入路,肘前入路可避开尺神经,直接行冠突骨折的复位内固定术。但采用肘前入路时,注意适当向远侧游离穿过旋前圆肌深浅头的正中神经,防止术中过度牵拉,产生神经症状或损伤正中神经支配前臂屈肌及旋前圆肌的分支。内固定物可选用螺钉,包括小的可吸收螺钉或克氏针加张力带及钢丝固定为主,不主张克氏针、钢丝或缝线单一固定。要求尽量牢固固定,争取进行早期肘关节的功能锻炼。

儿童冠突骨折少见,常合并肘关节后脱位。儿童尺骨冠突骨折在 X 线上显示骨块虽小,但周围有软骨,因此实际上骨块比 X 线片所显示的要大。对于儿童冠突骨折的治疗同成人相同。

现代骨科基础与临床

由于儿童冠突骨折大都较易愈合,预后良好。

手术时应注意以下几点:①因尺神经穿过内侧副韧带前束于尺骨的止点外,先游离尺神经并牵开加以保护,避免损伤之。术终根据手中情况,可将尺神经放置原位或行尺神经前置术。②内固定尽量留于背侧,以利肘关节功能练习。③注意尺侧副韧带及关节囊等软组织的修复,尤其是尺侧副韧带前束的修复,以防产生肘外翻不稳定。④术中注意微创操作,不要剥离附着于骨块的关节囊等软组织,以防发生骨化性肌炎。⑤冠突骨折多为复杂骨折的一部分,应重视合并症,尤其是肘部合并伤,也是影响预后的重要因素。⑥内固定要加强,争取早期行肘关节的主、被动功能练习,提高治疗效果。

当冠突骨折合并桡骨小头骨折和肘关节脱位为肘部"恐怖三联征"时,应引起重视,诊断时有时须借助X线和CT三维重建,采用特别螺钉,后期采用人工桡骨小头替代切除桡骨小头,有些则不得不采取人工肘关节置换。

五、并发症

(一)早期并发症

可因肘关节屈曲固定时间过长,影响肘关节的活动功能或在锻炼中引起疼痛。

(二)后期并发症

在冠突骨折合并肘关节脱位和臂部软组织有广泛撕裂时,偶可发生肘关节的纤维性僵直。当冠突骨折块落入关节腔内,较难退出,而形成关节内的游离体,游离骨块对关节面造成损伤或发生交锁。因此,关节内骨块一经确认,就需尽早切除。当晚期骨折处骨质增生,形成骨化性肌炎骨突时,将严重妨碍肘关节活动。

部分冠突骨折术后关节活动范围稍差,但肘关节稳定性良好。关节活动范围减少的常见的原因为关节粘连,另外可能与重建骨无软骨面而致术后发生创伤性关节炎有关。因此,在今后的临床中可考虑采用带软骨面且有血液供给的骨块或人工冠突假体重建,以期术后肘关节功能良好恢复,减少肘关节退变和发生骨性关节炎的可能,提高冠突骨折治疗的效果。

(王永彬)

第四节　尺桡骨茎突骨折

一、桡骨茎突骨折

单纯桡骨茎突骨折临床上较为少见,在20世纪初,也被称为Hutchinson骨折。

(一)损伤机制

直接暴力或间接暴力均可引起此类骨折,但以间接暴力引起为多见。直接暴力常由汽车摇柄直接打击而骨折。间接暴力常为跌倒时手掌着地,暴力沿腕舟骨冲击桡骨下端而致骨折。

(二)分类

按桡骨茎突骨折的受伤机制分为2种。①横断骨折:常为间接暴力手掌着地所致,骨折线为横形,从外侧斜向关节面(图4-8)。②桡骨茎突撕脱性骨折:此类骨折块甚小,并向远侧移位,损

70

伤机制为受伤时腕关节强力尺偏,桡侧副韧带牵拉桡骨茎突而造成。

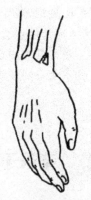

图 4-8　桡骨茎突骨折

（三）临床表现

伤后桡骨茎突处出现肿胀、疼痛。桡骨茎突处压痛明显,并有较明显的骨擦音。

（四）影像学检查

侧位 X 线片不易见到骨折。正位 X 线片,可见一横形骨折线,骨折线从外侧斜向关节面,骨折块常为三角形。很少有移位,如有移位,常向背侧桡侧移位。

（五）治疗

大部分桡骨茎突骨折均可通过手法复位石膏外固定而治愈。手法复位的方法为术者一手握着患者之手略尺偏,纵向牵引,另一手持腕部,其拇指于骨折片近侧向下并向尺侧推压即可得到满意的复位。复位后采用短臂石膏固定于腕中立位,轻度尺偏位 5～6 周(图 4-9)。

通过手法复位如骨折块不稳定或再移位,可行经皮克氏针内固定或行切开复位克氏针或加压松质骨螺钉内固定。

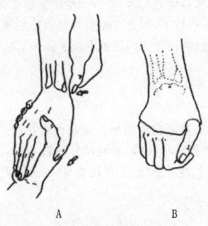

图 4-9　手法治疗
A.手法复位；B.石膏外固定

二、尺骨茎突骨折

单纯尺骨茎突骨折极为少见,临床上常与 Colles 骨折并发损伤。单纯尺骨茎突骨折常为跌倒时手旋前尺偏着地而造成。尺骨茎突骨折处局部轻度肿胀、疼痛,常不易与扭伤区别,但通过腕部 X 线片即可得到准确的诊断。

治疗：单纯尺骨茎突骨折可行牵引下手法复位，短臂石膏托固定前臂于中立位，腕关节尺偏位 4 周即可。但大部分尺骨茎突骨折很难达到骨性愈合。近几年，有许多学者主张对不稳定性的尺骨茎突骨折应早期行切开复位，螺钉加张力带内固定。如尺骨茎突骨折发生骨不愈合，局部疼痛较重，压痛明显时可考虑行手术切除骨不愈合的尺骨茎突。

（王永彬）

第五节 桡骨干骨折

桡骨干骨折比较少见，患者多为青少年。桡骨的主要功能是参与前臂的旋转活动和支持前臂。桡骨干上 1/3 骨质较坚固，具有丰厚的肌肉包裹，不易发生骨折，中、下 1/3 段肌肉逐渐变为肌腱，容易受直接暴力打击而骨折。在桡骨中、下 1/3 交界处，为桡骨生理弯曲最大之处，是应力上的弱点，故骨折多发生于此处。

一、病因病理

直接暴力和间接暴力均可造成桡骨干骨折，但多由间接暴力所致。直接暴力多为重物打击于前臂桡侧所造成，以横断或粉碎性骨折较常见。间接暴力多为跌倒时手掌撑地，因暴力向上冲击，作用于桡骨干所致，以横断或短斜形骨折较常见。桡骨干骨折，因有尺骨支持，骨折端重叠移位不多，而主要是肌肉造成的旋转移位。在幼儿多为不全或青枝骨折。成人桡骨干上 1/3 骨折时，附着于桡骨结节的肱二头肌及附着于桡骨上 1/3 的旋后肌，拉骨折近段向后旋移位；而附着于桡骨中部及下部的旋前圆肌和旋前方肌，拉骨折远段向前旋转移位。桡骨干中 1/3 或中下 1/3 骨折时，骨折位于旋前圆肌终止点以下，因肱二头肌与旋后肌的旋后倾向，被旋前圆肌的旋前力量相抵消，骨折近段就处于中立位，而骨折远段被附着于桡骨下端的旋前方肌的影响而向前旋转移位。

二、临床表现与诊断

骨折后局部疼痛、肿胀、压痛和纵向叩击痛。完全性骨折时，可有骨擦音，较表浅的骨段骨折，可触及骨折端。不完全性骨折症状较轻，尚有部分旋转功能。前臂 X 线正侧位片可明确骨折部位和移位情况，摄 X 线片时，应包括上、下尺桡关节，注意检查是否有尺桡关节脱位。

三、治疗

无移位的骨折，先将肘关节屈曲至 90°，矫正成角畸形，再将前臂置于中立位，用前臂夹板或长臂管型石膏固定 4~6 周。对有移位的骨折应以手法整复夹板固定为主。

（一）手法复位夹板固定法

1.手法复位

患者平卧，麻醉下，患肩外展，屈肘 90°。一助手握住肘上部，另一助手握住腕部。两助手做对抗牵引，骨折在中或下 1/3 时，前臂置中立位，在上 1/3 置稍旋后位，牵引 3~5 分钟，待骨折重叠移位矫正后,进行夹挤分骨。在牵引分骨下,术者一手固定近侧断端,另一手的拇指及示、中、环3指,捏住向尺侧倾斜移位远侧断端,并向桡侧提拉,矫正向尺侧移位。若有掌背侧移位可用折顶提按法,加大骨折断端的成角。术者一手将向掌侧移位的骨折端向背侧提拉,另一手拇指将向背侧移位的骨折端向掌侧按捺,一般都可复位成功。

手法整复要领:桡骨骨折后可出现重叠、成角、旋转、侧方移位等4种畸形,其中断端的短缩、成角和侧方移位是在暴力作用时发生,而旋转移位则是在骨折以后发生的。由于前臂的主要功能是旋转活动,故如何纠正旋转移位就成为整个治疗的关键。由于有尺骨的支撑,桡骨骨折的短缩重叠移位甚少,但常有桡骨骨折端之间的旋转畸形存在。因此,在整复时,只有恰当地处理好这个主要移位,才能为纠正其他移位创造条件。如上1/3骨折,为旋前圆肌止点以上的骨折,则骨折端是介于两旋转肌群之间,近侧断端只有旋后肌附着,则近折端处于旋后位,远折端只有旋前肌附着,则远折端相对旋前,按照骨折远端对近端的原则,首先应将前臂牵引纠正至稍旋后位,以纠正远折端的旋前移位。如桡骨中、下1/3骨折,近折端有旋后肌与旋前肌附着,其拮抗作用的结果使近折段仍处于中立位,远端则受旋前方肌的作用而相对旋前,故应首先纠正远折端的旋前移位至中立位。对于桡骨中、下1/3骨折整复侧方移位较容易,而桡骨上1/3骨折因局部肌肉丰满则较难整复,但如果能以前臂创伤解剖为基础,使用推挤旋转复位亦较易成功。即整复时将肘关节屈曲纵向牵引,前臂由中立位渐至旋后位,术者两手分别握远近骨折端,将旋后而向桡背侧移位的骨折近端向尺掌侧推挤,同时将旋前而向尺掌侧移位的骨折远端向桡背侧推,使骨折断端相互接触,握远端的助手在牵引下小幅度向后旋转并作轻微的摇晃,使骨折完全对位。

2.固定方法

骨折复位后,用前臂夹板固定,尺侧夹板和桡侧夹板等长,不超过腕关节。在维持牵引下,先放置掌、背侧分骨垫各一个,再放置其他压垫。桡骨上1/3骨折须在骨折近端的桡侧再放一个小压垫,以防向桡侧移位。然后放置掌、背侧夹板,用手捏住,再放桡、尺侧夹板。桡骨中1/3骨折及下1/3骨折,桡侧夹板下端超腕关节,将腕部固定于尺偏位,借紧张的腕桡侧副韧带限制骨折远端向尺侧偏移。两骨折端如有向掌、背侧移位,可用两点加压法放置压垫。夹板用4条布带缚扎固定,患肢屈肘90°。桡骨上1/3骨折者,前臂固定于稍旋后位;中、下1/3骨折者,应将前臂固定于中立位。用三角带悬吊前臂于胸前,一般固定4～6周。

固定要领:无论是手法复位或夹板固定,均应注意恢复和保持桡骨旋转弓的形态及骨间隙的正常宽度。桡骨旋前弓、旋后弓的减少或消失,骨间隙的变窄,不仅影响前臂旋转力量,也将影响前臂的旋转范围。为了保持桡骨旋转弓的形态和骨间隙的正常宽度,在选择前臂夹板固定时,掌背侧夹板应有足够的宽度,使扎带的约束力主要作用于掌背侧夹板上,尺桡侧夹板宜窄,尺侧夹板下端不宜超过腕关节,强调腕关节应固定于尺偏位以抵消拇长肌及伸拇短肌对骨折端的挤压。

3.医疗练功

初期应鼓励患者做握拳锻炼,待肿胀基本消退后,开始做肩、肘关节活动,如小云手等,但应避免做前臂旋转活动。解除固定后,可做前臂旋转锻炼。

4.药物治疗

按骨折三期辨证用药。

(二)切开复位内固定

不稳定骨折和骨折断端间嵌有软组织手法整复困难者,应行切开复位,以钢板螺钉固定,必要时同时植以松质骨于于骨折周围。手术途径在桡骨中下段以采用前臂前外侧切口为宜,经桡侧腕伸肌、肱桡肌与指浅屈肌之间进入,此部位桡骨掌面较平坦,宜将钢板置入掌面。桡骨上1/3则宜选用背侧切口,经伸指总肌与桡侧腕短伸肌之间进入,钢板置于背侧。术后仍以长臂石膏固定较稳妥。

(王永彬)

第六节　桡骨小头骨折

一、创伤机制

桡骨小头骨折临床并不少见,急诊检查易误诊,延误治疗,结果导致肘关节创伤性关节炎,或者影响前臂旋转功能。创伤机制为传导暴力,患者跌倒时,肘关节呈半屈曲位手掌着地。由于肘部提携角的存在,肘部外翻,暴力经桡骨向上传导,使桡骨小头冲击肱骨小头而致骨折。前臂外翻角度越大,单纯桡骨小头骨折的机会越多。桡骨小头骨折时,根据创伤暴力的作用方向与大小,常同时发生肱骨内上髁骨折、尺骨鹰嘴骨折、尺骨近端骨折、肘关节后脱位。Masson 将桡骨小头骨折分为 4 种类型:Ⅰ型,无移位的桡骨小头骨折;Ⅱ型,骨折块有移位;Ⅲ型,粉碎性骨折,桡骨头常碎裂分离;Ⅳ型,桡骨小头粉碎性骨折并发肘关节脱位。

二、临床症状与诊断

患者有明确的外伤史,前臂近端外侧肿胀、压痛。伤肘常呈半屈曲位,不愿活动。前臂旋转受限,尤以旋后明显。肘部 X 线正、侧位片即可确诊。

三、治疗

无移位或者轻度嵌插骨折采用肘部功能位固定,3 周后开始功能活动,预后较好。

桡骨小头骨折移位明显、塌陷骨折应在臂丛神经阻滞麻醉下行手法整复。患者仰卧位,上肢外展,肘屈曲位对抗牵引。术者用拇指触及移位的桡骨小头,根据 X 线片提供的骨折移位方向,在助手旋转前臂的同时用拇指用力推压,复位。一般认为小儿桡骨小头骨折复位后,桡骨头倾斜成角在 30°以内,侧方移位<1/3,随着骨折愈合再塑形,日后对肘关节功能影响不大。复位后屈肘 90°前臂旋中位固定 3 周。

对于桡骨头骨折,嵌插较紧,手法复位困难时,可以在透视下,穿入克氏针撬拨复位。穿针时注意不要损伤桡骨小头前外侧的桡神经。

骨折复位不满意时,应行切开复位,克氏针内固定。对于成年人粉碎性骨折,关节面破坏>1/3,或者骨折后治疗较晚,主张行桡骨小头切除术。桡骨小头切除术可以延期施行,待局部软组织创伤恢复后手术,术后仍然可以获得较好的功能。

手术方法:臂丛神经阻滞麻醉下,以桡骨小头为中心做 S 形切口。于尺侧腕伸肌与肘后肌之间分离。显露肱桡关节,此时关节囊多已破裂,仔细确定骨折移位方向,检查桡骨头关节面的情况。直视下手法或借助于骨膜剥离器,将桡骨小头撬起复位,准确对位后,打入克氏针或者可吸收螺钉固定。如果桡骨小头呈粉碎状,关节面严重破坏,或者陈旧性骨折,则清除骨折片,继续向桡骨干方向切开骨膜,剥离至桡骨结节部,于桡骨结节近侧横形切断,取出桡骨头。桡骨头内固定术后,肘部固定3~4周后开始功能活动。桡骨头切除用肘部石膏托固定肘屈曲90°位1周后去除,开始练习前臂旋转活动。

(王永彬)

第七节 桡骨头颈部骨折

桡骨头颈部骨折是临床常见的骨折类型之一,约占全身骨折的0.8%,属于关节内骨折。由于其解剖结构复杂,比一般骨折难以处理,治疗结果关系到肘关节的稳定性和前臂的功能,因此正确的临床治疗尤显重要。

一、病因病机

桡骨头颈部骨折多见于青壮年。多由间接暴力所致,如跌倒时手掌着地,暴力沿桡骨向上传达,引起肘过度外翻,使桡骨头撞击肱骨小头,反作用力使桡骨头受到挤压而发生骨折。儿童由于桡骨近端薄弱,暴力作用可造成头骺分离或干骺端骨折,即桡骨颈骨折。如暴力继续作用,肘关节进一步外翻,则造成肘关节内侧副韧带支持结构的损伤——内侧副韧带损伤或肱骨内上髁撕脱性骨折;而伸肘位时尺骨鹰嘴紧嵌于鹰嘴窝内可造成尺骨鹰嘴骨折;桡骨结节对尺骨的顶压可导致尺骨上段骨折;由于外翻暴力的影响,桡神经与桡骨头关系又极为密切,故容易受到挤压或牵拉而致伤;本病伤后还常合并肱骨内上髁、尺骨鹰嘴骨折及桡神经正中神经、尺神经损伤。

二、临床表现

桡骨头处有明显疼痛感、压痛及前臂旋转痛。桡骨头处局限性肿胀,并可伴有皮下淤血。肘关节屈伸、前臂旋转活动明显障碍。还可伴有桡神经损伤。

依据影像学所见,一般分为以下4型。

(一)无移位型

无移位型指桡骨颈部的裂缝及青枝骨折,此型稳定,一般无须复位。多见于儿童。

(二)嵌顿型

嵌顿型多系桡骨颈骨折时远侧断端嵌入其中,此型亦较稳定。

(三)歪戴帽型

歪戴帽型即桡骨颈骨折后,桡骨头部骨折块偏斜向一侧,犹如头戴法兰西帽姿势。

(四)粉碎型

粉碎型指桡骨、颈和(或)头部骨折呈3块以上碎裂者。

三、诊断与鉴别诊断

患者有明显的外伤史,局部疼痛、肿胀,前臂屈伸功能障碍,前臂旋转功能受限,以旋后运动受限明显。如合并伴有肘关节脱位,肘部明显畸形,肘窝部饱满,前臂外观变短,尺骨鹰嘴后突,肘后部空虚和凹陷,出现肘后三角关系破坏的表现。一般 X 线检查可以确诊。

四、治疗

对于无移位或轻度移位骨折采用非手术保守治疗为主,移位明显者用切开复位内固定术。

（一）无移位及嵌入型

仅在肘关节用上肢石膏托或石膏功能位固定 3～4 周。

（二）轻度移位者

施以手法复位,在局部麻醉下,在助手的持续牵引条件下,由术者一手拇指置于桡骨头处,另一手持住患者腕部在略施牵引情况下快速向内、外两个方向旋转运动数次,一般多可复位。

（三）移位明显者

先复位不佳者,可行桡骨头切开复位,必要时同时行内固定术。在桡骨头严重粉碎性骨折,无法重建修复桡骨头时,可行桡骨头切除术,也可在切除后内置人工桡骨头。14 岁以下儿童不宜做桡骨头切除术。

五、预防与调护

复位成功后即可进行简单的手指及腕关节的屈伸活动,2～3 周后,可以开始肘关节屈伸功能训练。合理的功能锻炼有助于功能最大限度恢复,采取循序渐进的原则,早期以被动活动为主,晚期则改为主动活动为主,并根据骨痂生长情况,给予适当的负荷锻炼,促进功能康复。

（王永彬）

第五章

下 肢 骨 折

第一节　股骨头骨折

股骨头骨折是指股骨头或其软骨失去完整性或连续性,多见于成人髋关节后脱位。儿童股骨头骨折罕有发生,可能与儿童股骨头的坚韧性有关。

一、诊断

(一)病史

股骨头骨折多同时伴髋关节后脱位发生,Pipkin 认为髋关节屈曲约 60°时,大腿和髋关节处于非自然的内收或外展位,强大暴力沿股骨干轴心向上传导,迫使股骨头向坚硬的髋臼后上方移位,股骨头滑至髋臼后上缘时,股骨头被切割导致股骨头骨折并髋关节后脱位。髋关节前脱位时罕有发生股骨头骨折。

(二)症状和体征

伤后患髋疼痛,主动活动丧失,被动活动时引起剧痛。患髋疼痛,呈屈曲、内收、内旋及短缩畸形;大转子向后上方移位,或于臀部触及隆起的股骨头;股骨颈骨折时下肢短缩,且有浮动感。髋关节主动屈、伸功能丧失,被动活动时髋部疼痛加重。髋关节正侧位 X 线片可证实诊断。

(三)辅助检查

X 线检查:显示髋关节脱位及骨折,股骨头脱离髋臼,或部分移位,或完全脱位。部分移位指髋臼内嵌塞股骨头骨折片,头-臼间距加大或股骨头上移。有时合并髋臼后缘、后壁、后壁后柱骨折,X 线片均可显示,需行 CT 检查以明确诊断。

二、分型

Pipkin 将 Thampson 和 Epstein 的髋关节后脱位第 5 型伴有股骨头骨折者再分为 4 型,为 Pipkin 股骨头骨折分型。

(一)Ⅰ型

髋关节后脱位伴股骨头在圆韧带窝远侧的不全骨折。

(二)Ⅱ型

髋关节后脱位伴股骨头在圆韧带窝近侧的骨折。

（三）Ⅲ型

第Ⅰ或Ⅱ型骨折伴股骨颈骨折。

（四）Ⅳ型

第Ⅰ、Ⅱ或Ⅲ型骨折，伴髋臼骨折。

这种分型既考虑到股骨头骨折的特点，又照顾到髋脱位、髋臼骨折的伴发损伤，对诊断、治疗和预后是有重要意义的。

临床中最多的是 Pipkin Ⅰ型，其他各型依序减少，以Ⅳ型最少。

三、治疗

本类损伤应及时、准确地施行髋关节脱位复位术，对 Pipkin Ⅰ、Ⅱ型股骨头骨折先试行髋关节复位，如股骨头复位后，股骨头骨折片也达到解剖复位，则宜行非手术治疗。如股骨头虽然复位，而股骨头骨折片复位不满意，一块或多块骨片嵌塞于头-臼之间，则是手术切开复位的指征。无论采用何种治疗，切不可忽视患者其他部位的损伤，如颅脑、腹腔内脏和胸腔内脏损伤及其出血、感染。应待这些损伤稳定后，再考虑患髋的手术治疗。抢救休克同时进行复位是明智的选择。

（一）非手术治疗

闭合复位牵引法。

1.适应证

Pipkin Ⅰ型、Ⅱ型。并应考虑如下条件：股骨头脱位整复后其中心应在髋臼内；与股骨折头骨折片对合满意；股骨头骨折片的形状；头-臼和骨折片之间的复位稳定状况。

2.操作方法

同髋关节后脱位，如骨折片在髋臼内无旋转，股骨头复位后往往能和骨折片很好对合，再拍片后如已证实复位良好，则应采用胫骨结节部骨牵引，维持患肢外展30°位置牵引6周，待骨折愈合后再负重行走。

（二）手术治疗

1.切开复位内固定或骨折片切除法

（1）适应证：年轻的患者，股骨头虽然复位，而股骨头骨折片复位不满意，一块或多块骨折片嵌塞于头-臼之间。

（2）操作方法：手术多用前方或外侧切口，以利骨折片的固定及切除。采用可吸收钉、螺钉、钢丝等内固定材料将骨折片固定，钉尾要深入到软骨下，钢丝缝合后于大转子下固定或皮外固定，穿引容易，拆除简单。如骨折片甚小，不及股骨头周径 1/4 且不在负重区，可将骨折片切除。

2.关节成形、人工股骨头置换或人工全髋关节置换术

（1）适应证：Pipkin Ⅲ型、Ⅳ型，年老的患者，陈旧性病例，或髋关节本来就有病损，如骨性关节炎或其他软骨、软骨下骨疾病的患者，应依据骨折的类型和髋臼骨折范围及其移位等情况，选择关节成形术、人工股骨头置换或人工全髋关节置换术。

（2）操作方法：同陈旧性髋关节脱位关节成形术及股骨颈骨折人工髋关节置换术。

（三）药物治疗

如手术治疗，术前半小时预防性应用抗生素，术后一般应用 3 天，如合并其他内科疾病给予对症药物治疗。

（四）康复治疗

功能锻炼（主动、被动）包括以下两方面。

（1）复位固定后即行股四头肌舒缩及膝、踝关节的功能活动。

（2）2周后扶双拐下床不负重活动，注意保持外展位。PipkinⅢ型、Ⅳ型骨折可适当延缓下床活动时间。8周后可扶双拐轻负重活动，半年后视病情扶单拐轻负重行走，1年后弃拐进行功能锻炼，并注意定期复查。

股骨头骨折治疗的主要问题是防止骨折不愈合、股骨头缺血性坏死及创伤性骨关节炎，所以中后期的药物治疗、功能锻炼及定期复查尤为重要。一旦出现股骨头缺血性坏死征象，即应延缓负重及活动时间。

（李双玉）

第二节　股骨颈骨折

股骨颈骨折是指由股骨头下至股骨颈基底部之间的骨折。多发生于老年人，此症临床治疗存在的主要问题是骨折不愈合及股骨头缺血性坏死。

一、诊断

（一）病史

股骨颈骨折多见于老年人，亦可见于儿童及青壮年，女性略多于男性。老年人因骨质疏松、股骨颈脆弱，即使轻微外伤如平地滑倒，大转子部着地，或患肢突然扭转，都可引起骨折。青壮年骨折少见，若发生骨折必因遭受强大暴力如车祸、高处跌下等，常合并他处骨折，甚至内脏损伤。

（二）症状和体征

伤后患髋疼痛，多不能站立或行走，移位型股骨颈骨折症状明显，髋部疼痛，活动受限，患髋内收，轻度屈曲，下肢外旋、短缩。大转子上移并有叩击痛，股三角区压痛，患肢功能障碍，拒触、拒动；叩跟试验（＋），骨传导音减弱。

嵌插型骨折和疲劳骨折，临床症状不明显，患肢无畸形，有时患者尚可步行或骑车，易被认为软组织损伤而漏诊，如仔细检查可发现髋关节活动范围减少。对老年人伤后主诉髋部疼痛或膝部疼痛时，应详细检查并拍摄髋关节正侧位片，以排除骨折。

（三）特殊检查

Nelaton 线、Bryant 三角、Schoemaker 线等均为阳性，Kaplan 交点偏向健侧脐下。

（四）辅助检查

X线检查可明确骨折部位、类型和移位情况。应注意的是某些线状无移位的骨折在伤后立即拍摄的 X 线片可能不显示骨折，2～3 周再次进行 X 线检查，因骨折部发生骨质吸收，如确有骨折则骨折线可清楚显示。因而临床怀疑骨折者，可申请 CT 检查或卧床休息 2 周后再拍片复查，以明确诊断。

二、分型

按骨折错位程度分为以下几型(Garden 分型)。

(一)Ⅰ型

不完全骨折。

(二)Ⅱ型

完全骨折,但无错位。

(三)Ⅲ型

骨折部分错位,股骨头向内旋转移位,颈干角变小。

(四)Ⅳ型

骨折完全错位,骨折端分离,近折端可产生旋转,远折端多向后上移位。

三、治疗

应按骨折的时间、类型、患者的年龄和全身情况等决定治疗方案。

(一)非手术治疗

(1)手法复位。①适应证:GardenⅡ、Ⅳ型骨折。②操作方法:新鲜移位型股骨颈骨折,可由两助手分别相向顺势拔伸牵引,然后内旋外展伤肢复位;或屈髋屈膝拔伸牵引,然后内旋外展伸直伤肢进行复位;或过度屈髋、屈膝、拔伸牵引内旋外展伸直伤肢复位;也可先行骨牵引快速复位,复位满意后按前述方法进行固定。

(2)皮肤牵引术。对合并有全身性疾病,不宜施行侵入方式治疗固定的股骨颈骨折,若无移位则可行皮肤牵引并"丁"字形鞋保持下肢外展足部中立位牵引固定。

(3)较小儿童选用细克氏针固定骨折,较大儿童可用空心加压螺钉固定。

(二)手术治疗

1.经皮空心加压螺钉内固定

(1)适应证:GardenⅠ、Ⅱ型骨折。

(2)操作方法:新鲜无移位股骨颈骨折可在 G 形或 C 形臂 X 线机透视下直接行 2～3 枚空心加压螺钉内固定。先由助手牵引并扶持伤肢轻度外展内旋,常规皮肤消毒、铺巾、局部麻醉,于股骨大转子下 1 cm 及 3 cm 处经皮做 2～3 个长约 1 cm 的切口,沿股骨颈方向钻入 2～3 枚导针经折端至股骨头内,正轴位透视见骨折无明显移位,导针位置良好,选择长短合适的 2～3 枚空心加压螺钉套入导针钻入股骨头至软骨面下 5 mm 处,退出导针,再次正轴位透视见骨折复位及空心加压螺钉位置良好,固定稳定,小切口缝 1 针,无菌包扎,将患肢置于外展中立位。1 周后可下床不负重进行功能锻炼。

2.空心加压螺钉内固定

(1)适应证:闭合复位失败或复位不良的各种移位型骨折。

(2)操作方法:取髋外侧切口,显露骨折端使骨折达到解剖复位或轻微过度复位,空心加压螺钉内固定术同上述。

3.滑移式钉板内固定

(1)适应证:股骨颈基底部骨折闭合复位失败者或股骨上端外侧皮质粉碎者。

(2)操作方法:取髋外侧切口,加压髋螺钉应沿股骨颈中轴线或偏下置入,侧方钢板螺钉应在

3枚以上,为防止股骨颈骨折旋转畸形,可附加1枚螺钉通过股骨颈固定至股骨头内。

4.内固定并植骨术

(1)适应证:陈旧性股骨颈骨折不愈合,或兼有股骨头缺血性坏死但无明显变形者,或青壮年股骨颈骨折移位明显者。

(2)操作方法:可先行股骨髁上牵引,待骨折端牵开后,行手法复位经皮空心加压螺钉内固定(亦可手术时再行复位内固定),再视病情行带旋髂深动脉蒂、缝匠肌蒂的髂骨瓣或带股方肌蒂骨瓣等转位移植术。

5.截骨术

(1)适应证:陈旧性股骨颈骨折不愈合或畸形愈合,可采用截骨术以改善功能。

(2)操作方法:股骨转子间内移截骨术(麦氏)、孟氏截骨术、股骨转子下外展截骨术、贝氏手术等。但必须严格掌握适应证,权衡考虑。

6.人工髋关节置换术

(1)适应证:主要适用于60岁以上的陈旧性股骨颈骨折不愈合,内固定失败或恶性肿瘤、骨折移位明显不能得到满意复位和稳定内固定者,有精神疾病或精神损伤者及股骨头缺血性坏死等均可行人工髋关节置换术。

(2)操作方法:全身麻醉或硬膜外阻滞麻醉。手术入路可采用髋部前外侧入路(S-P入路)、外侧入路、后外侧入路等,根据手术入路不同采用相应的体位。对老年患者应时刻把保护生命放在第一位,要细心观察,防治合并症及并发症。

(三)药物治疗

如手术治疗,术前半小时预防性应用抗生素,术后一般应用3天。合并其他内科疾病应给予对症药物治疗。

(四)康复治疗

功能锻炼(主动、被动)主要包括以下3个方面。

(1)复位固定后即行股四头肌舒缩及膝踝关节的功能活动。

(2)1周后扶双拐下床不负重活动,注意保持外展位。GardenⅡ、Ⅳ型骨折可适当延缓下床活动时间。8周后可扶双拐轻负重活动,半年后视病情扶单拐轻负重行走,1年后弃拐进行功能锻炼,并注意定期复查。

(3)股骨颈骨折治疗的主要问题是骨折不愈合及股骨头缺血性坏死,所以中、后期的药物治疗及定期复查尤为重要。要嘱咐患者不侧卧、不盘腿、不内收伤肢。一旦出现股骨头缺血性坏死的征象,即应延缓负重及活动时间。

(李双玉)

第三节　股骨转子间骨折

股骨转子间骨折又称股骨粗隆间骨折,系指由股骨颈基底至小转子水平以上部位所发生的骨折,是老年人常见的损伤,约占全身骨折的3.57%,患者年龄较股骨颈骨折患者高5～6岁,青少年极罕见。男多于女,约为1.5∶1。由于股骨转子部的结构主要是骨松质,周围有丰富的肌肉包绕,局部血运丰富,骨的营养较股骨头优越得多。解剖学上的有利因素为股骨转子间骨折的治疗创造了有利条件。因此,多可通过非手术治疗而获得骨性愈合,骨折不愈合及股骨头缺血性坏死很少发生,故其预后远较股骨颈骨折为佳。临床上大多数患者可通过手术治疗获得良好的预后。但整复不良或负重过早常会造成畸形愈合,较常见的后遗症为髋内翻,还可出现下肢外旋、短缩畸形。另外长期卧床易出现压疮、泌尿系统感染、坠积性肺炎等并发症。

一、病因病理与分类

(一)病因病理损伤原因及机制

与股骨颈骨折相似,多发生于老年人,属关节囊外骨折。因该处骨质疏松,老年人内分泌失调,骨质脆弱,遭受轻微的外力如下肢突然扭转、跌落或转子部遭受直接暴力冲击,均可造成骨折,骨折多为粉碎性。

(二)骨折分类

根据骨折部位、骨折线的形状及方向将股骨转子间骨折分为顺转子间骨折、逆转子间骨折。

1.顺转子间骨折

骨折线自大转子顶点的上方或稍下方开始,斜向内下方走行,到达小转子上方或稍下方。骨折线走向大致与转子间线或转子间嵴平行。依暴力方向及程度,小转子可保持完整或成为游离骨片。由于向前成角和内翻应力的复合挤压,可使小转子成为游离骨片而并非髂腰肌收缩牵拉造成。即使小转子成为游离骨片,股骨上端内侧的骨支柱仍保持完整,支撑作用仍较好,移位一般不多,髋内翻不严重。远端则可因下肢重量及股部外旋肌作用而外旋。若暴力较大,骨质过于脆弱,可致骨折片粉碎。此时,小转子变成游离骨片,大转子及内侧支柱亦破碎,成为粉碎性。远端明显上升,髋内翻明显,患肢外旋。其中顺转子间骨折中 Ⅰ 型和 Ⅱ 型属稳定骨折,其他为不稳定骨折,易发生髋内翻畸形。

此型约占转子间骨折的 80%,按 Evan 标准分为 4 型。①Ⅰ型:顺转子间骨折,无骨折移位,为稳定骨折。②Ⅱ型:骨折线至小转子上缘,该处骨皮质可压陷或否,骨折移位呈内翻位。③ⅢA 型:小转子骨折变为游离骨片,转子间骨折移位,内翻畸形。④ⅢB 型:转子间骨折加大转子骨折,成为单独骨块。⑤Ⅳ型:除转子间骨折外,大小转子各成为单独骨块,亦可为粉碎性骨折。

2.逆转子间骨折

骨折线自大转子下方,斜向内上方走行,到达小转子上方。骨折线的走向大致与转子间嵴或转子间线垂直,与转子间移位截骨术的方向基本相同。小转子可能成为游离骨片。骨折移位时,近端因外展肌和外旋肌群收缩而外展、外旋;远端因内收肌、髂腰肌牵引而向内、向上移位。

根据骨折后的稳定程度 AO 的 Mtiller 分类法将转子间骨折分为 3 种类型。①A1 型:是简单的两部分骨折,内侧骨皮质仍有良好的支撑。②A2 型:是粉碎性骨折,内侧和后方骨皮质在数个平面上破裂,但外侧骨皮质保持完好。③A3 型:外侧骨皮质也有破裂。

二、临床表现与诊断

患者多为老年人,青壮年少见,儿童更为罕见。有明确的外伤史,如突然扭转、跌倒臀部着地等。伤后髋部疼痛,拒绝活动患肢,患者不能站立和行走。局部可出现肿胀、皮下瘀斑。骨折移位明显者,下肢可出现短缩,髋关节短缩、内收、外旋畸形明显,检查可见患侧大转子上移。无移位骨折或嵌插骨折,虽然上述症状较轻,但大转子叩击和纵向叩击足跟部可引起髋部剧烈疼痛。

一般说来,股骨转子间骨折和股骨颈骨折的受伤姿势、临床表现及全身并发症大致相同。因转子间骨折局部血运丰富,所以一般较股骨颈骨折肿胀明显,前者压痛点在大转子部位,愈合较容易而常遗留髋内翻畸形。后者压痛点在腹股沟韧带中点下方,囊内骨折愈合较难。髋关节正侧位X线片可以明确骨折类型和移位情况,并有助于与股骨颈骨折相鉴别及对骨折的治疗起着指导作用。

骨折后,常出现神色憔悴,面色苍白,倦怠懒言,胃纳呆减诸症。津液亏损,气血虚弱者还可见舌质淡白,脉细弱。中气不足,无水行舟,可出现大便秘结。长期卧床还可出现压疮、泌尿系统感染、结石、坠积性肺炎等并发症。老年患者感染发热,有时体温不一定很高,可仅出现低热,临床宜加警惕。

三、治疗

股骨转子间骨折的治疗方法很多,效果不一。骨折的治疗目的是防止髋内翻畸形,降低死亡率。国外报道,转子间骨折的死亡率在10%~20%。常见的死亡原因有支气管肺炎、心力衰竭、脑血管意外及肺梗死等。具体选择何种治疗方法,应根据患者的年龄、骨折的时间、类型及全身情况,还要充分考虑患者及家属的意见,对日后功能的要求、经济承受能力、医疗条件和医师的手术技术和治疗经验等,进行综合分析后采取切实可行的治疗措施。在积极地进行骨折局部治疗的同时,还应注意防治患者伤前病变或治疗过程中可能发生的危及生命的并发症,如压疮、泌尿系统感染、坠积性肺炎等。争取做到既保证生命安全,又能使肢体的功能获得满意的恢复。

(一)非手术治疗

1.无移位股骨转子间骨折

此类骨折无须复位,可让患者卧床休息。在卧床期间,为了防止骨折移位,患肢要保持外展30°~40°,稍内旋或中立位固定,并避免外旋。为了防止外旋,患足可穿"丁"字形鞋。也可用外展长木板固定(上至腋下7~8肋间,下至足底水平),附在伤肢外侧绷带包扎固定或用前后石膏托固定,保持患肢外展30°中立位。固定期间最好卧于带漏洞的木板床上,以便大小便时不必移动患者;臀部垫气圈或泡沫海绵垫,保持床上清洁、干燥,以防骶尾部受压,形成压疮;如需要翻身时,应保持患肢体位,防止下肢旋转致骨折移位。应加强全身锻炼,进行深呼吸、叩击后背咳嗽排痰,以防坠积性肺炎的发生;同时应积极进行患肢股四头肌舒缩锻炼、踝关节和足趾屈伸活动,以防止肌肉萎缩和关节僵直的发生。骨折固定时间为8~12周。骨折固定6周后,可行X线检查,观察骨生长情况,骨痂生长良好,可扶双拐保护下不负重下地行走;若骨已愈合,可解除固定;若未完全愈合,可继续固定3~5周,X线检查至骨折坚固愈合。如果骨折无移位,并已连接,可扶拐下地活动,至于弃拐负重行走约需半年或更长时间。

2.牵引疗法

适用于所有类型的转子间骨折。由于死亡率和髋内翻发生率较高,国外已很少采用,但在国内仍为常用的治疗方法。具体治疗应根据患者的骨折类型及全身情况,是否耐受长时间的牵引和卧床。一般选用Russell牵引,可用股骨髁上穿针或胫骨结节穿针,肢体安置在托马斯支架或勃朗架上。对不稳定骨折牵引时注意牵引重量要足够,约占体重的1/7,否则不足以克服髋内翻畸形;持续牵引过程中,髋内翻纠正后也不可减重太多,以防止髋内翻的再发;另外牵引应维持足够的时间,一般为8~12周,对不稳定者,可适当延长牵引时间。待骨痂良好生长,骨折处稳定后,练习膝关节功能,嘱患者离床,在外展夹板保护下扶双拐不负重行走,直到X线片显示骨折愈合,再开始患肢负重。骨折愈合坚实后去除牵引,才有可能防止髋内翻的再发。牵引期间应加强护理,防止发生肺炎及压疮等并发症。据报道,股骨转子间骨折牵引治疗,髋内翻发生率可达到 40%～50%。

3.闭合穿针内固定

适用于无移位或轻度移位的骨折。采用局部麻醉,在 C 形臂 X 线透视下,对移位骨折,先进行复位,于转子下 2.5 cm 处经皮以斯氏针打入股骨颈,针的顶端在股骨头软骨下 0.5 cm 处,一般用 3 枚或多枚固定针,最下面固定针须经过股骨矩,至股骨颈压力骨小梁中。固定针应呈等边三角形或菱形在骨内分布,使固定更坚强。固定完成后,针尾预弯埋于皮下。在 C 形臂 X 线透视下行髋关节轻微屈曲活动,观察断端有无活动。术后患肢足部穿"丁"字形鞋,保持外展 30°中立位。术后患者卧床 3 天后可坐起,固定 8～12 周后,行 X 线检查,若骨折愈合,可扶双拐不负重行走,练习膝关节功能。

近年来越来越多的人主张在条件许可的情况下,为了防止骨折再移位,避免长期卧床与牵引,早期使用经皮空心加压螺钉内固定。但也不能一概而论,应视具体情况而定,因内固定本身是一种创伤,且还需再次手术取出。

(二)切开复位内固定

手术治疗的目的是要达到骨折端坚固和稳定的固定。骨折的坚固内固定和患者的早期活动被认为是标准的治疗方法。所以治疗前首先应通过 X 线片来分析骨折的稳定情况,复位后能否恢复内侧和后侧皮质骨的完整性。同时应了解患者的骨骼情况,选择合适的内固定器械,达到骨折的坚固和稳定固定的目的。转子间骨折常用的内固定物有两大类:带侧板的髋滑动加压钉和髓内固定系统。如 Jewett 钉、滑动鹅头钉或 Richard 钉、Gamma 钉、Ender 钉、Kirintscher 钉等。

1.滑动加压髋螺钉固定系统

滑动加压髋螺钉系统在 20 世纪 70 年代开始应用于一些转子间骨折的加压固定。此类装置由固定钉与一带柄的套筒两部分组成,固定钉可在套筒内滑动,以保持骨折端的紧密接触并得到良好稳定的固定。术后早期负重可使骨折端更紧密的嵌插,有利于骨折得以正常愈合。对稳定骨折,解剖复位者,130°钉板;对不稳定骨折,外翻复位者,用 150°钉板。常用的有带侧板的髋滑动加压钉固定。在 Richard 钉操作时,应首先选择进针点于转子下 2 cm 处,一般在小转子尖水平进入,于股骨外侧皮质中线放置合适的角度固定导向器,打入 3.2 mm 螺纹导针至股骨头下 0.5～1 cm 内,C 形臂 X 线正侧位透视检查,确认导针位于股骨颈中心且平行于股骨颈,并与软骨下骨的交叉点上。测量螺钉长度后,沿导针方向行股骨扩孔、攻丝,拧入拉力螺钉,将远端的套筒钢板插入滑动加压髋螺钉钉尾,然后以螺钉固定远端钢板。固定完毕后行髋关节屈伸、旋转活动,检查固定牢固,逐层缝合切口。术后患者卧床 3 天后可坐起,2 周后可在床上或扶拐不负重行膝关节功能练习。固定 8～12 周后,行 X 线检查,若骨折愈合良好,可除拐负重行走,进行髋、膝关节功能锻炼。

2.髓内针固定系统

髓内针固定在理论上讲与切开复位比较有以下优点:手术操作范围小,骨折端无须暴露,手术时间短,出血量少。目前有两种髓内针固定系统用于转子间骨折的固定,即髁-头针和头-髓针。

(1)头-髓针固定:包括 Gamma 钉、髓髓内钉、Russell-Taylor 重建钉等。Gamma 钉即带锁髓内钉。在股骨颈处斜穿 1 枚粗螺纹钉,并带有滑动槽。该钉从生物力学角度出发,穿过髓腔与侧钢板不同,它的力臂较侧钢板短,因此在转子内侧能承受较大的应力,以达到早期复位的目的。术中应显露骨折部和大转子顶点的梨状肌窝,以开口器在梨状肌窝开孔并扩大髓腔,将髓内棒插入股骨髓腔,在股骨外侧骨皮质钻孔,以髓内棒颈螺钉固定至股骨头下,使骨折断端加压,然后固定远端螺钉,其远端横穿螺钉,能较好地防止旋转移位。适用于逆转子间骨折或转子下骨折。

(2)髁-头针固定:如 Kirintscher、Ender 和 Harris 钉。Ender 钉的髓内固定方法,20 世纪70 年代在美国广泛应用。Ender 钉即多根细髓内钉。该钉具有一定的弹性和弧度,自内收肌结节上方进入,在 C 形臂 X 线透视检查下,将钉送在股骨头关节软骨下 0.5 cm 处,通过旋转改变钉的位置,使各钉在股骨头内分散,由于钉在股骨头颈部的走行方向与抗张力骨小梁一致,从而抵消了造成内翻的应力,3～5 枚钉在股骨头内分散,有利于控制旋转。原则上,除非髓腔特别窄,转子间骨折患者最少应打入 3～4 枚 Ender 钉;对于不稳定的转子间骨折且髓腔特别宽大时,可打入 4～5 枚使之尽可能充满髓腔。其优点有:①手术时间短,创伤小,出血量少;②患者术后几天内可恢复行走状态;③骨折部位和进针点感染机会少;④迟缓愈合和不愈合少。主要缺点为控制旋转不绝对可靠,膝部针尾外露过长或向外滑动,可引起疼痛和活动受限。

3.加压螺钉内固定

适用于顺转子间移位骨折。往往在临床应用中需采用长松质骨螺钉内固定,以控制断端的旋转。术后患肢必须行长腿石膏固定,保持外展 30°中立位,以防骨折移位,造成髋关节内翻。待骨折完全愈合后,才可负重进行功能锻炼。固定期间应行股四头肌舒缩锻炼,防止肌肉萎缩,有利于关节功能恢复。现此种方法在临床上已应用很少。

4.人工关节置换术

股骨转子间骨折的人工关节置换术在临床上并未广泛应用。术前根据检查的结果对患者心、脑、肺、肝、肾等重要器官的功能进行评估,做好疾病的宣教,向患者和家属说明疾病治疗方法的选择、手术的目的、必要性、大致过程及预后情况,对高危人群应说明有多种并发症出现的可能及其后果,伤前病变术前治疗的必要性和重要性,使患者主动地配合治疗。在老年不定稳转子间骨折,同时存在骨质疏松时,可考虑行人工关节置换术。但对运动要求不高且预计寿命不长的老年患者,这一手术没有必要。而对转子间骨折不愈合或固定失败的患者是一种有效的方法。有学者在严格选择适应证的情况下,对部分股骨转子间骨折患者行骨水泥人工股骨头置换术,取得了良好的效果,使老年患者更早、更快地恢复行走功能,减少了并发症的发生。

(三)围术期的处理

股骨转子间骨折与股骨颈骨折都多见于老年人,且年龄更大。治疗方法多以手术为主,做好围术期的处理,积极治疗伤前病变,提高手术的安全性,注重术后处理以减少并发症,在本病的治疗中占有十分重要的位置。

四、合并症、并发症

(一)压疮

股骨转子间骨折的患者往往需要长时间卧床,若护理不周,可在骨骼突出部位发生压疮。这是由于局部受压,组织因血液供应障碍,导致坏死,溃疡形成,经久不愈,有时还能发生感染,引起败血症。对此,应加强护理,以预防为主。对压疮好发部位,如骶尾部、踝部、跟骨、腓骨头等骨突部位应保持清洁、干燥,定时翻身,进行局部按摩,并注意在骨突出部加放棉垫、气圈之类。对已发生的压疮,除了按时换药,清除脓液和坏死组织外,还应给予全身抗生素治疗及支持疗法或投以清热解毒、托毒生肌中药。

(二)坠积性肺炎

坠积性肺炎是老年患者长期卧床或牵引、石膏固定常见的并发症。由于长期卧床,肺功能减弱,痰涎积聚,咳痰困难,易引起呼吸道感染,有的因之危及生命。对此,对长期卧床的患者,应鼓励其多做深呼吸及鼓励咳嗽排痰,并在不影响患肢的固定下加强患肢的功能活动,以便及早离床活动。

(三)髋内翻

多因股骨转子间骨折复位不良,内侧皮质对位欠佳或未嵌插,内固定不牢所致。髋内翻发生后患者行走跛行步态,双侧者呈鸭行步态,类似双侧髋关节脱位。查体见患者肢体短缩,大转子突出,外展、内旋明显受限。单侧 Allis 征阳性,Trendelenburg 征阳性。X 线表现:骨盆正位片可见患侧股骨颈干角变小,股骨大转子升高,其多由于肌肉的牵引及重力压迫所致。

治疗上保守治疗效果不佳。对轻的髋内翻,不影响行动者可不处理,<120°的内翻,早期发现应做牵引矫正,年轻者应行手术矫正。根据股骨近端的正侧位 X 线片,计算各个矫正角度,来制订术前计划,外翻截骨应恢复生物力学平衡,但在另一方面,要根据髋关节现有功能,限定矫正的度数,以免发生外展挛缩。手术方法有许多,常用的有两种:关节囊外股骨转子间截骨术和转子间或转子下截骨术。①关节囊外股骨转子间截骨术:术前在侧位 X 线片上测量患侧股骨头骨骺线与股骨干轴线形成的头—干角,并与正常侧对照,在蛙式位上测量股骨头一干角,确定其后倾角度,也与正常侧比较。两者之差,可作为确定术中楔形截骨块的大小。术中用片状接骨板或螺钉接骨板内固定,术后可扶拐部分负重 6~8 周,然后允许完全负重。②转子间或转子下截骨术:在股骨干及关节囊以外进行。不仅间接矫正颈之畸形,而且不影响股骨头的血液供应。通过手术将股骨头同心性地位于髋臼内,恢复股骨头对骨干轴线的功能位置。中度及重度滑脱时,股骨头在臼内后倾及向内倾斜,引起内旋、内收、外旋及过伸畸形。为同时矫正这种 3 种成分的畸形,可用三维截骨术,即远段外展、内收及屈曲,通常需要切除楔形小骨块,构成三维截骨的两个角性成分,再矫正旋转的角度,矫正后用钉板固定。切除的骨块咬成碎块充填至截骨区周围有助于新骨形成。从生物力学观点,它可有足够强度内固定,可减少术后固定,但术后最好仍用石膏固定,直至愈合。不论用什么方法,畸形可能复发,故要经常随访复查。

(李双玉)

第四节 股骨髁上骨折

发生在腓肠肌起点以上 2~4 cm 范围内的股骨骨折称为股骨髁上骨折。直接或间接暴力均可造成。膝关节强直而骨质疏松者,由于膝部杠杆作用增加,也易发生此骨折。

一、病因

本类骨折主要为强大的直接暴力所致,如汽车冲撞、压砸、重物打击和火器伤等。其次为间接暴力所致,如自高处落地,扭转性外力等,好发于 20~40 岁青壮年人。

直接暴力所致骨折多为粉碎性或短斜形骨折,而横断骨折较少;间接暴力所致骨折,则以斜

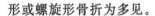

形或螺旋形骨折为多见。

二、分型

股骨髁上骨折可分为屈曲型和伸直型,而屈曲型较多见。屈曲型骨折的骨折线呈横形或短斜面形,骨折线从前下斜向后上,其远折端因受腓肠肌牵拉及关节囊紧缩,向后移位。有刺伤腘动、静脉的可能。近折端向前下可刺伤髌上囊及前面的皮肤。伸直型骨折也分为横断及斜形两种,其斜面骨折线与屈曲型者相反,从后下至前上,远折端在前,近折端在后重叠移位。此种骨折患者,如腘窝有血肿和足背动脉减弱或消失,应考虑有腘动脉损伤。其损伤一旦发生,则腘窝部短时间进行性肿胀,张力极大,伤处质硬,小腿下1/3以下肢体发凉呈缺血状态,感觉缺失,足背动脉搏动消失。发现此种情况,应提高警惕,宜及早手术探查。如骨折线为横断者,远折端常合并小块粉碎性骨折,间接暴力则为长斜形行或螺旋形骨折,儿童患者较多见。

三、临床表现与诊断

(一)外伤史

患者常有明确的外伤史,由直接打击或扭转性外力造成,而间接暴力多由高处跌地,足部或膝部着地所造成。

(二)肿痛

伤肢由于强大暴力,致使骨折周围软组织损伤亦很严重,故肢体肿胀明显、疼痛剧烈。

(三)畸形

伤肢短缩,远折端向后旋转,成角畸形。即使畸形不明显,局部肿胀,压痛及功能障碍也很明显。

(四)失血与休克

股骨髁上骨折合并股骨下1/3骨折的出血量可达1 000 mL以上,如为开放性则出血量更大。刚入院的患者常有早期休克的表现,如精神紧张、面色苍白、口干、肢体发凉、血压轻度增高、脉搏稍快等。在转运过程中处理不当及疼痛,均可加重休克。

(五)腘动脉损伤

股骨髁上骨折及股骨干下1/3骨折,两者凡向后移位的骨折端均可能损伤腘动脉,腘窝部可迅速肿胀,张力加大。若为腘动脉挫伤,血栓形成,则不一定有进行性肿胀。腘动脉损伤症状可有小腿前侧麻木和疼痛,其下1/3以下肢体发凉,感觉障碍,足趾及踝关节不能运动,足背动脉搏动消失。所有腘动脉损伤者都有足背动脉搏动消失这一特点,因此在骨折复位后搏动仍不恢复者,即使患肢远端无发凉、苍白、发绀、感觉障碍等情况,亦应立即行腘血管探查术。若闭合复位后仍无足背动脉恢复者,是危险的信号。所以不应长时间保守观察,迟疑不决。如腘动脉血栓形成,产生症状有时较慢而不典型,开始足背动脉搏动减弱,最后消失,容易误诊,延误手术时机。

(六)合并伤

注意患者的全身检查,特别是致命的重要脏器损伤者,在休克时腹部外伤症状常不明显,必须随时观察,反复检查及腹腔穿刺,以免遗漏,对车祸,矿井下事故,常为多发性损伤,应注意检查。

(七)X线片

对无休克的患者,首先拍X线片,以了解骨折的类型,便于立即做紧急处理。如有休克,需待休克纠正后,再做摄片。

四、治疗

髁上骨折治疗方法颇多,据骨折类型选择治疗方案如下。

(一)石膏及夹板固定

适用于成人无移位的股骨髁上骨折及合并股骨干下 1/3 骨折的患者。儿童青枝骨折,可行石膏固定或用 4 块夹板固定,先在股骨下端放好衬垫,再用 4 根布带绑扎固定夹板,一般固定 6～8 周后去除,练习活动,功能恢复满意。

1.优点

无手术痛苦及其并发症的可能,治疗费用低廉可在门诊治疗。

2.缺点

(1)仅适用于无移位骨折及裂纹或青枝骨折。

(2)膝关节功能受限,需一定时间恢复。

(3)可出现压疮,甚则出现腓总神经损伤。

(二)骨牵引加超膝关节小夹板固定

适用于移位的髁上骨折。屈曲型在手法整复后,行髁上斯氏针骨牵引,膝屈至 100° 的位置上,置于托马斯支架或布朗架上,使腓肠肌松弛,达到复位,然后外加超膝关节小夹板固定。

伸直型可采用胫骨结节牵引,牵引姿势、位置同上。在牵引情况下,远折段向相反方向整复,即可复位。如牵引后仍不复位,可在硬膜外阻滞麻醉下行手法整复,勿使用暴力,注意腘血管的损伤,如骨折尖端刺在软组织内,可用撬拨法复位后,外加小夹板固定。屈膝牵引 4～6 周,牵引期内膝关节不断地进行功能练习,牵引解除后,仍用夹板或石膏托固定,直至骨折临床愈合。牵引复位时间在 1～7 天内,宜用床边 X 线机观察。

1.优点

经济、安全、愈合率高,配合早期功能锻炼,减少了并发症。

2.缺点

患者卧床时间较长,有时需反复床边透视、复位及调整夹板或压垫,虽不愈合者极少,但畸形愈合者常见。如有软组织嵌入骨折端,则不易愈合。横断骨折可见过度牵引而致骨折端分离,造成延迟愈合。开放性股骨髁上骨折合并腘动脉、腓总神经等损伤则不宜牵引,需行手术治疗,以免加重血管、神经的损伤。

(三)股骨髁上骨折撑开器固定

本法适用于股骨髁上骨折而无血管损伤者,并且远折段较短,不适宜内固定的患者。在硬膜外阻滞麻醉下,采用斯氏针,分别在股骨髁及股骨近折段各横穿一斯氏针,两针平行,在针的两侧各安装一个撑开器,然后在透视下手法整复,并调整撑开器的长度,待复位后,采用前、后石膏托固定于屈膝位。如骨折处较稳定,可将撑开器转而为加压,使骨折处更为稳定牢固。固定 4～6 周后拔针,继续石膏固定,直至骨折临床愈合。若手法整复失败,可考虑切开复位,从股骨下端外侧纵切开,直至骨折端,避开腘血管,整复骨折后,仍在骨折的上、下段穿针,外用撑开器,缝合伤口。

1.优点

(1)因髁上骨折的远折段甚短,无法内固定,本法使用撑开器代替牵引,患者可较自由地在床上起坐活动,避免了牵引之苦,是个简单易行的方法。

(2)局部固定使膝关节能得到早期锻炼,避免了关节僵直。

2.缺点

(1)为单平面固定,不能有效防止旋转,需要辅以外固定的夹板或石膏。

(2)可能发生针眼、关节腔感染。

(四)切开复位内固定

股骨髁上骨折的治疗主要有两个问题,一为骨折复位不良时,因其邻近膝关节,易发生膝内翻或外翻或过伸等畸形;二为膝上股四头肌与股骨间的滑动装置,易因骨折出血而粘连,使膝关节伸屈活动障碍,尤以选用前外侧切口放置内固定物、术后石膏固定者为严重,因此,切开复位内固定的要求应当是选用后外侧切口;内固定物坚强并放置于股外侧,术后可不用外固定,尽早练习膝关节活动。

1.槽形角状钢板内固定

适用于各型移位骨折。

(1)方法:患者平卧位,大腿下 1/3 后外侧切口,其远端拐向胫骨结节的外侧。切开髂胫束,在股外侧肌后缘,股外侧肌间隔前方进入。将股外侧肌拉向前,显露股骨髁上骨折及其股骨外髁部,如需要可切开膝外侧扩张部及关节囊,根据标准 X 线片确定在外髁上与股骨干成直线的槽形角状钢板打入点。先用 4 mm 钻头钻孔,再用 1.5 cm×0.2 cm 薄平凿深入扩大,注意使凿进洞方向与膝关节面平行,将备好的槽形角状钢板的钉部沿骨孔扣入。然后将骨折复位,用骨折固定器固定骨折及钢板的侧部(长臂)。在骨折线远侧的钢板上拧入 1 或 2 枚长螺钉,在骨折近端拧入 3~5 枚螺钉,反复冲洗切口,逐层缝合,包扎。

(2)优点:角状钢板固定股骨髁上骨折或髁间骨折,与直钢板固定的生物力学完全不同。直钢板固定者,骨折移位的应力首先加于螺钉上,骨折两端的任何折弯力扭曲力,都使钢板上的螺钉向外脱出,钢板折弯,内固定失败,此已为临床多例证实。角状钢板则不然,一骨折远端的负重力扭曲折弯力,首先加于角状钢板的髁钉,再通过角部,传达到侧部。钢板将应力分散传递至多枚螺钉上,由于应力分散,而钢板及每一螺钉所承受的应力较小。股骨髁上骨折的变形,受肌肉牵拉易发生外弓及后弓。负载力及折弯力均使钢板角部的角度变小,使侧部更贴紧骨皮质,不会将螺钉拔出,因而固定牢固,不需外固定,满足了临床膝活动的需要。

(3)缺点:①操作技术要求高,要求钢板钉部与膝关节面平行,同时长臂也要在股骨干轴线上,否则,内固定失败;②角部为应力集中点易出现断裂;③安装不当或金属疲劳易出现膝内翻畸形;④不宜过早负重。

2.股骨下端内及外侧双钢板固定

(1)适应证:本法适用于股骨髁上骨折其远折段较长者,具体说远折段至少要有固定两枚螺丝的长度,才能应用。如远折段过短采用上述的撑开器固定法。

(2)麻醉与体位:麻醉方法同上,患者侧卧 45°位于手术台上伤肢下方置搁腿架,取股骨下端外侧切口时较为方便。若做股骨下端内侧切口,则需将大腿外旋,并调整手术台的倾斜度,暴露亦很清楚。如合并腘动脉损伤需做探查术,可将患者侧卧 45°的位置改变为 90°的侧卧位,如此腘窝便可充分暴露。

(3)手术方法:切口在股骨下端后外侧,同上方法做一纵向切口,长约 14 cm,待进入骨折端后,再做内侧切口,是从股骨内收肌结节处向上沿股内侧肌的后缘延长,约 12 cm 即可。

从外侧切口开始,切开阔筋膜,经股外侧肌与股二头肌之间进入骨折端,注意避开股骨后侧的腘血管,并加以保护,防止误伤。内侧切口在股内侧肌后缘分离进入骨折端,骨膜勿过多地剥离。整复骨折后取 12 cm 以上的 6～8 孔普通接骨钢板两块,弯成弧形,或取两块髁部解剖钢板,使与股骨下端的弧度相适应,将钢板置于股骨下端的内、外侧,两侧钢板的最下一孔,相当于股骨髁部,由外向内横钻一孔,取 70～75 mm 的骨栓先行安装固定,然后检查双侧钢板弧度是否与股骨密贴,并加以调整。双侧钢板的最上孔不在同一平面上,因为外侧钢板较直,内侧钢板较弯,所以由外向内钻孔时略斜,即内侧稍低,最好以 40～45 mm 的短骨栓固定为牢固。其余钉孔,在内、外侧交替以螺钉固定。在钢板下端第 2 孔,因该处股骨较宽,故左、右各以 1 枚螺钉固定,从而制止远折段的旋转移位。缝合两侧伤口不置引流。外加长腿前、后石膏托固定。手术后抬高患肢是必要的,将下肢以枕垫之或以布朗架垫之,有利于静脉回流。另一种情况术后不上石膏托,为对抗股部肌肉的拉力,可行小腿皮肤牵引 2～3 周后拆除,再以石膏管形固定。术后进行功能锻炼。

(4)优点:手术时钢板的上、下端采用骨栓固定较为牢固,不易松动滑脱,钻孔时方向一定要准确,两个骨栓上、下稍斜,但基本上是平行的。由于钢板在股骨下端的内、外两侧,不影响髌骨的滑动,固定合理,有利于骨折的愈合,最大限度减少伸膝装置的破坏,使关节功能恢复较好。

(5)缺点:①两侧切口创伤较大,钢板取出时亦较费事;②术后需外固定,可致膝关节功能障碍,需较长时间恢复。

(李双玉)

第五节　股骨髁间骨折

股骨髁间骨折是指股骨内、外髁或双髁遭受外力后引起的骨折,占全身骨折脱位的 0.4%～0.5%,以青壮年男性居多,女性和老年人少见。因本病属关节内骨折,复位要求较高,且预后较股骨髁上骨折差,可合并腘血管和(或)神经损伤。

一、诊断

(一)病史
有明显外伤史。

(二)症状和体征
(1)伤后患肢疼痛明显,移动肢体时显著加重。
(2)不能站立与行走,膝关节局部功能障碍。
(3)患侧大腿中下段及膝部高度肿胀,可见皮肤瘀斑。
(4)股骨髁部压痛剧烈。
(5)骨折局部有骨异常活动及骨擦感。

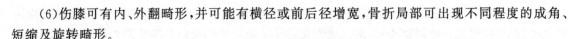

(6)伤膝可有内、外翻畸形,并可能有横径或前后径增宽,骨折局部可出现不同程度的成角、短缩及旋转畸形。

(三)辅助检查

(1)X线检查:常规应给予前后位与侧位X线片,可明确诊断骨折类型。

(2)怀疑有复杂关节软骨或韧带损伤者可给予CT或MRI检查。

二、分型

AO骨折分型法。髁间骨折即为AO股骨远端骨折之B型(部分关节骨折)和C型(完全关节骨折),其亚分型如下。

(一)B型(部分关节骨折)

(1)B1:股骨外髁,矢状面。①简单,穿经髁间窝;②简单,穿经负重面;③多折块。

(2)B2:股骨内髁,矢状面。①简单,穿经髁间窝;②简单,穿经负重面;③多折块。

(3)B3:冠状面部分骨折。①前及外片状骨折;②单髁后方骨折(Hoffa);③双髁后方骨折。

(二)C型(完全关节骨折)

(1)C1:关节简单,干骺端简单。①T或Y形,轻度移位。②T或Y形,显著移位。③T形骨骺骨折。

(2)C2:关节简单,干骺端多折块。①完整楔形。②多折块楔形。③复杂。

(3)C3:多折块关节骨折。①干骺端简单。②干骺端多折块。③干骺端及骨干多折块。

三、治疗

(一)非手术治疗

1.皮肤牵引

(1)适应证:患者全身情况不能耐受手术或整复,血糖控制不佳的糖尿病患者及小儿,简单骨折,皮肤必须完好。

(2)操作方法:将宽胶布条或乳胶海绵条粘贴在患肢皮肤上或用四肢尼龙泡沫套,利用肌肉在骨骼上的附着点将牵引力传递到骨骼上,牵引重量不超过5 kg。皮肤有损伤、炎症及对胶布过敏者禁用。牵引期间应定时检查牵引的胶布粘贴情况,定期复查X线片,及时调整牵引重量和体位。一般牵引时间为2~4周,骨折端有纤维性连接后,更换为石膏固定,以免卧床时间太久,不利于功能锻炼。

2.骨牵引

(1)适应证:不愿手术或皮肤条件不具备外固定支架以及手术治疗的股骨髁部骨折患者,B1、B2、C1、C2型骨折。

(2)操作方法:局部麻醉下行患侧胫骨结节骨牵引,将伤肢置于牵引架上,屈髋20°~30°,屈膝15°~25°牵引,牵引后视情形行手法整复,夹板外固定。或先采用推挤叩合手法使双髁复位,局部麻醉下用钳夹经皮将双髁固定,将牵引绳连于钳夹上,使之变为股骨髁部牵引,将患肢置于牵引架上视情况行半屈膝位或屈膝位牵引,待牵开后行手法整复夹板外固定。骨折端有纤维性连接后,更换为石膏固定。

3.手法整复外固定

(1)适应证:闭合或未合并血管、神经损伤的部分B1、B2、C1型骨折。

(2)操作方法:根据受伤机制,采用推挤叩合手法使骨折复位,可用超膝关节小夹板或石膏托固定患膝于功能位,一般固定 6~8 周。通常在胫骨平台后外侧缘以及腓骨颈的部位容易造成腓总神经的压迫致伤,因此石膏固定的时候一定在此部位多垫一些石膏棉。固定期应注意夹板和石膏的松紧度,并定时行 X 线检查,发现移位应随时调整夹板,或重新石膏固定。

4.手法整复经皮钢针内固定法

(1)适应证:适用于 B1、B2 和部分 C1 型骨折。

(2)操作方法:行坐骨神经、股神经阻滞麻醉,严格无菌,透视下先采用推挤叩合手法使骨折复位,然后经皮将 3 mm 骨圆针击入固定,一般需要 2~3 枚骨圆针。

5.骨外固定器固定法

(1)适应证:适用于 B1、B2 和 C1、C2 型骨折。

(2)操作方法:可选用单边外固定器、股骨髁间调节固定器、孟氏骨折复位固定器或半环槽复位固定器行整复固定。

6.经皮钳夹固定法

(1)适应证:适用于 B1、B2 型骨折。

(2)操作方法:行坐骨神经、股神经阻滞麻醉,严格无菌,透视下先采用推挤叩合手法使骨折复位,经皮钳夹固定,术后用长腿石膏固定 4~6 周。

(二)手术治疗

1.切开复位螺钉、螺栓内固定法

(1)适应证:B1、B2 和 B3 型骨折。

(2)操作方法:常选用硬膜外阻滞麻醉,依骨折部位选用膝部前内、前外、后内、后外侧入路,清理骨折端,复位骨折,用螺钉、螺栓或松质骨螺钉内固定。注意用螺钉内固定时近端孔应钻成滑动孔使之成为拉力螺钉,用松质骨螺钉内固定时螺纹必须全部穿过骨折线,钉尾及钉尖不能露出关节面外。

2.切开复位动力髁螺钉内固定法

(1)适应证:部分 C1、C2 型骨折。

(2)操作方法:采用连续硬膜外麻醉,患侧大腿下段前外侧绕髌切口,显露并清理骨折端,首先复位髁部骨折,骨圆针临时固定,再复位髁上骨折,动力髁螺钉固定。主螺钉应距远端关节面 2 cm,方向与远端关节面及内、外髁前侧关节面切线相平行。

3.切开复位股骨髁部支撑钢板内固定法

(1)适应证:C1、C2、C3 型股骨髁部骨折。

(2)操作方法:切开复位方法同上。选择合适长度的钢板,要求骨折近端应至少置入 4 枚螺钉。注意钢板的准确放置,远端放置不能偏前,以免高出于股骨外髁关节面,影响髌骨关节活动。

4.切开复位逆行交锁钉内固定法

(1)适应证:部分 C1、C2 型骨折。

(2)操作方法:采用硬膜外麻醉或全麻,选择合适长度及直径的逆行交锁钉,首先复位髁部骨折,骨圆针临时固定,再复位髁上骨折,置入髓内钉。要求置钉时进针点必须准确,骨折良好复位,必要时一期良好植骨,术后早期进行功能锻炼。

(三)药物治疗

围绕骨折各个时期应用西药对症处理。

（四）康复治疗

1.功能锻炼

股骨髁部骨折在良好复位与坚强固定的条件下,强调早期有效的功能活动。常用的功能锻炼疗法如下。

（1）术后早期的主动及被动的关节活动度训练:股骨髁部骨折为关节内骨折,由于骨折部和股四头肌粘连加之关节内积血机化后的关节内粘连等,对膝关节的预后功能影响较大,故初始就应注意膝关节的功能锻炼,即筋骨并重原则。术后早期即应加强足踝部的屈伸活动及股四头肌的收缩,并及早实施被动活动髌骨关节,预防髌骨关节粘连,基本类似股骨髁上骨折,但更强调通过股骨滑车关节面在胫骨平台上的滚动以模造关节面。术后3周即可在卧床及保护下练习膝关节伸展运动,既可减轻膝关节粘连,又能预防股四头肌萎缩。6~8周骨折达到临床愈合后,可加大膝关节伸曲活动度,待骨折愈合牢固后,即可进行床沿屈膝法练习,继而下地在保护下训练起蹲运动等。

（2）持续被动运动:为预防股骨髁部骨折后关节制动导致的僵硬及蜕变,亦可遵从 Salter 提出的该方法。

2.物理疗法

（1）电疗:目前常用的仪器有骨创伤治疗仪、KD-Ⅲ治疗仪等,效果显著。

（2）其他物理疗法:包括光疗、水疗、冷疗等,多结合有具体药物应用,需康复专业技术人员参与执行。

（李双玉）

第六节　股骨干骨折

股骨干骨折是指股骨小转子下 2~5 cm 至股骨髁上 2~5 cm 的骨干骨折。

一、诊断

（一）病史

多有明显外伤史。多数骨折由强大的直接暴力所致,如打击、挤压等;一部分骨折由间接暴力引起,如杠杆作用、扭转作用、高处跌落等。前者多引起横断或粉碎性骨折,而后者多引起斜形或螺旋形骨折。儿童的股骨干骨折多为不全或青枝骨折,成人闭合性股骨干骨折后,内出血量可达 1 000~1 500 mL,开放性骨折则出血量更多。

（二）症状和体征

伤后肢体剧烈疼痛,不能站立,主动活动丧失,被动活动剧痛。局部严重肿胀、压痛,功能障碍,大多数患者可有明显短缩、成角及外旋畸形,以及骨异常活动和骨擦感。上段骨折可合并髋关节脱位;下段骨折可合并血管、神经损伤及膝部损伤;部分患者早期因失血量大或剧烈疼痛可发生创伤性休克,极少数患者有发生脂肪栓塞综合征的可能;因交通创伤造成的股骨干骨折常合并其他部位的损伤,如髋关节脱位、股骨颈及股骨转子间骨折。

（三）辅助检查

X线检查可明确诊断骨折类型,特别重要的是检查股骨转子及膝部体征,以免遗漏同时存在的其他部位的损伤。

二、分型

（一）根据骨折的形状分为 5 种类型

(1)斜形骨折:大多数由间接暴力引起,骨折线为斜形。

(2)螺旋形骨折:多由强大的旋转暴力引起,骨折线呈螺旋形。

(3)横断骨折:大多数由直接暴力引起,骨折线为横形。

(4)粉碎性骨折:骨折片在 3 块以上者,如砸压伤。

(5)青枝骨折:断端没有完全断离,多见于儿童。

（二）根据骨折部位分为 3 种类型

(1)股骨干上 1/3 骨折。

(2)股骨干中 1/3 骨折。

(3)股骨干下 1/3 骨折。

三、治疗

（一）非手术治疗

1.小夹板固定

(1)适应证:无移位或移位较少的新生儿产伤骨折。

(2)操作方法:将患肢用小夹板固定 2～3 周。对移位较大或成角较大的骨折,可行牵引配合夹板固定。因新生儿骨折愈合快,自行矫正能力强,轻度移位或成角可自行矫正。

2.悬吊皮牵引法

(1)适应证:3 岁以下儿童。

(2)操作方法:将患儿的两下肢用皮肤牵引,两腿同时垂直向上悬吊,其重量以患儿臀部稍稍离床为度。牵开后可采用推挤、叩合、端提捺正手法使骨折复位,然后行夹板外固定,一般牵引 4 周左右。

3.水平皮牵引法

(1)适应证:4～8 岁的患儿。

(2)操作方法:用胶布贴于患肢骨折远端内、外两侧,用绷带缠绕患肢放于垫枕或托马斯支架上,牵引重量 2～3 kg。上 1/3 骨折屈髋 50°～60°,屈膝 45°,外展 30°位牵引,必要时配合钢针撬压法进行复位固定;中 1/3 骨折轻度屈髋屈膝位牵引;下 1/3 骨折行屈髋屈膝各 45°牵引,以使膝后关节囊、腓肠肌松弛,必要时行一针双向牵引,即在牵引针上再挂一牵引弓向前牵引复位,减少骨折远端向后移位的倾向。4～6 周X线复查视骨折愈合情况决定是否去除牵引。

4.骨牵引法

(1)适应证:8～12 岁的儿童及成年患者。

(2)操作方法:中 1/3 骨折及远侧骨折端向后移位的下 1/3 骨折,用股骨髁上牵引;骨折位置很低且远端向后移位的下 1/3 骨折,用股骨髁间牵引;上 1/3 骨折及骨折远端向前移位的下 1/3 骨折,用胫骨结节牵引。儿童因骨骺未闭,可在髌骨上缘 2～3 横指或胫骨结节下 2～3 横指处的骨皮质上穿针牵引。儿童牵引重量约为 1/6 体重,时间约 3 周;成人牵引重量约为 1/7 体重,时间 8~10 周。上 1/3 骨折应置于屈髋外展位,中 1/3 骨折置于外展中立位,下 1/3 骨折远端向后移位时应置于屈髋屈膝中立位,同时用小夹板固定,第一周床边 X 线片复查对位良好,即可将牵引重量逐渐减轻至维持重量(一般成人用 5 kg,儿童用 3 kg)。若复位不良,应调整牵引的重量和方向,检查牵引装置和夹板松紧,保持牵引效能和良好固定,但要防止过度牵引。对于斜形、螺旋形、粉碎性及蝶形骨折,于牵引中自行复位,横断骨折的复位可待骨折重叠纠正后施行,须注意发生"背对背"错位者,应辅以手法复位。牵引期间应注意患肢功能锻炼。

(二)手术治疗

1.闭合髓内针内固定

(1)适应证:股骨上及中 1/3 的横断、斜形骨折,有蝶形骨折片或轻度粉碎性骨折及多发骨折。

(2)操作方法:术前先行骨牵引,重量为体重的 1/6,以维持骨折的力线及长度,根据患者全身情况,在伤后 3~10 天手术。在大转子顶向上做短纵向切口,长 3~4 cm,显露大转子顶部。在大转子顶内侧凹陷的外缘,在 X 线电视监视下插入导针,进入骨髓腔达骨折线处,复位后,沿导针打入髓内针通过骨折线进入远折端。

2.切开复位,加压钢板内固定

(1)适应证:股骨干上、中、下 1/3 段横断、斜形骨折。

(2)操作方法:手术在平卧位进行,大腿外侧切口,在外侧肌间隔前显露股骨干外侧面,推开骨膜后,钢板置于股骨干外侧。

3.角翼接骨板内固定

(1)适应证:对髓内针不能牢固固定的股骨下 1/3 骨折。

(2)操作方法:同切开复位加压钢板内固定,此接骨板有角翼,可同时在两个平面进行固定,此钢板应置于股骨干的外侧及前外侧。

4.带锁髓内针内固定

(1)适应证:适用于几乎所有类型的股骨干骨折,尤其适用于股骨中下 1/3 骨折及各段粉碎性骨折。

(2)操作方法:术前实施骨牵引 1 周,患者平卧或侧卧位,在牵引及 G 形或 C 形臂 X 线机监视下进行,手法复位后从大转子内侧插入导针,经骨折部达骨髓腔远端。借助瞄准器于大转子下向小转子方向经髓内针近侧横孔穿入 1~2 枚螺钉,锁住髓内钉。在髁上横孔经髓内针穿入 1~2 枚螺钉锁住远端。术后即可在床上活动,4~5 天依据骨折类型可适当扶拐下地活动。

(三)药物治疗

对开放性骨折出血过多或休克者,应用敏感抗生素抗菌消炎及液体支持疗法,输入成分血或全血。择期手术治疗,术前半小时预防性应用抗生素,术后一般应用 3 天。合并其他内科疾病应给予对症药物治疗。

(四)康复治疗

早期进行股四头肌舒缩锻炼及膝关节伸屈活动,2~3 周行牵引的患者则可撑臀、抬臀,逐渐大范围伸屈髋膝关节。行手术内固定者,视固定的可靠程度及折端愈合情况决定下床活动时间。去除牵引或外固定架后,可在小夹板保护下在床上锻炼 1~2 周,然后扶双拐下床逐渐负重活动。

(李双玉)

第七节　股骨远端骨折

股骨远端骨折不如股骨干和髋部骨折常见,在这类骨折中,严重的软组织损伤、骨折端粉碎、骨折线延伸到膝关节和伸膝装置的损伤常见,这些因素导致多数病例不论采用何种方法治疗其效果都是不十分满意。在过去 20 年,随着内固定技术和材料的发展,多数医师采用了各种内固定方法治疗股骨远端骨折。但股骨远端区域由于皮质薄、骨折粉碎、骨质疏松和髓腔宽等特点,使内固定的应用相对困难,有时即使有经验的医师也难以达到稳定的固定。虽然好的内固定方法能改善治疗的效果,但手术治疗这类骨折,远未达到一致的满意程度。

一、骨折分类

股骨远端骨折的分类还没有一个被广泛接受,所有分类都涉及关节外和关节内及单髁骨折,进一步根据骨折的移位方向和程度、粉碎的数量和对关节面的影响进行分类。解剖分类不能着重强调影响骨折治疗效果因素。

简单的股骨远端的分类是 Neer 分类,他把股骨髁间再分成以下类型:Ⅰ型移位小、Ⅱ型股骨髁移位包括内髁(A)外髁(B)、Ⅲ型同时合并股骨远端和股骨干的骨折,这种分类非常概括,对医师临床选择治疗和判断预后不能提供帮助。

Seinsheimer 把股骨远端 7 cm 以内的骨折分为 4 型。

Ⅰ型:无移位骨折(移位<2 mm 的骨折)。

Ⅱ型:涉及股骨髁,未进入髁间。

Ⅲ型:骨折涉及髁间窝,一髁或两髁分离。

Ⅳ型:骨折延伸到股骨髁关节面。

AO 组织将股骨远端分为 3 个主要类型:A(关节外);B(单髁);C(双髁)。每一型又分成 3 个亚型:A1,简单两部分骨折;A2,干楔形骨折;A3,粉碎性骨折;B1,外髁矢状面骨折;B2,内髁矢状面骨折;B3,冠状面骨折;C1,无粉碎股骨远端骨折(T 形或 Y 形);C2,远端骨折粉碎;C3,远端骨折和髁间骨折粉碎。从 A 型到 C 型骨折严重程度逐渐增加,在每一组也是自 1～3 严重程度逐渐增加(图 5-1)。

二、临床表现

(一)病史和体检

仔细询问患者的受伤原因,明确是车祸还是摔伤,对于车祸创伤的患者必须对患者进行全身检查和整个受伤的下肢检查,包括骨折以上的髋关节和骨折以下的膝关节和小腿,仔细检查血管及神经的情况,怀疑有血管损伤用多普勒超声检查,必要时进行血管造影。检查膝关节和股骨远端部位肿胀、畸形和压痛。活动时骨折端有异常活动和骨擦感,但这种检查没有必要,应迅速进行 X 线检查。

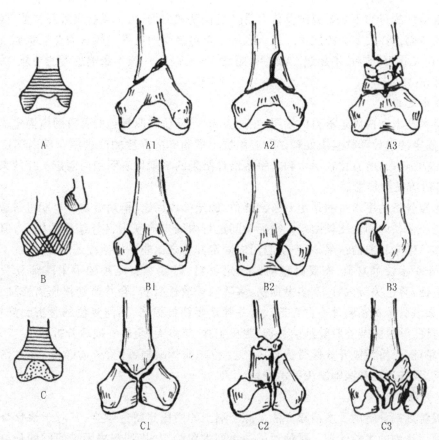

图 5-1　股骨远端骨折的 AO 分类

（二）X 线检查

常规摄膝关节正侧位片，如果骨折粉碎，牵引下摄正侧位骨折的形态更清楚，有利于骨折的分类，当骨折涉及膝关节骨折粉碎和合并胫骨平台骨折时，倾斜 45° 片有利于明确损伤范围，股骨髁间骨折进行CT 检查可以明确软骨骨折和骨软骨骨折。车祸所致的股骨远端骨折应包括髋关节和骨盆正位片，除外这些部位的骨折。如果合并膝关节脱位，怀疑韧带和半月板损伤，可进行 MRI 检查。正常肢体的膝关节的正侧位片对制订术前计划非常有用，有明确的膝关节脱位，建议血管造影，因为这种病例有 40％合并血管损伤。

三、治疗方法

（一）非手术治疗

传统非手术治疗包括闭合复位骨折，骨牵引和管形石膏，这种方法患者需要卧床，治疗时间长、花费大，不适合多发创伤和老年患者。闭合治疗虽然避免了手术风险，但经常遇到骨折畸形愈合和膝关节活动受限。

股骨远端骨折非手术治疗的适应证：不合并关节内的骨折。相关指征为：①无移位或不全骨折。②老年骨质疏松嵌插骨折。③无合适的内固定材料。④医师对手术无经验或不熟悉。⑤严重的内科疾病（如心血管、肺和神经系统疾病）。⑥严重骨质疏松。⑦脊髓损伤。⑧严重开放性骨折（GustiloⅢB 型）。⑨部分枪伤患者。⑩骨折合并感染。

非手术治疗的目的不是要解剖复位而是恢复长度和力线,由于骨折靠近膝关节,轻微的畸形可导致膝关节创伤性关节炎的发生。股骨远端骨折可接受的位置一般认为在冠状面(内外)不超过 7°畸形,在矢状面(前后)不超过 10°畸形,短缩 1～1.5 cm 一般不影响患者的功能,关节面移位不应超过 2 mm。

（二）手术治疗

由于手术技术和内固定材料的发展,在过去 25 年移位的股骨远端骨折的内固定治疗已被广泛接受,内固定的设计和软组织处理以及应用抗生素和麻醉方法的改进结合使内固定更加安全可靠。从 1970 年后,所有比较手术和非手术治疗结果的文献均表明用内固定治疗效果要好。

1.手术适应证及禁忌证

股骨远端骨折的手术目的是达到解剖复位、稳定的内固定、早期活动和早期进行膝关节的康复锻炼。这类损伤内固定比较困难。毫无疑问进行内固定有获得良好结果的机会,但内固定的并发症同样可带来较差的结果,不正确应用内固定其结果比非手术治疗还要差。

(1)由于手术技术复杂,需要完整的内固定材料、器械和有经验的手术医师及护理、康复。①手术适应证:移位关节内骨折、多发损伤、多数的开放性骨折、合并血管损伤需修补、严重同侧肢体损伤(如髌骨骨折和胫骨平台骨折)、合并膝重要韧带损伤、不能复位的骨折和病理性骨折。②相对适应证:移位关节外股骨远端骨折、明显肥胖、年龄大、全膝置换后骨折。

(2)禁忌证:严重污染开放性骨折ⅢB、广泛粉碎或骨缺损、严重骨质疏松、多发伤患者一般情况不稳定、设备不全和医师缺少手术经验。

2.手术方法

现在股骨远端骨折的手术治疗方法来源于瑞士的内固定研究学会,其对于治疗骨折的重要一部分是制订详细的术前计划。医师通过一系列术前绘图,找到解决困难问题的最好方法。可应用塑料模板,画出骨折及骨折复位后、内固定的类型和大小和螺钉的正确位置的草图。手术治疗股骨远端骨折的顺序是:①复位关节面。②稳定的内固定。③骨干粉碎部位植骨。④老年骨质疏松的骨折嵌插。⑤修补韧带损伤和髌骨骨折。⑥早期膝关节活动。⑦延迟、保护性负重。

患者仰卧位,抬高同侧髋关节有利于肢体内旋,建议用 C 形臂和透 X 线的手术床。多数患者用一外侧长切口,如远端骨折合并关节内骨折,切口需向下延长到胫骨结节。切口应在外侧韧带的前方,从肌间隔分离股外侧肌向前、向内牵拉,显露股骨远端,避免剥离内侧软组织,当合并关节内骨折,首先复位固定髁间骨折,一旦关节面不能解剖复位,可以做胫骨结节截骨,有利于广泛显露。

下一步复位关节外远端骨折,简单类型的骨折用克氏针或复位巾钳作为临时固定已足够,但粉碎性骨折最好用股骨牵开器。牵开器近端安置于股骨干,远端安置于股骨远端或胫骨近端,恢复股骨长度和力线。开始过牵有利于粉碎的骨折块接近解剖复位。在粉碎性远端骨折,用钢板复位骨折比骨折复位后上钢板容易。调节牵开器达到满意的复位。安置钢板后,静力或动力加压骨折端,但恢复内侧皮质的连续性能够有效保护钢板。如骨折粉碎,钢板对骨折近端或远端进行固定并跨过粉碎区域,在这种情况下,钢板可作为内夹板,如果注意保护局部软组织,骨折端有血液供给存在,则骨折能够快速塑形。

3.内固定

有两种内固定材料广泛用于股骨远端骨折:钢板和髓内针,由于股骨远端骨折损伤类型变化范围广,没有一种内固定材料适用于所有的骨折。术前必须仔细研究患者状况和 X 线片,分析

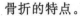

骨折的特点。

在手术前需考虑以下因素：①患者年龄。②患者行走能力。③骨质疏松程度。④粉碎程度。⑤软组织的情况。⑥是否存在开放性骨折。⑦关节面受累的情况。⑧骨折是单一损伤还是多发伤。

年轻患者内固定手术的目的是恢复长度和轴线以及进行早期功能锻炼。老年骨质疏松的患者，为加快骨折愈合进行骨折嵌插可以有轻微短缩和成角。Struhl建议对老年骨质疏松的远端骨折采用骨水泥的内固定。

（1）95°角钢板：对于多数远端骨折的患者需手术内固定治疗，95°角钢板由于内固定是一体，可对骨折提供最好的稳定，是一种有效的内固定物。在北美和欧洲用这种方法成功治疗了大量病例。当有经验的医师应用时，这种内固定能恢复轴线和达到稳定的内固定。但安放95°角钢板在技术上需要一个过程，因为医师需要同时考虑角钢板在三维平面的理想位置。

（2）动力加压髁螺钉：这种内固定的设计和髋部动力螺钉相似，多数医师容易熟悉和掌握这种技术，另外的特点是可以使股骨髁间骨折块加压，对骨质疏松的骨能够得到较好的把持。由于它能在矢状面自由活动，安置时只需要考虑两个平面，比95°角钢板容易插入。它的缺点是在动力加压螺钉和钢板结合部突出，需要去除部分外髁的骨质以保证外侧进入股骨髁，尽管进行了改进，它也比95°角钢板在外侧突出，髂胫束在突出部位的滑动可引起膝关节不适。另外，动力加压螺钉在侧板套内防止旋转是靠内在的锁定，所以在低位的远端骨折髁螺钉不能像95°角钢板一样提供远骨折端旋转的稳定性，至少需要1枚螺钉通过钢板固定在骨折远端，以保证骨折的稳定性。

（3）髁支持钢板：髁支持钢板是根据股骨远端外侧形状设计的一体钢板，它属宽动力加压钢板，远端设计为"三叶草"形，可供6枚6.5 mm的螺钉进行固定。力学上，它没有95°角钢板和动力加压髁螺钉坚强。髁支持钢板的问题是穿过远端孔的螺钉与钢板无固定关系，如应用间接复位技术，用牵开器进行牵开或加压时，螺钉向钢板移动，牵开产生的内翻畸形在加压后变为外翻畸形。应用这种器械严格限制在股骨外髁粉碎性骨折和髁间在冠状面或矢状面有多个骨折线的患者。一旦内侧严重粉碎，必须进行自体髂骨植骨，当正确应用髁支持钢板时，它也能够提供良好的力线和稳定性。

（4）微创内固定系统（1imited invasive stabilization system，LISS）：LISS的外形类似于髁支持钢板，它由允许经皮在肌肉下滑动插入的钢板柄和多个固定角度能同钢板锁定的螺钉组成，这些螺钉是可自钻、单皮质固定骨干的螺钉。LISS同传统固定骨折的概念不同，传统的钢板的稳定性依靠骨和钢板的摩擦，导致螺钉产生应力，而LISS是通过多个锁定螺钉获得稳定。LISS在技术上要求直接切开复位固定关节内骨折，闭合复位干骺部骨折，然后经皮在肌肉下固定，通过连接装置钻入螺钉，属于生物固定钢板，不需要植骨。主要用于长阶段粉碎的关节内骨折以及骨质疏松的患者，还可以用于膝关节置换后的骨折。但需要C形臂和牵开器等设备。

（5）顺行髓内针：顺行髓内针治疗股骨远端骨折非常局限。在股骨远1/3的骨干骨折可以选择顺行髓内针治疗，但对真正的远端骨折，特别是关节内移位的骨折，顺行髓内针技术很困难，而且对多种类型的关节内骨折达不到可靠的固定。股骨髁存在冠状面的骨折是应用这种技术的相对禁忌证。

对于股骨远端骨折进行顺行髓内针治疗。远端骨折低位时可以把髓内针末端锯短1～1.5 cm，以便远端能锁定2枚螺钉。需要注意的是在髓内针进入骨折远端时，近解剖复位很重要,如合并髁间骨折,在插入髓内针前在股骨髁的前后侧用 2～3 枚空心钉固定,所有骨折均愈合,无髓内针和锁钉折断发生。

(6)远端髓内针:远端髓内针是针对远端骨折和髁间骨折特别设计的逆行髓内针,这种髓内针是空心髓内针,接近末端有 8°的前屈适用于股骨髁后侧的形态。针的入口在髁间窝后交叉韧带的股骨止点前方,手术在 C 形臂和可透 X 线的手术床上操作,当有关节内骨折,解剖复位骨折,固定骨折块的螺钉固定在股骨髁的前侧或后侧,便于髓内针穿过,另外髓内针必须在关节软骨下几毫米才不影响髌股关节。

这种髓内针的优点是髓内针比钢板分担负荷好;对软组织剥离少,插入不需要牵引床,对于多发损伤可以节省时间。远端髓内针应用于股骨远端的 A 型、C1 和 C2 型骨折,也可以应用于股骨远端合并股骨干骨折或胫骨平台骨折,当合并髋部骨折时可以分别固定。可用于膝关节置换后假体周围骨折和骨折内固定失效的治疗。远端髓内针固定的禁忌证是膝关节活动屈曲<40°、膝关节伤前存在关节炎和感染病史与局部皮肤污染。

远端髓内针的缺点是膝关节感染、膝关节僵直、髌股关节退变和滑膜金属反应或螺钉折断。有几个理论上的问题影响远端髓内针的临床广泛应用,远端髓内针虽然从交叉韧带止点的前方插入,短期对交叉韧带的力学性能影响小,但长期可能影响对交叉韧带的血液供给。另外髓内针的入孔部位关节软骨受到破坏,实验证明入孔部位是由纤维软骨覆盖而不是透明软骨覆盖,屈曲 90°与髌骨关节相接触,长期也可能导致关节炎的发生。

临床上几个问题需要注意,一是膝关节活动受限,这容易与骨折本身和软组织损伤导致的膝关节活动受限相混淆。二是转子下骨折,由于髓内针末端位于转子下部位,这个部位是股骨应力最高的部位,可以造成髓内针末端的应力性骨折。另外术后感染的处理和髓内针的取出也是一个棘手的问题。

(7)可弯曲针和弹性针:Shelbourne 报告用 Rush 针闭合治疗 98 例股骨远端骨折,优良率为84%,只有 2 例不愈合和 1 例深部感染。

1970 年,Zickle 发明了为股骨远端设计的针,这种针干是可屈曲的,但末端是硬的弯曲,允许经髁穿入螺钉固定。Zickle 针设计切开插入,也可以闭合穿入。有股骨髁间骨折者需进行切开复位,使用螺钉固定,再插入 Zickle 针,这种针在粉碎性骨折不能防止短缩,经常需要钢丝捆绑,即使加用其他内固定仍常发生短缩。

(8)外固定架:外固定架并不常用于治疗股骨远端骨折,最常见的指征是严重开放性骨折,特别是ⅢB 损伤。对比较复杂的骨折类型,在应用外固定架之前,通常需要使用螺钉对关节内骨折进行固定,然后根据伤口的位置和骨折粉碎程度,决定是否需要外固定架的超关节固定。对于多数患者,外固定架可作为处理骨折和软组织的临时固定,一旦软组织条件允许,考虑更换为内固定,因此安放外固定架固定针时应尽量避免在切口和内固定物的位置。通常在骨折的远、近端各插入 2 枚 5 mm 的固定针,用单杆进行连接。如不稳定则需在前方另加一平面的固定。

外固定架的主要优点是快速、软组织剥离小、可维持长度、方便换药和患者能够早期下床活动;其缺点是针道渗出和感染,股四头肌粘连继发膝关节活动受限,骨折迟延愈合和不愈合增加以及去除外固定架后复位丢失等。

建议将外固定架用于治疗多发创伤的闭合性骨折,当患者一般情况不允许进行内固定时,可用外固定架作为临时固定,患者一般情况允许后再更换为内固定。

4.植骨

间接复位技术的发展减少了软组织剥离,过去内侧粉碎是植骨的绝对适应证,现在内固定方法减少了许多复杂股骨远端骨折植骨的必要性。植骨的绝对适应证是存在骨缺损,相对适应证是 AO 分型的 A3、C2 和 C3 型骨折以及严重开放性骨折延迟处理为防止发生不愈合而采取植骨。当植骨时,自体髂骨最适宜,老年骨质疏松的患者髂骨量少,可用异体松质骨。

5.开放性骨折

股骨远端开放性骨折占 5‰～10‰,伤口一般在大腿前侧,对伸膝装置有不同程度的损伤。与其他开放性骨折一样,需急诊处理,对骨折和伤口的彻底清创和冲洗是预防感染的重要步骤。对于Ⅲ度开放性骨折需要反复清创,除覆盖关节外,伤口敞开。当用内固定时需仔细考虑内固定对患者的利弊。内固定用于多发创伤、多肢体损伤、开放性骨折合并血管损伤和关节内骨折的患者。急诊内固定的优点是稳定骨折和软组织,便于伤口护理,减轻疼痛和肢体早期活动。缺点是由于对软组织进一步的剥离和破坏局部血液供给增加感染风险,如果发生感染,不仅影响骨折端的稳定,而且影响膝关节功能。

对于Ⅰ、Ⅱ和ⅢA骨折,有经验的医师喜欢在清创后使用可靠的内固定,对于ⅢB、ⅢC骨折最初使用超关节外固定架或骨牵引比较安全,再延期更换为内固定治疗。对经验少的医师,建议对所有的开放性骨折采取延期内固定,在进行清创和冲洗后,用夹板和骨牵引进行固定,在人员齐备的条件下做二期手术。

6.合并韧带损伤

合并韧带损伤不常见,术前诊断困难。在原始 X 线片可以发现侧副韧带和交叉韧带的撕脱性骨折。交叉韧带实质部和关节囊的撕裂则不能在普通 X 线片上获得诊断,最常见的韧带损伤是前交叉韧带断裂。股骨远端骨折常合并关节面粉碎、前交叉韧带一骨块发生撕脱,在固定股骨远端骨折时应尽可能固定这种骨-软骨块。

一期修补和加强或重建在有骨折和内固定物的情况下十分困难,禁忌在髁间窝开孔、建立骨隧道以重建韧带,否则有可能使骨折粉碎加重,使内固定不稳定,或由于存在内固定物而不可能进行,推荐非手术治疗交叉韧带实质部撕裂。在一定范围内活动和使用膝支具以及有效的康复锻炼可能使一些患者晚期不需要重建手术,在患者有持久的功能影响时,在骨折愈合后取出内固定再进行韧带重建手术。

7.血管损伤

发生率在 2‰～3‰。股骨远端骨折合并血管损伤的发生率较低,主要是由于血管近端在内收肌管和远端在比目鱼肌弓被固定,这种紧密的附着使骨折后对血管不发生扭曲,血管可以被直接损伤或被骨折端挫伤或间接牵拉导致损伤,临床检查足部感觉、活动和动脉搏动十分重要。

股骨远端骨折合并血管损伤的治疗应根据伤后的缺血时间和严重程度,如果动脉远端存在搏动(指示远端软组织有灌注),可首先固定骨折,如果动脉压迫严重或损伤超过 6 小时,则应优先建立血液循环,可以建立临时动脉侧支循环和修补血管,动脉修补通常需要静脉移植或人造血管。避免在骨折移位的位置修补血管,在随后的骨折固定中可能破坏吻合的血管,在修补血管时通过使用外固定架或牵开器可以临时固定骨折的长度和力线,缺血时间超过 6 小时在血管再通后骨筋膜室内张力增高或发生广泛软组织损伤,建议对小腿筋膜进行切开。

8.全膝置换后发生的股骨远端骨折

全膝置换后发生股骨远端骨折并不多见,发生率在 0.6%～2.5%,治疗上颇为困难。多数已发表的研究报道只包含有少量的病例。全膝置换后发生远端骨折的危险因素包括骨质疏松、类风湿关节炎、激素治疗、股骨髁假体偏前和膝关节再置换等。对全膝置换后发生的股骨远端骨折现在还没有非常理想的治疗方法,非手术治疗牵引时间长,骨折畸形和膝关节僵直的发生率高。手术治疗特别是进行膝关节再置换是一种主要手术方法,需要一个长柄的假体。骨质疏松限制了内固定的应用,骨折远端安置内固定物的区域小,有可能在骨折复位过程中造成股骨假体松动。

对老年无移位的稳定嵌插骨折,用支具制动 3 周就已足够。1 个月内每周摄 X 线片和进行复查,以保证获得满意的复位和轴线。

对移位粉碎性骨折则根据膝关节假体的情况,如假体松动,可以换一带柄的假体,如股骨部件不松动可行手术治疗。正确的内固定可以防止发生畸形,并允许早期行走和膝关节活动。

目前对于此类骨折流行使用逆行髓内钉或者 LISS 固定。

（李双玉）

第八节　胫骨平台骨折

胫骨平台骨折在普通人群中较为常见,在体育运动中如高速极限运动及高处坠落亦有发生。胫骨平台骨折多数涉及负重关节面,常合并韧带及半月板损伤。在诊断和治疗中既要考虑关节面的精确对位,又要创造条件,争取关节的早期功能活动。

一、损伤机制及分类

（一）压缩并外展

运动员从高处坠落,膝关节伸直并外展位,由于外侧平台外侧缘较股骨外髁宽约 0.5 cm,股骨外髁如楔子插向外侧平台,形成平台塌陷或劈裂骨折。塌陷骨折块挤压腓骨头,造成腓骨头或颈部骨折。若外翻幅度大,可同时发生内侧副韧带和前交叉韧带断裂(图 5-2)。

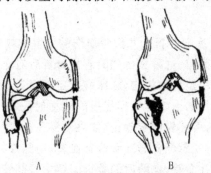

图 5-2　压缩并外展致胫骨外髁骨折
A.胫骨外髁塌陷骨折;B.胫骨外髁劈裂骨折

（二）压缩并内收

高处坠落,膝关节伸直并内收,由于股骨内髁与胫骨内侧平台的边缘基本对齐,股骨内髁冲压股骨平台,致使胫骨内侧平台骨折塌陷。骨折后因内侧副韧带的牵拉作用,骨折块向内、向下移位(图 5-3)。若内收严重,可合并发生腓骨头撕脱性骨折或腓总神经损伤。

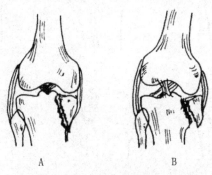

图 5-3 压缩并内收致胫骨内髁骨折

A.胫骨内髁塌陷骨折;B.胫骨内髁塌陷骨折合并旋转移位

（三）垂直压缩

高处坠落,足跟下地,股骨内外髁垂直撞击胫骨平台,地面的反作用力使胫骨平台由下向上加大撞击力,造成内、外两侧平台分离骨折或粉碎性骨折(图 5-4)。坠跌落地若同时伴有外翻力,则外侧平台损伤较重或移位较多,若同时伴随内收力,则内侧平台损伤较重。

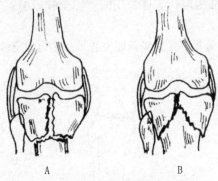

图 5-4 膝部垂直压缩致胫骨双髁骨折

A.胫骨髁 T 形骨折;B.胫骨髁 Y 形骨折

二、分类

（一）Hohl 将胫骨平台骨折分为 6 型

Ⅰ型:骨折无移位。

Ⅱ型:骨折处部分压缩。

Ⅲ型:胫骨髁劈裂又压缩骨折。

Ⅳ型:髁部压缩。

Ⅴ型:髁部劈裂。

Ⅵ型:胫骨平台严重粉碎性骨折(图 5-5)。

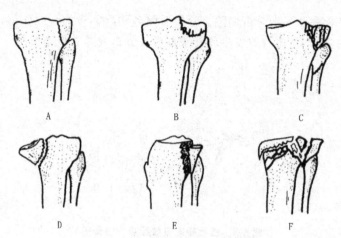

图 5-5 胫骨髁骨折 Hohl 分型

A.骨折无移位；B.部分压缩；C.劈裂压缩；D.全髁塌陷；E.劈裂骨折；F.粉碎性骨折

（二）Morre 分类法

将胫骨平台骨折分为两大类。

1.平台骨折

如下：①轻度移位。②局部压缩。③劈裂压缩。④全髁压缩。⑤双髁骨折。

2.骨折脱位

如下：①劈裂骨折。②全髁骨折。③边缘撕脱性骨折。④边缘压缩骨折。⑤四部骨折(图 5-6)。

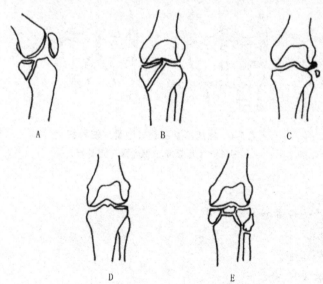

图 5-6 胫骨髁骨折 Morre 分类

A.劈裂骨折；B.全髁骨折；C.边缘撕脱性骨折；D.边缘压缩骨折；E.四部骨折

三、症状及诊断

（一）损伤史

强大暴力作用于膝部的损伤史，如高处坠落损伤等。

（二）胀肿疼痛

膝部肿胀,疼痛剧烈,严重者有膝外翻或内翻畸形。

（三）功能障碍

膝关节及小腿功能障碍或丧失,不能站立行走。膝关节有异常侧向活动。

（四）X线检查

可显示骨折形式或骨折块移位的方向。部分病例若仅有轻微塌陷骨折,X线片难以显示。分析膝关节X线片时应注意:①膝关节面切线。膝关节X线正位片,股骨关节面切线与胫骨关节面切线成平行关系。股骨纵轴与股骨关节面切线外侧夹角,正常值为75°～85°。胫骨纵轴与胫骨关节面连线的外侧夹角为85°～100°。膝关节内、外侧副韧带损伤、胫骨髁骨折移位或膝外翻时这种关系紊乱(图5-7)。②膝反屈角。膝关节X线侧位片,胫骨纵轴线与胫骨关节面连线后方之夹角称为膝反屈角,正常值少于90°。可以此衡量胫骨平台骨折移位及复位情况(图5-8)。

胫骨平台关节面正常时后倾10°～15°,故摄取正位片时球管也应后斜10°～15°,这样能更好地显示平台情况。有时须加拍左右斜位片,以防漏诊。

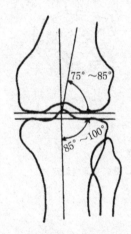

图5-7　膝关节面切线与外侧夹角

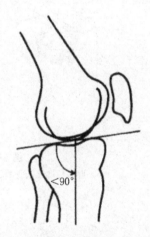

图5-8　膝反屈角,正常值<90°

（五）CT及MRI检查

清晰地显示关节面破坏情况及骨折移位的细微变化,可以客观地评估关节面压缩程度及骨折块的立体形状,从而为选择治疗方案提供依据。

四、治疗

胫骨平台骨折的治疗目的是解剖复位和恢复关节面的平整,维持轴向对线,同时修复韧带和半月板的损伤,重建关节的稳定性。

胫骨平台骨折有各种治疗方法,观点各有不同。确定治疗方案应根据患者全身情况、运动项目、年龄、有无合并损伤、骨折类型和程度等全面考虑,综合分析。

（一）无移位或轻度移位骨折

无移位骨折均可保守治疗,如Hohl I型。抽净关节积血,加压包扎,以石膏托制动3～4周。固定期间每周进行1～2次膝关节主动伸屈活动,负重行走应在8周后进行。

轻度移位塌陷及侧方移位不超过 1 cm,膝关节无侧向不稳定也可非手术治疗,如 HohlⅡ型。石膏托固定 4～6 周,固定期间进行股四头肌舒缩活动。每周进行 1～2 次膝关节主动伸屈活动。伤后 8 周膝部伸屈幅度应达到正常或接近正常。

（二）塌陷劈裂骨折

胫骨平台骨折塌陷明显或劈裂骨折,如塌陷超过 1 cm,关节不稳定或合并膝关节交叉韧带损伤、侧副韧带损伤,宜手术切开内固定。如有神经、血管损伤,应首先处理。侧副韧带及交叉韧带损伤应以可靠方式重建。对于一些塌陷明显的骨折,虽已将其撬起复位固定,由于下方空虚,复位后有可能又恢复到原来塌陷的位置。如平台塌陷严重,复位后空隙较大,须用骨松质或人工骨充填。若关节面已严重粉碎或不复存在,可将与胫骨髁关节面相似的髌骨软骨面放在关节面的位置上,下方空隙处填以骨松质,填实嵌紧,然后实施内固定(图 5-9)。胫骨髁骨折可采用骨松质螺钉加骨栓内固定(图 5-10),也可以支撑钢板内固定。胫骨双髁严重粉碎性骨折可采用支撑钢板或加骨栓内固定(图 5-11、图 5-12)。此类骨折内固定要坚固可靠,防止因骨折块松动而导致关节面错位和不平整。术后外固定 3～4 周拆除,行膝关节伸屈练习直至正常活动。术后第 2 周开始,每周安排 1～2 次股四头肌主动伸屈活动。

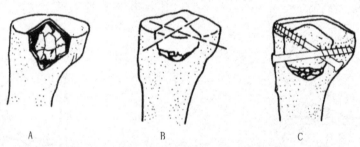

图 5-9　胫骨髁塌陷骨折植骨内固定

A.胫骨内髁塌陷骨折;B.先以克氏针将植骨块临时固定;C.螺钉交叉内固定

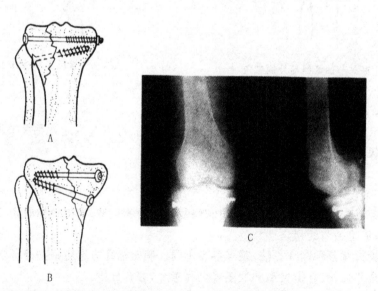

图 5-10　胫骨单髁骨折骨松质螺钉加骨栓内固定

A、B.胫骨单髁骨折骨松质螺钉加骨栓内固定;C.胫骨单髁骨折骨松质螺钉加骨栓内固定术后 X 线片

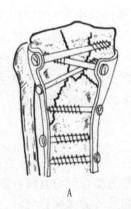
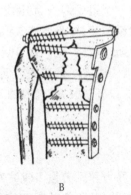

A   B

图 5-11 胫骨双髁粉碎性骨折内固定

A.胫骨双髁骨折双钢板内固定;B.胫骨双髁骨折钢板加骨栓内固定

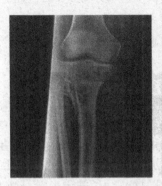
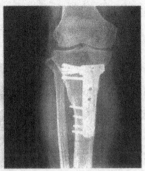

图 5-12 胫骨平台骨折及内固定

胫骨平台骨折如合并骨筋膜室综合征,应早期切开筋膜室减压,避免肢体因血液循环障碍而坏死。

(三)关节镜监测下复位固定

通过关节镜监测可了解平台塌陷状况及有无韧带、半月板损伤。关节外开窗撬拔复位,植骨加支撑钢板固定,在关节镜辅助监测下可了解复位情况、关节面是否平整等。韧带或半月板损伤可在关节镜下修复或切除。利用关节镜手术可减少创伤干扰,有利于膝关节功能的尽快恢复。

（李双玉）

第九节 髌 骨 骨 折

髌骨骨折占全部骨折损伤的 10%,多见成年人。

髌骨略呈三角形,尖端向下,被包埋在股四头肌腱部,其后方是软骨面,与股骨两髁之间软骨面相关节,即髌股关节。髌骨后方之软骨面有条纵嵴,与股骨髁滑车的凹陷相适应,并将髌骨后软骨面分为内、外两部分,内侧者较厚,外侧者扁宽。髌骨下端通过髌韧带连于胫骨结节。

髌骨是膝关节的一个组成部分,切除髌骨后,在伸膝活动中可使股四头肌肌力减少 30% 左右,因此,髌骨有保护膝关节、增强股四头肌肌力、伸直膝关节最后 10°～15° 的作用,除不能复位的粉碎性骨折外,应尽量保留髌骨。髌骨后面是完整的关节面,其内外两侧分别与股骨内外髁前面形成髌股关节,在治疗中应尽量使关节面恢复平整,减少髌股关节炎的发生。横断骨折有移位者,均有股四头肌腱扩张部断裂,致使股四头肌失去正常伸膝功能,治疗髌骨骨折时,应修复肌腱扩张部的连续性。

一、病因

骨折病因为直接暴力和肌肉强力收缩所致。直接暴力多因外力直接打击在髌骨上,如撞伤、踢伤等,骨折多为粉碎性,其髌前腱膜及髌骨两侧腱膜和关节囊多保持完好,骨折移位较小,亦可为横断骨折、边缘骨折或纵向劈裂骨折。肌肉强力收缩者,多由于股四头肌猛力收缩,所形成的牵拉性损伤,如突然滑倒时,膝关节半屈曲位,股四头肌骤然收缩,牵拉髌骨向上,髌韧带则固定髌骨下部,而股骨髁部向前顶压髌骨形成支点,3 种力量同时作用造成髌骨骨折。肌肉强力收缩多造成髌骨横断骨折,上下骨块有不同程度的分离移位,髌前筋膜及两侧扩张部撕裂严重。

二、诊断要点

有明显外伤史,伤后膝前方疼痛、肿胀,膝关节活动障碍。检查时在髌骨处有明显压痛,粉碎性骨折可触及骨擦感,横断骨折有移位时可触及一凹沟。膝关节正侧位 X 线片可明确诊断。

X 线检查时需注意:侧位片虽然对判明横断骨折以及骨折块分离最为有用,但不能了解有无纵向骨折以及粉碎性骨折的情况。而斜位片可以避免髌骨与股骨髁重叠,既可显示其全貌,更有利于诊断纵向骨折、粉碎性骨折及边缘骨折。摄斜位片时,若为髌骨外侧损伤可采用外旋 45°位,如怀疑内侧有损伤时,则可取内旋 45°。如临床高度怀疑有髌骨骨折而斜位及侧位 X 线片均未显示时,可再摄髌骨切线位 X 线片(图 5-13)。

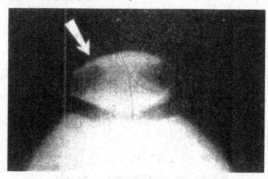

图 5-13　髌骨切线位 X 线片

三、治疗方法

髌骨骨折属关节内骨折,在治疗时必须达到解剖复位并修复周围软组织损伤,才能恢复伸膝装置的完整,防止创伤性关节炎的发生。

(一)整复固定方法

1.手法整复外固定

(1)整复方法:复位时先将膝关节内积血抽吸干净,注入 1% 普鲁卡因 5～10 mL,起局部麻醉作用,而后患膝伸直,术者立于患侧,用两手拇、示指分别捏住上下方骨折块,向中心对挤即可合拢复位。

(2)固定方法。①石膏固定法:用长腿石膏固定患膝于伸直位。若以管型石膏固定,在石膏塑形前摸出髌骨轮廓,并适当向髌骨中央挤压使骨折块断面充分接触,这样固定作用可靠,可早期进行股四头肌收缩锻炼,预防肌肉萎缩和粘连。外固定时间不宜过长,一般不要超过6周。髌骨纵向骨折一般移位较小,用长腿石膏夹固定4周即可。②抱膝圈固定法:可根据髌骨大小,用胶皮电线、纱布、棉花做成套圈,置于髌骨处,并将4条布带绕于托板后方收紧打结,托板的两端用绷带固定于大小腿上。固定2周后,开始进行股四头肌收缩锻炼,3周后下床练习步行,4~6周后去除外固定,做膝关节不负重活动。此方法简单易行,操作方便,但固定效果不够稳定,有再移位的可能,注意固定期间应定时检查纠正。同时注意布带有无压迫腓总神经,以免造成腓总神经损伤。③闭合穿针加压内固定:适用于髌骨横断骨折者。方法是皮肤常规消毒、铺巾后,在无菌操作下,用骨钻在上下方骨折块分别穿入一根钢针,注意进针方向须与髌骨骨折线平行,两根针亦应平行,穿针后整复。骨折对位后,将两针端靠拢拉紧,使两骨折块接触,稳定后再拧紧固定器螺钉,如无固定器亦可代之以不锈钢丝。然后用乙醇纱布保护针孔,防止感染,术后用长木板或石膏托将膝关节固定于伸直位(图5-14)。④抓髌器固定法:方法是患者取仰卧位,股神经麻醉,在无菌操作下抽净关节内积血,用双手拇、示指挤压髌骨使其对位。待复位准确后,先用抓髌器较窄的一侧钩刺入皮肤,钩住髌骨下极前缘和部分髌腱。如为粉碎性骨折,钩住其主要的骨块和最大的骨块,然后再用抓髌器较宽的一侧,钩住近端髌骨上极前缘亦即张力带处。如为上极粉碎性骨折,先钩住上极粉碎性骨块,再钩住远端骨块。注意抓髌器的双钩必须抓牢髌骨上下极的前侧缘。最后将加压螺旋稍加拧紧使髌骨相互紧密接触。固定后要反复伸屈膝关节以磨造关节面,达到最佳复位。骨折复位后应注意对抓髌器螺旋盖压力的调整,因为其为加压固定的关键部位,松则不能有效地维持对位,紧则不能产生骨折自身磨造的效应(图5-15)。⑤髌骨抱聚器固定法:电视X线透视下无菌操作,先抽尽膝关节腔内积血,利用胫骨结节髌骨外缘的关系,在胫骨结节偏内上部位,将抱聚器的下钩刺穿皮肤,进入髌骨下极非关节面的下方,并向上提拉,确定是否抓持牢固。并用拇指后推骨折块,让助手两手拇指在膝关节两旁推挤皮肤及皮下组织向后以矫正翻转移位。将上针板刺入皮肤,扎在近折块的前侧缘上,术者一手稳住上下针板,令助手拧动上下手柄,直至针板与内环靠近,术者另一手的拇指按压即将接触的折端,并扣压内、外侧缘,以防侧方错位,并加压固定。再利用髌骨沿股间窝下滑和膝关节伸屈角度不同及髌股关节接触面的变化,伸屈膝关节,纠正残留成角和侧方移位。应用髌骨抱聚器治疗髌骨骨折具有骨折复位稳定、加速愈合、关节功能恢复理想的优点(图5-16)。

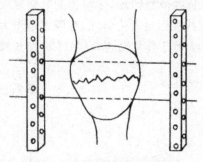

图5-14 闭合穿针加压内固定

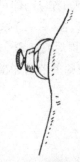

图5-15 抓髌器固定法

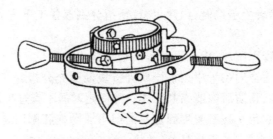

图 5-16　髌骨抱聚器固定法

2.切开复位内固定

适用于髌骨上下骨折块分离在 1.5 cm 以上、不易手法复位或其他固定方法失败者。方法是在硬膜外麻醉或股神经加坐骨神经阻滞麻醉下，取膝前横弧形切口，切开皮肤皮下组织后，即进入髌前及腱膜前区，此时可见到髌骨的折面及撕裂的支持带，同时有紫红色血液由裂隙涌出，吸净积血，止血，进行内固定。目前以双 10 号丝线、不锈钢丝、张力带钢丝内固定为常用(图 5-17)。

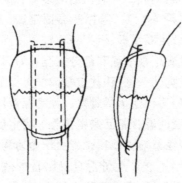

图 5-17　张力带钢丝内固定

(二)药物治疗

髌骨骨折多瘀肿严重,初期可用利水逐瘀法以祛瘀消肿。若采用穿针或外固定器治疗者,可用解毒饮加泽泻、车前子;肿胀消减后,可服接骨丹;后期关节疼痛活动受限者,可服养血止痛丸。外用药初期肿胀严重者,可外敷消肿散。无移位骨折,可外贴接骨止痛膏。去固定后,关节强硬疼痛者,可按摩展筋丹或展筋酊,并可用活血通经舒筋利节之苏木煎外洗。

(三)功能康复

复位固定肿胀消退后,即可下床活动,让膝关节有小量的伸屈活动,使髌骨关节面得以在股骨滑车的磨造中愈合,有利于关节面的平复。2～3 周,有托板固定者应解除,有限度地增大膝关节的活动范围,6 周后骨折愈合去固定后,可用指推活髌法解除髌骨粘连,以后逐步加强膝关节屈伸活动锻炼,使膝关节功能早日恢复。

(李双玉)

第十节　胫腓骨骨折

胫腓骨由于部位的关系,遭受直接暴力打击的机会较多,因此胫腓骨骨折在全身长管状骨骨折中最为多见,约占全身骨折的 13.7%。其中以胫腓骨双骨折最为常见,胫骨骨折次之,单纯腓骨骨折最少。因胫骨前内侧紧贴皮肤,所以开放性骨折比较多见,有时伴有广泛的软组织、神经、血管损伤,甚至污染严重,组织失活。这给治疗带来了很大的困难,选择一种最好的治疗方法,一直是骨折治疗的研究方向。

一、发病机制

(一)直接暴力

胫腓骨骨折多见于交通事故和工伤,可能是撞击伤、车轮碾压伤、重物打击伤。暴力常来自小腿的前外侧,所造成的胫腓骨骨折往往在同一水平面上,骨折线多呈横断形或短斜形,可在暴力作用侧有一三角形的碎骨片。骨折后,骨折端多有重叠、成角、旋转等移位。较大暴力或交通事故伤多为粉碎性骨折,有时呈多段,因胫骨前内侧位于皮下,骨折端极易穿破皮肤,肌肉也会有较严重的挫伤。即使未穿破皮肤,如果挫伤严重,血运不好,亦可发生皮肤坏死、骨外露,容易继发感染。巨大暴力的碾挫、绞轧伤可能会有大面积皮肤剥脱,肌肉撕裂,神经、血管损伤和骨折端裸露。

(二)间接暴力

多为高处坠落、旋转暴力扭伤、滑跌等所致的骨折,骨折线多呈长斜形或螺旋形,胫腓骨骨折常不在同一平面上,即胫骨在中下端而腓骨可能在上端,一般腓骨骨折线较胫骨骨折线高。软组织损伤一般较轻,有时骨折移位后骨折端可戳破皮肤形成开放性骨折,这种开放性骨折比直接暴力所造成的污染好得多,软组织损伤轻,出血少。

骨折的移位取决于外力的大小、方向,肌肉收缩和伤肢远端重量等因素。暴力较多来于小腿的外侧,因此可使骨折端向内侧成角,小腿的重力可使骨折端向后侧倾斜成角,足的重量可使骨折远端向外旋转,肌肉收缩又可使两骨折端重叠移位。儿童胫腓骨骨折遭受的外力一般较小,而且儿童的骨皮质韧性较大,多为青枝骨折。

二、分类

对骨折及伴随软组织损伤的范围和类型进行分类可以让医师确定最佳的治疗方案,也可使医师能追够踪治疗的结果。

胫骨骨折的 OTA 分型:胫骨骨折分为 42-A、42-B、42-C 三大型,每型又分为 3 种亚型(图 5-18)。

(一)42-A 型

A1:简单骨折,螺旋形。

A2:简单骨折,斜形(成角≥30°)。

A3:简单骨折,横形(成角<30°)。

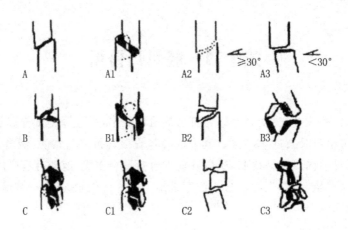

图 5-18 胫骨骨折 OTA 分型

（二）42-B 型

B1：蝶形骨折，蝶形块旋转。

B2：蝶形骨折，蝶形块弯曲。

B3：蝶形骨折，蝶形块游离。

（三）42-C 型

C1：粉碎性骨折，骨折块旋转。

C2：粉碎性骨折，骨折块分段。

C3：粉碎性骨折，骨折块不规则。

三、临床表现及诊断

临床检查局部疼痛明显，肿胀及压痛，可有典型的骨折体征，骨折有移位时畸形明显，可表现为小腿外旋、成角、短缩。应注意是否有神经、血管损伤，检查足趾伸屈活动是否受影响，足背动脉和足跟内侧动脉搏动强度及小腿张力是否增高。

骨折引起的并发症往往比骨折本身产生的后果更加严重，应避免漏诊，需尽早处理。小腿远端温暖以及足背动脉搏动未消失绝非供血无障碍的证据，有任何可疑时，都有必要进行多普勒超声检查，甚至动脉造影。对小腿的肿胀应有充分的警惕，尤其是触诊张力高、足趾伸屈活动引起相关肌肉疼痛时，有必要进行筋膜室压力的检查和动态监测。

软组织损伤的程度需要仔细地检查和评估，有无开放性伤口，有无潜在的皮肤剥脱、坏死区。捻挫伤对皮肤及软组织都会造成严重的影响，有时皮肤和软组织损伤的实际范围需要经过数天的观察才能确定。这些对于骨折的预后有重要的意义。

儿童青枝骨折或裂缝骨折临床无明显畸形，受伤小腿可抬举，仅表现为拒绝站立及行走，临床检查时使伤侧膝关节伸直，在足跟部轻轻用力扣击，力量可传导至骨折端，使局部产生明显疼痛。

X 线检查可进一步了解骨折的类型及移位，分析创伤机制、骨膜损伤程度以及移位趋势等。X 线检查时应注意包括整个小腿，有些胫腓骨双骨折的骨折线不在同一水平面上，可因拍摄范围不够而容易漏诊，也不能正确地判断下肢有无内、外翻畸形。

四、治疗

胫腓骨骨折的治疗目的是恢复小腿的负重功能。完全纠正骨折端的成角和旋转畸形,维持膝、踝两关节的平行,使胫骨有良好的对线,小腿才能负重。在治疗过程中重点在于胫骨,因为胫骨是下肢的主要负重骨,只要胫骨骨折能达到解剖复位,腓骨骨折一般也会有良好的对位、对线,不一定强求解剖复位,但有时腓骨骨折的解剖复位固定有助于稳定其他结构。

每例骨折都各具有其特殊性,应根据每个患者的具体情况,如骨折类型、软组织损伤程度及有无复合伤等,进行客观的评价和判断,决定选择外固定还是开放复位内固定。

(一)闭合复位外固定

适用于稳定骨折、经复位后骨折面接触稳定无明显移位趋势的不稳定骨折。稳定骨折无移位、青枝骨折、经复位后骨折面接触稳定无明显移位趋势的横断骨折、短斜形骨折等,在麻醉下进行手法骨折闭合复位,长腿石膏外固定。复位尽量达到解剖复位,但坚决反对反复多次的、甚至是暴力式的整复,如果复位不满意,宁可改行开放复位内固定。膝关节应保持在20°左右的轻度屈曲位,以利控制旋转。如果屈曲过多,伸膝装置紧张,牵拉胫骨近端使得近骨折端上抬,骨折向前成角。踝关节应固定在功能位,避免造成踝关节背伸障碍,行走以及下蹲困难。石膏干燥坚固后可扶拐练习患足踏地及行走,2~3周后可开始去拐循序练习负重行走。

(二)跟骨牵引外固定

适用于斜形、螺旋形、轻度粉碎性的不稳定骨折以及严重软组织损伤的胫腓骨骨折。对于不稳定骨折,单纯的外固定可能不能维持良好的对位、对线。可在麻醉下行跟骨穿针,牵引架上牵引复位,短腿石膏外固定,用4~6 kg重量持续牵引,应注意避免过度牵引。3周左右后,达到纤维连接,可除去跟骨牵引,改用长腿石膏继续固定直至骨愈合。

骨折手法复位后,对于稳定骨折,对位、对线良好者,可考虑应用小夹板外固定。小夹板外固定的优点是不超关节固定,膝、踝两关节的活动不受影响,如果能够保持良好的固定,注意功能锻炼,骨折愈合往往比较快,因此小夹板外固定的愈合期比石膏外固定者为短。但小夹板外固定的部位比较局限,压力不均匀,衬垫处皮肤可发生压疮,甚至坏死,需严密观察;小夹板外固定包扎过紧可能造成小腿骨筋膜室综合征,应注意防止。

石膏固定的优点是可以按照肢体的轮廓进行塑型,固定牢靠,尤其是管型石膏。Sarmiento认为膝下管型石膏能减少胫骨的旋转活动,其外形略似髌腱承重假体,使承重力线通过胫骨髁沿骨干达到足跟,可以减少骨延迟愈合及骨不愈合的发生率,并能使膝关节功能及时恢复,骨折端可能略有短缩,但不会发生成角畸形。但如果包扎过紧,可造成肢体缺血,甚至发生坏死;包扎过松、肿胀减轻后、肌肉萎缩都可使石膏松动,骨折发生移位。因此石膏固定期间应随时观察,包扎过紧应及时松开,发生松动应及时小心更换。长腿石膏固定的缺点是超关节范围固定,可能影响膝、踝两关节的活动功能,延长胫骨骨折的愈合时间。因此,可在长腿石膏固定6~8周后,骨痂已有形成时,改用小夹板外固定,开始循序功能锻炼。

闭合复位外固定虽经常发生一些较小的并发症,但却有较高的骨折愈合率,很少发生严重的并发症,而且经济。它适用于多种类型的胫腓骨骨折的治疗,但需要花费较长的时间,需要医师的耐心、责任心以及患者的信心和配合。

跟骨牵引复位外固定有其独特的优点,但随着骨折固定方法的日新月异,现在已很少作为胫腓骨骨折的终极治疗,而往往是早期治疗的权宜之计。长时间的牵引会严重影响患者的活动,可能会引起一系列并发症,尤其是老年人,更需警惕。

（三）开放复位内固定

胫腓骨骨折的骨性愈合时间一般较长,长时间的石膏外固定,对膝、踝两关节的功能必然造成影响。而且,由于肿胀消退、肌肉萎缩及负重等原因,石膏外固定期间很可能发生骨折再移位,造成骨折畸形愈合,功能障碍。因此,对于不稳定胫腓骨骨折采用开放复位内固定者日益增多。根据不同类型的骨折可采用螺钉固定、钢板螺钉固定、髓内钉固定等内固定方法。

1.螺钉固定

适用于长斜形骨折及螺旋形骨折。长斜形骨折或螺旋形骨折开放复位后,采用1~2枚螺钉在骨折部位固定,可按拉力螺钉固定技术固定。通常这些拉力螺钉与骨折线呈垂直拧入。1~2枚螺钉固定仅能维持骨折的对位,固定不够坚强,需要持续石膏外固定10~12周。尽管手术操作简单,但整个治疗过程中仍需要石膏外固定,因此临床应用受到限制。

2.钢板螺钉固定

不适合于闭合治疗的,尤其是不稳定的胫腓骨骨折均可应用。应用钢板螺钉,尤其是加压钢板治疗胫腓骨骨折时,应该采用改进的钢板固定技术和间接复位技术,小心仔细处理软组织,否则会引起骨的延迟愈合及很高的并发症发生率。加压钢板的类型有多种,应针对不同类型骨折做出不同的选择,就目前医疗情况而言,LC-DCP为首选。应用近年来发展起来的LISS,通过闭合复位,经皮钢板固定的方法治疗胫腓骨骨折,具有操作简便、手术损伤小、固定可靠、术后恢复和骨折愈合快的优点,值得在有条件的单位推广使用。

胫骨前内侧面仅有皮肤覆盖,缺乏肌肉保护,所以习惯把钢板置于胫骨前外侧肌肉下面。但这样不能获得最大的稳定性以及最大限度地保护局部血运。

AO学派非常强调,骨干骨折的钢板应置于该骨的张力侧。从步态的力学分析,人体的重力线交替落于负重肢胫骨的内或外侧,并不固定,所以AO学派没有提出胫骨的张力侧何在,也没有强调钢板应置于胫骨的内侧。

从骨折的创伤机制和肌肉收缩作用而言,胫腓骨骨折的移位趋势多为向前内侧成角,前内侧的骨膜多已断裂,而后外侧则是完整的,是软组织的铰链之所在。因此胫骨的张力侧在内侧,外侧是完整的软组织铰链。钢板置于胫骨内侧,既可使内侧的张应力转为压应力,又可利用其外侧的软组织铰链增强骨折复位后的紧密接触以及稳定。

另外,胫骨前内侧的骨膜严重破坏,局部血运破坏,保护对侧完整的骨膜以保护尚存的血液供给极为重要。如果按照旧习惯,把钢板置于外侧,则不仅将仅存的来自骨膜的血液供给完全破坏,也将滋养动脉破坏,危及髓内血液供给。可见,就大多数胫腓骨骨折而言,钢板放在胫骨内侧可达到骨折稳定的要求,也符合保护局部血运的原则。这也正是BO所要求的。

所以当胫骨前内侧软组织条件许可的情况下,钢板应放在内侧,但由于胫骨前内侧的皮肤及皮下组织较薄,严重损伤后容易坏死,可把钢板放在胫前肌的深面、胫骨的外侧。

3.髓内钉固定

大部分需要手术治疗的胫腓骨骨折,可采用髓内钉治疗(图5-19),尤其是不稳定性、节段性、双侧胫腓骨骨折。用于胫骨的髓内钉有多种,如Ender钉、Lottes钉、矩形钉、自锁钉、交锁钉等。Ender钉、Lottes钉适合治疗轴向稳定的各型胫腓骨骨折,它可以防止胫骨发生成角畸形,但可能发生骨折端旋转、横移位等,有将近50%的患者仍需要石膏辅助固定。Wiss等建议对发生在膝下7.5 cm至踝上7.5 cm范围并至少有25%的骨皮质接触的骨折方可用Ender钉治疗。

胫骨交锁髓内钉基本上解决了对旋转稳定性的控制,可用于膝下 7 cm 至踝上4 cm的轴向不稳定骨折。

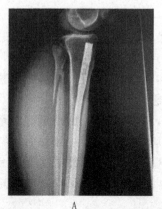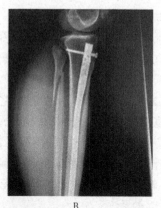

图 5-19　胫骨骨折交锁髓内钉固定术

胫骨交锁髓内钉的直径一般为 11~15 mm。距钉的顶部 4.5 cm 处有 15°的前弯,以允许髓内钉进入胫骨近端的前侧部位;在钉的远端 6.5 cm 处有 3°的前弯,在插髓内钉时起到一个斜坡的作用,以减少胫骨后侧皮质粉碎的机会;髓内钉的近端和远端各有两个孔道,以供锁钉穿过;锁钉为 5 mm 的自攻丝骨螺钉。

对于骨干峡部的稳定性胫腓骨骨折,如横断、短斜形、非粉碎性骨折等,可以采用动力型胫骨交锁髓内钉,有利于骨折端间的紧密接触乃至加压。对于所有不稳定性胫腓骨骨折,髓内钉的近、远两端各需锁2枚锁钉,以维持肢体的长度及控制旋转。Ekeland 等报告应用胫骨交锁髓内钉获得较好的结果,但他们认为应慎用动力型或简单的无锁胫骨交锁髓内钉,因为大部分的并发症都发生于动力型胫骨交锁髓内钉,他们也不赞成对胫骨交锁髓内钉常规地做动力性加压处理。

由于不扩髓和扩髓相比具有以下潜在优点:手术时间短,出血少,合并严重闭合性软组织损伤者能较少地干扰骨内膜血液供给等。所以大多数学者推荐采用不扩髓髓内钉。Keating 等报告了一项随机前瞻性研究,他们对不扩髓和扩髓胫骨交锁髓内钉所治疗的开放胫腓骨骨折进行了比较,除不扩髓组的锁钉断裂较高外,不扩髓和扩髓胫骨交锁髓内钉治疗的开放胫腓骨骨折的其他结果在统计学上没有显著性差异。Duwelius 等建议将不扩髓交锁髓内钉用于治疗合并较严重软组织损伤的胫腓骨骨折,而将扩髓交锁髓内钉用于治疗没有明显软组织损伤者。

值得一提的是,由于胫骨交锁髓内钉治疗胫腓骨骨折日渐盛行,使得一些骨科医师将其应用范围扩大至更靠近近端和远端。因此,在胫骨近 1/3 骨折采用交锁髓内钉治疗,出现胫骨对线不良成为常见问题,应引起重视。

4.外支架固定

无论是闭合或开放性胫腓骨骨折均可应用,尤其是后者,更有实用价值。用于合并有严重皮肤软组织损伤的胫腓骨骨折,不仅可使骨折得到稳定固定,而且方便皮肤软组织损伤的观察和处理。用于粉碎性骨折或伴有骨缺损时,可以维持肢体的长度,有利于晚期植骨。而且不影响膝、踝关节的活动,甚至可以带着外支架起床行走,所以近年来应用较广。

五、预后

(一)骨筋膜室综合征

骨筋膜室综合征主要发生在小腿、前臂以及足,以小腿更为多见,也更加严重。它并不是只发生于高能量损伤,也并不是只发生于闭合性损伤中,低能量的损伤和开放性损伤也可出现。小腿的肌肉等软组织损伤或骨折后出血形成血肿,加上反应性水肿,或包扎过紧,使得筋膜间室内压力增高,可以造成血液循环障碍,形成骨筋膜室综合征。

小腿的骨筋膜室综合征发生于胫前间隙最多,胫后间隙次之,外侧间隙最少,多数有多间隙同时发生。胫前间隙位于小腿前外侧,内有胫前肌、伸趾肌、第三腓骨肌、胫前动静脉和腓深神经。当间隙内压力升高时,小腿前外侧肿胀变硬,明显压痛,被动伸屈足趾时疼痛明显加剧,随后发生伸趾肌、胫前肌麻痹,背伸踝关节和伸趾无力,但由于腓动脉有交通支与胫前动脉相同,因此,早期足背动脉可以触及。

骨筋膜室综合征是一种进行性疾病,刚开始时症状可能不明显,一旦遇到可疑情况,应密切观察,多做检查,做到早期确诊、及时处理,避免严重后果。由于骨筋膜室综合征筋膜室内压力增高所致,早期的切开减压是有效的治疗手段。要达到减压的目的,就要把筋膜室的筋膜彻底打开。早期的彻底切开减压是防止肌肉、神经发生坏死以及永久性功能损害的有效方法。

(二)感染

开放性胫腓骨骨折行钢板内固定后,发生感染的概率最高。Johner 和 Wruhs 报告当开放性胫腓骨骨折应用钢板内固定时,感染率增加到 5 倍。但随着医疗技术和医药的不断发展,感染的发生率明显下降。尽管如此,仍不可小视。对于开放性胫腓骨骨折,有条件地选择胫骨交锁髓内钉和外支架固定是明智的。一旦感染发生,应积极治疗。先选择有效的药物以及充分引流,感染控制后,应充分清创,清除坏死组织、骨端间的无血运组织以及死骨,然后在骨缺损处植入松质骨条块,闭合创口,放置引流管做持续冲洗引流,引流液中加入有效抗生素,直至冲洗液多次培养阴性。如果原有的内固定已经失效,或妨碍引流,则必须取出原有的全部内固定物,改用外支架固定。如果创口无法直接闭合,应选择肌皮瓣覆盖,或者二期闭合。

(三)骨延迟愈合、不愈合和畸形愈合

胫腓骨骨折的愈合时间较长,不愈合的发生率较高。导致胫腓骨骨折延迟愈合、不愈合的原因很多,大致可以分为骨折本身因素和处理不当两大类,多以骨折本身因素为主,多种原因同时存在。

1.骨延迟愈合

Russel 在 1996 年对胫骨骨折的愈合期提出了一般标准。①闭合-低能量损伤:10~14 周。②闭合-高能量损伤:12~16 周。③开放性骨折平均 16~26 周。④Castilo Ⅲb Ⅲc:30~50 周。一般胫骨骨折超过时限尚未愈合,但比较不同时期的系列 X 线片,它仍处于愈合过程中,可以诊断骨延迟愈合。根据不同资料统计有 1%~17%。在骨折治疗过程中,必须定期复查,确保固定可靠,指导循序功能锻炼,促进康复。

对于胫骨骨折骨延迟愈合,如果骨折固定稳定、可靠,则可以在石膏固定保护下及时加强练习负重行走,给以良性的轴向应力刺激,以促进骨折愈合。当然也可以在骨折周围进行植骨术,方法简单,创伤小。另外,还可以采用电刺激疗法。

2.骨不愈合

一般胫骨骨折超过时限尚未愈合,X线上有骨端硬化,髓腔封闭;骨端萎缩疏松,中间有较大的间隙;骨端硬化,相互间成为杵臼状假关节等。以上3种形式的任何1种,可以诊断骨不愈合。骨不愈合的患者在临床上常有疼痛、负重疼痛、不能负重,局部在应力下疼痛、压痛、小腿成角畸形、异常活动等。

胫骨的骨延迟愈合和不愈合的界限不是很明确的,骨延迟愈合的患者,患肢可以负重,以促进骨折愈合,但如果是骨不愈合患者,过多的活动反而会使骨折端形成假关节,所以应该采取积极的手术治疗。可靠的固定和改善骨折端周围的软组织血运是主要的手段。

对于胫骨骨不愈合,如果骨折端已有纤维连接,骨折对位、对线可以接受时,简单有效的治疗方法是在胫骨骨折部位行松质骨植骨,术中注意保护局部血液循环良好的软组织,骨折部不广泛剥离,不打开骨折端。胫骨前方软组织菲薄,可能不适合植骨,可以行后方植骨。

对于骨折位置不能接受,骨端硬化,纤维组织愈合差者,需要暴露骨折端,打通髓腔,采用LC-DCP、胫骨交锁髓内钉、外固定支架重新进行可靠的固定,再在骨折端周围、髓腔内植入松质骨条块。

如果是骨折处局部有瘢痕或皮肤缺损引起的骨不愈合,改善局部血运则有利于骨折的愈合。可以选用腓肠肌内侧头肌皮瓣转位覆盖胫前中以及上1/3皮肤缺损,比目鱼肌肌皮瓣转位覆盖胫骨中下段皮肤缺损,也可以用带旋髂血管的皮肤髂骨瓣游离移植修复胫骨缺损和局部皮肤缺损。

对于骨缺损引起的骨不愈合,可以根据骨缺损的情况采取不同的方法。如果骨缺损不是很大,在7 cm以内,可以取同侧髂骨块嵌入胫骨骨缺损处植骨。骨缺损在7 cm以上,可以采用带血管的游离骨移植术。

3.畸形愈合

胫骨骨折的畸形容易发现,一般都得到及时的纠正,畸形愈合的发生率较低。但粉碎性骨折、有软组织或骨缺损以及移位严重者,容易发生畸形愈合,注意及时发现,早期处理。前文亦已提及,在胫骨近1/3骨折采用交锁髓内钉治疗,极易发生成角畸形。

从理论上讲,凡是非解剖愈合,都是畸形愈合。但许多非解剖愈合,其功能和外观都是可以接受的。所以判断骨折畸形愈合要看是否是造成了肢体功能障碍或有明显的外观畸形。这也可以作为骨折畸形愈合是否需要截骨矫形的标准。

4.创伤性关节炎、关节功能障碍

由于骨折涉及关节,骨折固定时间长、固定不当,骨折畸形愈合,骨筋膜室综合征后遗症等原因,都会造成创伤性关节炎、关节功能障碍。无论是创伤性关节炎还是关节功能障碍,一旦发生,都缺少有效的治疗方法,关键在于预防。

5.爪状趾畸形

小腿的后骨筋膜室综合征会遗留爪状趾畸形;胫骨下段骨折骨痂形成后,趾长伸肌在骨折处粘连也可引起爪状趾畸形。爪状趾畸形可以影响穿鞋、袜,也可能影响行走,应注意预防。患者早期要练习伸屈足趾运动。如果爪状趾畸形严重,被动牵引不能纠正,可以行趾关节融合术或屈趾长肌切断固定术等。

(王广钱)

第十一节 单纯腓骨骨折

腓骨体呈三棱柱形,有3缘及3面。前缘及内侧嵴分别为腓骨前、后肌间隔的附着部。骨间缘起于腓骨头的内侧,向下移行于外踝的前缘。骨间缘向上、下分别与前缘及内侧嵴相合,有小腿骨间膜附着。腓骨体后面发生扭转,上部向后,下部向内。外侧面也出现扭转,上部向外,下部向后。

腓骨体有许多肌肉附着,在上1/3,有强大的比目鱼肌附着,下2/3有长屈肌和腓骨短肌附着;另外在腓骨上2/3的前、外、后侧有趾长伸肌、腓骨长肌和胫骨后肌包绕,而下1/3则甚少肌肉附着。这样,腓骨上、中1/3交点及中、下1/3交点均是两组肌肉附着区的临界点,也是相对活动与相对不活动的临界点,承受的张应力较大,在肌肉强大收缩下,可能容易使腓骨遭受损伤。

腓骨滋养孔多为1个,可为多孔(2～7个),滋养动脉起自腓动脉,多为1支,次为2支,多为3支,其行走斜向下或水平向外,进入腓骨滋养孔。

腓骨四周均有肌肉保护,虽不负重,但有支持胫骨的作用和增强踝关节的稳定度。骨折后移位常不大,易愈合。腓骨头后有腓总神经绕过,如发生骨折要注意此神经损伤的可能性。

一、病因及发病机制

单纯腓骨骨折较少见,常发生于与胫骨骨折的混合性骨折中。

(一)直接暴力

腓骨干骨折以重物打击、踢伤、撞击伤或车轮碾扎伤等多见,暴力多来自小腿的前外侧,骨折线多呈横形或短斜形。巨大暴力或交通事故多为粉碎性骨折,骨折端多有重叠、成角、旋转移位等。因腓骨位于皮下,所以骨折端穿破皮肤的可能性极大,肌肉被挫伤的机会也较多。如果暴力轻微,皮肤虽未穿破,如挫伤严重,血运不良,亦可发生皮肤坏死,骨外露发生感染。较大暴力的碾挫、绞扎伤可有大面积剥脱皮肤,肌肉撕裂和骨折端裸露。

骨折部位以中、下1/3较多见,由于营养血管损伤、软组织覆盖少、血运较差等特点,延迟愈合及不愈合的发生率较高。

(二)间接暴力

为由高处坠下、旋转扭伤或滑倒等所致的骨折,骨折线多呈斜形或螺旋形;腓骨骨折线较胫骨骨折线高,软组织损伤小,但骨折移位,骨折尖端穿破皮肤形成穿刺性开放伤的机会较多。

骨折移位取决于外力作用的大小、方向。小腿外侧受暴力的机会较多,肌肉收缩和伤肢远端重量等因素,因此可使骨折端向内成角,小腿重力可使骨折端向后侧倾斜成角,足的重量可使骨折远端向外旋转,肌肉收缩又可使骨折端重叠移位。

儿童腓骨骨折遭受外力一般较小,加上儿童骨皮质韧性较大,多为青枝骨折。

二、类型

(一)单纯腓骨骨折

单纯腓骨干骨折较少见,多由直接暴力打击小腿外侧所致。在骨折外力作用的部位,骨折线

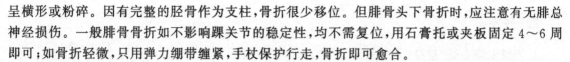

呈横形或粉碎。因有完整的胫骨作为支柱，骨折很少移位。但腓骨头下骨折时，应注意有无腓总神经损伤。一般腓骨骨折如不影响踝关节的稳定性，均不需复位，用石膏托或夹板固定4～6周即可；如骨折轻微，只用弹力绷带缠紧，手杖保护行走，骨折即可愈合。

（二）腓骨应力性骨折

1.病因

腓骨应力性骨折多见于运动员、战士或长途行走者，多位于踝关节上部。

2.发病机制

为多次重复的较小暴力作用于骨折部位，使骨小梁不断发生断裂，但局部修复作用速度较慢，最终导致骨折。

3.临床症状与诊断

运动或长途行走之后，局部出现酸痛感，休息后好转，运动、长途行走或工作后则加剧。局部可有肿胀、压痛，有时可出现硬性隆起。X线片上的改变出现较晚，一般在2周后可出现不太清晰的骨折线，呈一骨质疏松带或骨质致密带，继而陆续出现骨膜性新骨形成和骨痂生长。

三、治疗

根据骨折类型和软组织损伤程度选择外固定或开放复位内固定。

（一）手法复位外固定

适用于单纯的腓骨中、上段骨折或无移位的腓骨下段骨折。应力性骨折多无移位，确诊后停止运动、患肢休息即可。症状明显时，可用石膏托固定。

（二）开放复位内固定

腓骨骨折是踝关节骨折的一部分，通常在固定内、后、前踝之前，先将外踝或腓骨整复和内固定。做踝关节、前外侧纵向切口，显露外踝和腓骨远端，保护隐神经，如骨折线呈斜形，可用1～2枚拉力螺钉由前向后打入骨折部位，使骨片间产生压缩力，螺钉的长度必须能钉穿后侧皮质，但不要向外伸出太多以致影响腓骨肌腱鞘。如果为横断骨折或远侧骨片较小，可纵向分开跟腓韧带纤维，显露外踝尖端，打入长螺钉，也可用其他形式的髓内钉经过骨折线打入近侧骨片髓腔中。手术必须要达到解剖整复，保持腓骨的长度。如果骨折位于胫腓下关节之上，整复后可用一块小型半管状压缩接骨板做内固定。如果用髓内钉则应小心，不要使外踝引向距骨，髓内钉的插入部位应相当于踝部尖端的外侧面。如果髓内钉是直线插入，外踝就能被引向距骨，这样就造会造成踝穴狭窄，踝关节的活动度减小，因此应事先将髓内钉弯成一定的弧度以避免发生这种错误。

（三）开放性腓骨骨折的处理

小腿开放性骨折的软组织伤轻重不等，可发生大面积皮肤剥脱伤、组织缺损、肌肉绞轧挫灭伤、粉碎性骨折和严重污染等。早期处理时，创口开放或是闭合，采用什么固定方法均必须根据不同伤因和损伤程度做出正确的判断。小腿的特点是前侧皮肤紧贴胫骨，清创后勉强缝合，常因牵拉过紧造成缺血、坏死或感染。因此，对Gustilo Ⅰ型或较清洁的Ⅱ型伤口，预计清创后一期愈合无大张力者可行一期愈合；对污染严重，皮肤缺损或缝合后张力较大者，均应清创后开放创面。如果骨折需要内固定，也可在内固定后用健康肌肉覆盖骨折部，开放皮肤创口，等炎症局限后，延迟一期闭合创口或二期处理。大量临床资料证实，延迟一期闭合创口较一期缝合的成功率高。

四、并发症

骨筋膜室综合征、感染、延迟愈合、不愈合或畸形愈合。

（王广钱）

第十二节　踝关节骨折

一、概述

踝部骨折是最常见的关节内骨折，它包括单踝骨折、双踝骨折、三踝骨折等。多为闭合性骨折，开放性骨折亦不少见。

踝关节由胫骨和腓骨的下端与距骨构成。胫骨下端略呈四方形，其端面有向上凹的关节面，与距骨体的上关节面相接触。其内侧有向下呈锥体状的内踝，与距骨体内侧关节面相接触。内踝后面有一浅沟，胫骨后肌和趾长屈肌的肌腱由此通过。内踝远端有两个骨性突起，即前丘和后丘。胫骨下端的前后缘呈唇状突出，分别称为前踝和后踝。胫骨远端外侧有一凹陷，称为腓骨切迹，与腓骨远端相接触。在胫骨的腓骨切迹下缘处有一小关节面，与腓骨外踝形成关节，其关节腔是踝关节腔向上延伸的一部分。腓骨下端的突出部分称为外踝。外踝与腓骨干有10°～15°的外翻角。外踝后有腓骨长短肌肌腱通过。外踝比内踝窄但较长，其尖端比内踝尖端低，且位于内踝后方。胫腓两骨干间由骨间膜连接为一体，下端的骨间膜特别增厚形成胫腓骨间韧带。在外踝与胫骨之间，前方有外踝前韧带，后方有外踝后韧带和胫腓横韧带。这些韧带使胫腓骨远端牢固地连接在一起，并将胫骨下端的关节面与内、外、前、后踝的关节面构成踝穴。踝穴的前部稍宽于后部，下部稍宽于上部。踝穴与距骨体上面的关节面构成关节。距骨体前端较后端稍宽，下部较顶部宽，与踝穴形态一致，故距骨在踝穴内较稳定。由于结构上的这些特点，踝关节在跖屈时，距骨较窄的后部进入踝穴，距骨在踝穴内可有轻微运动；踝关节背伸时，距骨较宽的前部进入踝穴，使踝关节无侧向运动，较为稳定。踝关节背伸，距骨较宽的前部进入踝穴时，外踝又稍向外分开，踝穴较跖屈时约增宽，这种伸缩主要依靠胫腓骨下端韧带的紧张与松弛。这种弹性同时又使距骨两侧关节面与内、外踝的关节面紧密相贴，因此，踝背伸位受伤时，多造成骨折。正是这些特点，当下坡或下阶梯时，踝关节在跖屈位中，故易发生踝部韧带损伤。胫距关节承受身体重量，其中腓骨承受较少，但若腓骨变短或旋转移位，使腓骨对距骨的支撑力减弱，可导致关节退行性病变。

踝关节的关节囊前后较松弛，韧带较薄弱，便于踝关节的背伸和跖屈活动。关节囊的内外两侧紧张，且有韧带和肌肉加强。踝关节在正常活动时，踝关节两侧的关节囊和韧带能有力地控制踝关节的稳定。

踝关节周围缺乏肌肉和其他软组织遮盖，仅有若干肌腱包围。这些肌腱和跗骨间关节的活动，可以缓冲暴力对踝关节的冲击，从而减少踝关节损伤的机会。

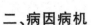

二、病因病机

由于外力的大小、作用方向和肢体受伤时所处的位置不同,踝关节可发生各式各样复杂的联合损伤。根据骨折发生的原因和病理变化,把踝部骨折分为外旋、外翻、内翻、纵向挤压、侧方挤压、踝关节强力跖屈、背屈骨折几型,前3型又按其损伤程度分为3度。

（一）踝部外旋骨折

小腿不动,足强力外旋;或脚着地不动,小腿强力内旋,距骨体的前外侧外踝的前内侧,迫使外踝向外旋转,向后移位,造成踝部外旋骨折。

1.踝部外旋Ⅰ度骨折

外踝发生斜形或螺旋形骨折。骨折线由胫腓下关节远端的前侧开始,向后、向上斜形延伸,侧位X线片显示由前下斜向后上的斜形骨折线,骨折面呈冠状,骨折移位不多或无移位,骨折面里前后重叠。有移位时,外踝远端骨折块向后、向外移位并旋转。若暴力较大,迫使距骨推挤外踝时,胫腓下骨间韧带先断裂,骨折则发生在胫腓骨间韧带的上方之腓骨最脆弱处。此为踝部外旋Ⅰ度骨折或外旋单踝骨折。

2.踝部外旋Ⅱ度骨折

Ⅰ度骨折发生后,如还有残余暴力继续作用,则将内踝撕脱(或内侧副韧带断裂)。此为踝部外旋Ⅱ度骨折或外旋双踝骨折。

3.踝部外旋Ⅲ度骨折

Ⅱ度骨折发生后,仍有残余暴力继续作用,此时内侧副韧带牵制作用消失,距骨向后外及向外旋转移位,撞击胫骨后缘造成后踝骨折。此为踝部外旋Ⅲ度骨折或外旋三踝骨折。

（二）踝部外翻骨折

患者自高处跌下,足内缘触地,或步行在不平的道路上,足底外侧踩上凸处,或小腿远段外侧直接受撞击时,使足突然外翻,造成踝部外翻骨折。

1.踝部外翻Ⅰ度骨折

踝部外翻时,暴力先作用于内侧副韧带,因此韧带较坚强,不易断裂,遂将内踝撕脱。内踝骨折线往往为横形或斜形,与胫骨下关节面对平,骨折移位不多。此为踝部外翻Ⅰ度骨折或外翻单踝骨折。

2.踝部外翻Ⅱ度骨折

Ⅰ度骨折发生后,还有残余暴力继续作用,距骨体推挤外踝的内侧面,迫使外踝发生横形或斜形骨折。骨折面呈矢状位,内外踝连同距骨发生不同程度地向外侧移位。若外踝骨折前,胫腓骨间韧带发生断裂,则外踝骨折多发生在胫腓骨间韧带以上的腓骨下段薄弱部位,有时也可发生在腓骨干的中上段。此为踝部外翻Ⅱ度骨折或外翻双踝骨折。

3.踝部外翻Ⅲ度骨折

Ⅱ度骨折发生后,仍有残余暴力继续作用,偶可发生胫骨的后踝骨折。此为踝部外翻Ⅲ度骨折或外翻三踝骨折。

（三）踝部内翻骨折

患者自高处跌下时,足外缘触地,或小腿下段内侧受暴力直接撞击,或步行在不平的道路上,脚底内侧踩上凸处,使脚突然内翻,均可造成踝部内翻骨折。

1.踝部内翻Ⅰ度骨折

踝部内翻时,暴力首先作用于外侧副韧带,由于此韧带较薄弱,故暴力较多造成韧带损伤,偶亦有外踝部小块或整个外踝的横形撕脱性骨折。此为踝部内翻Ⅰ度骨折或内翻双踝骨折。

2.踝部内翻Ⅱ度骨折

Ⅰ度骨折发生后,还有残余暴力继续作用,迫使距骨强力向内侧移位,撞击内踝,造成内踝骨折。骨折线位于内踝的上部与胫骨下端关节面接触处,并向上、向外。此为踝部内翻Ⅱ度骨折或内翻单踝骨折。

3.踝部内翻Ⅲ度骨折

Ⅱ度骨折发生后,仍有残余暴力继续作用,偶可发生胫骨后踝骨折,称为踝部内翻Ⅲ度骨折或内翻三踝骨折。

(四)纵向挤压骨折

患者由高处落下,足底触地,可引起胫骨下端粉碎性骨折,腓骨下端横断或粉碎性骨折。此时,若有踝关节急骤地过度背伸或跖屈,胫骨下关节面的前缘或后缘因受距骨体的冲击而发生挤压骨折。前缘骨折,距骨随同骨折块向前移位。后缘骨折,距骨随骨折块向后移位。

(五)侧方挤压骨折

内外踝被夹挤于两重物之间,造成内外踝骨折。骨折多为粉碎型,移位不多。常合并皮肤损伤。

(六)胫骨下关节面前缘骨折

胫骨下关节面前缘骨折可由两个完全相反的机制造成。一是当足部强力跖屈(如踢足球时),迫使踝关节囊的前壁强力牵拉胫骨下关节面的前缘,造成胫骨下关节面前缘的撕脱性骨折。骨折块往往很小,但移位明显。二是由高处落下,足部强力背伸位,距骨关节面向上、向前冲击胫骨下关节面前部,造成胫骨下关节面前缘大块骨折。距骨随同骨折块向前、向上移位。

三、诊断

患者多有在走路时不慎扭伤踝部,自高处落下跌伤踝部,或重物打击踝部的病史。伤后觉踝部剧烈疼痛,不能行走,严重者有患部的翻转畸形。踝部迅速肿胀,踝部正侧位 X 线片常能显示骨折的有无。在踝部骨折的诊断中,在确定骨折存在的同时,还应判断造成损伤的原因。因为不同的损伤,在 X 线片上有时可有相同的骨折征象,但其复位和固定方法则完全不同。因此,在诊断踝部骨折时,必须仔细研究踝关节正侧位 X 线片,详细询问患者受伤历史,仔细检查,以确定损伤的原因和骨折发生机制,从而正确地拟定整复和固定的方法。

四、治疗

踝关节既支持全身重量,又有较为灵活的运动。因此,踝部骨折的治疗既要保证踝关节的稳定性,又要保证踝关节活动的灵活性。这就要求踝部骨折后应尽量达到解剖复位,并较早地进行功能锻炼,使骨折愈合后能符合关节活动的力学要求。在治疗方法上,当闭合复位失败时,应及时考虑切开复位与内固定,从而恢复踝关节的稳定,并使踝穴结构能适应距骨活动的要求,避免术后发生关节疼痛。

（一）手法整复超关节夹板局部外固定

1.整复手法

普鲁卡因腰麻或坐骨神经阻滞麻醉,患者平卧,髋关节、膝关节各屈曲90°。一助手站于患肢外侧,用双手抱住大腿下段。另一助手站于患肢远端,一手握足前部,一手托足跟。在踝关节跖屈位,顺着原来骨折移位方向轻轻用力向下牵引。内翻骨折先内翻位牵引,外翻骨折先外翻位牵引。无内、外翻畸形而仅是两踝各向内、外侧方移位的骨折,则垂直牵引。牵引力量不能太大,更不能太猛,以免加重内、外侧韧带损伤。

在一般情况下,外翻骨折都伴有一定程度的外旋,内翻骨折都伴有一定程度的内旋。所以在矫正内、外翻畸形前,首先应矫正旋转畸形。牵引足部的助手将足内旋或外旋,矫正外旋或内旋畸形。然后改变牵引方向,外翻骨折的牵引方向由外翻逐渐变为内翻,内翻骨折的牵引方向由内翻逐渐变为外翻。同时术者两手在踝关节上、下对抗挤压,内、外翻畸形即可纠正,骨折即可复位。

对有下胫腓联合分离的病例,术者用两手掌贴于内、外踝两侧,嘱助手将足稍稍旋转,术者两手对抗挤压两踝,下胫腓联合分离即可消失,距骨内、外侧移位即可整复。在外翻或外旋型骨折,合并下胫腓联合分离,外踝骨折发生在踝关节以上时,对腓骨下端骨折要很好地整复。只有将腓骨断端正确复位,下胫腓联合分离消除,外踝才能稳定。

距骨有后脱位的病例,术者一手把住小腿下端向后推,一手握住足前部向前拉,后脱位的距骨即回到正常位置。

骨折块不超过胫骨下关节面1/3的后踝骨折病例,应先整复固定内、外两踝,然后再整复后踝。整复后踝时,术者一手握胫骨下端向后推,一手握足向前拉,慢慢背屈,利用紧张的后侧关节囊把后踝拉下,使后踝骨折块复位。

骨折块超过胫骨下关节面1/3以上的后踝骨折,因距骨失去支点,踝关节不能背屈,越背屈距骨越向后移位,后踝骨折块随脱位的距骨越向上变位。手法复位比较困难。可采用经皮钢针撬拨复位。

手法整复完毕,应行X线检查,骨折对位满意后,行局部夹板固定。

2.固定方法

（1）固定材料:木板5块,内、外、后3块等长,长度上自腘窝下缘,下齐足跟,宽度内、外侧板与患者小腿前后径等宽,后侧板与患者小腿横径等宽;前侧板两块,置于胫骨嵴两侧,宽度1~2 cm,长度上自胫骨结节下缘,下到内外踝上缘,以不妨碍踝关节背屈90°为准。梯形纸垫2个,塔形纸垫3个。

（2）固定方法:骨折整复后,踝部敷上消肿止痛中药,用绷带缠绕。在内、外两踝上方凹陷处各放一塔形垫,两踝下方凹陷处各放一梯形垫,纸垫厚度与踝平,以夹板不压迫踝顶为准。在跟骨上方凹陷处放一塔形垫,以夹板不压迫跟部为准。用胶布将纸垫固定。最后放上5块夹板,并用3根布条捆扎。术后即可开始脚趾和踝关节背伸活动。2周后可扶拐下地逐渐负重步行。3周后可解开固定行按摩。4周后去固定,练习步行和下蹲活动,并用中药熏洗。

（二）手术切开整复内固定

手术切开整复内固定适用于下列情况。

1.严重开放性骨折

清创时,即可将骨折整复内固定。

2.内翻型骨折

内踝骨块较大,波及胫骨下关节面 1/2 以上者。

3.外旋型骨折

内踝撕脱性骨折,骨折整复不良,或有软组织夹在骨折线之间,引起骨折纤维愈合或不愈合的病例。

4.大块骨折

足强度背屈所造成胫骨下关节面前缘大块骨折。

(三)踝关节融合术

踝部严重粉碎性骨折,日后难免发生创伤性关节炎;或踝部骨折整复不良,发生创伤性关节炎,严重影响行走的病例,可行踝关节融合术治疗。

(四)练功活动

整复固定后,鼓励患者活动足趾和踝部背伸活动。双踝骨折从第 2 周起,可在保持夹板固定的情况下加大踝关节的主动活动范围,并辅以被动活动。被动活动时,术者一手握紧内、外侧夹板,另手握前足,只做背伸和跖屈,但不做旋转或翻转活动。3 周后可将外固定打开,对踝关节周围的软组织(尤其是肌腱经过处)进行按摩。在袜套悬吊牵引期间亦应多做踝关节的伸屈活动。

(五)其他疗法

内外踝骨折,闭合复位不满意,后踝骨折块超过 1/3 关节面,开放型骨折等,行切开复位内固定术。陈旧性骨折复位效果不佳并有创伤性关节炎者,可行踝关节融合术。

(王永彬)

第十三节 跟 骨 骨 折

跟骨骨折是常见骨折,占全身骨折的 2%,以青壮年最多见,严重损伤后易遗留伤残。至今仍没有一种大家都能认可的分类及治疗方法。应用 CT 分类跟骨骨折,使我们对跟骨关节内骨折认识更加清楚。像其他部位关节内骨折一样,解剖复位、坚强内固定、早期活动是达到理想功能效果的基础。

一、分类

跟骨骨折根据骨折线是否波及距下关节分为关节内骨折和关节外骨折。

(一)关节内骨折

1.Essex-Lopresti 分型法

根据 X 线检查把骨折分为舌状骨折和关节塌陷型骨折。缺点是关节塌陷型包含了过多骨折,对于骨折评价和临床预后带来困难。

(1)A 型:无移位骨折。

(2)B1 型:舌状骨折。

(3)B2 型:粉碎性舌状骨折。

(4)C1 型:关节压缩型。

（5）C2型：粉碎性关节压缩型。

（6）D型：粉碎性关节内骨折。

2.Sanders CT分型法

Sanders根据后关节面的三柱理论，通过初级和继发骨折线的位置分为若干亚型，其分型基于冠状面CT扫描（图5-20）。在冠状面上选择跟骨后距关节面最宽处，从外向内将其分为A、B、C三部分，分别代表骨折线位置。这样，就可能有四部分骨折块、三部分关节面骨折块和二部分载距突骨折块。

（1）Ⅰ型：所有无移位骨折。

（2）Ⅱ型：二部分骨折，根据骨折位置在A、B或C又分为ⅡA、ⅡB、ⅡC骨折。

（3）Ⅲ型：三部分骨折，同样，根据骨折位置在A、B或C又分为ⅢAB、ⅢBC、ⅢAC骨折，典型骨折有一中央压缩骨块。

（4）Ⅳ型：骨折含有所有骨折线，ⅣABC。

（二）关节外骨折

按解剖部位关节外骨折可分为：①跟骨结节骨折。②跟骨前结节骨折。③载距突骨折。④跟骨体骨折（图5-21）。

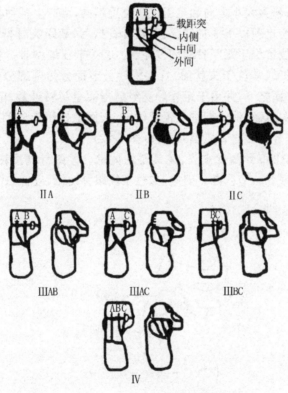

图5-20　Sanders CT分型法

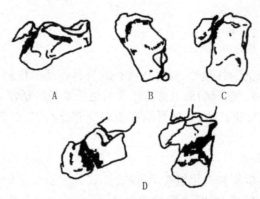

图 5-21　跟骨关节外骨折
A.跟骨结节骨折;B.跟骨前结节骨折;C.载距突骨折;D.跟骨体骨折

二、关节内骨折

关节内骨折约占所有跟骨骨折的70%。

(一)损伤机制与病理

由于跟骨形态差异、暴力大小方向和足受伤时位置不同,可产生各种类型跟骨后关节面粉碎性骨折。但在临床中常会出现以下3种情况:①跟骨骨折后,载距突骨折块总是保持原位,和距骨有着正常关系。骨折线常位于跟距骨间韧带外侧。②关节压缩型骨折较常见,Sanders Ⅱ型骨折较常见。后关节面骨折线常位于矢状面,且多将后关节面分为两部分,内侧部分位于载距突上,外侧部分常陷于关节面之下,并由于距骨外侧缘撞击而呈旋转外翻,陷入跟骨体内。③由于距骨外侧缘撞击跟骨后关节面,使骨折进入跟骨体内,从而推挤跟骨外侧壁突出隆起,使跟腓间距减小,产生跟腓撞击综合征和腓骨肌腱嵌压征(图5-22)。

跟骨骨折后可出现:①跟骨高度丧失,尤其是内侧壁。②跟骨宽度增加。③距下关节面破坏。④外侧壁突起。⑤跟骨结节内翻。因此,如想恢复跟骨功能,应首先恢复距下关节面完整和跟骨外形。

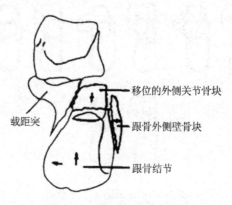

载距突　　移位的外侧关节骨块
跟骨外侧壁骨块
跟骨结节

图 5-22　骨折后病理改变

(二)临床表现

骨折多发生于高处坠落伤或交通事故伤。男性青壮年多见。伤后足在数小时内迅速肿胀,皮肤可出现水疱或血疱。如疼痛剧烈,足感觉障碍,被动伸趾引起剧烈疼痛时,应注意足骨筋膜室综合征的可能。亦应注意全身其他合并损伤,如脊柱、脊髓损伤。

（三）诊断

1.X 线检查

足前后位 X 线片可见骨折是否波及跟骰关节,侧位可显示跟骨结节角和交叉角（Gissane 角）变化,跟骨高度降低,跟骨轴位可显示跟骨宽度变化及跟骨内、外翻。Broden 位（图 5-23）是一种常用的斜位,可在术前、术中了解距下关节面损伤及复位情况。投照时,伤足内旋 40°,X 线球管对准外踝并向头侧分别倾斜 10°、20°、30°、40°。

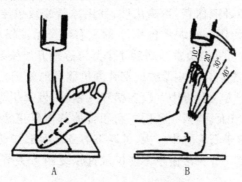

图 5-23　Broden 投照方法
A.正面观；B.侧面观

2.CT 检查

关节内骨折应常规行 CT 检查,以了解关节面损伤情况,必要时行螺旋 CT 进行三维重建。

（四）治疗

对于跟骨关节内骨折是行手术治疗还是非手术治疗,多年来一直存在争论。CT 分类使我们对关节内骨折的病理变化更加清楚,使用标准入路和术中透视可明显减少手术并发症。各种专用钢板的出现,使内固定更加稳定,患者可早期活动。跟骨关节内骨折如要获得好的功能,应该解剖复位跟骨关节面及跟骨外形,但即使是达到解剖复位也不能保证一定可以获得好的功能。

1.治疗应考虑的因素

（1）年龄:老年患者,骨折后关节易僵硬,且骨质疏松,不易牢固内固定,一般 50 岁以上的患者,以非手术治疗为宜。

（2）全身情况:如合并较严重糖尿病、周围血管疾病,身体极度虚弱,或合并全身其他部位损伤不宜手术时,应考虑非手术治疗。

（3）局部情况:足部严重肿胀、皮肤水疱,不宜马上手术,应等 1～2 周肿胀消退后方可手术。开放性损伤时,如软组织损伤较重,可用外固定器固定。

（4）损伤后时间:手术应在伤后 3 周内完成。如果肿胀、水疱或其他合并损伤而不能及时手术时,采用非手术治疗。

（5）骨折类型:无移位或移位＜2 mm 时,采用非手术治疗。Sanders Ⅱ、Ⅲ 型骨折应选用切开复位。虽然关节面骨折块无明显移位,但跟骨体骨折移位较大,为减少晚期并发症,也应切开复位,内固定。关节面严重粉碎性骨折,恢复关节面形态已不可能,可选用非手术治疗。如有条件,也可在恢复跟骨外形后一期融合距下关节。

（6）医师的经验和条件:手术切开有一定的技术和设备条件要求,如不具备时,应将患者转到其他有条件医院治疗或选用非手术方法治疗。不能达到理想复位及固定的手术,不如不做。

2.治疗方法

(1)功能疗法:功能疗法适用于无移位或少量移位骨折,或年龄较大、功能要求不高或有全身并发症不适于手术治疗的患者。

适应证及禁忌证:无移位或少量移位骨折,应用此方法,可早期活动,较早恢复足的功能。但对移位骨折由于未复位骨折可能会遗留足跟加宽,结节关节角减小,足弓消失及足内、外翻畸形等,患者多不能恢复正常功能。

具体操作方法:伤后立即卧床休息,抬高患肢,并用冰袋冷敷患足,24 小时后开始主动活动足距小腿关节,3~5 天后开始用弹性绷带包扎,1 周左右可开始拄拐行走,3 周后在保护下或穿跟骨矫形鞋部分负重,6 周后可完全负重。伤后 4 个月可逐渐开始恢复轻工作。

(2)闭合复位疗法:用手法结合某些器械或钢针复位移位的骨折。有以下两种方法。

Bahler 法:在跟骨结节下方及胫骨中下段各横穿一钢针,做牵引和反牵引,以期恢复结节关节角和跟骨宽度以及距下关节面,逐渐夹紧则可将跟骨体部恢复正常,透视位置满意后,石膏固定足于中立位,并将钢针固定于石膏之中。内、外踝下方及足跟部仔细塑形,4~6 周去除石膏和钢针,开始活动足距小腿关节。此方法由于不能够较好恢复距下关节面,疗效不满意,现已很少采用。

Essex-Eopresti 法:患者取俯卧位,在跟腱止点处插入一根斯氏针,针尖沿跟骨纵轴向前并略微偏向外侧,达后关节面下方后撬起。撬拨复位后再用双手在跟骨部做侧方挤压,侧位及轴位透视,位置满意后,将斯氏针穿入跟骨前方。粉碎性骨折时,也可将斯氏针穿过跟骰关节,然后用石膏将斯氏针固定于小腿石膏管型内。6 周后去除石膏和斯氏针。此方法适用于某些舌状骨折。由于石膏固定,功能恢复较慢。

(3)切开复位术:可在直视下复位关节面骨块和跟骨外侧壁,结合牵引可同时恢复跟骨轴线并纠正短缩和内、外翻。使用钢板螺钉达到较坚强固定,可使患者早期活动。尽快地恢复足的功能,避免了由于复位不良带来的各种并发症。

患者体位取单侧骨折侧卧位,如为双侧骨折,则取俯卧位。切口采用外侧"L"形切口。纵向切口位于跟腱和腓骨长短肌腱之间,水平切口位于外踝尖部和足底皮肤之间。切开皮肤后,从骨膜下翻起皮瓣,显露距下关节和跟骰关节,用 3 根克氏针从皮瓣下分别钻入腓骨、距骨和骰骨后,向上弯曲以扩大显露。腓肠神经位于皮瓣中,注意不要损伤。复位,掀开跟骨外侧壁,显露后关节面。寻找骨折线,认清关节面骨折情况。取出载距突关节面外侧压缩移位的关节内骨折块。使用 Schanz 针或跟骨牵引,先内翻跟骨结节,同时向下牵引,再外翻,以纠正跟骨短缩及跟骨结节内翻,使跟骨内侧壁复位,用克氏针维持复位。然后把取出的关节面骨折块复位,放回外侧壁并恢复 Gissane 角和跟骰关节面,克氏针固定各骨折块。透视检查骨折位置,尤其是 Broden 位查看跟骨后关节面是否完全复位。如骨折压缩严重,空腔较大,可使用骨移植,但一般不需要骨移植。根据骨折类型选用钢板和螺钉固定,如可能,螺钉应固定外侧壁到对侧载距突下骨皮质上,以保证固定确实可靠。少数严重粉碎性骨折,需要加用内侧切口协助复位固定。固定后,伤口放置引流管或引流条,关闭伤口,2 周拆线。伤口愈合良好时,开始活动,6~10 周穿行走靴部分负重。12~16 周去除行走靴负重行走,逐渐开始正常活动。

(4)关节融合术:严重粉碎性骨折的年轻患者对功能要求较高时,切开难以达到关节面解剖复位,非手术治疗又极有可能遗留跟骨畸形而影响功能。一期融合并同时恢复跟骨外形可缩短

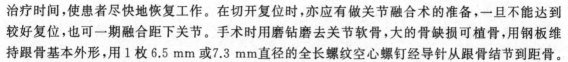

治疗时间,使患者尽快地恢复工作。在切开复位时,亦应有做关节融合术的准备,一旦不能达到较好复位,也可一期融合距下关节。手术时用磨钻磨去关节软骨,大的骨缺损可植骨,用钢板维持跟骨基本外形,用1枚6.5 mm或7.3 mm直径的全长螺纹空心螺钉经导针从跟骨结节到距骨。

（五）并发症

1.伤口皮肤坏死感染

外侧入路"L"形切口时,皮瓣角部边缘有可能发生坏死,所以手术时应仔细操作,避免过度牵拉。一旦出现坏死,应停止活动。如伤口感染,浅部感染,可保留内置物,伤口换药,有时需要皮瓣转移。深部感染,需取出钢板和螺钉。

2.神经炎、神经瘤

手术时可能会损伤腓肠神经,造成局部麻木或形成神经瘤后引起疼痛。如疼痛不能缓解,可切除神经瘤后,将神经残端埋入腓骨短肌中。在非手术治疗时,由于跟骨畸形愈合后内侧挤压刺激胫后神经分支引起足跟内侧疼痛,非手术治疗无效时,可手术松解。

3.腓骨肌腱脱位、肌腱炎

骨折后由于跟骨外侧壁突出,缩小了跟骨和腓骨间隙,挤压腓骨长短肌腱引起肌腱脱位或嵌压。手术时切开腱鞘使肌腱直接接触距下关节或螺钉、钢板的摩擦及手术后瘢痕也是引起肌腱炎的原因。腓骨肌腱脱位、嵌压后,如患者有症状,可手术切除突出的跟骨外侧壁,扩大跟骨和腓骨间隙。同时紧缩腓骨肌上支持带,加深外踝后侧沟。

4.距下关节和跟骰关节创伤性关节炎

由于关节面骨折复位不良或关节软骨的损伤,距下关节和跟骰关节退变产生创伤性关节炎,关节出现疼痛及活动障碍。可使用消炎止痛药物、理疗和支具等治疗,如症状不缓解,应做距下关节或三关节融合术。

5.跟痛

跟痛可由于外伤时损伤跟下脂肪垫引起,也可因跟骨结节跖侧骨突出所致。可用足跟垫减轻症状,如无效可手术切除骨突出。

三、关节外骨折

关节外骨折占所有跟骨骨折的30%～40%。一般由较小暴力引起,常不需手术治疗,预后较好。

（一）前结节骨折

前结节骨折可分为两种类型。撕脱性骨折多见,常由足跖屈、内翻应力引起。分歧韧带或伸趾短肌牵拉跟骨前结节附着部造成骨折。骨折块较小并不波及跟骰关节。足强力外展造成跟骰关节压缩骨折较少见,骨折块常较大并波及跟骰关节,骨折易被误诊为踝扭伤。骨折后距下关节活动受限,压痛点位于前距腓韧带前2 cm处,向下1 cm。检查者也可用拇指置于患者外踝尖部,中指置于第5跖骨基底尖部,示指微屈后指腹正好落在前结节压痛点。加压包扎免负重6～8周,预后也较好。

（二）跟骨结节骨折

跟骨结节骨折也有两种类型:一种是腓肠肌突然猛烈收缩牵拉跟腱附着部,发生跟骨后部撕脱性骨折;另一种为直接暴力引起的跟骨后上鸟嘴样骨折(图5-24)。骨折移位较大时,跟骨结节明显突出,有时可压迫皮肤坏死。畸形愈合后可使穿鞋困难。借助Thompson试验可帮助判断是否跟腱和骨块相连。有时骨块可连带部分距下关节后关节面。骨折无移位或有少量移位时,用石膏固定患足跖屈位固定6周。骨折移位较大时,应手法复位,如复位失败可切开复位,螺钉或钢针固定。

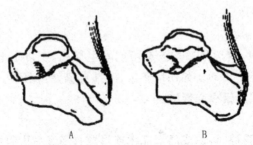

图 5-24　跟骨结节骨折

A.撕脱性骨折;B.鸟嘴样骨折

（三）跟骨结节内、外侧突骨折

单纯跟骨结节内、外侧突骨折少见且常常无移动位,相比较而言,内侧突更易骨折。骨折常由足内或外翻时受到垂直应力而产生的剪切力作用所致,通过跟骨轴位或CT检查可做出诊断。无移位或少量移位时可用小腿石膏固定8～10周。可闭合复位,经皮钢针或螺钉固定。如果骨折畸形愈合且有跟部疼痛时,可通过矫形鞋改善症状,无效者也可手术切除骨突起部位。

（四）载距突骨折

单纯载距突骨折很少见。按Sanders分类此类骨折为ⅡC型骨折。骨折后可偶见屈趾长肌腱卡压于骨折之中,移位骨块也可挤压神经血管束,被动过伸足趾可引起局部疼痛加重。无移位骨折可用小腿石膏固定6周。移位骨折可手法复位足内翻跖屈,用手指直接推挤载距突复位,较大骨折块时也可切开复位。骨折不愈合较少见,不要轻易切除载距突骨块,因为有可能失去弹簧韧带附着而致扁平足。

（五）跟骨体骨折

跟骨体骨折因不影响距下关节面,一般预后较好。骨折机制类似于关节内骨折,常发生于高处坠落伤。骨折后可有移位,如跟骨体增宽,高度降低,跟骨结节内外翻等。此类骨折除常规摄X线片外,还应行CT检查,以明确关节面是否受累及骨折移位情况。骨折移位较大时,可手法复位石膏外固定或切开复位、内固定。

（王永彬）

第十四节　跖 骨 骨 折

跖骨又称脚掌骨,是圆柱状的小管状骨,并列于前足,从内向外依次为第1～5跖骨,每根跖骨均由基底部、干部、颈部、头部等构成。5个跖骨中,以第1跖骨最短,同时最坚强,在负重上亦最重要。第1跖骨在某些方面与第1掌骨近似,底呈肾形,与第2跖骨基底部之间无关节,亦无任何韧带相接,具有相当的活动度,它的跖面通常有2个籽骨。外侧4个跖骨基底部之间均有关节相连,借背侧、跖侧及侧副韧带相接,比较固定,其中尤以第2、3跖骨最稳定。第4跖骨基底部呈四边形,与第3、5跖骨相接。第5跖骨基底部大致呈三角形,这两根跖骨具有少量活动度。第1、2、3跖骨基底部,分别与第1、2、3楔骨相接;第4、5跖骨基底部,与骰骨相接,共同构成微动的跗跖关节。第1～5跖骨头分别与第1～5趾骨近节基底部相接,构成跖趾关节。第5跖骨基底部张开,形成粗隆,向外下方突出,超越骨干及相邻骰骨外面,是足外侧的明显标志。在所有附着于第5跖骨基底部的肌肉中,只有腓骨短肌腱有足够的力量导致撕脱性骨折的发生,而不是肌腱断裂。

第1与第5跖骨头是构成足内、外侧纵弓前方的支重点,与后方的足跟形成整个足部的3个负重点。5根跖骨之间又构成足的横弓,跖骨骨折后必须恢复上述关系,以便获得良好负重功能。跖骨骨折是足部最常见的骨折,多发生于成年人。

一、发病机制

跖骨骨折多由直接暴力,如压砸或重物打击而引起,以第2、3、4跖骨较多见,可多根跖骨同时骨折。间接暴力如扭伤等,亦可引起跖骨骨折,如第5跖骨基底部撕脱性骨折。长途跋涉或行军则可引起疲劳骨折。骨折的部位可发生于基底部、骨干及颈部。

按骨折移位程度,可分为无移位骨折和移位骨折。由于跖骨并相排列,相互支撑,单一跖骨骨折,多无移位或仅有轻微移位。但多发跖骨骨折,由于失去了相互支撑作用,可以出现明显移位(图5-25)。

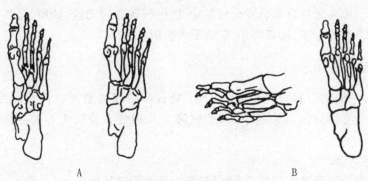

图5-25 跖骨骨折类型
A.无移位型跖骨骨折;B.移位型跖骨骨折

按骨折线可分为横断、斜形及粉碎性骨折。按骨折的部位,又可分为跖骨基底部骨折、跖骨颈部骨折、跖骨干骨折。

(一)跖骨基底部骨折

最常见的是第5跖骨基底部撕脱性骨折。骨折常发生在足跖屈内翻时,腓骨短肌腱牵拉将基底部粗隆撕脱。

(二)跖骨颈骨折

骨折常因为踝跖屈、前足内收而引起。少部分也可以由直接暴力引起。由于该部血液供应主要来自从关节囊进入的干骺端血管和自跖骨干内侧中部进入的滋养血管,血液供给相对较差,骨折后愈合较慢。

跖骨颈部还可发生疲劳骨折,因好发于长途行军的战士,故又名行军骨折。骨骼的正常代谢使破骨和成骨活动基本上处于平衡状态,如果对它施加的应力强度增加及持续更长的时间时,骨骼本身会重新塑形以适应增加了的负荷。当破骨活动超过骨正常的生理代谢速度后,而成骨活动又不能及时加以修复时,就可在局部发生微细的骨折,继续发展就成为疲劳骨折。多发于第 2、3 跖骨。

(三)跖骨干骨折

多由于直接暴力所致,可为一根或多根,易发生开放性骨折。骨折端多向跖侧成角,受骨间肌的牵拉,骨折端还会有侧方移位。

跖骨骨折任何方向的成角都会出现相应的并发症,如背侧成角残留,则跖骨头部位可以出现顽固性痛性胼胝。跖侧成角残留,可导致邻趾出现胼胝,侧方移位则可以挤压跖间神经造成神经瘤。因此,有移位的骨折应尽量纠正。

二、诊断要点

外伤后足部疼痛剧烈、压痛、明显肿胀,活动功能障碍,纵向叩击痛,不能用前足站立和行走,碾压伤者可以合并严重的肿胀和瘀斑。

跖骨骨折应常规摄前足正、斜位 X 线片。跖骨疲劳骨折最初为前足痛,劳累后加剧,休息后减轻,X 线可能无异常,3～4 周后可以发现骨膜反应,骨折线多不清楚,在局部可摸到有骨隆凸,不要误诊为肿瘤,由于没有明显的暴力外伤史,诊断常被延误。第 5 跖骨基底部撕脱性骨折,就诊患者为儿童时,应注意与骨骺相区别:儿童跖骨基底部骨骺在 X 线上表现为一和骨干平行的亮线,且边缘光滑。成人应与腓骨肌籽骨相鉴别,这些籽骨边缘光滑、规则、且为双侧性,局部多无症状,而骨折块多边缘毛糙,认真阅片,应该不难鉴别。

三、治疗方法

跖骨骨折后,一般侧方移位错位不大,上下错位应力求满意复位。尤其是第 1 和第 5 跖骨头为足纵弓 3 个支撑点的其中两个,因此在第 1、5 跖骨头骨折中,一定要格外重视,以免影响足的负重。

(一)整复固定方法

无移位骨折、第 5 跖骨基底部骨折、疲劳骨折应局部石膏托固定 4～6 周。

1.手法复位外固定

(1)整复法。①跖骨基底部骨折或合并跖跗关节脱位:在麻醉下,患者取仰卧位,一助手固定踝部,另一助手握持前足部做拔伸牵引。骨折向背、外侧移位者,术者可用两拇指置足背第 1、2 跖跗关节处向内、下推按,余指置足底和内侧跖骨部对抗,同时握持前足部的助手将前足背伸外翻即可复位。②跖骨干部骨折:在适当麻醉下,先牵引骨折部位对应的足趾,以矫正其重叠移位,以另一手的拇指从足底部推压断端,矫正向跖侧的成角。如仍有残留的侧方移位,仍在牵引下,从跖骨之间用拇、示二指采用夹挤分骨手法迫使其复位(图 5-26)。③跖骨颈部骨折:颈部骨折后,短小的远折端多向外及跖侧倾斜成角突起移位。整复时,一助手固定踝部,另一助手持前足牵拉,术者两手拇指置足底远折端移位突起部,向足背推顶,余指置足背近折端扶持对抗和按压跖骨头,同时牵拉前足之助手将足趾跖屈即可。

(2)固定法:整复后,局部外敷药膏,沿跖骨间隙放置分骨垫,胶布固定后,用连脚托板加牵引的固定方法。即连脚托板固定后,在与跖骨骨折相应的趾骨上贴上胶布,用橡皮筋穿过胶布进行牵拉,并将它固定在脚板背侧。牵引力量要适当,避免引起趾骨坏死。移位严重的多发跖骨骨折,在第1周内,应透视检查1次。固定时间6～8周。

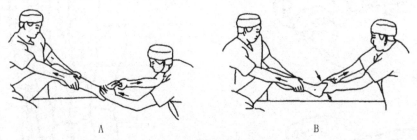

图 5-26　跖骨骨折整复法

2.外固定器复位固定

跖骨骨折也可以采取小腿钳夹固定。操作在X线透视或C形臂下进行。麻醉后,常规消毒,铺无菌治疗巾。跖骨基底部骨折合并跖跗关节脱位者,从跖骨的背、外侧和第1楔骨内下缘进针。不合并跖跗关节脱位者可以固定跖骨的背、外侧和第1跖骨基底部的内缘。固定时先将钳夹尖端刺进皮肤后,在C形臂下复位,选择稳定点进行钳夹。牢固后用无菌纱布包扎,石膏托固定,4～6周后确定骨折愈合去除外固定器,下床活动(图 5-27)。

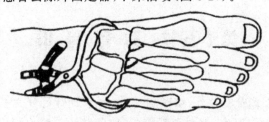

图 5-27　钳夹固定法

3.切开复位内固定

经闭合复位不成功或伴有开放性伤口者,可考虑切开复位内固定。

以骨折部为中心,在足背部做一长约3 cm的纵向切口,切开皮肤及皮下组织,将趾伸肌腱拉向一侧,找到骨折端,切开骨膜并在骨膜下剥离,向两侧拉开软组织充分暴露骨折端,用小的骨膜剥离器或刮匙,将远折段的断端撬出切口处,背伸患趾用手摇钻将克氏针从远折段的髓腔钻入,经跖骨头和皮肤穿出,当针尾达骨折部平面时,将骨折复位,再把克氏针从近折段的髓腔钻入,直至钢针尾触到跖骨基底部为止,然后剪断多余钢针,使其断端在皮外1～2 cm,缝合皮下组织和皮肤。第1跖骨干骨折最好采用克氏针交叉固定。第5跖骨基底粗隆部骨折也可以采用张力带固定。术后用石膏固定4～6周。其他内固定物如小钢板、螺钉等固定牢固,术后功能恢复快,患者更容易接受(图 5-28,图 5-29)。

(二)药物治疗

按骨折三期辨证用药,早期内服活血化瘀、消肿止痛类方剂,如桃红四物汤加金银花、连翘、蒲公英、紫花地丁等清热解毒药,肿胀严重者还可以配合茯苓、薏苡仁等利湿类药物治疗。中期内服新伤续断汤或正骨紫金丹。后期解除固定后,用中草药熏洗患部,加强功能锻炼。

(三)功能康复

复位固定后,可做足趾关节屈伸活动。2周后做扶拐不负重步行锻炼。解除固定后,逐渐下地负重行走,并做足底踩滚圆棍等活动,使关节面和足弓自行模造而恢复足的功能。

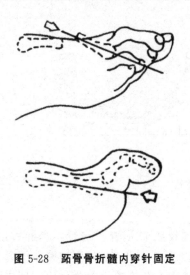

图 5-28　跖骨骨折髓内穿针固定

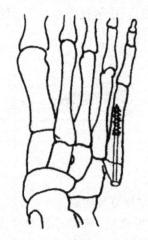

图 5-29　跖骨骨折螺钉固定

（王永彬）

第十五节　趾 骨 骨 折

趾骨又叫脚趾骨,除足瞬趾 2 节外,余趾均 3 节,每节趾骨可分为基底部、体部、滑车部三部分。第 1 跖趾关节的跖侧面,有内、外两个籽骨,其他各趾间关节也可以出现籽骨。足瞬趾的这种籽骨是其重要的负重结构,它可以保护足瞬长屈肌腱、第 1 跖骨头,吸收应力,减少摩擦,并为足屈瞬短肌腱提供一作用杠杆。

趾骨骨折多见于成年人,占足部骨折的第 2 位。足趾具有足的附着力功能,可防止人在行走中滑倒,并有辅助足的推进与弹跳作用。故对趾骨骨折的治疗,应要求维持跖趾关节活动的灵活性和足趾跖面没有骨折断端突起。

一、发病机制

趾骨骨折多由踢撞硬物或重物砸伤所致,前者多为粉碎性或纵裂骨折,后者多为横断或斜形骨折。第 5 趾骨损伤的机会较多,第 2、3、4 趾骨骨折较少发生,第 1 趾骨较粗大,其功能也较重要,第 1 趾骨近端骨折亦较常见,多为粉碎性骨折。由于跖骨头与地面的夹挤,可引起足瞬趾的籽骨骨折,以内侧籽骨损伤多见,常为粉碎性。趾骨骨折常合并有皮肤或甲床的损伤,伤后亦容易引起感染。

二、诊断要点

趾骨骨折有明显外伤史,伤后患趾疼痛剧烈,肿胀,甲下有青紫瘀斑,活动受限,有移位者可以出现明显畸形。触诊可有局部压痛、纵向叩击痛、骨擦音和异常活动。根据临床症状和足的正、斜位 X 线片可以明确诊断,并观察骨折类型及移位情况。籽骨骨折者应注意与先天性双籽骨和三籽骨相鉴别,后者骨块光整规则,大小相等,局部无相应症状。

三、治疗方法

趾骨骨折有伤口者,应清创缝合,预防感染,甲下血肿严重者,可放血或拔甲。无移位的趾骨骨折,可用消肿止痛类中药外敷,局部外固定,3～4周即可愈合。

(一)整复固定方法

有移位的骨折,应手法复位。在局部麻醉下,患者仰卧位,足跟垫1个沙袋,术者用1块纱布包裹骨折远端,一手拇、示二指捏住患趾近段的内、外侧,另一手拇、示二指捏住患趾远段上下侧,进行相对拔伸,并稍屈趾即可复位。若有侧方移位,术者一手拇、示指捏住伤趾末节拔伸,另一手拇、示指在患趾两侧对挤使骨折端对位(图5-30)。整复后,患趾用2块夹板置于趾骨背侧和跖侧固定。应注意固定不可过紧,容易影响远端血液循环,发生趾部坏死。

对于不稳定骨折者,可行趾骨及皮肤牵引固定。或者行克氏针内固定治疗。4～6周骨折愈合后拔出克氏针,加强功能锻炼。

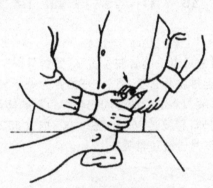

图 5-30　趾骨骨折整复手法

(二)药物治疗

药物治疗一般按骨折三期用药,初期肿胀严重者用活血类配合利湿解毒类方剂加减治疗,肿胀减轻后用活血接骨类方剂加减治疗。去除固定后应用中草药熏洗患部,促进功能恢复。

(三)功能康复

骨折整复固定后,即可进行膝关节的屈伸练习,肿胀减轻后,可下床不负重活动,3～4周后解除固定,做足趾的屈伸锻炼,早日下地行走。

(王永彬)

第六章

关 节 脱 位

第一节 月 骨 脱 位

月骨脱位是腕骨脱位中最常见者。腕骨脱位古称"手腕骨脱""手腕出臼"。腕骨间关节由近排腕骨与远排腕骨组成,是以近排腕骨舟骨、月骨、三角骨为关节窝,远排的小多角骨、头状骨、钩骨为关节头构成球窝关节。该关节靠腕骨的骨间韧带和腕辐状韧带稳定。腕关节的运动包括桡腕关节和腕骨间关节两部分运动,屈腕达 80°,伸腕约 44°,内收 35°~40°,外展 20°,并且还能做环转运动。腕骨脱位类型很多,以月骨脱位常见。

一、病因病机

月骨掌侧脱位多由传导暴力所致,患者跌倒时腕关节呈极度背伸位,头状骨与桡骨间掌侧间隙增大,月骨被桡骨下段和头状骨挤压而向掌侧移位。暴力进一步作用可造成掌侧关节囊破裂,月骨向掌侧脱位。由于外力作用的大小不同,月骨向前脱出的程度不一,其预后亦有区别:当损伤暴力较小,桡月背侧韧带断裂,或月骨后角撕脱性骨折,月骨向前旋转<90°,脱于桡骨下端的前部,其凸面朝后,凹面朝前,由于掌侧血液供给存在,月骨一般不发生缺血性坏死。如暴力强大,月骨向前翻转移位超过 90°甚至达 270°,严重者可出现月骨凹面向后,凸面向前,此时桡月背侧韧带断裂,桡月掌侧韧带扭曲或断裂,月骨血液供应部分受阻甚至中断,则可发生月骨缺血性坏死(图 6-1)。

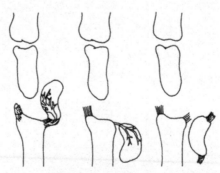

图 6-1　月骨脱位的类型与血液供给的关系

二、临床表现

有明显的腕背伸手掌着地外伤史,腕部疼痛、肿胀、隆起,局部压痛明显。腕关节各方向活动均受限。由于月骨向掌侧突出,压迫屈指肌腱,则肌腱张力加大,腕关节呈屈曲位,中指不能完全伸直,握拳时第 3 掌骨头明显塌陷,叩击该掌骨头时有纵轴叩击痛。若脱位的月骨压迫正中神经(图 6-2),则拇、示、中指感觉障碍与屈伸受限。

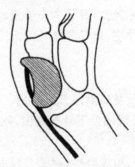

图 6-2　月骨脱位压迫正中神经

X 线片正常月骨正面观为四方形,侧面观呈半月形,且桡骨、月骨、头状骨及第 3 掌骨轴线在一条直线上。腕月骨脱位发生旋转后,正位片显示由正常的四方形变成三角形,月骨凸面转向头状骨,侧位片月骨移位于腕关节掌侧,其凹形关节面与头状骨分离转向掌侧,头状骨可轻度向近侧移位,位于月骨的背侧(图 6-3)。

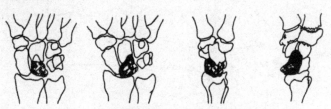

图 6-3　正常月骨以及月骨脱位的 X 线表现

三、诊断与鉴别诊断

根据受伤史,临床症状体征及 X 线检查可做出诊断。
临床主要与月骨周围腕骨脱位和经舟骨、月骨周围腕骨脱位鉴别(图 6-4)。

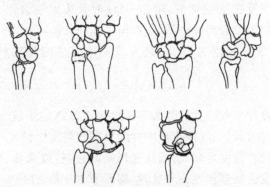

图 6-4　月骨脱位与月骨周围腕骨脱位和经舟骨、月骨周围腕骨脱位的鉴别

（一）月骨周围腕骨脱位

临床主要表现为腕部疼痛、肿胀、压痛，腕关节向各方向活动障碍，叩击第2～4掌骨头时，腕部发生疼痛。腕部正位X线片显示腕骨向桡侧移位，有时腕骨诸骨重叠辨认不清，侧位片可见月骨与桡骨远端仍保持正常解剖关系，头状骨及其他腕骨向背侧或掌侧移位。

（二）经舟骨、月骨周围腕骨脱位

主要症状为腕部疼痛，肿胀以桡侧为甚，鼻烟窝压痛明显。腕部功能障碍。X线片显示腕部正常关系紊乱，月骨和头骨的关节间隙加宽，月骨和舟骨近端与桡骨保持正常关系，其他腕骨和舟骨远端向背、桡侧移位。有时可合并桡、尺骨茎突骨折。

四、治疗

月骨脱位的治疗，需视损伤程度及脱位时间长短而定。新鲜月骨脱位应在臂丛神经阻滞麻醉下手法复位；复位困难者，则可在X线辅助下针拨复位；陈旧性脱位一般采用手术治疗。

（一）手法复位

臂丛神经阻滞麻醉或局部麻醉下，患者卧位，肘关节屈曲90°，前臂置于旋后位，腕部极度背伸，近端助手握住肘部，远端助手握示指与中指，对抗牵引3～5分钟，术者两手4指托住腕背部，向掌侧端提，使桡骨与头状骨之间的关节间隙加宽，然后用两手拇指尖推压月骨凹面的远端，迫使月骨进入桡骨与头状骨间隙，同时令远端助手逐渐将腕关节掌屈，术者指下如有滑动感，中指可以伸直者，说明复位成功（图6-5）。

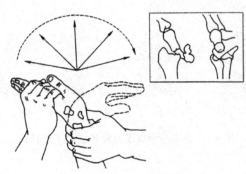

图6-5　月骨脱位的手法复位方法

（二）针拨整复法

麻醉后，在无菌操作下及X线透视下，用20号注射针头或细钢针，自掌侧把针刺入月骨凹面的远端，在对抗牵引下将腕关节高度背伸，然后由掌侧向背侧顶拨，并逐渐将腕关节掌屈，使之复位（图6-6）。拍摄腕关节正侧位X线片，若月骨凹形关节面与头状骨已构成关节，说明已复位。

（三）手术治疗

陈旧性月骨脱位，因桡骨与头状骨间隙为肉芽组织或纤维组织填充，手法不易整复者，可考虑切开复位，若月骨脱位时间太长，或伴有正中神经损伤的刺激症状，估计瘢痕组织较多，切开复位亦不易成功，月骨游离后可能发生坏死，或虽是新鲜脱位，但桡骨前、后韧带均已断裂，日后月骨亦可发生缺血性坏死；或合并创伤性关节炎者，均可考虑月骨切除。

月骨切除后，固定1周即可开始腕关节运动的锻炼，一般日后对腕关节功能影响不大。

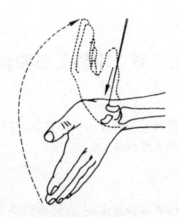

图 6-6　月骨脱位的针拨整复法

（四）固定方法

复位后,用塑形夹板或石膏托将腕关节固定于掌屈 30°~40°位(图 6-7),1 周后改为中立位,再固定 2 周。

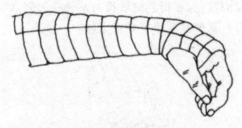

图 6-7　月骨脱位固定方法

（五）练功疗法

固定期间,除被固定的腕部外,应鼓励患者做指、掌关节的屈伸活动,以促进患肢消肿。解除固定后,逐渐做腕关节主动屈伸活动。但早期应避免做过度腕背伸动作,应逐步加大活动度,以防月骨重新脱出。

（六）药物治疗

初期治宜活血化瘀,消肿止痛,可内服活血止痛汤、舒筋活血汤。可在肿消后,尽早补益肝肾,强筋壮骨。拆除外固定后,外用海桐皮汤熏洗,促进腕关节功能恢复。

五、预防与调护

月骨脱位如损伤较重或处理不当,后期有出现月骨坏死、创伤性关节炎等并发症的可能。应严格制动,早期使用温肾健骨之品防止月骨发生缺血性坏死。一般固定不超过 3 周,解除固定后积极进行功能锻炼,防止腕关节功能受损。定期复查 X 线片,动态观察月骨是否有坏死情况并及时处理。

（吴开学）

第二节　掌指关节脱位

掌指关节脱位是第 1 节指骨基底部与掌骨头发生移位。以拇指、掌指关节脱位常见,示指、掌指关节脱位次之,第 3～5 掌指关节脱位少见。

一、病因病机

掌指关节脱位可分为背侧脱位和掌侧脱位,以背侧脱位多见。拇指掌指关节脱位发生率较高,且多为背侧脱位(图 6-8),常由杠杆作用及关节过伸位受伤所致。如跌倒时拇掌关节在伸直位触地,外力使拇指过度背伸,造成掌指关节掌侧关节囊紧张继而破裂,掌骨头由破裂处脱向掌侧,移位于皮下,近节拇指移向背侧。第 2～5 掌指关节脱位较拇指、掌指关节脱位少见,亦以背侧脱位多见,侧方和前方脱位较少见。常由过伸暴力引起,指节被过度背伸扭曲而发生。掌骨头向掌侧移位,指骨基底部向背侧移位,屈指肌腱被推向掌骨头尺侧蚓状肌脱向桡侧,掌侧关节囊纤维板移至掌骨头背面,掌骨头掌侧被掌浅横韧带卡住。

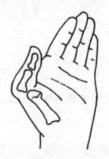

图 6-8　拇指、掌指关节背侧脱位

二、临床表现

患者多为在进行篮球、排球运动接、抢球时,或斗殴、劳动时受伤。掌指关节被外力作用而过度背伸。伤后患处疼痛、肿胀、功能丧失。拇指(或其他手指)外形短缩、背伸,指间关节屈曲,拇指(或其他手指)掌侧面隆起(图 6-9),可触及皮下之掌骨头,掌指关节呈过度背伸而弹性固定,掌指关节功能丧失。

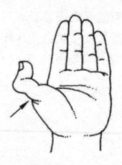

图 6-9　拇指掌指关节脱位外观畸形

三、诊断与鉴别诊断

根据外伤史,临床表现和 X 线检查,可做出诊断。

X 线正位片显示关节间隙消失(图 6-10);侧位或斜位片可见指骨呈过伸位向上、向背侧移位,指骨基底部位于掌骨头的后上方。

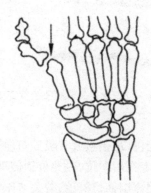

图 6-10　拇指掌指关节脱位 X 线表现

四、治疗

掌指关节脱位一般采用手法复位,多能成功。如反复多次复位未能成功者,说明系掌骨头被卡住,应果断放弃手法复位的尝试,采用手术治疗,否则将贻误病情。

（一）手法复位

将患肢腕关节及近节指间关节屈曲,以放松屈指肌腱。术者用拇、示指握住脱位指骨(或用一绷带绕结于患指上),顺畸形方向持续牵引,同时另一手握住腕关节相对牵引,再用拇指抵住患指近节指骨基底部,并向掌骨头远侧及掌侧推压,使脱位的指骨基底部与掌骨头相对,然后向掌侧屈曲患指即可复位(图 6-11)。

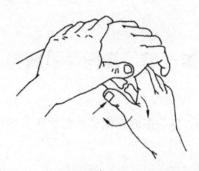

图 6-11　拇指掌指关节脱位手法复位方法

（二）手术治疗

若多次未能复位时,说明掌骨头前方关节囊或拇指屈肌腱卡住掌骨头,阻碍复位(图 6-12),应手术切开复位。掌指关节脱位,如出现关节交锁征,采用暴力牵拉,可造成组织损伤甚至掌骨头骨折。

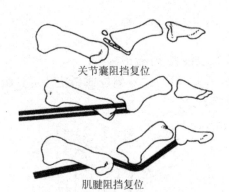

关节囊阻挡复位

肌腱阻挡复位

图 6-12　掌指关节脱住关节交锁

（三）固定

将患指置于轻度屈曲、对掌功能位，用铝板或竹板压弯塑形，固定 1～2 周。然后进行主动屈伸关节的功能锻炼。注意关节应固定在屈曲位，在此位置侧副韧带紧张关节稳定，可避免侧方移位。如采用掌指关节伸直位固定，因侧副韧带松弛，若关节于伸直位固定过久，侧副韧带会短缩，关节僵直，导致功能障碍。

（四）练功疗法

损伤早期，除患指外，可做其余关节的练功活动，去除外固定后，即可开始患指掌指关节及指间关节的主动屈伸练功活动，范围从小到大，力量由轻到重。

（五）药物治疗

参照月骨脱位。

五、预防与调护

应重视早期功能锻炼，否则后期极易引起关节僵硬。

（吴开学）

第三节　指间关节脱位

指间关节脱位临床颇为多见，各手指的近侧和远侧指间关节均可发生。

一、病因病机

过伸、扭转或侧方挤压等形式的暴力，均可造成指间关节囊撕裂或破裂、侧副韧带断裂，进而产生指间关节脱位。有时伴有指骨基底撕脱性骨折（图 6-13）。临床以背侧或内侧脱位多见，前侧脱位极少见。

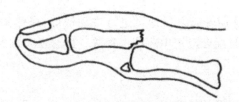

图 6-13 指间关节脱位伴指骨基底撕脱性骨折

二、临床表现

伤后关节局部疼痛、活动障碍。检查时可见伤处肿胀畸形、压痛明显、被动活动时疼痛加剧，且可有明显的弹性固定感。伴有侧副韧带断裂或有指骨基底撕脱性骨折者，则可出现明显侧方异常活动。

三、诊断与鉴别诊断

根据外伤史，临床表现和 X 线检查，可做出诊断。X 线片可明确诊断，并确定有无并发骨折。必须注意的是，部分患者常自行扳正而复位，就诊时常无明显的脱位体征，X 线片亦可无脱位征象。若被动过伸或侧方活动时，患指关节出现脱位畸形者，应注意与单纯指间关节侧副韧带断裂相鉴别，单纯韧带断裂者关节肿胀和压痛局限于一侧，存在异常的侧方活动，侧向分离试验阳性。

四、治疗

(一)手法复位

术者一手固定患肢掌部，另一手握住伤指做顺势牵引，同时用拇指将脱位的指骨基底部推向前方，示指托顶指骨头向背侧，逐渐屈曲指间关节，即可复位(图 6-14)。

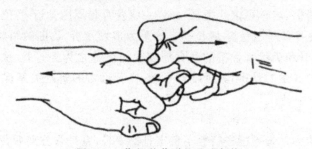

图 6-14 指间关节脱位手法复位

(二)手术治疗

若合并骨折，骨折片有明显分离移位，骨折片旋转或嵌入关节间隙，导致手法复位失败者，或复位后不能维持对位者，应切开复位细钢针固定。若合并侧副韧带断裂者，则需手术修补侧副韧带。陈旧性指间关节脱位可行关节融合术。

(三)固定方法

用塑形铝板或竹片，置于手指的掌侧，固定患指于轻度对掌位 1～2 周。或用绷带卷置于手掌心，将手指固定于屈曲位亦可。此外亦可用邻指胶布法固定。

（四）练功疗法

2～3周待损伤的关节囊及韧带修复后即可进行主动锻炼，屈伸掌指关节和指间关节，活动范围由小到大，逐渐加大。同时配合应用中药熏洗疗法。禁忌强力推扳推拿等被动活动。

五、预防与调护

指间关节脱位后，指间关节囊的修复缓慢，常常需要3～5个月才能彻底恢复。治疗不当常出现关节增粗、强直僵硬以及活动痛等后遗症。

（吴开学）

第四节　腕骨脱位

腕骨脱位或骨折脱位是继发于腕骨或韧带损伤后引起的。摔倒手撑地是腕骨脱位的常见损伤方式，在跌倒时腕部损伤的机制依靠如下因素：①伤力的大小和特征。②撞击手的位置。③腕骨和韧带的相对强度。患者常有较为典型的手过伸位或过屈位外伤史，表现为腕部疼痛，活动严重受限。在X线片上有3个特征应在正位片上检查：腕弓，关节间的对称性和单个腕骨的形状，尤其是舟骨和月骨。

一、月骨周围脱位

月骨周围脱位是月骨周围的腕骨相对于桡骨远端的背向或掌向移位，与月骨及桡骨远端的正常关节丧失，而月骨与桡骨的解剖关系正常。月骨周围脱位多为背侧脱位，而且常合并有腕骨或尺、桡骨远端的骨折，如舟骨骨折、头状骨骨折和桡骨茎突骨折。并发舟骨骨折的月骨周围脱位通常称经舟骨月骨周围骨折-脱位，以此来表明损伤的程度与单纯的月骨周围脱位有所不同。如果骨折发生于其他骨骼，名称可依此类推，如经头状骨月骨周围骨折-脱位、经三角骨月骨周围骨折-脱位、经桡骨茎突月骨周围骨折-脱位等。如果为多发骨折，诊断时可将受累骨骼的名称序次列出，如同时并发舟骨和头状骨骨折的月骨周围脱位可称之为经舟骨、头状骨月骨周围骨折-脱位。与月骨周围脱位并发的骨折，其近端与月骨、桡骨远端的解剖关系保持不变，而远端则向背侧或掌侧脱位。

（一）损伤机制

月骨周围背侧脱位为月骨周围进行性不稳定Ⅲ期表现，系舟月分离后背伸、尺偏暴力向关节尺侧延伸的结果。暴力使桡舟头韧带、头月骨间韧带、头三角韧带、月三角韧带和月三角骨间韧带逐一断裂或导致头状骨、钩骨和三角骨骨折，头状骨、钩骨和三角骨与月骨分离并与舟骨一起向背侧脱位。头状骨背侧脱位，除了与维持其稳定的桡舟头韧带断裂及其本身的骨折有联系外，也可继发于桡骨茎突骨折（桡舟头韧带附着于此）。头状骨骨折多为腕关节过度背伸时桡骨远端背侧缘与之撞击的结果。

经舟骨月骨周围骨折-脱位虽然也为月骨周围进行性不稳定Ⅲ期表现，但损伤机制与上述略有不同，它发生于舟骨骨折之后，为背伸、桡偏暴力作用的延续，骨折近侧段与月骨、桡骨远端的解剖关系不变，而远侧段则与其他腕骨一起向背侧脱位。月骨周围掌侧脱位少见，多为作用于手背侧的掌屈暴力所致。

（二）临床表现与诊断

（1）腕关节有明确的背伸外伤史。关节疼痛、肿胀及压痛的范围较单独骨折广泛，晚期可局限一较小区域。运动幅度及握力明显下降。

（2）X线正位片可见腕骨弧线中断，头状骨与月骨、桡骨及舟骨影像重叠域加大，腕中关节间隙消失，舟月骨间关节隙变宽，脱位复位后尤为明显，月骨周围的腕骨及桡、尺骨远端可有骨折线存在。侧位片可见舟骨掌屈、纵轴与桡骨纵轴近乎垂直、近极位于桡骨远端背侧缘或掌侧缘，月骨与桡骨远端解剖关系正常、桡月关节间隙无明显的不对称；其余腕骨向背侧或掌侧脱位，其中头状骨最明显。月骨周围的腕骨如有骨折，远侧段常脱向背侧或掌侧，而近侧段仍滞留在原位，与月骨的解剖关系保持正常。

（三）治疗

首先要矫正脱位及恢复桡骨远端、月骨与周围腕骨间的正常解剖关系；然后矫正骨折移位、舟月骨或月三角骨分离。脱位矫正后，舟月骨分离或月三角骨分离可依然存在并可能变得更加明显，需加以整复，彻底消除妨碍关节功能恢复的不利因素。

1.月骨周围背侧脱位

（1）闭合复位外固定：闭合复位在关节明显肿胀之前容易获得成功。

（2）闭合复位经皮穿针内固定：由于外固定不能彻底消除舟月骨分离及骨骨移位复发的可能性，因此，在闭合复位成功后可先经皮穿针内固定舟头骨、舟月骨以及远、近侧骨折段，然后再用石膏托做外固定，以阻止分离及移位的复发。6～8周后拔针进行功能锻炼。

（3）切开复位克氏针内固定：适用于复位失败者或陈旧性的脱位、移位骨折和舟月骨分离。月骨周围脱位，通常采用背侧S形或纵向弧形切口，如复位困难或修复韧带还需做掌侧切口。在牵引下矫正脱位、舟月骨分离、背伸型不稳和骨折移位，然后穿针于舟月骨、舟头骨及月三角骨做固定，修复切开和撕裂的背侧关节囊及韧带。术后，用长臂石膏托将腕关节固定于屈曲位或中立位，2周后拆线，6～8周后拔针开始功能锻炼。经桡骨茎突月骨周围骨折-脱位，多采用横形或S形切口。茎突骨折多为粉碎性骨折，但无须特殊处理。如骨折块较大并有移位，可在复位后做克氏针内固定。经舟骨月骨周围骨折-脱位，脱位与骨折移位并存者可用背侧入路，如脱位已矫正、仅存骨折移位，可采用掌侧入路。植骨与否，可根据掌侧骨质缺损程度以及损伤时限而定。术后固定同闭合复位。就陈旧性脱位/骨折-脱位的切开复位而言，复位前彻底清除关节腔内肉芽组织、松解背侧关节囊及瘢痕组织，复位后仔细地修复背侧关节囊（韧带）和腕背伸肌支持带是获得成功的关键。

（4）腕中关节融合：适用于陈旧脱位或软骨损伤严重者。术后关节运动幅度虽有所降低，但疼痛消失、腕关节仍可保持原有的高度。

（5）近排腕骨切除：适应证与腕中关节融合相同，术后虽也可保留部分运动度，但关节高度有所减少，手的握力明显降低。此术所需的固定时间较短，因而不能耐受长期固定的老年人宜选用此法。

（6）全腕关节融合：当腕骨或关节软骨广泛破坏时可做全腕关节融合，用牺牲运动来换取疼痛症状的缓解和消失。

2.月骨周围掌侧脱位

闭合复位的难度大于背侧，通常需要做切开复位。

二、月骨脱位

月骨脱位具体内容见本章第一节。

三、舟骨脱位

(一)病因及损伤机制

较为少见,分为旋转半脱位和完全脱位,前者多见。常因腕关节背伸、桡偏暴力导致舟月骨间韧带断裂引起,一般合并其他的腕关节骨折与脱位。

(二)临床表现与诊断

(1)外伤史。

(2)腕关节肿胀、疼痛、活动受限及握力降低。

(3)X线表现:旋转半脱位可见舟骨远端向掌侧旋转,近端向桡背侧旋转脱位;舟月间隙>3 mm;皮质环征阳性;舟月角加大,桡骨和舟骨掌侧边缘呈 V 字形。完全脱位则可见舟骨近端从桡骨远端关节面舟骨窝中完全向掌侧脱出。

(三)治疗原则

(1)早期可行手法复位,经皮克氏针固定。

(2)手法复位失败或晚期者行切开复位,韧带修复或重建。

(3)如发生腕关节炎,则需行关节融合术。

四、桡腕关节脱位

(一)病因及损伤机制

多合并其他部位的骨折或脱位,往往由直接暴力引起。根据暴力引起桡腕掌侧韧带损伤或背侧韧带损伤的不同,可导致掌侧或背侧桡腕关节脱位。

(二)临床表现与诊断

(1)外伤史。

(2)腕部畸形、肿胀、疼痛、活动受限及握力降低。可伴有正中神经损伤或尺神经损伤。

(3)X线片显示腕关节结构紊乱。相对于桡骨,近排腕骨以远的腕骨向背侧或掌侧移位,可伴发其他骨折或脱位。

(三)治疗原则

(1)新鲜闭合脱位可行手法复位石膏托外固定。

(2)开放性损伤可行切开复位克氏针内固定,同时可修复损伤的韧带。陈旧性损伤可行切开复位畸形矫正。如有神经受压症状,可同时探查神经,并予以松解。

(吴开学)

第五节　桡骨头半脱位

桡骨头半脱位也叫牵拉肘,是发生在小儿外伤中最为常见的损伤之一。常见发病年龄为

1~4岁,其中 2~3 岁最为多见。也可偶见于学龄前儿童,甚至小学生。

一、病因病机

常由于大人牵着患儿走路,上台阶时在跌倒瞬间猛然拉住患儿手致伤;或从床上拉起患儿,拉胳膊伸袖穿衣;或抓住患儿双手转圈玩耍等原因,患儿肘关节处于伸直,前臂旋前位突然受到牵拉而致。

目前有关本病的发病机制仍未得到明确的统一认识,过去认为小儿桡骨头发育不完全,桡骨头的周径比桡骨颈部的周径小,环状韧带松弛,不能牢固保持桡骨头的位置,当受到牵拉时,桡骨头自环状韧带下滑脱,致使环状韧带嵌在肱桡关节间。但近年来有些学者通过尸检发现婴幼儿桡骨头的周径反而比桡骨颈的周径大,而且桡骨头也并非圆形而是椭圆形,矢状面直径比冠状面大,当伸肘、前臂旋前位牵拉肘关节时,环状韧带远侧缘附着在桡骨颈骨膜处发生横断撕裂,此时桡骨头直径短的部分转到前后位,所以桡骨头便自环状韧带的撕裂处脱出,致使环状韧带嵌在肱桡关节间(图 6-15)。因环状韧带滑脱不超过桡骨头的一半,故一般很容易复位。总之,有关本病的发病机制尚需进一步探讨和研究。

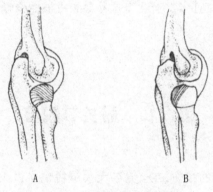

图 6-15 牵拉肘的创伤解剖
A.环状韧带正常解剖关系;B.肘受到牵拉后,环状韧带远端附着处撕裂,桡骨头部分脱出,环状韧带剥离部滑进肱桡关系

二、临床表现与诊断

患儿受牵拉伤后,疼痛哭闹,拒绝使用患肢,前臂常处于旋前,肘关节半屈曲位。上肢不敢上举,肘不敢屈曲。桡骨头部位可有压痛,但无明显红肿。肘关节屈伸稍受限,但前臂旋后明显受限。X线片表现正常。结合有牵拉外伤史而不是跌打摔伤即可考虑为本病。有时在临床检查及拍片过程中,不知不觉已经复位。

三、治疗

(一)非手术治疗
1.复位
以右侧为例,术者右手握住患儿前臂及腕部,左手拇指放于桡骨头外侧,先轻轻牵引,然后将前臂旋后屈肘,当桡骨头复位时可感觉到弹响,此时疼确立即消除,患儿即刻停止哭闹,并能屈肘上举,开始使用患肢拿东西。若不能复位,术者左手握住患儿肘部,拇指放于桡骨头内侧,先轻轻牵引，然后右手将前臂旋前，同时左手拇指向外侧推压桡骨头即可复位。有时桡骨头脱位时间长、复位后需经过一段时间之后症状才能消除。

2.固定

复位后无须特殊外固定，简单用三角巾悬吊患肢于屈肘功能位1周即可。另外应嘱咐家长避免再牵拉伤患肢。若反复多次发生脱位时，复位后患肢应适当用石膏托制动2周左右。

3.练功方法

固定期间无须特殊练功，去除固定后应避免再次牵拉伤患肢。

4.药物治疗

不需要药物治疗。

(二)手术治疗

无特殊情况，闭合手法复位均能获得成功而不需行手术治疗。但对年龄较大的患儿用手法复位失败，需行手术切开复位并修复环状韧带。

四、合并症

本病复位后，除未予制动而且多次受到牵拉易导致习惯性桡骨头半脱位外，一般无其他合并症发生。

(吴开学)

第六节　肘关节脱位

肘关节脱位是肘部最常见的损伤，在全身各大关节脱位中占1/2左右，居第1位，多发生于青少年，儿童和老年人少见，多为间接暴力所致。按脱位的方向，可分为前脱位、后脱位两种，后脱位最为常见，前脱位甚少见。

一、创伤机制

肘关节由肱桡关节、肱尺关节和上尺桡关节所组成。这3个关节共包在一个关节囊内，有一个共同的关节腔。肘关节从整体上来说，以肱尺部为主，与肱桡部、上尺桡部协调运动，使肘关节做屈伸动作。构成肘关节的肱骨下端呈内外宽厚，前后扁薄状，其两侧的纤维层则增厚而形成桡侧副韧带和尺侧副韧带，关节囊的前后壁薄弱而松弛。由于尺骨冠状突较鹰嘴突低，所以对抗尺骨向后移位的能力较对抗前移位的能力差，常易导致肘关节向后脱位。

肘关节脱位主要由间接暴力所造成，由于暴力的传导和杠杆的作用而产生不同的脱位形式。患者跌倒时，肘关节伸直前，臂旋后位手掌触地，外力沿尺骨纵轴上传，使肘关节过度后伸，以致鹰嘴尖端急骤撞击肱骨下端的鹰嘴窝，在肱尺关节处形成杠杆作用，使止于喙突上的肱前肌及肘关节囊的前壁被撕裂，肱骨下端前移位，尺骨喙突和桡骨头同时滑向肘后方形成肘关节后脱位。由于环状韧带和骨间膜将尺桡骨比较牢靠地夹缚在一起，所以脱位时尺桡骨多同时向背侧移位。由于暴力作用不同，尺骨鹰嘴和桡骨头除向后移位外，有时还可以向桡侧或尺侧移位，形成肘关节侧方移位。向桡侧移位又可称为肘外侧脱位，向尺侧移位称为肘关节内侧脱位。

若屈肘位跌倒,肘尖触地,暴力由后向前,可将尺骨鹰嘴推移至肱骨的前方,成为肘关节前脱位,多并发鹰嘴骨折,偶尔可出现肘关节分离脱位,因肱骨下端脱位后插入尺桡骨中间,使尺桡骨分离。脱位时肘窝部和肱三头肌腱被剥离,骨膜、韧带、关节囊被撕裂,以致在肘窝形成血肿,该血肿容易发生骨化,成为整复的最大障碍,或影响复位后肘关节的活动功能。另外,肘关节脱位可合并肱骨内上髁骨折,有的还夹入关节内而影响复位,若忽视将会造成不良的后果。移位严重的肘关节脱位,可能损伤血管与神经,应予以注意。

二、诊断

(一)肘关节后脱位

肘关节肿胀、疼痛、压痛。肘关节呈靴样畸形,尺骨鹰嘴向后突出,肘后关系失常,鹰嘴上方凹陷或有空虚感。肘窝可能触及扁圆形光滑的肱骨下端,肘关节后外侧可触及脱出的桡骨小头。肘关节呈屈曲位弹性固定,肘关节功能障碍。

X线正位片见尺桡骨近端与肱骨远端相重叠,侧位片见尺桡骨近端脱出于肱骨远端后侧,有时可见喙突骨折。

(二)肘关节前脱位

肘关节肿胀,疼痛,肘后部空虚,肘后三点关系失常,前臂较健侧变长,肘前可触及尺骨鹰嘴,前臂有不同程度的旋前或旋后。

X线侧位片可见尺骨鹰嘴突出于肘前方,或合并尺骨鹰嘴骨折,尺桡骨上段向肘前方移位。

(三)肘关节侧方脱位

肘关节内侧或外侧副韧带、关节囊和软组织损伤严重,肘部内外径增宽。内侧脱位时肱骨外髁明显突出,尺骨鹰嘴和桡骨小头向内侧移位;外侧脱位时,前臂呈旋前位,肱骨内髁明显突出,尺骨鹰嘴位于外髁外方,桡骨头突出。肘部呈严重的内翻或外翻畸形。X线片可见外侧脱位尺骨半月切迹与外髁相接触,桡骨头移向肱骨头外侧,桡骨纵轴移向前方,前臂处于旋前位。内侧脱位时,尺骨鹰嘴、桡骨小头位于肱骨内髁内侧。

三、治疗

新鲜肘关节脱位一般采用手法复位,固定3周后去除外固定做功能锻炼。合并血管、神经损伤者早期应密切观察,必要时行手术探查。对于陈旧性肘关节脱位,经手法整复失败者,可采用切开复位术。

(一)手法复位外固定

1.新鲜肘关节脱位

(1)肘关节后脱位:助手用双手握患肢上臂,术者用一手握住患肢腕部,另一手握持肘关节,在对抗牵引的同时,握持肘关节前方的拇指,扣住肱骨下端,向后上方用力推按,置于肘后鹰嘴部位的其余手指,向前下方用力端托,在持续加大牵引力量后,当听到或触诊到关节复位弹响感觉时,使肘关节逐渐屈曲90°～135°,复位即告成功。肘关节恢复无阻力的被动屈伸活动,其后用三角巾悬吊前臂或长臂石膏托在功能位制动2～3周。

(2)肘关节前脱位:应遵循从哪个方向脱出,还从哪个方向复回的原则。如鹰嘴是从内向前脱位,复位时由前向内复位。术者一手握住肘部,另一手握住腕部,稍加牵引,保持患肢前臂旋内同时在前臂上段向后加压,听到复位的响声,即为复位。再将肘关节被动活动2～3次,无障碍时,将肘关节屈曲135°用小夹板或石膏固定3周。合并有鹰嘴骨折的肘关节脱位,复位时前臂不需牵引,只需将尺桡骨上段向后加压,即可复位。复位后不做肘关节屈伸活动试验,以免导致骨折再移位,将肘关节保持伸直位或过伸位,此时尺骨鹰嘴近端向远端挤压,放上加压垫,用小夹板或石膏托固定4周。

(3)肘关节侧方脱位:术者双手握住肘关节,以双手拇指和其他手指使肱骨下端和尺桡骨近端向对方向移动即可使其复位。伸肘位固定3周后进行功能锻炼。

2.陈旧性肘关节脱位

复位前,应先拍X线片排除骨折、骨化性肌炎,明确脱位类型、程度、方向及骨质疏松等情况。行尺骨鹰嘴骨牵引,重量6~8 kg,时间约1周。肘部、上臂行推拿按摩,并中药熏洗,使粘连、挛缩得到松解。在臂丛神经阻滞麻醉下,解除骨牵引,进行上臂、肘部按摩活动,慢慢行肘关节屈伸摇摆、内外旋转活动,范围由小到大,力量由轻到重,然后在助手上、下分别牵引下,重复以上按摩舒筋手法,这样互相交替,直到肘关节周围的纤维粘连和瘢痕组织以及肱二、三头肌得到充分松解,伸展延长,方可进行整复。患者取坐位或卧位,上臂和腕部分别由两名助手握持,做缓慢强力对抗牵引,术者两手拇指顶压尺骨鹰嘴突,余手指环握肱骨下端,肘关节稍过伸,当尺骨鹰嘴和桡骨头牵引至肱骨滑车和外髁下时,缓缓屈曲肘关节,若能屈肘90°以上,即为复位成功。此时鹰嘴后突畸形消失,肘后三角关系正常,肘关节外形恢复。复位成功后,将肘关节在90°~135°范围内反复屈伸3~5次,以便解除软组织卡压于关节间隙中,再按摩上臂、前臂肌肉,旋转前臂及屈伸腕、掌、指关节,以理顺筋骨,行气活血。然后将肘关节屈曲90°位以上,用石膏托或绷带固定2周,去除固定后,改用三角巾悬吊1周。

(二)切开复位外固定

对于陈旧性肘关节脱位手法复位不成功者及骨化性肌炎明显者,可采用切开复位及关节切除术,术后肘关节功能改善比较满意。手术一般取肘正中切口,分离出尺神经加以保护,将肱三头肌肌腱做舌状切开并翻向远端,行骨膜下剥离松解肱骨下端,清除关节内瘢痕组织,进行复位。如不稳定可用克氏针将鹰嘴与肱骨髁固定,放置引流条,固定3周后进行肘关节功能锻炼。若脱位时间较长,关节软骨已变性剥脱,不能行切开复位术。取肘后方切口,将肱骨远端由内、外上髁水平切除或保留两上髁而将其间的滑车和外髁的内侧部切除,呈鱼尾状,适当修正尺骨鹰嘴使其形状与肱骨下端相对应并切除桡骨头。彻底止血,将肘关节屈曲90°~100°位,于内、外髁上缘打入2枚克氏针,术后石膏托固定,2周后拔除克氏针,4周后进行功能锻炼。

(吴开学)

第七节　复发性肩关节前脱位

一、病因

复发性脱位的发生主要取决于第一次脱位时的损伤程度。初次脱位的创伤越大,复发性脱位的发生率就越高。初次脱位时的年龄越小越易复发脱位。初次脱位复位后未能将肩关节有效固定,也可能是一个原因。肩关节脱位复发的病理方面有以下几种原因。

（1）盂唇从关节盂腔的前缘上剥离,肩盂前方或前下方的盂唇一旦剥离,很难重新愈合,成为永恒缺陷,构成了肩关节前方不稳定因素。

（2）肩关节囊过度松弛,盂肱中韧带松弛或断裂,肩关节囊的前壁松弛及膨胀不易修复。随脱位次数增加,其松弛程度加重。

（3）肩关节前脱位时,肱骨头撞向关节盂缘,可导致肱骨头的后外侧面嵌插骨折。该部位的凹陷性骨缺损,使肱骨头外旋到达一定角度,加上后伸动作即可促使肱骨头的缺损部位自肩盂的边缘向前滑出,导致再次脱位。

二、分型

肩关节脱位可依据以下几方面来进行分型和决定治疗:不稳的方向、程度和病程,引起不稳的原发创伤,患者的年龄、心理状态及伴随疾病情况。

（一）肩关节脱位的分型

1.按方向分型

分为前脱位、后脱位及上、下脱位。约97％的复发性脱位为前脱位,约3％为后脱位,上、下脱位极为罕见。

2.按程度分型

分为半脱位或全脱位。

3.按病程分型

分为急性、亚急性、慢性或复发性。如果肱骨头脱位超过6周,被称为慢性脱位。

4.按与脱位有关的创伤分型

分为大创伤性脱位,即由一次单独的创伤即可造成的脱位;微创伤性脱位(获得性的),即肢体运动时反复的创伤造成了关节囊盂唇复合体的塑性变形。

5.随意性脱位

随意性脱位即一些患有后方不稳定的患者能通过选择性地收缩肌肉,使其肩关节随意地脱位。对这些患者应以心理治疗为主。另对患有原发性神经肌肉疾病或综合征而伴发的复发性脱位,应首先进行药物治疗。

（二）患者的年龄

患者的年龄对于预后极为重要。依年龄常分为<20岁、20~40岁和>40岁。

三、诊断

复发性肩关节脱位,有经常脱位的病史,当上臂外展、外旋和后伸时,即可发生脱位。但肩关节复发性半脱位的患者,症状不典型,有的患者诉说有肩关节滑进与滑出的感觉,有的无任何不适,常被漏诊。检查时应双侧对比,进行双肩关节的全面检查。观察肩部是否有萎缩,有无压痛,压痛部位和程度。检查双肩的主动与被动活动范围,评价三角肌、肩袖与肩胛骨稳定肌肉的肌力。此外,还有一些特殊检查可帮助判断肩关节的稳定性。

（一）肱骨头推移试验

上臂0°外展位,检查者一手固定肩胛骨,另一只手握住肱骨头施加压力,观察肱骨头在关节盂中前后移位的程度。

（二）陷窝试验

分别在上臂0°和45°外展位，牵拉患侧上肢远端，观察肱骨头与肩峰间的陷窝，测量肱骨头与肩峰间距离，并分为3级，<1 cm为1+，1～2 cm为2+，>2 cm为3+，0°外展位时，半脱位更多地提示旋转间隙的松弛；而45°外展位时，半脱位则提示下盂肱韧带复合体的松弛。

（三）肩关节Lachman试验

患者仰卧位，在肩胛骨平面，将肢体在各个角度外展、外旋。检查患者的右肩时，检查者的左手握住肱骨近端，右手轻握住肘部。用左手在肱骨近端向前方施压，观测移位程度及脱位点。移位程度被分为0～3级。1级，移位超过对侧正常肢体；2级，肱骨头滑至关节盂缘的上方，但可自行复位；3级，脱位。检查左肩时相反。

（四）肩恐惧试验

将肩关节外展90°，屈肘90°，肩部在向前的压力下，轻度外旋上肢。此时患肩关节前侧不稳定的患者一般可产生一种恐惧感。

（五）复位试验

用于检查击球运动员的不稳定，患者仰卧位，肩关节外展90°并外旋，检查者在肱骨的后部向前方施压，如果患者出现疼痛或脱位的恐惧感，对肱骨施以向后的压力，使肱骨头复位于关节内，疼痛或恐惧感消失，解除向后的压力，疼痛或恐惧感又出现，提示前不稳定。

（六）其他

存在后方不稳定时，要判断患者是否能将肩关节随意脱位。如果患者有掌指关节过伸超过90°、肘膝关节过伸、双肩关节松弛、拇指能被动触及前臂等表现提示存在韧带普遍松弛。

通过病史及体格检查一般能诊断肩关节不稳，常规X线检查可进一步支持诊断。X线检查包括肩关节的前后位与腋窝侧位平片。如仍不能得出结论，必要时可行MRI扫描或CT关节造影。

四、治疗

（一）复发性肩关节前脱位的治疗

虽然已有100多种手术及更多的改良方法来治疗创伤性复发性肩关节前方不稳定，但却没有一种最好的方法。要获取满意效果需依据不同的病理特点选择手术方法。复发性肩关节前脱位的手术方法可分为下列3类：①修复关节囊前壁，加强肩关节前方稳定性的手术，常用的有Bankart手术和Putti-Platt手术。②肌肉止点移位，加强肩关节前壁的手术，常用的有Magnuson-Stack手术。③骨阻挡术，采用骨块移植将肩盂前方的缺损填平或使之加高，以阻挡肱骨头向前滑脱，常用的有Bristow手术。

1.Bankart手术

盂唇与关节囊在关节盂缘分离或关节囊较薄时，有行Bankart手术的指征。该手术的优点是可矫正盂唇缺损并将关节囊重叠加固，主要缺点是手术操作较困难。

（1）患者体位：患者取仰卧位，患肩垫高，头端摇高20°，整个肩部消毒并铺单。

（2）切口及显露：从喙突部至腋皱襞做一直切口，于胸大肌、三角肌间沟进入，将头静脉及三角肌牵向外侧，显露喙突及附着其上的肱二头肌短头、喙肱肌与胸小肌联合腱，向内侧牵开联合腱。如果显露困难，可行喙突截骨，先自喙突的尖部沿其纵轴钻一骨孔，以利于喙突重新固定。

（3）手术方法：骨刀截断喙突，将喙突尖与附着的联合腱一起向内下方牵开，注意勿损伤肌皮神经。外旋肩关节,显露整个肩胛下肌肌腱,如发现有裂口,在肱骨头上方修补该裂口,如果打算把肩胛下肌肌腱从关节囊上游离下来,则应在切断肩胛下肌肌腱后,切开关节囊前修补该裂口。如果打算水平切开肩胛下肌及其肌腱,则应在切开肩胛下肌前修补该裂口。切开肩胛下肌的方法有:①肱二头肌腱沟的外侧约 1 cm 处,锐性垂直分离肩胛下肌肌腱。②仅切开肩胛下肌肌腱的上 3/4,下 1/4 保留于原位以保护腋神经及其下方的血管。③沿肩胛下肌肌纤维方向分开。外旋肩关节打开关节囊,如关节囊松弛或多余,那么在关节囊修补过程中,应收紧松弛部分。外旋肩关节,垂直切开关节囊,如发现有 Bankart 损伤,则通过盂缘的 3 个骨孔将关节囊重新固定于关节盂缘,打孔前,用刮匙刮净肩胛颈边缘及前关节盂缘。促进关节囊附着并与骨组织愈合。骨孔距关节盂缘 4~5 mm。然后将关节囊的外侧部与关节盂缝合。检查肩关节的活动,外旋应能达到 30°。缝合前关节囊的所有剩余开口,将肩胛下肌肌腱缝回原位,如截断喙突,则要用 1 枚螺钉重新固定。

(4)术后处理:吊带固定肩关节,以防止外旋。第 3 天解除吊带,进行肩关节摆动锻炼。3 周后,开始肌肉等长收缩锻炼。3 个月后,进行抗阻力锻炼。6 个月时应恢复肩关节的全部功能。

2.Putti-Platt 手术

该方法的优点是不论肱骨头外上方是否缺损,不论盂唇是否脱落,均可防止肱骨头再脱位;缺点是术后肩关节外旋受限。

(1)手术方法:大部分与 Bankart 手术相似,主要不同在于重叠缝合关节囊和肩胛下肌肌瓣。用褥式缝合法将关节囊的外侧瓣缝在肩胛骨颈部软组织上,内旋上臂,并下压上臂近端,然后收紧结扎缝线。将关节囊的内侧瓣重叠缝于外侧瓣的浅层,然后将肩胛下肌向外侧移位,缝于肱骨头大结节处的肩袖肌腱上或肱二头肌沟处。缝合后肩胛下肌的张力应以肩关节仅能外旋 35°~45°为宜。这样就形成一个抵御再脱位的结实的屏障。但当前关节囊组织结构较差或如果后肱骨头缺损较大需行手术以限制外旋时,这种重叠手术的作用极小。

(2)术后处理:同 Bankart 手术。

3.Magnuson-Stack 手术

由 Magnuson 与 Stack 设计,该方法将肩胛下肌的止点由小结节移至大结节,由于这种手术的成功率较高,且简单可行,因而目前非常流行。其缺点是不能矫正盂唇及关节囊的缺损,且术后外旋受限。外旋恢复正常的患者会出现复发。

(1)手术方法:手术入路同 Bankart 手术,显露肩胛下肌后,外旋上臂,沿肩胛下肌的上、下缘做一切口,游离肩胛下肌至小结节的附着部。在肱骨小结节处将肩胛下肌凿开,附着一薄骨片,但不要损伤肱二头肌腱沟,将肩胛下肌向内侧掀起,显露肩关节囊。内旋上臂,显露肱骨大结节,在大结节部位选择新的附着点,其标准是以能限制肩关节 50% 的外旋。选定新附着点后,在新的附着点骨皮质上凿楔形骨槽,骨槽外侧壁钻 3~4 个小孔,将肩胛下肌腱连同附着的骨片用粗丝线缝在骨槽内。将肩胛下肌上、下缘与邻近组织间断缝合,逐层缝合关闭切口。

(2)术后处理:同 Bankart 手术。

4.Bristow 手术

手术指征为关节盂缘骨折、慢性破损或前关节囊肌肉等支持组织结构不良。喙突转位的位置是否正确是手术成败的关键。喙突转位后必须贴近关节盂前缘,而不是超越。手术的关键在于:①喙突转位点在关节盂中线以下,距关节盂内侧缘 5 mm 以内。②固定螺钉应不穿透关节面,并过关节盂后方皮质骨。③喙突与肩胛骨之间产生骨性融合。

该手术的主要缺点是:①术后产生内旋挛缩。②不能矫正盂唇或关节囊的病理状况。③可能损伤肌皮神经。④肩胛下肌相对短缩,降低了内旋力量。

(1)手术方法:取肩关节前切口,于胸大肌、三角肌间沟进入,显露喙突及其上附着的联合腱。切断喙突,将喙突尖及与其附着的腹股沟镰与喙肩韧带移向远端,注意保护肌皮神经。然后,找到肩胛下肌的上下界限,顺其肌纤维方向,约在该肌的中下 1/3,由外向内劈开肩胛下肌,显露前关节囊。同法劈开前关节囊。探查关节内的病理变化,摘除游离体。如果关节囊及盂唇从关节盂前缘剥离,用缝线将其缝合于新的骨床上。骨膜下剥离,显露肩胛颈前部。转位点位于关节盂中线以下,距关节盂内侧缘 5 mm。在这一位置,钻一个直径 3.2 mm 的骨孔,穿过肩胛颈的后部皮质,测深,在喙突尖钻一个同样直径的孔。去除肩胛颈的所有软组织并使其表面粗糙。间断缝合关节囊,将转位的喙突尖及其附着的肌肉穿过肩胛下肌的水平裂隙固定于肩胛颈,用 1 枚适当长度的松质骨螺钉将喙突尖固定于肩胛颈。检查肌皮神经不被牵拉,间断缝合肩胛下肌纵裂,逐层缝合切口。

(2)术后处理:肩关节制动 1 周,然后悬吊制动 3~4 周,并进行肩关节摆动锻炼。6 周内不能伸肘关节,但可被动屈肘。6 周后,不负重增加活动范围。3~4 个月时进行非接触性运动。6 个月后进行接触性运动。定期摄片,以观察转位的喙突或螺纹钉位置的变化。螺钉松动,应及时去除。可能仅有50%~70%的患者产生骨愈合,其余患者可产生牢固的纤维连接。

(二)复发性肩关节后脱位的治疗

1.保守治疗

肩关节后方不稳定的初期应采用非手术治疗。治疗包括以下内容。

(1)教育指导患者避免特殊的、可引起后方半脱位的随意动作。

(2)进行外旋肌与三角肌后部的肌力锻炼,锻炼恢复肩关节正常的活动范围。经过 4~6 个月恰当的康复治疗后仍不能好转,并且疼痛与不稳定影响日常生活和工作,在排除了习惯性脱位且患者的情绪稳定后,则应手术治疗。

2.手术治疗

多年来已有多种类型的手术用于矫正肩关节后方不稳定,包括后关节囊肌腱紧缩术、关节囊后壁修复术,如反 Bankart 与反 Putti-Platt 手术,肌肉转位术,骨阻挡术以及关节盂截骨术。

(1)后关节囊肌腱紧缩术:后关节囊肌腱紧缩术基本上是一种改良的反 Putti-Platt 手术,由 Hawkins 和 Janda 提出。可用于肩关节反复遭受向后的创伤或有一定程度内旋丧失的运动员或体力劳动者。

手术方法:患者取侧卧位,患肢消毒铺单,应使其可被自由搬动。从肩峰后外侧角的内侧 2 cm 处开始做纵向切口,延伸至腋后部。顺肌纤维方向钝性剥离分开下方的三角肌,显露冈下肌与小圆肌。将上肢置于旋转中立位,平行关节线,垂直切开冈下肌肌腱与关节囊,注意保护小圆肌或腋神经。切开关节囊后,缝定位线,将肱骨头半脱位,检查关节,外旋上肢,将关节囊外侧缘缝合于正常的后关节盂盂唇上。如果盂唇已被剥离,在关节盂上钻孔固定关节囊的边缘。将关节囊内侧部与冈下肌向外侧缝合于关节囊外侧缘的表面。上肢应能内旋约 20°。缝合三角肌筋膜,常规缝合切口。

术后处理:上肢用支具或肩"人"字石膏制动于外展 20°并外旋 20°位。非创伤性脱位的患者,制动6周。创伤性脱位的患者,制动 4 周。然后除去支具,开始康复训练,先被动锻炼,后主动锻炼,一般经6个月的积极锻炼,患者才能重新参加体育运动或重体力工作。

(2)关节盂截骨术。①手术方法:患者取侧卧位。切口同后关节囊肌腱紧缩术,显露三角肌肌纤维。在肩峰后角内侧 2.5 cm 处,顺三角肌肌纤维方向向远端将三角肌劈开 10 cm,向内、外侧牵开三角肌,显露下方的冈下肌与小圆肌。然后,将小圆肌向下翻至关节囊水平。切断冈下肌肌腱并将其翻向内、外侧,注意勿损伤肩胛上神经。垂直切开关节囊显露关节。于关节盂缘截骨,截骨部位不要超过关节盂面内侧 0.6 cm,以免损伤肩胛上神经。骨刀边推进,边撬开截骨部,使后关节盂产生向外侧的塑性变形。截骨不应穿出前方,恰好止于肩胛骨的前侧皮质部,以形成完整的前侧皮质、骨膜软组织链,使移植骨不用内固定即能固定于截骨处。然后从肩峰取约 8 mm×30 mm 的移植骨,用骨刀撬开植骨处,插入移植骨。维持上肢于旋转中立位。将内侧关节囊向外并向上牵拉缝在外侧关节囊的下面。将外侧关节囊向内并加上牵拉缝在内侧关节囊上。然后在上肢旋转中立位修复冈下肌肌腱。②术后处理:术后石膏或支具维持上肢于外展 10°~15°并旋转中立位。6~8 周拆除石膏,循序渐进开始康复锻炼。

(吴开学)

第八节 肩锁关节脱位

一、病因病机

肩锁关节脱位通常由暴力自上而下作用于肩峰所致。坠落物直接砸在肩顶部后,锁骨下移,由于第 1 肋骨阻止了锁骨的进一步下移,如果锁骨未骨折,则肩锁、喙锁韧带断裂,同时可伴有三角肌和斜方肌锁骨附着点的撕裂,肩峰、锁骨和喙突的骨折,肩锁纤维软骨盘的断裂和肩锁关节的关节软骨骨折。锁骨的移位程度取决于肩锁和喙锁韧带、肩锁关节囊以及斜方肌和三角肌的损伤程度。

二、分型

Urist 根据关节面解剖形态和排列方向,把肩锁关节分为 3 种形态(图 6-16)。Ⅰ型,冠状面关节间隙的排列方向自外上向内下,即锁骨端关节面斜形覆盖肩峰端关节面;Ⅱ型,关节间隙呈垂直型排列,两个关节面相互平行;Ⅲ型,关节间隙由内上向外下,即肩峰端关节面斜形覆盖锁骨端关节面。Ⅲ型的结构居于稳定型,Ⅰ型属于不稳定型。在水平面上,肩锁关节的轴线方向由前外指向后内。

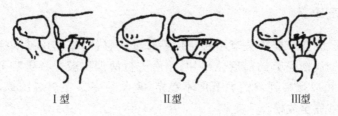

Ⅰ型　　　　　　　Ⅱ型　　　　　　　Ⅲ型

图 6-16　肩锁关节 3 种形态

三、分类

Rockwood 等将肩锁关节脱位分为 Ⅰ~Ⅵ 型(图 6-17)。

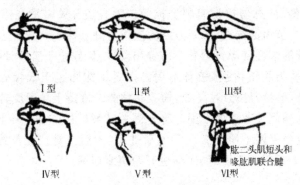

图 6-17　肩锁关节损伤分 6 型

(一)Ⅰ型

Ⅰ型指肩锁关节的挫伤,并无韧带断裂和关节脱位,肩锁关节稳定,疼痛轻微,早期 X 线片阴性,后期可见锁骨远端骨膜的钙化。

(二)Ⅱ型

由更大的外力引起,肩锁韧带和关节囊破裂,但喙锁韧带完好,肩锁关节不稳定,尤其是在前后平面上不稳定。X 线片上可看到锁骨外侧端高于肩峰,但高出的程度小于锁骨的厚度,肩锁关节出现明显的疼痛和触痛,但必须拍摄应力下的 X 线片来确定关节不稳定的程度。

(三)Ⅲ型

损伤肩锁韧带和喙锁韧带以及锁骨远端三角肌附着点的撕裂。锁骨远端高于肩峰至少一个锁骨厚度的高度。

(四)Ⅳ型

损伤的结构与Ⅲ型损伤相同,但锁骨远端向后移位进入或穿过斜方肌。

(五)Ⅴ型

损伤三角肌与斜方肌在锁骨远端上的附着部均从锁骨上分离,肩锁关节的移位程度为100%~300%,同时在锁骨和肩峰之间出现明显的分离。

(六)Ⅵ型

损伤较少见,由过度外展使肩锁韧带和喙锁韧带撕裂所致,锁骨远端移位至喙突下、肱二头肌和喙肱肌联合腱后。

四、临床表现及诊断

查体有局部疼痛、肿胀及肩锁关节不稳定伴锁骨远端移位,X 线片可以帮助评价损伤的程度。患者直立,摄双侧肩锁关节的前后位平片,然后进行两侧比较。必要时可在患者腕部悬挂4.5~6.8 kg 的重物,可以观察到肩锁关节的不稳定,重物最好系在患者腕部,避免让患者用手握,以使上肢肌肉能够完全放松。

五、治疗

（一）非手术治疗

Ⅰ型损伤通常采用吊带制动，配合局部冰敷、止痛药物治疗。Ⅱ型损伤的治疗方法与Ⅰ型相似，如果锁骨远端移位的距离不超过锁骨厚度的 1/2，可应用绑扎、夹板或吊带制动 2~3 周，但必须在 6 周以后才能恢复举重物或参加体育运动。

（二）手术治疗

对于Ⅲ、Ⅳ、Ⅴ、Ⅵ型损伤应行手术治疗，手术方法有许多种，可以分为 5 个主要类型：①肩锁关节复位和固定。②肩锁关节复位、喙锁韧带修复和喙锁关节固定。③前两种类型的联合应用。④锁骨远端切除。⑤肌肉转移。常用的手术方法如下所述。

1.喙锁韧带缝合、肩锁关节克氏针内固定术（改良 Phemister 法）

通过肩部前内侧的 Thompson 和 Henry 入路，显露肩锁关节、锁骨外侧端及喙突。探查肩锁关节，去除关节盘或其他妨碍复位的结构，然后褥式缝合肩锁韧带，暂不要打结，接着逆行穿出克氏针，整复脱位的肩锁关节后顺行穿入，使其进入锁骨 2.5~4 cm。通过前后位和侧位（腋部）X 线检查克氏针的位置和复位的情况。如二者均满意，于肩峰外侧边缘将克氏针折弯 90°并剪断，保留 0.6 cm 的钩状末端以防止其向内侧移位，旋转克氏针，将末端埋于肩峰下软组织内，修复肩锁关节囊和韧带，并将预先缝合喙锁韧带的线收紧打结，修复斜方肌和三角肌止点的损伤。术后处理用肩胸悬吊绷带保护，术后 2 周去除绷带并拆线，开始主动活动，8 周在局部麻醉下拔除克氏针。克氏针的折断和移位是常见的并发症。

2.喙锁关节的缝线固定术

做一个弧形切口显露肩锁关节、锁骨的远端和喙突，显露肩锁关节，彻底清除关节盘或其他碎屑，褥式缝合断裂的喙锁韧带，暂不打结。用直径约为 0.7 cm 的钻头在喙突上方的锁骨上前后位钻两个孔，在喙突基底的下方穿过一根不吸收缝线，并向上穿过锁骨的两个孔，复位肩锁关节，打紧缝线，这样缝线就可不绕住整个锁骨，以避免缝线割断锁骨。如果仍有前后向不稳定，可按 Phemister 法用一枚克氏针固定肩锁关节，最后收紧打结喙锁韧带的缝线，修复肩锁关节囊，缝合撕裂的三角肌和斜方肌。术后处理同改良 Phemister 法。

3.喙锁关节螺钉内固定及喙锁韧带缝合术（改良 Bosworth 法）

通过前内侧弧形切口显露肩锁关节和锁骨末端，向远外侧牵开三角肌以暴露喙突尖和喙锁韧带（图 6-18）。同 Phemister 法一样，检查肩锁关节，去除关节盘或其他妨碍复位的结构，缝合喙锁韧带，暂不要打结，用直径为 4.8 mm 的钻头在锁骨上垂直钻一个孔，此孔在锁骨复位后应同喙突基底在同一直线上。复位锁骨，用另外一个直径为 3.6 mm 的钻头通过先前在锁骨上钻好的孔在喙突上再钻一个孔，选择一个合适长度的 Bosworth 螺钉穿过两孔，拧紧螺钉使锁骨上表面与肩峰上表面平齐，收紧打结喙锁韧带缝线，修复撕裂的斜方肌和三角肌止点。术后用悬吊带制动，1 周后去除悬吊，开始轻微的主动功能锻炼，2 周拆线，术后 6~8 周取出螺钉，10 周内避免超过 90°的外展运动和举重物。

4.锁骨远端切除术（Stewart 法）

通过前方弧形切口显露肩锁关节、锁骨外侧端及喙突，沿锁骨长轴切开关节囊和肩锁上韧带，骨膜下剥离显露锁骨，然后修复关节囊和韧带，用咬骨剪或摆动锯在骨膜下自下外方斜向内上方截除 1 cm 长的锁骨外侧端，挫平上缘残端。褥式缝合损伤的喙锁韧带，暂不打结，交叉穿入

2枚克氏针,将锁骨外侧端维持在正常位置。术后悬吊制动1周,进行轻微的主动环绕运动,2周拆线,增加活动量,4周内避免抬举重物,8周内避免体育活动。

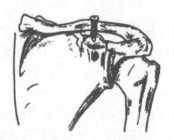

图 6-18 改良 Bosworth 法

5.喙肩韧带移位加强肩锁关节术(Neviaser 法)

通过前内侧弧形切口显露肩锁关节、锁骨外侧端及喙突,切断喙肩韧带在喙突前外侧缘的起点,向下推压锁骨外侧段,复位肩锁关节,用克氏针1～2枚,贯穿固定肩锁关节,将喙肩韧带向前上翻转,固定缝合于锁骨外侧端前方,修复肩锁韧带和喙锁韧带。术后处理同 Stewart 法。

6.喙肩韧带移位重建喙锁韧带术(Weaver 法)

同 Neviaser 法显露肩锁关节、锁骨外侧端及喙突,切断喙肩韧带在肩峰前内侧缘的起点(图 6-19)。在锁骨外侧端相当于喙突尖的上方行锁骨切骨术,切骨线由内下向外上倾斜,切除锁骨外侧端约 2 cm。在切骨端近侧 1 cm 处,于锁骨前壁钻两个骨孔,以细钢丝或粗丝线在喙肩韧带的肩峰端做褥式缝合,两线端分别经髓腔,从锁骨的骨孔引出。下压锁骨,恢复正常喙锁间距,抽紧缝线,结扎固定,使喙肩韧带移入锁骨断端的髓腔内。

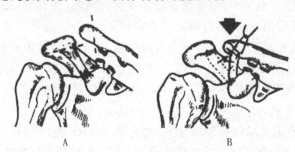

图 6-19 Weaver 法喙肩韧带移位重建喙锁韧带术

A.切除锁骨外侧端,切断喙肩韧带;B.喙肩韧带移入锁骨断端的髓腔内

术后用 Velpeau 绷带固定患肩 4 周,之后改用三角巾悬吊 4 周,术后 8 周去除悬吊,进行康复训练。

7.Dewar 手术

显露肩峰、肩锁关节及锁骨外侧端,自肩峰和锁骨外侧端前方切断三角肌附着点,行骨膜下剥离,显露肩锁关节。切除破碎的肩锁关节囊、软骨盘,显露锁骨外侧端并切除 1.0 cm。切开喙突上方的锁骨前方骨膜,将锁骨前面 1.5～2.0 cm 的皮质骨制成粗糙面,于骨粗糙面中央由前向后钻孔备用。切开胸肌筋膜,显露喙突及其下方的肱二头肌短头、喙肱肌和胸小肌。在肱二头肌短头、喙肱肌和胸小肌之间做由下而上的逆行分离,至喙突前、中 1/3 交界处,环形切开骨膜,在喙突角部由前向后钻备用。以骨刀在喙突前、中 1/3 处截骨,使喙突骨块连同肱二头肌短头腱和喙肱肌一起向下翻转,以 1 枚适当长度的加压螺钉贯穿固定喙突骨块于锁骨前方原钻孔部位。将三角肌前部重新缝合。

术后三角巾悬吊患臂 3 周,3 周后练习上举及外展活动,6～8 周后即可负重功能训练。

8.锁骨钩钢板内固定、喙锁韧带缝合术

近年我们采用锁骨钩钢板内固定,喙锁韧带缝合术治疗肩锁关节脱位(图 6-20)取得满意疗效。该方法固定牢靠,并可早期行肩关节功能锻炼,又无克氏针内固定断裂后游走的危险。

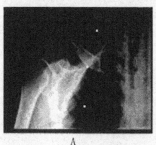 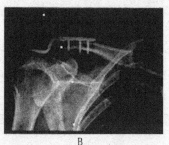

A   B

图 6-20　肩锁关节脱位锁骨钩钢板内固定、喙锁韧带缝合术

A.术前 X 线片;B.术后 X 线片

(吴开学)

第九节　胸锁关节脱位

一、解剖与损伤机制

胸锁关节是由锁骨内侧端与胸骨柄切迹构成的关节,锁骨关节面较胸骨关节面大,锁骨内侧关节面仅有 50％与向外倾的胸骨关节面相对,其间借一个软骨盘补偿。胸锁关节由关节囊、前后胸锁韧带、锁骨间韧带和肋锁韧带维持其稳定性(图 6-21)。正常状态下胸锁关节约有 40°的活动范围。上肢外展时肩前方受到暴力可导致锁骨内端向前移位,胸锁关节发生前脱位。暴力作用于肩部后外侧,可导致锁骨移位到胸骨后方,发生胸锁关节后脱位。胸锁关节脱位也可以是先天性的,还可在发育、退变及炎症过程中发生。

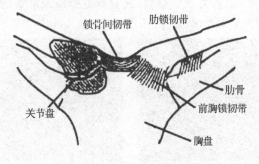

图 6-21　胸锁关节解剖图

二、临床表现

当创伤导致前脱位时,会产生剧烈疼痛,脱位关节处有明显的肿胀和前突畸形,锁骨内端相对于胸骨向前隆起,而在靠近第 1 肋骨处出现凹陷,程度取决于韧带损伤的程度。胸锁关节后脱位很少见,但锁骨内端向后移位,可导致气管、食管、胸导管或纵隔内大血管的损伤,故可能会出现严重的损伤。

三、诊断及鉴别诊断

(一)诊断

对症状和体征可疑有胸锁关节脱位者,可进一步行前后位 X 线检查和 CT 扫描。以胸骨为中心的胸腔上部的顶前凸位 X 线片具有诊断意义,阳性表现是锁骨内端位于对侧正常锁骨内端前方或后方。CT 扫描可显示胸锁关节的结构变化,明确诊断胸锁关节脱位。

(二)鉴别诊断

胸锁关节是半脱位还是脱位,取决于关节囊韧带、关节软骨盘和锁骨间韧带及肋锁韧带的损伤程度。20 岁以下患者的锁骨内端骨骺损伤与胸锁关节脱位表现相似,应加以鉴别。

四、治疗

(一)手法复位外固定

胸锁关节后脱位的闭合复位方法有两种:一种为患者取仰卧位,在肩胛骨间垫大沙袋,肩内收位牵引患侧上肢,由前向后用力下压肩和锁骨远端;另一种为外展位牵引伤肢,用手指夹住锁骨,用力向前牵引以帮助复位,如仍不能复位,消毒皮肤,用无菌巾钳夹住锁骨,向前牵引复位,大多数后脱位复位后是稳定的,复位后以"8"字绷带、商品化的锁骨固定带或"8"字石膏固定 4 周,限制活动 6 周。如果在全麻状态下仍无法使后脱位闭合复位,应行手术复位,因为使其处于脱位状态是危险的。手术复位时应找有胸外科经验的医师会诊。

(二)切开复位内固定

1.前脱位者

如不易复位或有小片骨折,整复不易维持关节的对合关系,且有疼痛者,可考虑行开放复位,用 2 枚克氏针经过关节固定,合并有骨折者也可用 2 枚空心拉力螺钉内固定(图 6-22),用克氏针时需将克氏针尾端弯成钩状,以防克氏针移位;缝合修复撕破或断裂的胸锁前韧带,术后用前"8"字石膏绷带固定 4 周,6 周左右拔除克氏针,活动关节。

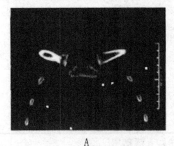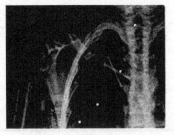

A   B

图 6-22 锁骨近端骨折并胸锁关节脱位切开复位内固定
A.术前 CT 表现;B.术后 X 线表现

2.后脱位者

不能用手法复位,或有气管或纵隔血管压迫症状者,沿锁骨内侧段切口,暴露胸锁关节及锁骨内侧段,在直视下向外牵引上臂,并用巾钳夹住锁骨内端向外前方牵拉,使脱位整复,并用2枚克氏针经过关节固定,尾端弯成钩状,术后用后"8"字石膏固定5周,6周左右拔除克氏针。

3.陈旧性未复位的胸锁关节前脱位

一般认为造成的功能丧失即使有,也是程度较轻的。这种疾病手术治疗的指征是患者主诉在用力或者在体育运动时上臂乏力和疲劳。常用的手术方法有在锁骨和第1肋骨周围使用阔筋膜稳定,在锁骨和胸骨之间行阔筋膜稳定术,锁骨下肌腱移植重建术,锁骨内侧端切除术。

(吴开学)

第十节 骶尾关节脱位

骶尾关节由骶骨尖与尾骨底组成微动关节,其间有甚薄的椎间盘。骶尾关节前侧有前纵韧带,各附着于骶骨和尾骨盆面,骶骨后韧带为脊柱后纵韧带和棘上、棘间韧带及骶棘肌筋膜延续部分,位于两侧的骶尾韧带,相当于横突间韧带,骶尾角之间还有骨间韧带相连。

该关节通常有轻微的屈伸活动,其活动度取决于肛提肌的紧张与松弛,有部分正常人也可由于骶尾关节骨性融合而不活动。临床上骶尾关节脱位常见于女性。单纯脱位较少,常合并骶尾交界处的骨折脱位。

一、病因病理

骶尾关节脱位与直接暴力、产伤有密切关系。

(一)直接暴力

滑倒仰坐摔伤,尾骶部直接撞击坚硬的地面或硬物,引起骶尾关节脱位。如摔坐楼梯台阶边沿、椅凳角上,尾骨往往因受背侧暴力的作用和肛提肌、尾骨肌的收缩而向前脱位。如伴有侧向暴力时,可合并侧方脱位。有的暴力来自尾尖垂直方向,可发生后脱位或骨折脱位。

(二)产伤

胎儿大、育龄高、产程长,可引起骶尾关节脱位。胎儿过大、胎头径线大,颅骨较硬头不易变形,形成相对头盆不相称,兼有育龄高,韧带松弛退变,激素分泌异常,韧带松弛弹性变差,加之产程长,造成分娩时韧带撕裂,发生骶尾关节后脱位。

二、分类

按脱位的时间分为新鲜脱位和陈旧性脱位;按尾骨脱位的方向可分为前脱位、后脱位和侧方脱位,前脱位较多见。

三、诊断

患者有滑倒仰坐摔伤史和产伤史。患者骶尾部疼痛,不能坐位,常以半侧臀部坐在椅凳上,弯腰下蹲等活动受限,甚则疼痛。骶尾部局部软组织肿胀,皮下瘀血及压痛明显。骶尾交界区有

161

台阶样感,或凹陷感。按压尾骨尖时,骶尾区有过度的伴有疼痛的异常活动。肛诊时前脱位可触及骶尾前侧有凸起,压痛。后脱位可触及尾骨向后凹陷,压痛。X线侧位片可显示尾骨向前脱位,或向后脱位,或骨折脱位。正位片可能显示有侧向移位,但应除外变异。

四、治疗

(一)复位方法

1.肛内复位法

患者侧卧位屈膝屈髋,或胸膝位,在局部麻醉或不需麻醉下,术者戴手套,以示指或中指伸入肛门内,于骶尾前方触及高起的压痛区,施以向背后挤压力,与此同时,术者拇指抵于骶尾末端,做与中指或示指相对的推压力,使骶尾交界区变得光滑,且疼痛明显减轻或消失,即告复位。此法适用于骶尾关节前脱位。

2.肛外复位法

患者术前准备同肛内复位法,术者戴手套,用拇指在尾骨后凸的压痛区,向前挤压脱位的尾骨,此时可感到有向前的滑动感,复位即成功。此法适用于骶尾关节后脱位。

3.过伸复位法

患者俯卧于床,双膝关节并拢尽量屈曲,术者位于患者左侧,左手按于骶骨尖处向下压,右手臂托持膝部和小腿向上搬提,同时用力使髋关节向后过伸,连续3~5次。体质肥重者,可让一助手站在远端,双手握住患者双踝向上提拉双下肢,术者用拇指或手掌小鱼际向下按压骶骨尖处,使髋关节向后过伸,连续3~5次。术后让患者站立,做下蹲站起动作,如疼痛缓解,复位成功。1周后可用此方法再治疗1次。此法适用于骶尾关节前脱位,且不宜行肛内复位者。

(二)固定方法

复位后,可局部贴用膏药,并用宽胶布将两臀部靠拢贴牢,嘱卧床休息2~3周。

(三)药物治疗

固定期间除局部贴用活血止痛膏外,在解除固定后,应用活血祛瘀类药物熏洗或坐浴,如仍有疼痛,可配合局部封闭。

(四)其他疗法

对仍有移位但无症状者,可不予以处理;如有顽固性尾痛症状,经保守治疗无效时,可考虑尾骨切除术。

（吴开学）

第十一节　髋关节脱位

髋关节脱位是指股骨头与髋臼间的关节面构成关系发生分离。髋关节脱位约占全身各关节脱位的5%,占全身四大关节(肘、肩、髋、膝)脱位的第3位,仅次于肩、肘关节脱位。由于髋关节周围有坚强的韧带和丰厚的肌群,其结构十分稳固,一般不易发生脱位,只有在强大暴力作用下才可能发生髋关节脱位。髋关节脱位以活动力强的青壮年多见,多为高能量损伤如车祸、塌方、高处坠落等所致,复位越早治疗效果越好。如脱位时间过长,可能会增加股骨头缺血性坏死和创

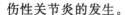

伤性关节炎的发生。

髋关节脱位,中医学称为"胯骨出""大腿根出臼""枢机错努""臀骱出"等。

一、病因病机

髋关节脱位一般是由间接暴力导致,直接暴力所致极少见。随着我国交通运输业及建筑业的发展,因车祸、工地高处坠落、塌方等高能量损伤所致的髋关节脱位日益增多,Brand 在对髋关节脱位并骨折的病因学研究中发现约 80% 由机动车车祸所致。由于损伤能量高,对髋关节结构破坏严重,除脱位外关节囊及临近的肌肉等软组织亦有广泛损伤,常伴有髋臼、股骨头骨折,甚至并有同侧股骨颈、股骨干骨折等复合伤。由于损伤严重,其晚期并发症也相对增多。

二、分类

临床上按脱位的方向可分为后脱位、前脱位、中心脱位。

(一)后脱位

髋关节在屈曲位时股骨头的一部分不在髋臼内,稳定性靠关节囊维持,若同时再有内收则股骨头大部分位于髋臼后上缘,其稳定性甚差。在车祸中患者坐位,膝前方顶撞于硬物上或患者由高处坠落时髋关节处于屈曲位,来自膝前方强大冲击力沿股骨干纵轴传递至股骨头,使股骨头冲破关节囊向后脱出,这样的脱位常伴有髋臼后缘或股骨头骨折,部分患者可同时伴有股骨颈或股骨干骨折;如若患者髋关节在屈曲、内收、内旋位受伤,或暴力纵向传递时存在迫使大腿内收、内旋的分力,这时股骨颈可被髋臼前内缘阻挡,形成一杠杆支点,股骨头更易向后上脱出。这样的脱位伴有髋臼后缘或股骨头骨折,股骨颈或股骨干骨折的概率相对较小。塌方时患者髋关节处于屈曲、内收位,膝关节着地,重物由腰骶部或臀后冲击髋关节,也能迫使股骨头冲破后方关节囊而形成后脱位。髋关节后脱位发生时由于髋关节屈曲的角度不同,股骨头脱出的位置亦有所不同。当屈髋<90°时股骨头脱出的位置多位于髋臼后上方的髂骨部,形成后上方脱位;当屈髋 90°时股骨头多停留在髋臼后方,称为后方脱位;当屈髋>90°时股骨头脱向髋臼后下方,停留在近坐骨结节部,称为髋关节后下方脱位。

股骨头脱出关节囊,造成股骨头圆韧带断裂,后关节囊撕裂,关节囊后上方各营养支发生不同程度的损伤。但前侧髂股韧带和关节囊保持完整,并具有强大拉力,使患肢出现屈髋、内收、内旋畸形。髋关节后脱位约占髋关节脱位的 85%。

髋关节后脱位并发髋臼后缘骨折约占 32.5%,合并股骨头骨折占 7%～21%。坐骨神经可因牵拉或受到股骨头的挤压、骨折块的碾挫而发生牵拉伤、撕裂伤、挤压伤、挫伤,出现下肢麻痹,踝背伸障碍。

(二)前脱位

外界暴力作用使大腿强力外展、外旋,此时股骨大转子顶部与髋臼上缘接触,以此为支点的杠杆使股骨头脱出髋臼,突破关节囊,向前方脱位。少数情况下髋关节在外展、外旋位时,大转子后方遭受向前的暴力,造成前脱位。脱位后若股骨头停留在耻骨横支水平,称为耻骨型或高位型,可致股动脉、股静脉受压而出现下肢循环障碍;若股骨头停留在髋臼前方,称为前方脱位;若股骨头停留于闭孔处,称为闭孔脱位。临床上以此型多见。股骨头可压迫闭孔神经而出现股内侧区域性麻痹。前脱位占髋关节脱位的 10%～15%。

（三）中心脱位

中心脱位多由传达暴力所致。多因挤压伤致骨盆骨折，骨折线通过臼底，股骨头连同骨折片一起向骨盆内移位所致。亦可发生于下肢在轻度外展屈曲位时，强大暴力作用于股骨大转子外侧；或髋关节在轻度外展、外旋位，高处坠落，足跟着地，暴力沿股骨纵轴传达致股骨头撞击髋臼底，致臼底骨折，当暴力继续作用，股骨头可连同髋臼的骨折片一同向盆腔内移位，形成中心脱位，有时可伴有盆腔内脏器损伤。

（四）髋关节陈旧脱位

当脱位超过3周即称为陈旧性脱位。近年来由于诊断水平的提高，这类疾病已明显减少，常见于漏诊或延误治疗的患者。漏诊多见于伴有同侧股骨干骨折，由于骨折症状掩盖了脱位征象，临床检查欠周详所致；延误治疗多见于并有其他严重复合伤为抢救生命或治疗复合伤而延误治疗时机。此时髋周肌肉、肌腱挛缩，髋臼为血肿机化形成纤维瘢痕组织填充，关节囊破裂口在股骨颈基底部愈合，股骨头为纤维瘢痕组织包裹粘连而固定于脱出的位置。同时由于长时间的失用，患侧股骨尤其是股骨颈及转子部骨质疏松明显。这些都给手法复位增加了一定的困难。

三、诊断

（一）病史

有如车祸、高处坠落、塌方、运动伤等明确的外伤史。

（二）临床表现

1.髋关节脱位常见症状

受伤后患侧髋部疼痛、瘀肿、功能障碍、畸形，弹性固定。

2.髋关节脱位的体征

（1）后脱位：患髋呈屈曲、内收、内旋、短缩畸形，伤侧膝关节屈曲并靠于健侧大腿中1/3处，即"黏膝征"阳性；患者臀部膨隆，股骨大转子上移凸出，在髂前上棘与坐骨结节连线（Nelaton线）上可扪及股骨头。

（2）前脱位：患髋外展、外旋，轻度屈曲，患侧较健肢增长畸形；患侧膝部不能靠于健侧下肢上，"黏膝征"阴性；患侧大转子区平坦或内陷，在腹股沟或闭孔处可扪及股骨头。

（3）中心脱位移位：不多者无特殊体位畸形；移位明显者可出现患肢短缩畸形，大转子不易扪及，阔筋膜张力、髂胫束松弛；若髋臼骨折形成血肿，患侧下腹有压痛，肛门指检可在患侧有触痛或扪及包块。

3.陈旧性髋关节脱位

可分为陈旧性后脱位、陈旧性前脱位、陈旧性中心脱位。由于时间的迁延，局部的瘀肿已退，疼痛常不明显，甚至可扶拐跛行，伤侧肢体肌肉萎缩，但脱位造成的畸形仍在。

（三）影像学检查

1.X线检查

X线检查是诊断髋关节脱位的主要方法，一般情况下髋关节正位、闭孔斜位、髂骨斜位X线片，可明确脱位的类型及是否伴有骨折。

（1）髋关节后脱位：股骨头脱出位于髋臼后方，在Nelaton线之上，Shenton线不连续；股骨干内收、内旋，大转子突出，小转子消失，内旋越明显，股骨颈越短。若合并髋臼骨折、股骨头骨折或股骨颈骨折，宜加照闭孔斜位及髂骨斜位片。若合并髋臼后缘骨折，骨折片常被脱位的股骨头

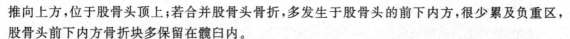

推向上方,位于股骨头顶上;若合并股骨头骨折,多发生于股骨头的前下内方,很少累及负重区,股骨头前下内方骨折块多保留在髋臼内。

(2)髋关节前脱位:股骨呈极度外展、外旋位,小转子突出,股骨头位于髋臼前方多在闭孔内或耻骨横支水平。

(3)髋关节中心脱位:髋臼白底骨折,骨折片随股骨头突入盆腔,骨盆正位片可显示髋臼及股骨头的改变,闭孔斜位片及髂骨斜位片可清楚显示髋臼骨折及移位情况。

(4)陈旧性髋关节脱位:X线可显示脱位的方向,伴骨折者可见移位的骨折片;脱位时间长者,髋关节周围可见增大的软组织影,部分患者可有软组织钙化影,股骨上段可有不同程度的骨质疏松。

2.CT 检查

在常规 X 线检查中由于患者摆位时的剧痛等因素,难以达到满意的双斜位投照效果,加之影像的重叠及遮盖等因素的干扰,对创伤后并有骨折者容易漏诊或低估。CT 薄层扫描及三维重建可提高髋臼及股骨头骨折检出率,同时能初步了解关节及周围软组织损伤后的形态变化。能准确地进行髋关节合并骨折的分型,对临床治疗及减少晚期并发症有重要的意义。

3.MRI 检查

MRI 在了解髋关节脱位并髋臼骨折、股骨头骨折骨片的大小及移位情况不如 CT 清楚,但在观察髋关节周围软组织损伤、髋臼盂唇撕裂、关节腔内出血的情况较 CT 敏感。晚期可用来观察是否并有股骨头坏死。

(四)分类分型

1.据股骨头与髋臼的位置关系分型

可分为前脱位、后脱位、中心脱位。

(1)前脱位:以 Nelaton 线(髂前上棘与坐骨结节的连线)为标准,位于该线前方者为前脱位。前脱位又可分为前上方脱位(耻骨脱位)、前方脱位(髋臼前方脱位)、前下方脱位(闭孔脱位)。

(2)后脱位:脱位后股骨头位于 Nelaton 线后方者为后脱位。后脱位又可分为后上脱位(髂骨部脱位)、后方脱位(髋臼后方脱位)、后下方脱位(坐骨结节脱位)。

(3)中心脱位:股骨头冲破髋臼底或穿入盆腔者为中心脱位。

2.据合并骨折类型分型

髋关节脱位并骨折分型种类较多,下面介绍临床上常用的分型。

(1)Thomoson-Epstein 髋关节后脱位并骨折分型:该分型法缺失髋关节后脱位并股骨颈骨折的分型。

Ⅰ型:髋关节后脱位伴有或不伴有髋臼后缘小骨折片。

Ⅱ型:髋关节后脱位伴有髋臼后缘较大单一骨折片。

Ⅲ型:髋关节后脱位伴有髋臼后缘粉碎性骨折。

Ⅳ型:髋关节后脱位伴有髋臼后缘及髋臼顶骨折。

Ⅴ型:髋关节后脱位伴有股骨头骨折。

(2)髋关节前脱位并骨折分型:髋关节前脱位发生概率较小,一旦脱位常易致股骨头骨折。

凹陷型髋关节前脱位并股骨头负重区压缩性凹陷骨折。

经软骨骨折型髋关节前脱位并股骨头负重区骨软骨骨折或关节软骨缺损。

(3)髋关节中心脱位分型。

Ⅰ型:髋臼底部横断或纵向骨折,股骨头无移位。此型损伤轻,较多见。

Ⅱ型:髋臼底部骨折,股骨头呈半脱位进入盆腔。此型损伤较重,亦较多见。

Ⅲ型:髋臼底部粉碎性骨折,股骨头完全脱位于盆腔,并嵌入于髋臼底部骨折间。此型损伤严重,较少见。

Ⅳ型:髋臼底骨折并有髋臼缘骨折或同侧髂骨纵向劈裂骨折,骨折线达臼顶,股骨头完全脱位于盆腔。此型损伤严重,很少见。

3.据脱位时间长短分类

新鲜髋关节脱位时间在3周以内,陈旧性髋关节脱位时间超过3周。

(五)常见并发症

1.骨折

髋关节脱位可并有髋臼骨折、股骨头骨折,少数情况下可出现同侧股骨颈骨折或股骨干骨折。

2.坐骨神经损伤

髋关节后脱位并髋臼后上缘骨折者或未能及时复位者,易致坐骨神经损伤,多表现为不完全损伤,以腓总神经损伤表现为主,出现足下垂、足趾背伸无力、足背外侧感觉障碍等体征。

3.闭孔神经损伤

前脱位的股骨头亦可压迫闭孔神经,致闭孔神经支配区域麻木。

4.静脉损伤

髋关节前脱位的股骨头可直接压迫或部分挫伤股静脉导致患侧肢体深静脉栓塞,表现为患肢肿胀、疼痛,凹陷性水肿由足踝逐渐发展至近端,腓肠肌压痛明显。

5.股动脉损伤

下肢血液循环障碍,可见患肢大腿以下苍白、青紫、发凉,足背动脉及胫后动脉搏动减弱或消失。

6.内脏损伤

髋关节中心脱位,髋臼骨碎片可随移位的股骨头进入盆腔,刺伤膀胱或直肠,常首先表现为腹膜刺激征,若同时伴有血尿、尿外渗体征,应考虑膀胱破裂。

7.创伤性关节炎

髋关节脱位并骨折常致髋关节面严重损伤,或关节内游离骨块,晚期易引起髋关节创伤性关节炎。临床上出现髋疼痛不适,骨性关节面模糊、中断、消失及硬化,关节间隙变窄或见关节内游离体。

8.股骨头坏死

髋关节脱位常引起圆韧带撕脱,关节囊广泛撕裂,上、下干骺端动脉遭受不同程度的损伤,致股骨头坏死。临床上出现髋痛,股骨头内死骨形成,股骨头塌陷变形。

9.髋关节周围骨化性肌炎

多见于髋部创伤严重,髋关节脱位并骨盆、髋臼骨折及股骨上段骨折者。轻者髋关节活动时有响声,重者髋关节活动障碍。

10.下肢深静脉血栓及肺栓塞

髋部脱位并骨折患者由于局部肿胀,下肢活动受限,静脉血流多处于缓慢状态,易引起深部静脉血栓。尤其是髋关节前脱位,股骨头可压迫或挫伤股静脉,更易引起下肢静脉血栓。静脉血栓形成后最常见也最危险的并发症是肺栓塞。

四、治疗

(一)治疗原则

新鲜脱位应及早复位,一般不应超过 24 小时,以手法闭合复位为主,复位后需充分固定。合并股骨干骨折者,先整复脱位,再整复骨折;对难复性髋关节脱位或脱位并髋臼、股骨头、股骨颈骨折,应早期手术切开复位内固定。警惕严重并发症。

(二)治疗方法

1.非手术治疗

(1)闭合复位:应在全麻、腰麻或硬膜外麻醉下进行,据不同的脱位类型选择不同的手法进行复位,或行牵引复位。

后脱位。①屈髋拔伸法(Allis 法):患者仰卧位,助手固定骨盆,使患肢屈髋屈膝,术者面向患者弯腰站立,跨骑于患肢上,用双前臂、肘窝扣在患肢腘窝部,沿股骨轴线方向提拉并外旋患肢,使股骨头滑入髋臼。②回旋法(Bigelow 法):患者仰卧,助手固定骨盆,术者一手握住患肢踝部,另一手以肘窝提拉其腘窝部,在向上提拉基础上,将患髋依次做内收-内旋-极度屈曲,然后外展-外旋并伸直,此复位轨迹在左髋形如"?",右髋则为反"?",复位过程中若感到或听到弹响,患肢伸直后畸形消失,即已复位。③拔伸足蹬法:患者仰卧,术者双手握患肢踝部,用一足外缘蹬于坐骨结节及腹股沟内侧,手拉足蹬,身体后仰,协同用力,并将患肢旋转,即可复位。④俯卧下垂法(Stimson 法):令患者俯卧于检查台上,患髋及下肢悬空,屈髋屈膝 90°,助手固定骨盆,术者用一手握住患者足踝部,保持屈髋 90°,然后术者亦屈膝 90°,将患者小腿置于自己膝上,另一手沿股骨干长轴向下压小腿近端,即可复位。⑤后脱位并同侧股骨干骨折者整复脱位法:患者侧卧位,健肢在下,一助手握住患肢踝部顺势牵引,一助手以宽布带绕患肢大腿根部向外上方牵引,术者站于患者身后,以手掌向前、远侧推股骨大转子,直至股骨头移至髋臼水平,在保持牵引情况下,第三助手用手提拉膝关节,使髋关节屈曲 90°,同时术者以手掌推股骨头向前即可复位。

前脱位。①屈髋拔伸法(Allis 法):患者仰卧,一助手固定骨盆,另一助手握住小腿近端,保持屈膝,顺原畸形方向,向外下方牵引,并内旋,术者用双手环抱大腿根部,向后外方挤压,同时助手在持续牵引下内收患肢,使股骨头回纳入髋臼。②反回旋法(Bigelow 法):操作步骤与后脱位相反,先将髋关节外展、外旋,极度屈曲,然后内收-内旋-伸直患肢,此复位轨迹,左髋如反"?",右髋则为"?"。③俯卧下垂法(Stimson 法):令患者俯卧于检查台上,患肢下垂,助手固定骨盆,屈髋屈膝 90°,术者用一手握住患者小腿持续向下牵引,同时旋转患肢即可复位。④侧牵复位法:患者仰卧,一助手以双手固定骨盆;另一助手用一宽布带绕过大腿根部内侧,向外上方牵拉;术者双手分别扶持患膝及踝部,连续屈患髋,在伸屈过程中,可慢慢内收、内旋患肢,常可听到或感到股骨头纳入髋臼的弹响,畸形消失,即可复位。⑤前脱位合并同侧股骨干骨折整复法:患者仰卧,一助手固定骨盆,另一助手握膝部,顺畸形方向牵引,在维持牵引下,第三助手以宽布带绕大腿根部向外上牵引,术者站于健侧,以手将股骨头近端向内扳拉,同时令握膝牵拉的助手内收患肢,即可复位。

中心脱位。①拔伸扳拉法:对轻度移位者可用此法进行复位。患者仰卧位,一助手固定骨盆,另一助手握患肢踝部,使足中立,髋外展约30°,在此位置下拔伸旋转;术者以双手交叉抱住股骨上端向外扳拉,至大转子处重新高起表明股骨头已从骨盆内拔出,然后行胫骨结节骨牵引,维持6～8周,重量为6～10 kg。②牵引复位法:适用于各类型脱位患者。对移位不明显者,行胫骨结节或股骨髁上骨牵引,牵引重量3～4 kg,2～3周后逐步减少牵引重量,4～5周可去掉牵引。对移位明显髋臼底骨折严重者,应行股骨髁上牵引,牵引重量为10～12 kg,同时在大转子部另打一前后克氏针向外牵引,牵引重量为3～4 kg,一般3天内可将股骨头牵引复位。复位后可去除侧向牵引,纵向牵引重量减至4～6 kg,维持骨牵引8～10周。

陈旧性髋关节脱位:陈旧性脱位手法复位需严格掌握适应证,做好复位前工作。①适应证:身体条件好,能耐受麻醉及整复时刺激;外伤脱位后,时间在2～3个月以内;肌肉韧带挛缩较轻,关节轮廓尚清晰;关节被动活动时,股骨头尚可活动;X线示骨质疏松及脱钙不明显,不合并头、臼及其他骨折,关节周围钙化或增生不严重。②术前牵引:术前先用大重量骨骼牵引,通常选用股骨髁上牵引,牵引重量为7～12 kg,抬高床尾,以加大对抗牵引力。待股骨头牵至髋臼平面,方可考虑手法复位。③松解粘连:在充分麻醉,筋肉松弛情况下进行,一助手固定骨盆,术者持患肢膝及踝部,顺其畸形姿势,做髋关节屈伸、收展、内旋、外旋等运动,范围由小到大,力量由轻到重,将股骨头从粘连中松解出来。④手法复位:当粘连松解充分后可按新鲜脱位整复方法进行复位。若复位后髋不能伸直,或伸直后股骨头又脱出,可能因为髋臼为瘢痕组织填充,可反复屈伸、收展、内外旋,并可令一助手在大转子部同时挤压,使股骨头推挤研磨髋臼内充填的瘢痕组织,而完全进入髋臼。

(2)固定:髋关节脱位复位后,但由于部位特殊,难以通过夹板及石膏获得有效的固定作用。常需结合骨牵引或皮肤牵引固定,患肢两侧置沙袋防内外旋。

髋关节后脱位:维持髋关节轻度外展皮肤牵引3～4周,避免行髋关节屈曲、内收、内旋活动。合并髋臼后缘骨折者,采用胫骨结节或股骨髁上牵引,牵引重量为6～12 kg,定期复查X线片,调整骨牵引重量,复位后应维持骨牵引8～12周。

髋关节前脱位:维持髋关节内旋、内收、伸直位皮肤牵引3～4周,避免外展、外旋活动。

髋关节中心脱位:中立位牵引6～8周,待髋臼骨折愈合后方能拆除牵引。

2.手术治疗

(1)手术治疗适应证:髋关节后脱位、前脱位、中心脱位及陈旧脱位的手术适应证各不相同,现分述如下。

1)髋关节后脱位手术适应证:①软组织嵌入关节腔,手法复位失败者。②合并较大髋臼骨折,影响关节稳定者或股骨头负重区骨折者。③合并同侧股骨颈、转子间及股骨干骨折。④伴有骨盆耻骨体骨折或耻骨联合分离者。⑤合并坐骨神经损伤需手术探查者。

2)髋关节前脱位手术适应证:①股骨头嵌入腰大肌或前关节囊手法复位失败者。②合并股动脉损伤需手术探查者。③合并深静脉血栓保守治疗无效者。

3)髋关节中心脱位手术适应证:①股骨头在骨盆内被骨碎片嵌顿难以脱出者。②髋臼穹隆部或髋臼盂和股骨头间存在骨碎片使股骨头无法复位者。③股骨头或穹隆有较大骨碎片用牵引方法无法复位者。④合并有同侧股骨干骨折不能牵引治疗者。

4)髋关节陈旧脱位能耐受手术者。

(2)手术方法及内固定的选择:不同的髋关节脱位其手术方法及内固定各不相同。

1)髋关节后脱位:一般采用髋关节后外侧切口,若合并坐骨神经损伤或髋臼骨折常用后侧切口入路。无骨折者仅需仔细从股骨头上切除或分离阻挡股骨头复位的肌肉、关节囊或韧带,扩大关节囊裂口,使股骨头复位。合并髋臼骨折Ⅱ～Ⅴ型者,宜将骨折块复位以1～2枚螺钉固定或用 AO 可塑形钢板塑形后固定。若合并股骨头骨折可选用2枚可吸收螺钉或异体骨钉固定股骨头骨折块。合并股骨颈、转子间骨折可予加压螺钉或滑动鹅头钉固定。

2)髋关节前脱位:采用髋关节前外侧切口入路。切开关节囊在内侧充分松解游离股骨头,然后在外展、外旋牵引下,术者向外侧挤压股骨头,使纳入髋臼,内收、内旋下肢,即可复位。复位后若外展、外旋下肢易脱位者,予一克氏针通过股骨大转子部钻入髋臼上缘做临时固定。

3)髋关节中心脱位:采用髂腹股沟入路或髋关节后侧入路联合应用。前侧入路切口起自髂嵴中部,沿髂嵴向前至髂前上棘,然后沿腹股沟至耻骨联合,进入髂前窝,显露骨折部,将髋臼内板的大骨块复位予螺钉固定或用 AO 可塑形钢板塑形后固定。后侧入路切口起自髂后上棘,向外下弧形延伸至大转子部,沿大腿外侧向远端延伸,切开阔筋膜及臀肌筋膜,分开臀大肌纤维到髂胫束后部,再沿大转子外侧将臀大肌筋膜切开,显露并保护好坐骨神经,切断外旋肌肌腱,将其向内侧牵开,显露髋臼后缘、坐骨支,将臀中肌由大转子附着部切下可显露髂骨翼部下部,将骨折复位予钢板螺钉固定。中心脱位并髋臼骨折较碎时,可将大块骨片植入髋臼内板用 AO 可塑形钢板螺钉固定。脱位合并股骨干骨折,可选用交锁髓内钉等固定,术后维持皮肤牵引4～6周。

4)髋关节陈旧性脱位在3～6个月内者可行手术切开复位,术前需先骨牵引1～2周,术中将股骨头周围及髋臼的瘢痕组织全部清除,方可复位。脱位在6个月以上者可考虑行截骨术来纠正畸形,恢复负重力线,改进功能。对后脱位者可行转子间外展截骨,对前脱位者可行股骨颈基底部截骨,令截骨近端与股骨干成90°,负重力线通过股骨头与转子部。对高龄陈旧性脱位患者症状不重可不予处理。

3.阶段治疗

(1)早期。①药物治疗:主证表现为患侧髋部疼痛,肿胀,畸形,甚或瘀紫,活动受限,舌淡红或有瘀点,苔薄白,脉弦或涩。治法为活血祛瘀、消肿止痛。②练功:整复后在牵引固定期间,可行股四头肌收缩及踝关节屈伸活动,有利于气血畅通,促进肿胀消退,防止肌肉萎缩,恢复软组织力学平衡。

(2)中期。①药物治疗:主证表现为患侧髋部疼痛减轻,肿胀消退,瘀紫渐散,舌淡红或有瘀点,苔薄白,脉弦滑。治法为理气活血、祛瘀续筋。②练功:维持牵引固定。继续行股四头肌收缩及踝关节屈伸活动,防止肌肉萎缩,恢复软组织力学平衡。

(3)后期。①药物治疗:主证表现为患侧髋部疼痛、肿胀、瘀紫消失,患肢无力或腰酸疲倦,舌淡红,苔薄白,脉沉无力。治法为补益肝肾、强筋活络。②练功:解除牵引后,可先在床上行屈髋屈膝,及髋关节内收、外展、内旋、外旋等功能活动,以后逐步扶双拐不负重活动;3个月后行 MRI 或 X 线检查未发现有股骨头缺血性坏死,方可下地行下蹲、行走等负重锻炼。对于髋关节中心脱位者,床上练习课适当提早,负重活动相对延迟。

(吴开学)

第十二节　膝关节脱位

膝关节为屈戌关节,由股骨下端及胫骨上端构成,二骨之间有半月软骨衬垫,向外有约15°的外翻角。膝关节的主要功能是负重和屈伸运动,在屈曲位时,有轻度的骨外旋及内收外展活动。膝关节的稳定主要依靠周围的韧带维持。内侧副韧带和股四头肌对稳定膝关节有相当作用。膝关节因其结构复杂坚固、关节接触面较宽,因此在一般外力下很难使其脱位,其发生率仅占全身关节脱位的0.6%。如因强大的外力而造成脱位时,则必然会有韧带损伤,而且可发生骨折,乃至神经、血管损伤。合并腘动脉损伤时,如诊治不当,则有导致下肢截肢的危险。根据其脱位的方向,可分为膝关节前脱位、膝关节后脱位、膝关节内脱位、膝关节外脱位。

一、膝关节前脱位

(一)病因与发病机制

暴力来自前方,直接作用于股骨下段,使膝关节过伸,股骨髁的关节面沿胫骨平台向后急骤旋转移位,突破后侧关节囊,而使胫骨脱位于前方,形成膝关节前脱位。

(二)诊断

膝关节肿胀严重,疼痛,功能障碍,前后径增大,髌骨下陷,膝关节处微屈曲位,畸形,弹性固定,触摸髌骨处空虚,腘窝部丰满,并可触及股骨髁突起于后侧,髌腱两侧可触及向前移位的胫骨平台前缘。X线检查:侧位片见胫骨脱位于股骨前方(图6-23)。

依据外伤史、典型临床表现,结合X线检查,可以确诊。要了解是否合并有撕脱性骨折,检查远端动脉搏动情况,以判断腘窝血管是否受伤,同时需要检查足踝运动和感觉情况,判断是否合并神经损伤。

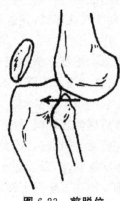

图6-23　前脱位

(三)治疗

1.手法复位外固定

一般采用手法整复外固定。方法是患者仰卧,一助手环抱大腿上段,一助手牵足踝上下牵引。术者站患侧,一手托股骨下段向上,即可复位(图6-24)或术者两手4指托腘窝向前,两拇指按胫骨向后亦可复位。当脱位整复后,助手放松牵引,术者一手持膝,一手持足,将膝关节屈曲,再伸直至15°左右,然后从膝关节前方两侧,仔细检查关节是否完全吻合,检查胫前、后动脉搏动情况,检查足踝运动和感觉情况等。

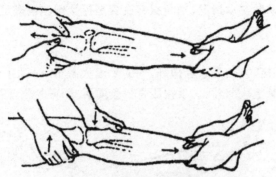

图6-24 膝关节前脱位复位法

复位后,用长直角板或石膏托将患膝固定于10°～20°伸展位中立,股骨远端后侧加垫,3周后开始做膝关节主动屈曲,股四头肌自主收缩锻炼,4周后解除外固定,可下床活动。

2.手术疗法

膝关节前脱位最易造成血管损伤,合并有腘动脉损伤者应立即进行手术探查。如果关节囊撕裂,韧带断裂嵌夹于关节间隙,或因股骨髁套锁于撕裂的关节囊裂孔而妨碍复位时,也应手术切开复位,修复损伤的韧带。合并髁部骨折者也应及时手术撬起塌陷的髁部,并以螺栓、拉力螺钉或特制的T形钢板固定,否则骨性结构紊乱带来的不稳定将在后期给患者造成很大困难。

二、膝关节后脱位

(一)病因与发病机制

多是直接暴力从前方而来,作用于胫骨上端,使膝关节过伸,胫骨平台向后脱出,形成膝关节后脱位。

(二)诊断

1.临床表现

膝关节肿胀严重,疼痛剧烈,功能障碍。膝关节前后径增大,似过伸位,胫骨上端下陷,皮肤有皱褶,畸形明显,呈弹性固定,触摸髌骨下空虚,腘窝处可触及胫骨平台向后突起,髌腱两侧能触到向前突起的股骨髁。X线检查:侧位片可见胫骨脱于股骨后方(图6-25)。

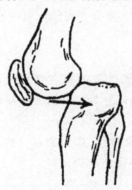

图6-25 后脱位

2.诊断依据

依据外伤史,典型症状,畸形,一般即可确定诊断。但需拍 X 线片,诊查是否合并撕脱性骨折。另外要检查胫前、后动脉搏动情况,判断腘窝血管是否受伤。检查足踝的主动运动和感觉情况,判断神经是否损伤。

（三）治疗

常采用手法整复外固定,方法是患者仰卧,一助手牵大腿部,一助手牵患肢踝部,上下牵引。术者站于患侧,一手托胫骨上段向前,一手按股骨下段向后,即可复位(图 6-26)。

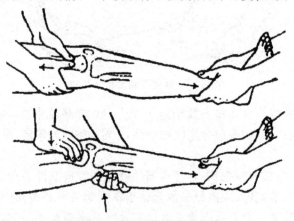

图 6-26　膝关节后脱位复位法

复位后,用长直角夹板或石膏托固定。在胫骨上面后侧加垫,将膝关节固定在 15°左右的伸展中立位。3 周后开始做屈伸主动锻炼活动和股四头肌自主收缩活动。4 周后解除固定,下床锻炼。本病固定应特别注意慢性继发性半脱位,因患者不自觉地抬腿,股骨必然向前,加上胫骨的重力下垂,常常形成胫骨平台向后继发性脱位。必要时可改用膝关节屈曲位固定。3 周后开始膝关节伸展锻炼。

对合并有血管、神经损伤及骨折的患者,处理同膝关节前脱位。

三、膝关节侧方脱位

（一）病因与发病机制

直接暴力作用于膝关节侧方,或间接暴力传导至膝关节,致使膝关节过度外翻或内翻,造成膝关节侧方脱位。单纯侧方脱位少见,多合并对侧胫骨平台骨折,骨折近端和股骨的关系基本正常。

（二）诊断

膝关节侧方脱位因筋伤严重,肿胀甚剧,局部青紫瘀斑,功能丧失,压痛明显,有明显的侧方异常活动。在膝关节侧方能触到脱出的胫骨平台侧缘。若有神经损伤,常见足踝不能主动背伸,小腿下段外侧皮肤麻木。

依据明显的外伤史,典型的症状和畸形,即可确诊。结合 X 线检查,能明确脱位情况,以及是否合并骨折(图 6-27)。应注意神经损伤与否。

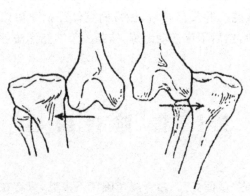

图 6-27 膝关节侧方移位

（三）治疗

1.手法整复外固定

常采用手法整复外固定。方法是患者仰卧位，一助手固定股骨，一助手牵引足踝。若膝关节外脱位，术者一手扳股骨下端向外，并使膝关节呈内翻位，即可复位（图 6-28）。

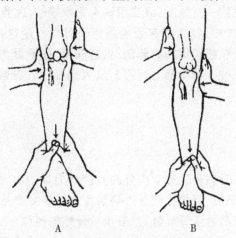

A   B

图 6-28 手法整复复位

A.外侧脱位复位法；B.内侧脱位复位法

复位后，用长直角夹板或石膏托将肢体固定在伸展中立位，膝关节稍屈曲，脱出的部位和上下端相应的位置加棉垫，形成三点加压，将膝关节置于与外力相反的内翻与外翻位，即内侧脱位固定在内翻位，外侧脱位固定在外翻位。一般固定 4～6 周，解除夹板，开始功能锻炼。

2.药物治疗

同膝关节前脱位。

3.功能锻炼

膝关节脱位复位后，应将膝关节固定于屈曲 15°～30°位，减少对神经、血管的牵拉。密切观察血管情况，触摸胫后动脉和足背动脉。足部虽温暖但无脉，则标志着血液供给不足。术后在 40°～70°范围内的持续被动活动对伤后早期恢复活动是有帮助的，但应注意防止过度运动在后期遗留一定程度的关节不稳。股四头肌的训练对膝关节动力性稳定起着重大作用。固定后，即指导患者做股四头肌收缩锻炼。肿胀消减后,做带固定仰卧抬腿锻炼。4～8 周解除外固定后,先开始做膝关节的自主屈曲,然后下床活动锻炼,按膝关节功能疗法处理。

(吴开学)

第十三节 髌 骨 脱 位

髌骨古称"膝盖骨",又称"镜面骨"。髌骨脱位临床不多见,只有在骨及软组织缺陷或暴力致伤时,才会出现脱位。髌骨是人体最大的籽骨,其骨性结构略呈扁平三角形,底朝上,尖朝下,覆盖于股骨与胫骨两端构成的膝关节前面,其后面为两个斜形关节面,在中央部呈纵嵴隆起,该嵴与股骨下端凹形的滑车关节面相对应,可阻止其向左右滑动。髌骨的上缘与股四头肌腱相连,下缘通过髌韧带止于胫骨结节,两侧为止于胫骨髁的股四头肌扩张部所包绕。

髌骨于正常情况下,无论伸直、屈曲都必须位于膝关节的顶点,但由于膝关节有 10°～15° 的外翻角,股四头肌起止点不在同一直线上,故当股四头肌收缩时,髌骨有自然外移的趋向,但由于止于髌骨内上缘的股内侧肌向内牵拉,能有效地纠正髌骨向外脱位的倾向,维持髌骨的正常位置。只有当髌骨及周围骨质、软组织结构有解剖、生理缺陷,或受暴力损伤致股内侧肌及扩张部撕裂时,才会形成髌骨外侧脱位。特殊暴力时可形成内侧脱位。股四头肌腱或髌韧带断裂时可向下或向上脱位。

一、病因病机

(一)外伤性脱位

当膝关节屈曲位跌倒,髌骨内侧缘遭受向外的直接暴力冲击时,或膝关节在外翻位跌倒,股四头肌扩张部内侧软组织撕裂时,可发生髌骨外侧脱位。当膝关节处于伸直位,突然在髌骨内侧遭到强力外旋暴力伤,髌骨可滑过股骨外髁,而发生髌骨外侧脱位。

当膝关节遭受直接暴力,作用于髌骨外缘,使髌骨外侧支持带及股四头肌腱扩张部外侧撕裂,而使髌骨向内侧脱位,此型较少见。

在暴力作用下,股四头肌腱断裂或髌韧带断裂,髌骨移位于下方或上方,有时可夹在关节间隙。

髌骨外伤性脱位常见的并发症有髌骨向外侧脱位时,与股骨外髁相撞击,可造成股骨外髁骨折;髌骨内侧缘于外侧脱位时,被股四头肌内侧扩张部撕脱而骨折;股四头肌内侧扩张部撕裂;股四头肌腱、髌韧带断裂。

(二)习惯性脱位

习惯性脱位主要是由先天性骨骼或软组织发育缺陷所致。骨骼发育不良,包括髌骨、胫骨、股骨异常。髌骨异常有翼状髌骨、高位髌骨、小髌骨等;胫骨异常有胫骨外旋、胫骨结节外移等;股骨异常有股骨外髁低平、股骨内旋、股骨前倾角增大等。软组织异常包括股四头肌特别是内侧肌松弛,髌骨内侧支持带松弛,髂胫束挛缩或止点异常,髌腱止点异常,股四头肌与髌腱所形成的 Q 角异常(Q 角是从髂前上棘到胫骨结节的连线与髌骨-髌韧带正中线的夹角,正常男性为 8°～12°,女性为 15°±5°,超过 20° 为异常)。

此外急性脱位复位不良,固定时间不足,使创伤后愈合不良也可以引起习惯性髌骨脱位。

二、诊断要点

(一)外伤性脱位

有外伤史,伤后膝部肿胀、疼痛、膝关节呈半屈曲位,不能伸直。膝前平坦,髌骨可向外、内、上、下方脱出。股四头肌腱断裂时,膝上方肿胀明显,可触及肌腱断裂后之凹陷,压痛在膝上方,髌骨向下脱位。外侧脱位时,在髌骨内上缘之股内侧肌抵止部有明显压痛,可伴有创伤性滑膜炎及关节内积血或积液。髌韧带断裂时,髌骨向上脱位,膝下方肿胀,压痛明显,可触及髌韧带断裂所形成的凹陷。

注意有部分外侧脱位的患者就诊时,髌骨已在膝关节伸直时自行复位,应仔细检查,若发现髌骨内侧有瘀斑,压痛明显,将髌骨向外推移时有松动感,屈膝时(通常在麻醉下)可发现髌骨向外移位,有这些症状即可明确诊断。若临床医师未能想到或未做细致的临床检查,常可误诊为一般的膝关节挫伤或创伤性膝关节滑膜炎等。

膝关节正、侧、轴位片可见髌骨移出于股骨髁间窝之外。

(二)习惯性脱位

青少年女性居多,多为单侧,亦有双侧患病,或有外伤性脱位病史。若先天发育不良者,可无明显创伤或急性脱位病史。每当屈膝时,髌骨即在股骨外髁上变位向外侧脱出,脱出时伴响声,正常髌骨部位塌陷或低平,股骨外髁前外侧有异常骨性隆起。当患者忍痛自动或被动伸膝时,髌骨可自行复位,且伴有响声。平时行走时觉腿软无力,跑步时常跌倒。

膝关节正位片应观察髌骨的大小及位置,侧位片观察髌骨的高低,轴位片观察股骨外髁发育情况。通常双侧膝关节同时拍片以资对比。

根据病史、症状、体征及 X 线检查,通常可做出髌骨脱位的诊断。

三、治疗方法

(一)整复固定方法

1.手法整复外固定

(1)整复方法:外侧脱位者,患者取仰卧位。术者站于患侧,一手握患肢踝部,另一手拇指抵于髌骨外方,使患膝在微屈状态下逐渐伸直,同时用拇指将髌骨向内推挤,使其越过股骨外髁而复位。复位后,可轻柔屈伸膝关节数次,检查是否仍会脱出。

若髌骨与股骨外髁相嵌顿,用上法不能复位者,可让患者仰卧,一助手固定大腿部,一助手握踝关节上方,先使膝关节屈曲外翻,使外侧肌肉松弛。术者站于患侧,双手持膝,先以两手指拉脱位的髌骨内缘,使髌骨向外移以扩大畸形,松解嵌顿,后令牵踝的助手将膝关节慢慢伸直,同时术者以两手拇指推挤脱出的髌骨向内前即可复位。

(2)固定方法:用长腿石膏托固定屈膝 20°~30°位 2~3 周,若合并股四头肌扩张部撕裂,则应固定4~6 周。

2.手术治疗

(1)适应证。①外伤性脱位:有严重的股四头肌扩张部或股内侧肌撕裂及股四头肌腱、髌韧带断裂等,均应做手术修补。②习惯性脱位:应手术治疗,以矫正伸膝装置力线,恢复正常 Q 角。

(2)手术方法。①外伤性脱位:在手术修复撕裂的膝内侧组织,包括股四头肌内侧扩张部的同时,应清理关节内软骨碎片,以免日后形成关节内游离体。股四头肌腱及髌韧带断裂者,行肌腱或韧带吻合术。②习惯性脱位:可根据患者脱位原因、年龄等情况综合考虑,可一种术式或几种术式联合运用,如股内侧肌髌前移植术、胫骨结节髌腱外侧半内移术、内侧关节囊紧缩术、股骨下端截骨矫正膝外翻术、髌骨脱位股骨外髁垫高术。在胫骨上端骨骺闭合前,尽量不做截骨术或垫高外髁手术。

(二)药物治疗

早期活血消肿止痛,方选活血舒肝汤加木瓜、牛膝;中期养血通经活络,内服活血止痛丸;后期补肝肾、强筋骨,可服健步虎潜丸。外治早期可用活血止痛膏以消肿止痛,后期以苏木煎熏洗患肢以舒利关节。

(三)功能康复

抬高患肢,并积极做股四头肌收缩练习。解除外固定后,有计划地指导加强股内侧肌锻炼,逐步锻炼膝关节屈伸。早期避免负重下蹲,以防再脱位。

(吴开学)

第十四节　上胫腓关节脱位

上胫腓关节脱位又称为骑马者膝,因骑马者过门洞时,腓骨头撞击于门框上所引起的腓骨头后脱位。本病好发于青少年,常见于运动伤和交通伤。

上胫腓关节位于胫骨外髁外侧,由关节囊、胫腓前后韧带相连接。前韧带较后韧带厚,自腓骨头前上斜行至胫骨外髁前方,后韧带自腓骨头后方斜行向上止于胫骨外髁后方。关节活动主要为水平位方向,也有少许轴向活动。腓总神经围绕腓骨颈,由后方至前外侧,脱位时易于损伤。

一、病因病理与分类

单纯的上胫腓关节前外侧脱位多发生于膝关节屈曲位,小腿外旋足踝跖屈时由高处落下。由于腓骨长短肌、趾长伸肌的张力突然增加,将腓骨近端向前猛力牵拉,使腓骨头扭转撕裂胫腓后韧带,致腓骨头挤向前外穿破胫腓前韧带而脱位。后脱位是由于直接暴力或扭转损伤撕裂关节囊、韧带,同时股二头肌强烈收缩牵拉腓骨头向后脱位。根据脱位情况分为4类:半脱位、前外侧脱位、后内侧脱位和向上脱位。

二、临床表现及诊断

外伤后膝关节外侧疼痛,可有轻度肿胀,活动无力。检查可见腓骨头明显突出,压痛,膝关节主动活动受限,被动活动正常。踝关节背伸和内翻时疼痛加重,应与健侧对比腓骨头的前后移动度有无增加。

双膝X线片对比,前脱位时上胫腓关节间隙增宽,腓骨头与胫骨上端重叠影增大。

三、治疗

(一)非手术治疗

(1)手法复位:屈膝90°,用拇指挤压腓骨头向外向后,余指固定胫骨,同时旋转屈伸小腿进

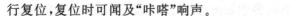

行复位,复位时可闻及"咔嗒"响声。

(2)固定:复位后,以石膏托固定2~3周。

(3)功能锻炼:早期行股四头肌舒缩和足趾屈伸锻炼,去除石膏后可逐渐进行膝关节屈伸及踝关节旋转活动。

(4)中药治疗:早期宜活血散瘀,消肿止痛,桃红四物汤加牛膝、泽泻、车前子、连翘;中期宜养血续筋,用壮筋养血汤加减;后期宜舒筋活络,可用下肢洗药熏洗。

(二)手术治疗

手法复位失败或反复脱位者,可行切开复位韧带修补术。

四、并发症

(1)腓总神经损伤:多为一过性运动感觉障碍,早期观察,应用神经营养药物。

(2)踝关节损伤:表现为外踝向上移位和骨间膜的损伤。

(吴开学)

第十五节 踝关节脱位

一、概述

胫、腓、距3骨构成了踝关节,距骨被内、外、后3踝包围,由韧带牢固固定在踝穴中。内侧的三角韧带起于内踝下端,呈扇形展开,附着于跟骨、距骨、舟骨等处,主要功能是防止足过度外翻。由于三角韧带坚强有力,常可因足过度外翻时,牵拉内踝造成内踝撕脱性骨折。外侧韧带起于外踝尖端,止于距骨和跟骨,分前、中、后3束,主要功能是防止足过度内翻。此韧带较薄弱,当足过度内翻时,常可导致此韧带损伤或断裂,亦可导致外踝撕脱性骨折。下胫腓韧带紧密联系胫腓骨下端之间,把距骨牢固地控制在踝穴之中,此韧带常在足极度外翻时断裂,造成下胫腓联合分离,使踝距变宽,失去生理稳定性。

根据是否有创口与外界相通,常可分为闭合性脱位和开放性脱位。闭合性脱位根据脱位的方向不同,可分为踝关节内侧脱位、外侧脱位、前脱位、后脱位。

一般以内侧脱位较为常见,其次为外侧脱位和开放性脱位,后脱位少见,前脱位则极罕见。单纯脱位极为少见,多合并骨折如内、外踝和胫骨前唇或后踝骨折。

二、病因病机

(1)内侧脱位:多为间接暴力所引起,如扭伤等,常见自高处跌下,足的内侧先着地,或走凹凸不平道路,或平地滑跌,使足过度外翻、外旋致伤,常合内、外踝骨折。

(2)外侧脱位:多为间接暴力所引起,如扭伤等,常见自高处跌下,足的外侧先着地,或行走凹凸不平道路,或平地滑跌,使足过度内翻、内旋而致伤,常合内、外踝骨折。其机制与内侧脱位相反。

(3)前脱位:间接或直接暴力所引起,如自高处跌下,足跟后部先着地,身体自前倾而导致胫骨下端向后错位,形成前脱位。或由于推跟骨向前,胫腓骨向后的对挤暴力,可致踝关节前脱位。

(4)后脱位:足尖或前足着地,由后方推挤胫腓骨下端向前。或由高处坠下,前足着地,身体向后倾倒,胫腓骨下端向前翘起,而致后脱位,常合并后踝骨折。

(5)开放性脱位:多由压砸、挤压、坠落和扭绞等外伤所致。其开放性伤口多表现为自内向外,即骨折的近端或脱位之近侧骨端自内穿出皮肤而形成开放性伤口,其伤口多污染重,感染率相对增高。

三、诊断

(一)临床表现及 X 线检查

(1)内侧脱位:伤踝关节肿胀、疼痛、瘀斑,甚者起水疱,踝关节功能丧失,足呈外翻、内旋,内踝不高突,局部皮肤紧张,外踝下凹陷,明显畸形。常合并内、外踝骨折或下胫腓韧带撕裂。X 线检查可见距骨及其以下向内侧脱出,常合并内、外踝骨折。

(2)外侧脱位:伤踝关节肿胀甚者起水疱、疼痛、瘀斑,踝关节功能丧失,足呈内翻、内旋,外踝下高突,内踝下空虚,明显畸形,局部皮肤紧张。若合并内、外踝骨折则肿胀、疼痛更甚,伴下胫腓韧带撕裂,则下胫腓联合分离。X 线检查可见距骨及其以下向外侧脱出,常合并内、外踝骨折,下胫腓韧带撕裂者,则见胫腓间隙增宽。

(3)前脱位:伤踝关节肿胀、疼痛,踝关节功能障碍,足呈极度背伸,不能跖屈,跟腱两侧有胫腓骨远端的骨性突起,跟骨向前移,跟腱紧张,常合并胫骨前唇骨折。X 线检查可见距骨及其以下向前脱出,或合并胫骨前唇骨折。

(4)后脱位:伤踝关节肿胀、疼痛,踝关节功能障碍,足跖屈,跟骨后突,跟腱前方空虚,踝关节前方可触及突出的胫骨下端,而其下方空虚,常伴后踝骨折。X 线检查可见距骨及其以下向后脱出,或合并后踝骨折。

(5)开放性脱位:踝关节肿胀、疼痛,踝关节功能障碍,局部有渗血,伤口多位于踝关节内侧,一般为横形创口,严重者骨端外露,伤口下缘的皮肤常嵌于内踝下方,呈内翻、内旋,外踝下高突,内踝下面空虚。X 线检查可提示移位的方向及是否合并骨折。

(二)诊断

根据外伤史,典型的临床表现,X 线检查即可确诊。

四、治疗

(一)外治法

1.手法复位

(1)内侧脱位:患者取患侧卧位,膝关节半屈曲,一助手固定患肢小腿部,将小腿抬起。术者一手持足跗部,一手持足跟,顺势用力牵引,并加大畸形,然后用两手拇指按压内踝下骨突起部向外,其余指握足,在维持牵引的情况下,使足极度内翻、背伸,即可复位。

(2)外侧脱位:患者取健侧卧位,患肢在上,膝关节屈曲,一助手固定患肢小腿部,将小腿抬起。术者一手持足跗部,一手持足跟,顺势用力牵引,并加大畸形,然后用两手拇指按压外踝下方突起部向内,其余指握足,在维持牵引的情况下,使足极度外翻,即可复位。

(3)前脱位:患者仰卧位,膝关节屈曲,一助手双手固定患肢小腿部,将小腿抬起。术者一手握踝上,一手持足跖部,顺势用力牵引,握踝上之手提胫腓骨下端向前,持足跖的手使足跖屈,向后推按即可复位。

（4）后脱位：患者仰卧位，膝关节屈曲，一助手双手固定患肢小腿部，将小腿抬起。一助手一手持足跖部，一手持足跟部，两手用力牵引，加大畸形。术者用力按压胫腓骨下端向后，同时牵足的助手在牵引的情况下，先向前下提牵，再转向前提，并略背伸，即可复位。

2.固定

（1）内侧脱位：超踝塑形夹板加垫，将踝关节固定在内翻位。单纯性脱位固定 3 周，合并骨折固定 5 周。

（2）外侧脱位：超踝塑形夹板加垫，将踝关节固定在外翻位。单纯性脱位固定 3 周，合并骨折固定 5 周。

（3）前脱位：石膏托固定踝关节于稍跖屈中立位 3～4 周。

（4）后脱位：石膏托固定踝关节于背伸中立位 4～6 周。

（二）内治法

早期宜活血化瘀、消肿止痛、利湿通络，方选活血舒肝汤加木瓜、牛膝；肿胀消退后，内服通经利节、壮筋骨之筋骨痛消丸；解除固定后，可内服补气血、壮筋骨、强腰膝、通经活络之健步壮骨丸。

对于开放性脱位在治疗上应着重于防止感染及稳定骨折脱位，使关节得以早期进行功能锻炼。伤后 6～8 小时内，宜彻底清创，常规肌内注射破伤风抗毒素 1 500 U，复位后对合并骨折进行内固定，争取一期缝合闭合伤口，为早期开始关节功能活动创造条件，缩短了患肢功能恢复时间。

（吴开学）

第十六节　跖跗关节脱位

跖跗关节常被称为 Lisfranc 关节，该部位的损伤又称为 Lisfranc 损伤。Lisfranc 关节是中足一复杂结构，它在步行时完成重力由中足向前足的传导，并在步态各期中支持体重。因此，一旦该部位受到损伤结构破坏就会严重影响步行。早期正确诊断和处理尤为重要，否则易遗留病残。

一、损伤机制

跖跗关节脱位和骨折脱位的发生机制很复杂。由直接外力致伤者的病史较可靠，损伤机制也较清楚，而由间接外力致伤的了解则较少。在尸体标本上所做的实验虽有助于对损伤机制的了解，但与实际情况并非完全相符。下述的损伤机制是较为通用及合理的。

（一）直接外力

多为重物坠落砸伤及车轮碾轧所致。由于外力作用方式不同，导致不同的骨折、脱位类型。并常合并开放伤口及严重的软组织捻挫伤，重者甚至可影响前足或足趾的存留。

（二）间接外力

致伤者大多有一定形式的骨关节损伤。跖骨骨折及跖跗关节的表现都显示产生这一损伤的两种机制。

1.前足外展损伤

当后足固定,前足受强力外展应力时其作用点位于第2跖骨基底内侧。外展应力如不能引起第2跖骨基底或骨干骨折,则整个跖跗关节仍可保持完整。在外展应力持续作用并增大时,即可导致第2跖骨基底骨折,随之即发生第2~5跖骨的外侧脱位。因此,第2跖骨骨折是外展损伤的病理基础,同时还可发生其他不同部位及类型骨折,但多数是跖骨颈或基底部斜形骨折。

2.足跖屈损伤

当距小腿关节及前足强力跖屈时,例如芭蕾舞演员用足尖站立的姿势,此时胫骨、跗骨及跖骨处在一条直线上,因中足及后足有强有力的韧带及肌腱保护,而跖跗关节的背侧在结构上是薄弱区,其骨性的稳定作用主要是由第1、2跖骨来提供,此时如沿纵轴施以压缩外力,就可导致跖跗关节脱位(图6-29)。从高处坠落时,如足尖先着地就可产生典型的跖屈损伤,其他如交通事故,驾车人急刹车时足也可受到沿足纵轴挤压应力而致伤。

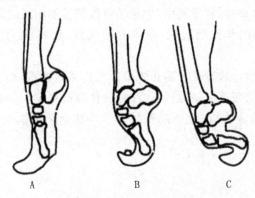

图6-29 足踝极度跖屈所致跖跗关节脱位
A.轻度脱位;B.中度脱位;C.重度脱位

二、分类

现临床较常使用的分类方法较好地包括了常见的损伤类型,对治疗的选择有一定的指导意义,但未考虑软组织损伤,另外对判断预后意义不大。根据跖跗关节损伤后的X线表现将其分为3型(图6-30)。

(一)A型

同向型脱位,即5个跖骨同时向一个方向脱位。通常向背外侧脱位,常伴有第2跖骨基底或骰骨骨折。

(二)B型

单纯型脱位。仅有1个或几个跖骨脱位,常为前足旋转应力引起。B型可再分为两亚型:B1型,单纯第1跖骨脱位;B2型,外侧数个跖骨脱位并常向背外侧脱位。

(三)C型

分离型脱位:第1跖骨与其他4个跖骨向相反方向移位。外力沿足纵轴传导,但作用点常在第1~2趾,造成第1跖骨向内移位,其余跖骨向背外侧移位。第1跖骨脱位部位可在第1跖楔关节或者第1楔骨及舟骨的内侧部一同向内移位。根据波及外侧跖骨多少,可再分为C1型,只波及部分跖骨;C2型,波及全部跖骨。

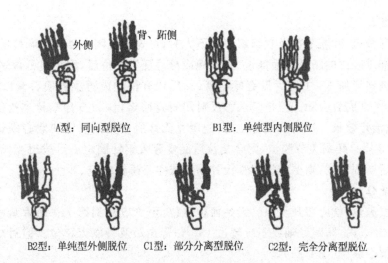

A型：同向型脱位　　　　　　B1型：单纯型内侧脱位

B2型：单纯型外侧脱位　　C1型：部分分离型脱位　　C2型：完全分离型脱位

图 6-30　Lisfranc 损伤分类

三、诊断

Lisfranc 损伤后，有明显移位时，较易做出诊断。但当无明显移位时或脱位后自行复位者，有时易漏诊。此时，可做应力试验以帮助诊断，即后足固定，前足外展、旋前，或前足跖屈、背伸，可引起中足部疼痛加重。还应注意检查足趾血液循环情况及其他合并损伤。

（一）中足部正常 X 线表现

（1）在正位 X 线片上，可见第 2 跖骨内缘和中间楔骨内缘连续成一条直线，第 1、2 跖骨基底间隙和内、中楔骨间隙相等。

（2）在 30°斜位上，可见第 4 跖骨内缘和骰骨内缘连续成一条直线。第 3 跖骨内缘和外侧楔骨内缘成一条直线。第 2、3 跖骨基底间隙和内、中楔骨间隙相等。

（3）在侧位像上，跖骨不超过相对应楔骨背侧。这些正常关系如果破坏，应怀疑有 Lisfranc 损伤。

（二）中足部异常 X 线表现

（1）第 1、2 跖骨基底间隙或第 2、3 跖骨基底间隙增宽。

（2）第 2 跖骨基底或内侧楔骨撕脱性骨折。

（3）第 2 跖骨基底剪力骨折，骨折近端留于原位。

（4）内侧楔骨、舟骨和骰骨压缩或剪力骨折。

出现上述表现时，有一定诊断意义。

（三）特殊体位的 X 线检查

当常规 X 线检查正常时，如果需要还应拍摄负重位、应力位 X 线片甚至 CT 检查，以发现隐匿的损伤。如在负重位足侧位上，内侧楔骨应在第 5 跖骨背侧，如果相反，表明足纵弓塌陷、扁平，可能有 Lisfranc 损伤。

四、治疗

在治疗 Lisfranc 损伤时，如果要想得到功能好而又无痛的足，治疗的关键是解剖复位。新鲜损伤时，如有可能应在伤后 24 小时内复位，如果足肿胀严重，可等待 7～10 天后再行复位。

（一）闭合复位

如伤后时间较短，肿胀不重及软组织张力不大时，可先试行闭合复位。麻醉后，牵引前足，并向前内及跖侧推压脱位的跖骨基底部位，经透视或摄片证实复位后，用小腿石膏固定。在足背及足外侧缘应仔细塑形加压。1周后需更换石膏，其后如有松动应再次更换石膏以维持复位的稳定，石膏可在8～10周后去除。但很多医师反对用石膏固定，认为石膏不易维持复位的稳定，导致再移位，影响治疗效果。达到解剖复位后，先用克氏针经皮交叉固定或空心螺钉经皮固定，再用石膏固定6～8周。跖跗关节脱位，闭合复位后经皮穿入钢针固定后可拔出克氏针。如果复位后不稳定松手后即刻脱位，则更应该用克氏针固定或空心螺钉固定。

（二）开放复位

当手法复位失败，就应切开复位。无论何种复位，至少应达到第1、2跖骨基底间隙和内、中楔骨间隙在2 mm以内，跖跗骨轴线不应超过15°，跖骨在跗及背侧无移位。但对功能要求高者，应尽可能达到解剖复位（图6-31）。

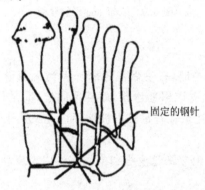

固定的钢针

图6-31　Lisfranc损伤开放复位治疗方法

1.内固定物的选择

一般认为，第1、2、3跖跗关节可用螺钉固定，第4、5跖跗关节因活动性较大，用克氏针固定。

2.具体手术方法

做足背第1、2跖骨基底间纵向切口，注意保护神经血管束，显露第1、2跖楔关节及内、中楔骨间隙，检查有无关节不稳定，清除血肿及骨软骨碎块，如果需要，可在第4、5跖骨基底背侧另做一纵向切口。复位脱位的第1跖楔关节及内侧楔骨和第2跖骨基底，并暂时用复位钳固定，透视位置满意后，根据骨折、脱位情况，用3.5 mm直径皮质骨螺钉分别固定各关节。一般第2跖骨复位后，外侧其他跖骨也随之复位，第4、5跖骨基底一般用克氏针固定（图6-32），石膏固定8～12周。如果固定稳定，术后2周可开始功能锻炼，4～6周后部分负重，6周后完全负重。术后6～8周可拔去克氏针，术后3～4个月可取出螺钉。

（三）软组织损伤的处理

在足部压砸或碾轧伤时，软组织损伤多很严重，且多合并有开放伤口，也有足骨筋膜室综合征的可能。严重者可影响到足是否能存留。如无开放伤口，捻挫的皮肤常发生坏死，在这种情况下应以处理软组织损伤为主，如减张切开或游离植皮，在确实可能保存肢体的情况下，可同时处理跖跗关节的损伤，如复位及钢针固定。

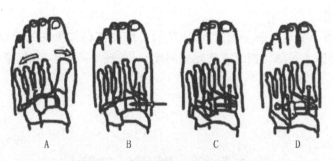

图 6-32 Lisfranc 损伤手术治疗方法

A.显露第 1、2 跖楔关节及内、中楔骨间隙;B.复位钳固定第 1 跖楔关节及第
2 跖骨基底;C.用皮质骨螺钉分别固定各关节;D.克氏针固定第 4、5 跖骨基底

(四)陈旧性损伤的处理

晚至 6 周的陈旧性损伤,如条件许可,仍可切开复位、内固定,取得较好疗效。但更晚的损伤
多遗留明显的外翻平足畸形,足内侧有明显的骨性突起,前足僵硬并伴有疼痛。由于足底软组织
挛缩及骨关节本身的改变,再行复位已不可能。为减轻疼痛及足内侧骨性突起的压迫及摩擦,可
考虑采取以下措施。

1.跖跗关节融合术

陈旧损伤时,如跖跗关节仍处在脱位状态下,在行走过程中跖跗关节就可引起疼痛。行跖跗
关节融合术是消除疼痛的重要措施。可在足背内、外侧分别做两个纵向切口,充分显露跖跗关
节,清除其间的瘢痕组织及切除关节软骨,对合相应的骨结构,即第 1、2 和 3 跖骨和相应楔骨对
合,第 4、5 跖骨与骰骨对合,用克氏针或螺钉固定,术后用石膏制动 3 个月。跖跗关节融合后,足
弓的生理性改变受到极大限制,从而就失去了在人体行走过程中,足所发挥的"弹性跳板"作用,
这是在融合术后仍可能有疼痛的原因之一。此外,由于技术操作方面的原因,跖跗关节的融合可
能由于融合范围不够而使其他未融合关节仍处于脱位及纤维粘连状态下,这也是术后仍有疼痛
的原因。

2.足内侧骨性突起切除术

在 5 个跖骨向外侧脱位后,足弓则变平,内侧楔骨突出于足内侧缘及跖侧,致使在穿鞋时引
起局部压迫及疼痛,将第 1 楔骨内侧突出部及舟骨内侧半切除(图 6-33),可部分解除局部压迫症
状,但不能解除全足症状,严重者仍需行跖跗关节融合术。

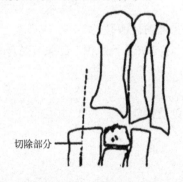

切除部分

图 6-33 陈旧性跖跗关节脱位切除部分突出的第 1 楔骨及舟骨

3.足弓垫的应用

跖跗关节脱位后可引起外翻平足畸形,脱位后的跖骨基底如果在矢状面上还存在跖及背侧活动,则可用足弓垫置于足底以恢复正常足弓高度,以减轻足的疼痛症状,如仍有症状,可行跖跗关节融合术。

(吴开学)

第十七节　趾间关节脱位

因外伤引起近节趾骨与远节趾骨关节间移位,称为趾间关节脱位。多因碰、踢伤致病,以姆趾趾间关节脱位较多见。

一、诊断要点

(1)有足趾外伤史。
(2)足趾短缩,关节前后径增大,稍肿,有弹性固定,活动功能障碍。
(3)X线检查可确诊。

二、鉴别诊断

趾骨骨折:多因重物砸伤或踢伤所致,患趾明显肿痛、瘀斑及压痛,可有成角畸形与骨擦音,无弹性固定,常合并皮肤或趾甲损伤。X线片有趾骨骨折征象。

三、西医治疗

(一)复位固定
1.手法复位
术者一手握踝部或前足,一手握患趾远端,或用绷带扣住患趾远端,行水平拔伸牵引即可复位。
2.外固定
复位后以邻趾胶布固定法固定3周。
(二)手术
(1)适应证:①开放性脱位。②陈旧性脱位。
(2)术式:①开放复位内固定术,适于开放性脱位。②关节融合术,适于陈旧性脱位畸形明显者。

四、调护宜忌

开放性脱位需注意保持局部免受污染。

(吴开学)

第十八节 跖趾关节脱位

跖骨头与近节趾骨构成的关节发生移位,称为跖趾关节脱位。多因踢伤、高处跌落或直接击伤所致。临床以第 1 跖趾关节向背脱位多见。

一、诊断要点

(1)有外伤史。

(2)足趾呈背伸短缩畸形,关节屈曲,呈弹性固定,跖骨头突出。

(3)X 线检查可确诊。

二、鉴别诊断

趾骨骨折:伤趾肿痛,可有成角畸形、瘀斑、骨擦音,骨折处压痛、纵轴叩痛敏锐,常并发趾周软组织挫裂伤。X 线片有骨折征象。

三、西医治疗

(一)复位固定

1.手法复位

一般不需麻醉。助手固定距小腿关节,术者一手持扣住患趾的绷带向足背及足尖方向牵拉,另一手拇指向远端和跖侧按压翘起的骨端,同时牵引患趾跖屈,即可复位。如被肌腱交锁,则需环绕解脱,再按前述步骤复位。

2.外固定

复位后用绷带包扎患处数圈,再以小夹板或铝板或压舌板固定跖趾关节于伸直位 2~3 周。亦可用邻趾固定法。

3.功能锻炼

早期做距小腿关节屈伸活动。1 周后可扶拐用足跟练习行走,4 周后可去除外固定逐步锻炼步行负重。

(二)手术

(1)适应证:①手法复位失败。②开放性脱位。③陈旧性脱位。

(2)术式:①切开复位术,适于手法复位失败及开放性脱位者。②关节融合术,适于陈旧性脱位者。

四、调护宜忌

(1)开放性脱位需注意清创后再复位、缝合。

(2)若出现挛缩畸形,及早加强熏洗、按摩、理疗等综合治疗措施。

(吴开学)

第七章

脊柱及脊髓损伤

第一节 上颈椎损伤

上颈椎损伤包括颈枕部、寰枢椎部位的损伤。尽管大多数致死性的脊柱损伤都发生在颈枕部，但由于该区域椎管容积大，脊髓所占容积相对较小，所以有幸能送到医院的患者如果有神经损伤也是轻度的。正由于神经损伤较轻，所以容易被漏诊。因此，对有头面部损伤及颈部软组织损伤的患者要注意排除上颈椎损伤。另外，上颈椎损伤常伴有相应脊柱的骨折。

一、枕骨髁损伤

枕骨髁骨折临床较少见，而且常常被遗漏。这种骨折可以是单独的，也可合并寰枕、寰齿关节或其他颈椎损伤。

(一)损伤机制

常由于高速减速伤所致，儿童极少见，多见于18～80岁。可以合并或不合并旋转、前后或侧方撕脱力。

(二)临床诊断

症状较轻者可以没有神经损伤，常常诉上颈部有明显的不适并有活动受限，可以直接损伤到第Ⅵ(展神经)、Ⅸ(舌咽神经)、Ⅻ(舌下神经)对脑神经或累及脑干腹侧。还可表现为椎基底动脉供血不足的症状，如眩晕、恶心、呕吐和耳鸣等。症状严重者可以表现为完全性四肢瘫并有呼吸障碍。

(三)影像学诊断

由于面部解剖结构的遮挡，X线片常常难以发现。如果患者伤后出现上述症状则应该怀疑枕骨髁损伤。穿过颌窦的寰枕关节前后位X线片可观察到该病变区域，寰枕部高分辨CT扫描，特别是CT三维重建，可清晰显示枕骨髁骨折形态及移位的程度，翼状韧带损伤可作为枕骨髁骨折可靠的影像学依据。MRI不仅能反映韧带的损伤，还有助于脑干、脊髓及椎动脉损伤的诊断。

(四)损伤分类

根据Anderson分类法可将枕骨髁损伤分为3型(图7-1)。Ⅰ型：枕骨髁粉碎性骨折，但没有或仅有轻微移位，常由轴向暴力所致；Ⅱ型：枕骨髁骨折波及枕骨大孔，很少发生韧带撕裂，系颅颈部直接暴力所致;Ⅲ型:通过翼状韧带的枕骨髁撕脱性骨折,系撕拉、侧屈、旋转暴力所致,该损害高度不稳定。Tuli 等又在此基础上将其分为两种类型。Ⅰ型为无移位骨折,属稳定骨折。ⅡA型为移位骨折,当 X 线片无不稳征象时为稳定骨折,如 X 线片显示有不稳征象时为不稳定骨折,属ⅡB型。另外,贾连顺等又根据骨折特点将其分为两种类型。Ⅰ型为附着于枕髁部的翼状韧带牵拉导致的撕脱性骨折;Ⅱ型为承受纵轴暴力所致的压缩骨折(图 7-2)。

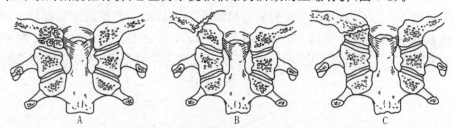

图 7-1　枕骨髁损伤的 Anderson 分类

A.枕骨粉碎性骨折;B.枕骨线形骨折延伸到髁部;C.枕骨翼状韧带撕脱性骨折

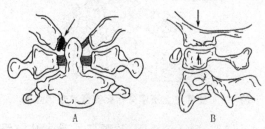

图 7-2　枕骨髁损伤的贾连顺分类

A.枕骨撕脱性骨折;B.枕骨压缩骨折

(五)治疗原则

Anderson Ⅰ型及Ⅱ型枕骨髁骨折属稳定骨折,用颈围领外固定 2～3 个月,3 个月时拍摄颈椎过伸、过屈侧位 X 线片,以排除韧带损伤所致的慢性不稳定。Ⅲ型为高度不稳定性损伤,须尽早应用外固定,Halo-Vest 架或硬质颈围领,并密切随访,以防止损伤后寰枕脱位。枕骨髁骨折很少需要手术治疗者,除非存在脑干压迫症状或显著失稳。泊子博加等 1992 年报道了该类损伤患者 34 例,均有脑干和椎动脉受压症状,因而做了枕骨大孔减压和寰椎后弓切除以减轻脑干受压症状。

二、寰枕部损伤

近年来,寰枕关节脱位或半脱位的临床文献报道增多,大多为儿童。多数患者在随访时,仍遗留明显的神经症状。据报道,幸存患者的 1/3 经历过漏诊。这一部位的骨性及韧带稳定结构包括寰枕关节囊和枕骨髁下关节面及寰椎侧块上关节面形成的关节。对称的翼状韧带附着在齿突和颅底枕骨大孔前缘,将枕部稳定在上颈椎,这一韧带为侧屈和轴向旋转时的稳定成分。

(一)损伤机制

寰枕部损伤机制为过伸损伤和轴向损伤,另有学者报道旋转暴力或伴有侧屈为损伤的主要原因。

(二)临床诊断

寰枕部损伤患者的神经症状与枕骨髁损伤类似,少数伴有高位瘫及呼吸衰竭。这一损伤幸存者,有第X对脑神经(迷走神经)、脑干、上颈髓及 $C_{1\sim3}$ 神经的损伤。颈椎过伸轴向牵张和过度旋转可导致单侧椎基底动脉系统损伤,可产生 Wallenberg 综合症,表现为第 V、IX、X、XI 对同侧脑神经运动障碍,对侧痛、温觉障碍及同侧 Horner 综合征。可有枕骨下区疼痛、瘀斑、昏迷或有脑干受压症状。

(三)影像学检查

颈椎 X 线检查可见 C_2 椎体水平椎前软组织肿胀(>7 mm)。正常侧位 X 线片上,齿突尖应和枕骨大孔前缘一致。两者距离用 Wholey 法测量,成人为 9～10 mm,儿童为 4～6 mm(图 7-3),如果成人>15 mm 或儿童>12 mm 认为不正常。同时在屈伸位时相差应为<1 mm。

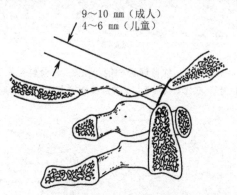

图 7-3　枕骨与上颈椎矢状面测量关系示意图

Powers 比率包括 4 个点,即 B、C、O、A。BC 为颅底枕骨大孔前缘与寰椎后弓前缘中点之距,OA 为枕骨大孔后缘与寰椎前弓后缘中点之距(图 7-4)。BC/OA 为 0.77,上限为 1,如比率>1 提示有寰枕向前半脱位或脱位。这种比率不能用于儿童,在儿童向后半脱位或轴向牵张时可造成错误的阴性结果。X 线片对寰枕的敏感率为 50%～75%。高分辨率 CT 断层或 CT 三维重建,尤其在矢状面上骨性标志更清楚,测量更精确。

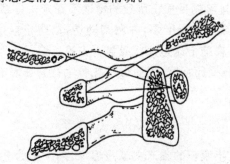

图 7-4　枕骨与寰椎的 Powers 比率示意图

(四)上颈椎失稳的诊断标准

(1)寰枕失稳:①单侧寰枕关节轴向旋转 78°;②在寰枕屈曲、过伸时寰枕移位(枕骨基底与齿突顶点的距离)>1 mm。

(2)寰枢椎失稳:①C_1、C_2 寰齿侧间距(无论在左侧或右侧)>7 mm;②单侧 C_1、C_2 轴向旋转>45°;③C_1、C_2 移位(寰齿前间隙)>4 mm(图 7-5);④C_2 椎体后缘和 C_1 后弓间距<13 mm。

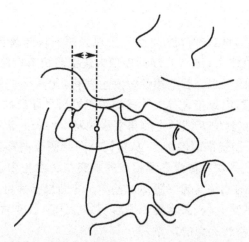

图 7-5　寰齿前间隙(AO),增大表示横韧带损伤

(五)损伤分类

Traynelis 等将寰枕关节损伤分为 3 型：Ⅰ型,影像学检查证实有轴向牵张；Ⅱ型,有向前半脱位或脱位；Ⅲ型,有向后半脱位或脱位。

(六)治疗

寰枕部损伤很不稳定,应当立即外固定较可靠。如果有必要复位以恢复正常排列或中枢神经减压,应用 1～1.5 kg 重量牵引,不应超过 2 kg。在牵引期间进行仔细 X 线检查,进行一系列神经系统检查,尤其是颈部周围肌肉痉挛消退以后,寰枕部将进一步不稳定。寰枕部损伤不能依靠外固定达到永久稳定,应该行颈枕融合术来达到长期稳定的目的。

三、寰椎骨折

寰椎骨折由 Jefferson 等于 1920 年首次报道,亦称为 Jefferson 骨折。在颈椎损伤中,寰椎骨折占3％～13％,而在寰椎损伤中有 5％合并齿突损伤,C_1 和 C_2 在屈曲时主要稳定结构是横韧带。横韧带在寰椎骨折时可能断裂,这一韧带附着在寰椎侧块内结节及齿突之后,系十字韧带的一部分。横韧带向上延伸至枕骨大孔前缘,向下延伸到齿突后下方,分别称之为上十字韧带和下十字韧带。韧带的作用除了将齿突稳定在 C_1 前部外,还使齿突作为 C_1、C_2 旋转的一个稳定的枢轴点。横韧带附近还有局部韧带,这些韧带起始于 C_1 侧块,向前连接到横韧带,其协助寰椎屈、伸和侧偏时能稳定在齿突之上。

(一)损伤机制

寰椎骨折多发生于车祸,其次为坠落伤和其他损伤。主要应力为轴向压缩力通过枕骨髁到寰椎两侧块,继之,也有过伸、侧向或旋转力参与。轴向压力使寰椎失去张力而在其狭窄的部位骨折。可使关节突爆裂开来。如果过伸作为源应力,那么,后弓挤压在枕骨和 C_2 后柱导致后弓骨折,常发生在较狭窄的椎动脉沟处。

(二)临床诊断

很少有神经损伤。当合并齿突骨折后移时,神经损伤发生率高。寰椎侧块的侧方移位可压迫舌咽神经(Ⅸ)、迷走神经(Ⅹ)和舌下神经(Ⅻ),也可损伤展神经(Ⅵ)和副神经(Ⅺ)。有可能损伤的外周神经有枕下神经、枕大神经。C_1 侧块移位压迫而产生症状。大多数患者诉有枕下区不适,查体表现为上颈椎周围肌肉痉挛,颈部活动受限。

（三）影像学检查

正常情况下，上颈椎前、后位，开口位 X 线片表现为两侧块与齿突间的距离相等，两侧外缘与枢椎关节突外缘在一条直线上；侧位 X 线片表现为寰椎前结节后缘与齿突前缘即寰齿间距成人为 3 mm，这是恒定的 X 线标志。若上述参数发生变化，尤其是寰椎侧块向外滑动，则为骨折的诊断依据。同时需要注意，因颈椎过伸时枕骨撞击寰椎后弓导致椎动脉沟处单纯骨折，该骨折仅能从侧位 X 线片显示。在侧位 X 线片上测得寰齿间距＞3 mm，常提示合并横韧带撕脱伤。

寰椎骨折 X 线片特点：①寰椎两侧块移位，可同时向外侧分离移位，亦可不对称的移位。移位范围为2～4 mm。②判断侧块移位应参照枢椎的棘突是否在正中，如果棘突在中央而侧块移位，表示不是因旋转而导致的侧块与齿突距离的差异。③断层摄片可了解更加详细的结构改变，如果寰椎侧块内侧有一小游离骨块，系横韧带撕脱所致。④咽后壁软组织肿胀阴影可在清晰的X 线片上看到，表示该部有骨折出血的征象。

最敏感的方法是寰椎的 CT 断层扫描及 CT 三维重建，它能显示骨折块的分离状况，对确定稳定程度很有帮助。寰椎侧块内缘撕脱性骨折是横韧带撕裂的征象，表明骨折不稳定。MRI 对脊髓损伤的判断有意义，并能清楚地显示横韧带。

（四）损伤分类

1.Levene 分类

Levene 将寰椎损伤分为 3 型：Ⅰ型为双侧后弓骨折；Ⅱ型为相邻前后弓骨折，侧块浮动；Ⅲ型为寰椎骨折成 3～4 块的爆裂骨折（图 7-6）。

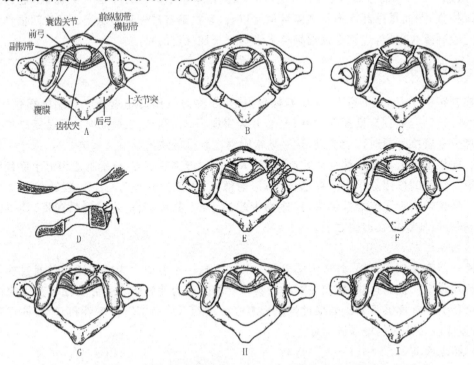

图 7-6　寰椎椎体和韧带的解剖及各种损伤类型示意图

A.寰椎椎体和韧带的解剖示意图；B.双侧后弓骨折；C.前、后弓四部骨折；D.C₁ 前下弓的过伸撕裂性骨折；E.侧块粉碎性骨折；F.单侧前后弓骨折；G.单侧前弓骨折；H.单侧块骨折；I.横突骨折

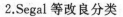

2.Segal 等改良分类

Segal 等改良 Gehweiler 的寰椎分类法。Ⅰ型：前弓骨折；Ⅱ型：后弓骨折；Ⅲ型：侧块骨折；Ⅳ型：4 个部分爆裂骨折；Ⅴ型：横突骨折。

3.Landell 分类

Landell 将寰椎骨折分为 3 种类型。Ⅰ型：孤立的前弓或后弓骨折；Ⅱ型：前后弓双骨折，包括典型的 Jefferson 爆裂骨折；Ⅲ型：侧块骨折，骨折线可累及前弓或后弓，但不同时累及。

（五）治疗

非手术治疗主要有过伸位颅骨牵引、Halo-Vest 架固定等方法。牵引时间为 3 周，牵引重量为 3～5 kg，复位后继续固定 12～20 周。对伴有横韧带松弛或断裂的骨折颈围领固定 6～12 周，直至骨折愈合。如有必要复位，用轴向颅骨牵引，重量为 4.5～13 kg，以改善骨序列。牵引维持 5～8 周，直至骨折块有一定的强度，然后可换用外固定架或维持牵引到临床愈合。然后摄 X 线侧位、过伸、过屈位片，以确定是否遗留慢性不稳定及是否需要手术稳定。

不伴有骨膜撕脱性骨折的横韧带损伤是一种具有潜在危险的损伤。多数医师认为，需要立即手术稳定，因为其具有潜在的寰枢椎失稳导致瘫痪的危险。许多学者认为，伴有横韧带、副韧带和关节环的骨膜撕脱性骨折的病例，给予适当外固定至骨折愈合即可。

在伴有横韧带中段损伤（不伴撕脱性骨折）或影像学证实有不稳定存在时，应予外科手术稳定。手术分为寰枢椎融合和颈枕融合两大类。

四、寰枢椎旋转脱位

稳定寰枢关节的主要韧带是横韧带，它预防了 C_1 在 C_2 上病理性前移位，并使 C_1 在齿突周围枢轴。其次，稳定 C_1、C_2 旋转的副韧带，还包括翼状韧带和关节囊。C_2 的上、下关节突处在不同的垂直面上，上关节面向前倾斜没有下关节面垂直。C_1、C_2 关节面的水平倾向有利于这个单面的旋转运动，C_1、C_2 关节脱位始发时常处在 63°～65°旋转位，在这种情况下，上颈椎管比正常狭窄 7 mm。假如由于横韧带损伤 C_1 向前半脱位 5 mm，那么单关节突脱位可能在 40°的旋转位上，导致椎管比正常狭窄 12 mm，进一步可因椎管容积下降而出现脊髓受压损伤。椎动脉在正常旋转中很少损伤，因为其位于侧块中，但病理性或极度旋转可损伤或受到压迫而导致脑干或大脑基底部缺血。

（一）损伤机制

寰枢椎脱位的发生机制有多种学说，其中感染和创伤学说为多数学者们所接受。

炎症过程例如上呼吸道感染、扁桃体炎、乳突炎、类风湿关节炎以及累及咽后间隙的强直性脊柱炎等，均可导致 C_1、C_2 关节滑膜囊渗出和周围韧带结构无能。结果导致寰枢关节旋转及寰齿半脱位。作用于 C_1、C_2 的异常旋转力，可来自侵犯胸锁乳突肌的肿瘤或眼或前庭功能异常所致的异常体位。不伴齿突骨折的寰枢椎后脱位可由于创伤过程中的过伸造成，尤其致寰椎横韧带、翼状韧带撕裂，形成寰枢椎半脱位。

在长期半脱位后可发生寰枢关节旋转固定，其病因可能系长期牵拉、关节囊韧带组织无力、组织瘢痕牵缩等阻止了关节的复位。也可见于长期胸锁乳突肌挛缩、关节创伤性脱位、周围韧带组织的脱位。

（二）临床诊断

病理性寰枢椎半脱位患者，常可提供有发病病史的过程。例如，有创伤的病史，近期上呼吸道感染史,主要呈"鹅颈畸形",四肢肌力轻度减退,步态不稳,巴宾斯基征阳性。若单侧向前方移位时,头部向健侧倾斜,伴有颈痛、僵直、活动受限及枕大神经痛。重者可有根性疼痛,若椎动脉受压可表现为眩晕、呕吐和视物模糊。急性发病者无颈肌或胸锁乳突肌痉挛,借此可与儿童斜颈畸形鉴别。神经症状可出现在寰枢椎失稳时,寰齿间距为 7.5 mm 或更大。在出现疼痛症状之前可表现为虚弱,尤其在不伴病理性旋转的情况下,在体检时可触及寰椎结节在咽后壁的不对称性突起。

长期旋转畸形后,可发展为扁平颅底或斜颈畸形。经长期随访发现,这种畸形经过适当治疗也可自发纠正。

(三)影像学检查

急性创伤期,在 X 线片很难看清寰枢关节旋转畸形,因为患者的合作问题、体位问题以及软组织在骨性标志上的重叠均可使精细的骨性异常变得不清楚。这些问题均可导致延误诊断。尽管枕骨和寰椎之间在生理状态下不发生旋转运动,但在病理状态下常一起旋转。寰枢椎旋转>50°时,C_2 棘突偏离中线,伴随着下颌、C_2 棘突和头的偏斜均在中线的同一侧。

病理代偿的寰枢椎旋转,在前后位片上,枢椎棘突相对寰椎弓而旋转。在冠状面上看,如头向右偏斜,寰椎左侧块因向上并靠近齿突而使左寰枢间隙增大(图 7-7)。相反,右侧寰枢关节重叠,寰齿侧间距增大。

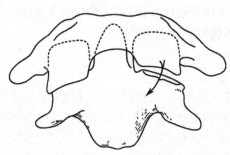

图 7-7　冠状位 C_1、C_2 脱位示意图

前后位和侧位 CT 断层片及轴位 CT 断层能更清楚诊断,不但可见到旋转,也可见到半脱位。寰枢椎的重要生理运动之一就是旋转,因而动力片包括张口位 X 线片,寰枢平面的 CT 断层检查时,在头向一个方向旋转 15°～20°拍一次,向相反方向旋转再拍一次,以确定是否存在固定畸形。动态力学 X 线检查也有助于诊断,但不常规应用。

(四)损伤分类

旋转半脱位常以其病因学命名,为创伤性寰枢椎旋转脱位。Fielding 将长期存在固定畸形的患者根据其程度分为 4 种类型(图 7-8)。

Ⅰ型:最常见,横韧带完整。大多发生于儿童在生理旋转范围内发生固定畸形,没有软组织损伤的证据,一侧寰椎侧块向前旋转,另一侧向后旋转,寰齿前间距(AO)<3 mm。

Ⅱ型:横韧带破坏。以一侧寰枢关节为旋转轴心,另一侧寰枢侧块向前旋转移位,寰齿前间距为 3～5 mm,寰枢椎运动超出正常范围。

Ⅲ型:为Ⅱ型的加重状态,寰椎双侧关节面均向前移位,两侧块移位程度不同,寰齿前间距>5 mm。

Ⅳ型:常见于严重类风湿或创伤较重的患者。一侧寰椎侧块向后旋转移位,通常伴有齿突骨折,两侧脱位不对称。

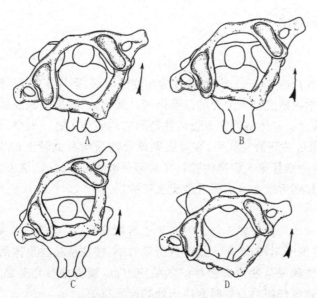

图 7-8 寰枢椎旋转性半脱位的 Fielling 分类示意图

A.一侧寰椎侧块向前旋转,另一侧向后旋转;B.寰齿前间距为 3～5 mm,寰枢椎运动超出正常范围;C.寰椎双侧
关节面均向前移位,两侧块移位程度不同,寰齿前间距>5 mm;D.两侧脱位不对称

（五）治疗

寰枢椎旋转半脱位的治疗有赖于其病因,是否有神经损伤、患者的年龄及症状持续时间。幸运的是大多数患者通过卧床、颈围领等治疗而治愈。如在出现症状后 1 周内明确诊断,即给枕颌带牵引,重量1.5～2.5 kg,并用适当的止痛剂、镇静剂。症状超过 1 周,未超过 1 个月,或经上述治疗无效,则应给予颅骨牵引,重量由年龄和体重决定。轴向牵引有助于纠正屈曲、过伸畸形;但是,对旋转畸形作用甚微。应该注意,寰枕代偿性旋转畸形,不适当的牵引可使畸形加重。儿童通常需牵引到 3 kg,成人牵引到7～8 kg。最大重量儿童可牵引到 7 kg,成人可牵引到10～15 kg。一旦颈枕排列近中线,即已复位,再维持 1～2 周直至旋转畸形纠正。如症状持续时间短,通常在牵引 24 小时内即可复位,复位时患者常可听到"砰"的一声,症状立即缓解。之后,可用颈部外固定至关节囊愈合。外固定时间因复位前症状持续长短而定,一般来说,外固定应达6 周,经动力学拍片证实关节的稳定性。

一些医师在全麻下复位或在咽后壁局部麻醉下,通过张口直接顶触寰椎前弓而复位。这些复位方法虽然迅速有效,但有神经损伤的危险。

假如半脱位合并病理性固定,寰齿间距成人>3 mm,儿童>5 mm,说明横韧带断裂,失去稳定性,需要外科手术稳定。

对于寰椎后脱位而齿突尚完整的患者,推荐三步复位法,较为安全有效。第 1 步,轴向轻重量牵引,微屈曲使得齿突进入寰椎管内;第 2 步,轻度牵引,并轻度后伸使齿突前面与寰椎前弓后缘接触;第 3 步,维持轻量牵引 2 kg,然后予后路寰枢椎融合术治疗。

假如与畸形有关的症状持续超过 1 个月,闭合复位和外固定成功的可能性不大,因而,许多医师予复位和后路寰枢椎融合术。一般来说,如果病史超过 3 个月,有失稳证据,或闭合复位失败,或复位后又复发,应行后路融合术。如融合部位不做内固定,则应继续牵引 1～2 个月,预防早期畸形复发。Clark 等推荐骨牵引后如有病理性寰枕旋转,则应行枕骨至 C_2 融合术;Fielding

等认为应该行寰枢椎融合术。

五、齿突骨折

齿突骨折占颈椎骨折的 5%～15%。男性为女性的 3 倍,平均年龄 45 岁。由于骨折骨不连发生率高,因而,许多学者研究其不愈合的危险因素。最初认为,齿突血液供给为血管网的末梢,因而,骨折后其近端缺血。尸体解剖和血管内注药研究均驳斥了这一假设,显示齿突由骨内外血管网供血。Schiff 等通过注药研究证明,在齿突两侧及前后均有血管上行支存在,其为 C_3 椎体水平椎动脉的分支,这些血管穿入齿突内并且在尖部弓形吻合。另外,供齿突及其附着韧带的动脉分支也来自颈内动脉咽后壁上升血管及数支枕动脉。

(一)损伤机制

齿突骨折时前移位比后移位多 1 倍。但老年患者则相反,后移位更常见。中年人齿突骨折暴力为切应力所致,多见于车祸;老年人齿突骨折暴力小,往往从站立位摔倒而发生骨折,因为骨质疏松而易于骨折。横韧带是使齿突前移的屈曲应力点,寰椎前弓则是齿突后移位的应力点。骨折部位与受伤时上颈椎作用力及当时寰椎所处的位置有关。

(二)临床诊断

齿突骨折的症状无特异性,表现为广泛的枕下区不适、颈部紧张、颈椎周围肌肉痉挛,运动范围显著受限。由于上颈椎椎管宽大,因而,神经损伤概率很小,为 15%～25%。神经损伤可轻至枕大神经刺激,重到四肢瘫及脑干功能不全。老年患者一旦有神经症状则更为严重。在多发骨折死亡患者中,因齿突骨折脱位死亡者占 1.8%～3.3%。

(三)影像学检查

常规 X 线片包括侧位(图 7-9)及开口位 X 线片,临床上常因患者有神经症状或其他并发症,导致 X 线检查无法施行。当齿突骨折开口位 X 线片不能很好显示时,颈椎断层位片对诊断有价值。齿突横断骨折如行 CT 横扫可能造成漏诊,然而,CT 三维重建可提高该类疾病的诊断率(图7-10)。MRI 是检查软组织的最佳手段,用以检查韧带和脊髓是否损伤,而对横韧带的完整性评估影响着治疗的选择,还可以用于诊断和随访陈旧性齿突骨折。

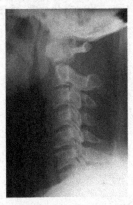 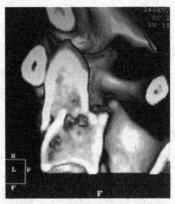

图 7-9 颈椎 X 线侧位片示齿突骨折　　　　图 7-10 三维 CT 示齿突骨折

(四)损伤分类

历史上曾经对齿突骨折有过不同的分型。

1.Schatzker 分型

Schatzker 等依据骨折线位于副韧带的上方或下方,将齿突骨折分为高位齿突骨折和低位齿突骨折。

2.Anderson-D'Alonzo 分型

共分为 3 型:Ⅰ 型是一种齿突尖部的斜形撕裂性骨折,由翼状韧带或齿突顶部韧带牵拉所致,较少见,多伴有寰枕及寰枢连接部位的损伤;Ⅱ 型最常见,骨折发生于齿突基底部或腰部,Ⅱ 型如果骨折处前后骨皮质粉碎,称为 Ⅱ A 型;Ⅲ 型为延伸到 L_2 椎体内的骨折,骨折线可通过 C_2 上关节面(图 7-11)。另外,Eysel-p 等根据临床治疗需要,按骨折线为水平、前上向后下、后上向前下的走向,将 Ⅱ 型骨折分为 A、B、C 3 个亚型,其中 C 型不宜行前路螺钉固定术(图 7-12)。

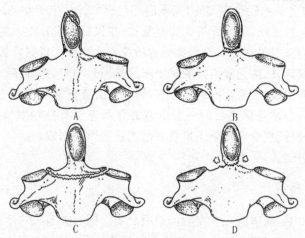

图 7-11　齿突骨折的 Anderson-D'Alonzo 分类
A.齿突尖部骨折;B.齿突腰部或基底部骨折;C.骨折线延伸到椎体内;D.前后皮质骨粉碎的骨折

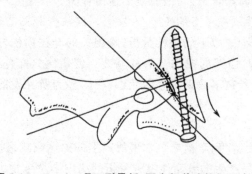

图 7-12　Eysel-p Ⅱ C 型骨折,不宜行前路螺钉固定术

(五)治疗

齿突骨折一旦确诊,应即给予处理,以防进一步脱位及损伤神经。应行颅骨牵引,重量应轻,2~5 kg。应予神经学和放射学观察,尤其是 Ⅱ 型骨折是显著寰椎分离或不稳定的标志。在急性骨折期,非手术和手术选择时要考虑患者的年龄、骨折类型、神经损伤情况、脱位方向及成角范围、是否延误治疗及复位后的稳定性。

Ⅰ 型骨折:损伤在齿突后部时,应仔细分析有无寰枕失稳。如无寰枕失稳,则用颈部外固定3 个月,直至动力学拍片证实骨折稳定。

Ⅱ型骨折：对齿突基底部骨折治疗方法的选择观点不一致。许多学者主张立即外科稳定；相反，另一些学者主张先闭合复位外固定直至骨折愈合，或表现出延期愈合或不愈合，这型骨折不愈合发生率可高达 88%，平均 33%。Ekong 等报道这类骨折年龄＞55 岁、脱位＞6 mm 的患者41%不愈合。Dunn 报道 128 例均用 Halo-Vest 架复位患者，他认为有高度危险的患者组，应早期后路融合，包括骨折后脱位＞3 mm；患者年龄＞65 岁；延误诊治＞7 天或不稳定骨折闭合复位后排列差者。

Ⅲ型骨折：一般愈合率高。因为有更多的松质骨重叠，而且分离牵张的可能性很小。首先牵引4～6 周。然后，外固定 4～5 个月至愈合，愈合率为 78%～86%。然而脱位＞5 mm 者不愈合率达 40%。

年龄＜7 岁的齿突骨折称骺分离，即齿突基底部与枢椎体尚未骨化的软骨板的损伤，对此类骨折应给予颈围领等保护治疗，即使骨折未完全复位，在以后的发育中也能获得重塑。

齿突骨折合并寰椎骨折很常见。这类骨折的治疗方法取决于齿突骨折的类型。许多学者推荐早期前路齿突螺钉固定，以防止寰枢椎旋转受限及长期外固定，尤其在外固定 3 个月后骨折仍然未愈合者。Meyer 等主张，如果寰椎后弓完整，则行后路寰枢椎融合术及椎板下钢丝固定。

学者们认为骨折愈合才是最终目的。稳定型的骨不连也有在轻微损伤后发生脱位的危险性，由假关节运动产生胼胝和骨痂肥厚压迫前方硬膜囊和产生颈椎病症状。因而，主张对所有骨不连者均应外科手术稳定。

六、创伤性枢椎骨折

创伤性枢椎骨折由 C_2 椎体的关节突间的崩裂所致。枢椎关节突的形态与下颈椎不同，其上关节突向前倾斜而与下关节突不在一个矢状面上。通常枢椎骨折部位发生在上、下关节突之间的部位，不经过椎弓根，这种骨折通常称为 Hangman 骨折，即绞刑骨折。所幸的是，这个部位的骨折使骨折块分离，同一平面椎管扩大，因而很少损伤脊髓。

创伤性枢椎骨折占急性颈椎骨折的 12%～18%。14%～33% 的骨折常合并颈椎其他部位的损伤，如寰椎后弓、齿突及 C_2 以下的颈椎骨折，除相关的脊柱损伤外，常合并机体其他部位的损伤，包括胸腔、头颅、气管、面部的损伤及头皮撕裂。创伤性枢椎骨折的幸存者很少有神经损害，25%～40% 的该损伤患者在事故现场立即死亡，死因多为所并发的脊髓和相关肌肉、骨骼及内脏损伤。

(一)损伤机制

创伤性枢椎骨折通常由坠落、车祸或跳水事故产生的加速或减速损伤所致。Wood-Jones 于1912—1913 年描述了因悬吊产生的致命性枢椎骨折的病因学及生物力学机制，分析了悬吊期间过伸牵引产生的特定位置。所幸的是，正如上面所提到的，这种损伤系加速或减速力所致，没有牵张力，因而没有明显脊髓牵拉也不发生横切。

尸体和临床研究已明确，过伸是产生骨折的主要作用力。颈部过伸伴有颅颈部轴向压力使后部椎间关节压缩，伴有集中于枢椎关节突间的撕脱力。因而关节突间部位常发生侧方骨折，但不对称，可能与颈椎旋转力有关。

(二)临床诊断

枢椎骨折的症状和体征与其他上颈椎损伤类似，没有特异性。沿枕大神经分布区不适，常提示头枕区可能也有损伤。

（三）影像学检查

普通 X 线片包括颈椎侧位 X 线片和过伸、过屈侧位 X 线片,但应注意,如果怀疑不稳定,后者检查应慎重。如果有 C_3 椎体前上缘的压缩骨折,在动力位片上呈现不稳,毫无疑问是 II 型骨折。大部分 I 型骨折,动力位片上可出现骨折线旁少许移位。CT 特别是 CT 三维重建可更清楚地观察到骨折线的走向以及骨折线累及椎板的情况。MRI 检查可了解 C_2、C_3 椎间盘的损伤以及前后纵韧带的完整性,另外,还可以观察到椎动脉的情况。

（四）损伤分类

1.Levine-Edwards 分类

目前,大多数学者采用 Levine-Edwards 改良的 Effendi 分类系统(图 7-13)。这一分类系统描述损伤到枢椎的部位和周围软组织的结果,不但包含了损伤机制,而且描述了中间结构的解剖,并指出治疗方法。该类骨折通常分为 3 型。

I 型:骨折线通过上、下关节突之间,脱位＜3 mm。在过伸、过屈侧位 X 线片上,没有成角畸形移位的加重。这种骨折系过伸及轴向暴力作用于骨性成分所致,不伴相邻软组织的损伤。

II 型:脱位＞3 mm。而且,在侧位 X 线片上有成角畸形(图 7-14)。可伴有 C_3 椎体前上缘或 C_2 椎体后下缘的撕脱性骨折(因后纵韧带牵拉所致),这种损伤机制与 III 型类似。由于屈曲牵张力,致使后纵韧带和 C_2、C_3 椎间盘由后向前的暴力使 C_3 椎体前纵韧带骨膜下分离。结果,骨折处成角并有 C_3 椎体前上缘的压缩性损伤。

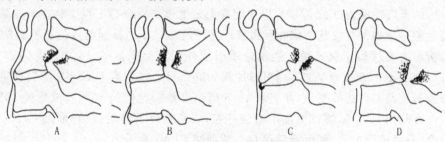

图 7-13　创伤性枢椎骨折的分类

A. I 型骨折;B. II 型骨折;C. II A 型骨折;D. III 型骨折

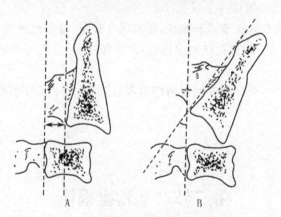

图 7-14　创伤性枢椎骨折的测量

A.移位的测量;B.成角的测量

ⅡA 型:骨折移位轻或无移位,但成角畸形很显著,可能导致屈曲牵张力使 C_2、C_3 后纵韧带断裂所致。Ⅱ型和ⅡA 型骨折的病理解剖不清楚,但在侧位 X 线片上有两种不同的形态。

Ⅲ型:单纯屈曲暴力所致,使单侧或双侧 C_2、C_3 关节突骨折或骨折脱位。继之,在 C_2 上下关节突之间骨折或后柱骨折,后柱骨折常见为椎板骨折。

2.变异类型

文献中描述 Hangman 骨折有许多变异,重要的是认识每一类型骨折的特征以推断正确的病理解剖和安全有效的治疗。

枢椎侧块骨折:枢椎侧块骨折由轴向压缩和侧屈暴力所致。这种骨折属于稳定性损伤,很少导致神经症状,但长期随访有很多遗留伴有症状的关节变化。

枢椎椎体骨折:压缩力或牵张力均可导致枢椎椎体骨折,典型的骨折在 X 线侧位片上属于椎体前下部的骨折。这种骨折也可由过伸暴力所致,常称为滴泪骨折,系前纵韧带撕脱 C_2 椎体前下缘所致。有时,在侧位 X 线片上可见到椎前软组织肿胀影。

C_2 椎板骨折:C_2 椎板骨折可由过伸或压缩暴力所致,常合并有其他部位的骨折或枕颈部损伤。

(五)治疗

大多数枢椎损伤可经非手术治愈。而且大多数不伴有脊髓受压及损伤。Levine-Edward 骨折分类的用处在于明确病理解剖及协助处理方案的制订。Ⅰ型属于稳定性损伤,坚强颈胸支具固定 2～3 个月,但应拍动力 X 线侧位片以确定有无韧带损伤所致的不稳定存在。在随访中,约 30% 的患者遗留进展的伴有症状的椎间盘退变。这种损伤 C_2、C_3 椎间盘者几乎不能自行愈合。

Ⅱ型骨折可有显著移位及成角。颌枕带牵引或外固定架固定 4～6 周。背伸牵引重 4～5 kg,如移位＞4.5 mm,或成角＞15°,则可增加到 9 kg。可以在相当于 C_4、C_5 的后部垫一小枕,以协助恢复颈部前凸和骨折的复位,即使牵 4～6 周仍有最初脱位的 60% 和成角的 40% 患者不能完全复位。在临床上,如随访有慢性不稳定存在,或合并骨不连时,应行前路 C_2、C_3 融合术。如骨折已愈合,只是椎间失稳,则可行后路 $C_{1～3}$ 或前路 C_2、C_3 融合术。

ⅡA 型骨折由于其独特的病理解剖改变不能用牵引,以防过牵可能。用背伸转手法复位,坚强颈胸支具或 Hallo-Vest 固定 3 个月。

Ⅲ型骨折伴有单侧或双侧关节跳跃脱位,很难闭合复位,通常经开放复位内固定。如骨折线位于上下关节突之间,C_2、C_3 棘突钢丝固定即可,术后加外固定,也可在复位后用 C_2 椎弓根钉固定,再加前路 C_2、C_3 融合。

目前随着内固定技术的提高和人们对治疗时间的要求,手术治疗该类疾病的指征有所改变,这样可缩短疗程。

（陈有应）

第二节　下颈椎损伤

随着近年来在研究患者处理、早期复苏及康复方面的进展,脊柱脊髓损伤患者的预后得到大大改善。

一、下颈椎损伤的分类诊断

准确的诊断对确定骨折类型、判定预后、确定恰当的治疗方法是很有意义的。

(一)下颈椎损伤后失稳

Nicoll 于 1949 年首先提出脊柱骨折后失稳这一基本概念。他分析了 152 例胸腰椎骨折的矿工，稳定骨折包括椎体前侧缘的骨折和 L_4 以上的骨折，这些骨折的共同特点是具有完整的棘间韧带。稳定骨折的患者不发生进行性加重的骨性畸形和神经损伤，并可以回归矿区工作；而不稳定骨折损伤累及后部骨-韧带结构，畸形进行性加重或残疾加重，这类骨折包括伴有后部结构挫伤的骨折、半脱位、所有骨折脱位和 L_4 或 L_5 的后部结构损伤。

Holdsworth 于 1970 年进一步证实了 Nicoll 的观点，并提出了两柱理论，即以后纵韧带为界把脊柱分为前柱和后柱两部分。稳定骨折为单纯的脊柱骨折，不稳定骨折为两柱均损伤，他强调了对后柱骨-韧带结构进行仔细体格检查和摄 X 线检查的重要性。目前，MRI 检查技术则可精确地确定下位颈椎后部韧带结构的损伤。

White 和 Punjabi 通过对尸体试验，提出用测量计分法来确定临床不稳定。他们对不稳定的定义是"在生理负荷下脊柱功能的丧失，正常的脊柱功能指既没有脊髓和神经根的损伤与刺激，又没有畸形或疼痛的加重。"在尸体标本上，由前向后及由后向前逐渐切除韧带，每切一韧带即给一次负荷同时测量畸形，他们发现当所有后部韧带和一个前部韧带或所有前部韧带和一个后部韧带切除后，均可引起显著的移位。畸形定义为前后移位 3.5 mm 或以上，成角 11° 以上。为了帮助临床不稳定的诊断，White 建议用评分法来确定下颈椎的稳定性，如总分超过 5 分，说明有临床失稳，这一评定法最初用于急性创伤。对不稳定者不一定都采取外科手术治疗，但至少应给外固定。尽管这一方法没有被统一采纳，但其可为临床不稳定的诊断提供客观的依据。

(二)Allen-Furguson 颈椎损伤的力学分型法

Allen-Furguson 等根据不同的 X 线片进行了分型。每一型又根据其损伤严重程度分为数个亚型。这一分型对临床对比性研究非常好，但很麻烦，加之在临床上很多患者骨折发生机制很难确定，因而临床应用很有限。Denis 等发展了 Holdsworth 的两柱理论，将脊柱分为前、中、后三柱。其中中柱包括椎体后壁、后纵韧带和椎间盘的后 1/3。从理论上讲，中柱很重要，因为它是神经损伤的最常见部位，Mcafee 等强调了中柱的重要性并根据中柱受力方向将胸腰椎骨折分为 6 个类型。但三柱理论只适用于胸腰椎骨折的分类，对颈椎损伤应用价值很小。

(三)AO 分类系统

AO 组织根据受力向量将颈椎损伤分为 A、B、C 3 型。A 型为压缩性损伤，B 型为牵张损伤，C 型为由旋转和撕脱所致的多平面失稳。根据不同严重程度，每型又分为逐渐加重的数个亚型。这一分类系统与稳定性密切相关，而且，神经损伤发生率由 A 型到 C 型渐进展。然而，目前尚未普遍用于颈椎损伤。

(四)Bohlman 颈椎损伤分型法

鉴于目前尚缺乏统一的颈椎损伤分类系统，我们主张采用 Bohlman 分型法，按骨折机制分类的基础上再根据骨折形态学分为不同类型，该法通常被用于诊断命名。为了颈椎损伤准确分类，必须仔细检查棘突间的触痛、肿胀及裂隙，并进行仔细的神经系统检查。X 线片可评定前后柱损伤、骨折和半脱位。后部韧带的损伤常常是微小的，应细致观察 X 线片上棘突间隙的增宽，大多数患者应做 CT 或 MRI 检查，在分辨椎间盘突出和韧带损伤方面 MRI 更有用。

1.屈曲损伤

(1)韧带损伤:头部迅速加速或减速在颈椎后部骨-韧带结构所产生的过屈和牵张力可导致这些韧带结构的损伤,韧带损伤的延伸可由后部到前部贯通。在临床上,软组织损伤程度不同,最初很难区分是不重要的损伤还是严重损伤,轻微扭伤可产生疼痛但几乎没有远期影响。主要韧带的断裂可产生严重失稳,需要积极治疗以减少晚期疼痛和神经损伤的危险性。

韧带损伤主要表现为疼痛,常不在损伤当时出现,几天后炎症出现后才注意到。由于损伤初期X线片常常是阴性的,因而常发生延误诊断。在急性期没有放射学改变时要反复局部触诊。颈椎与胸腰椎不同,很难在棘突间触及裂隙感。

X线片可以只表现为轻微异常。局部后凸畸形表现为在单一椎间盘水平相邻终板成角或表现为棘突间距加大,由于患者伤后采取仰卧位,颈部过伸减少了畸形,使得偶尔不出现X线片异常。棘突间距的加大在X线前后位片上常常更为明显。屈曲-过伸侧位X线片可用于评定损伤和稳定性程度,但可引起脱位和脊髓损伤,因而在急性损伤时应避免这一检查。在后部损伤看不清时,尤其在颈胸交界处,CT矢状面断层重建是有用的。椎间关节轴向分离,棘突间距加宽,或椎间关节脱位提示有后部结构的损伤。MRI检查对鉴别后部韧带损伤很有用处,异常表现包括棘突间或椎间关节高密度影与后纵韧带高密度垂线影不连续。White分类标准用于鉴别损伤程度,其分数<5,为轻度扭伤,>5应按主要韧带断裂处理。

(2)单侧关节突脱位:是由过屈加旋转暴力所致(图7-15)。虽然许多学者认为这是一种稳定性损伤,但是生物力学发现在单侧关节突脱位的同时有明显的韧带损伤。尸体解剖发现单侧关节突脱位与棘上和棘间韧带损伤有关,因此这些损伤有潜在的不稳定性。单侧关节突脱位可分为3型:单纯单侧关节突脱位、单侧关节突骨折脱位、单侧侧块骨折分离。

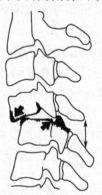

图 7-15　小关节脱位交锁示意图

X线片特征是椎体前部25%半脱位。在侧位X线片上有时可见后成角或棘突间距加大,单侧关节突的骨折则往往需要CT扫描才能看到。侧块分离骨折由于同侧的椎弓根和椎板骨折所致,结果产生了游离侧块。在侧位X线片上与对侧及相邻节段相比,侧块异常旋转。MRI检查证明单侧关节突脱位合并椎间盘突出的发生率为10%～20%。

临床上,单侧关节突脱位合并脊髓损伤的情况很少见,尽管合并发育性椎管狭窄者合并脊髓损伤更多些,通常同侧同节段的脊神经根病变发生率占该类患者的50%。单纯单侧关节突脱位是稳定的,很难复位,复位后应向上倾斜关节突以防再脱位。

(3)双侧关节突脱位:因过屈暴力,通常也有轻微旋转暴力参与,更为严重的病例所有韧带结构牵张,导致除了神经、血管以外的整个节段完全分离。双侧关节突脱位极不稳定,相应的后部结构损伤包括后纵韧带和椎间盘,常常只有前纵韧带是完整的,这有利于牵引复位恢复序列。如果软组织损伤很广泛,相应节段椎间盘突出发生率为30%~50%。大多数病例脊髓由于过度牵张和在尾侧椎体与近侧椎板之间的挤压而致损伤,也有少数病例由于同时椎板骨折分离或椎管发育宽大而使脊髓免受损伤。

从放射检查看,至少50%存在椎体脱位,也常伴有局部后成角或棘突间距增宽(图7-16),脱位的椎间隙异常狭窄说明相应椎间盘可能有突出。多数患者伴有后部结构包括双侧椎板、棘突和关节突的骨折。血管造影发现双侧关节突脱位病例的50%~60%伴有双侧椎动脉闭塞,但其临床意义尚未知晓,至少患者很少出现椎基底动脉缺血症状。当椎体脱位>50%或有牵张力存在时,神经损伤平面常比骨性损伤平面高或有神经损伤平面上升的危险。

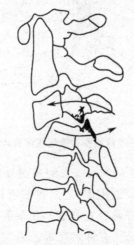

图 7-16 双侧关节突脱位示意图

2.轴向压缩损伤

轴向压缩导致椎体骨折,合并屈曲暴力较小时,则产生边缘压缩骨折,轴向暴力较大时,产生爆裂骨折。在放射学上,发生爆裂骨折时骨折椎体粉碎,与胸腰椎骨折的形态改变类似。这类损伤的稳定性取决于相应后部成分损伤情况。

3.轴向压缩屈曲损伤

轴向压缩屈曲损伤即滴泪骨折,系曲轴向负载暴力加屈曲暴力引起的椎体骨折。剪力通过椎间盘、椎体、后移位向椎管,后部骨-韧带结构的牵张损伤使大多数患者合并棘突间分离和棘突与椎板骨折,这类损伤很不稳定而且常合并相应脊髓损伤。后纵韧带没有断裂者有利于牵引使骨折复位。

滴泪骨折应与过伸所致的椎体前下角撕脱性骨折相鉴别,后者通常为良性骨折。粗略看容易把这种撕脱滴泪骨折与压缩滴泪骨折相混淆,结果导致按后者进行不适当的治疗,因为多数撕脱滴泪骨折是稳定性的。

4.过伸损伤

过伸损伤常由于头部碰到障碍物或者老年患者坠落伤而产生。这种损伤在X线片常被漏诊而导致晚期疼痛和失稳。从稳定角度看轻度骨折包括前纵韧带断裂、不伴关节突或椎体半脱位的分离骨折是稳定的,例如棘突椎板和侧块骨折。

在具有发育性颈椎管狭窄或颈脊柱炎的患者,过伸损伤导致颈椎的短缩可使椎间盘后部和黄韧带折叠(图 7-17),因而脊髓被挤压导致脊髓中央损伤,即中央损伤综合征。脊髓内主要传导束的排列为板层状,颈部的传导束靠中央,而腰骶部的传导束靠侧边,因而过伸损伤产生的脊髓中央损伤使临床上出现了下肢功能残留而上肢损伤更为严重的特征。从预后看,中央损伤综合征患者通常可恢复行走功能,但双手功能恢复很困难。

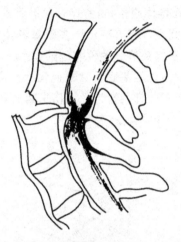

图 7-17　椎管狭窄并过伸损伤致突出椎间盘和折叠的黄韧带损伤

在放射学上,颈椎管的大小可以采用 Pavlo 方法来测量,这一测量方法是通过测得椎管中矢状径和椎体前后径的比值来确定,如果该比值<0.8 可能有椎管狭窄,常称为狭小椎管,<0.6 则属于椎管狭窄,CT 或 MRI 检查更为准确。在脊髓损伤平面,椎间盘或椎体常常轻度后移,通常认为这种后移突出在伤前就存在。然而,有许多患者是因过伸损伤产生的移位,移位虽然很小,但使椎管更加狭窄,致使脊髓持续受压。这种现象在急性过伸损伤患者是因过伸损伤产生的移位,行 MRI 检查可得到证实。颅骨牵引对这些半脱位的复位及移位的椎体复位都是有效的。

二、下颈椎损伤的治疗原则

(一)历史

古代文明认识到脊髓损伤的预后很差,建议不予治疗,因为患者难免要死。Hipocratee 等首先描述了胸腰椎骨折闭合复位方法,他的方法是让患者俯卧位,用臂及腿扣带扣紧进行牵引;一旦脊柱长度恢复,立即由外科医师给予手法或杠杆复位。他痛斥了那些他称之为庸医的人们在城市中心公共场所采用把患者绑在梯子上,然后倒吊起来的复位方法。

公元 2 世纪有人建议切除椎弓进行脊髓减压。Paul 等在公元 7 世纪首次真正做了 1 例椎板切除减压手术;Ambrose 等给一脊柱损伤患者做了椎板切除减压,但未成功;Hadra 等首次应用内固定,他采用开放手术将银丝祥固定在棘突上;Harvey 等首先推荐通过切除椎板而进行脊髓减压,这一方法一直沿用至今。Davies 和 Bohler 明确认识到骨折复位比切除椎板能获得更好的脊髓减压。Rogers 等于 1942 年报道了一简单安全的棘突间钢丝固定及融合方法,使得融合率显著提高。之后,这一技术进行了不断改进,尽管棘突间钢丝固定技术后被其他固定方法所替代,但其后路植骨融合技术至今仍是一标准的手术方法。

Smith 和 Robinson 发明了前路脊髓减压技术;Bailey 等采用前入路处理骨折患者,前路及后路钛钢板新技术的应用使创伤获得了更坚强的内固定。

（二）发展趋势

对外科治疗作用的争议一直持续到近年。Guttmann 等认为外科治疗对神经功能恢复作用很小，有时甚至使损伤平面上升。他们分析的病例均行椎板减压手术，但目前椎板减压已基本被放弃，适应证很少，除非椎板骨折压迫脊髓。近年来，对伴脊髓受压的脊髓损伤，采用手术直接切除压迫和减压并行节段内固定。因而，另一种观点认为外科治疗对神经功能的恢复有促进作用。至今，在颈椎损伤处理与方法的选择上外科观点有很大差异。John 报道了 31 位脊柱外科专家对 5 位提供了临床摘要和影像表现的脊髓损伤患者提出的处理方法。结果显示，专家们的处理观点存在很大差异。颈椎损伤的治疗方法选择应该参考如下几个方面。

1.骨折类型和稳定性

这是最重要的参考因素，一旦进行适当分类就可根据骨折类型及其稳定性进行治疗。

2.脊髓和神经根是否受压

如有压迫持续存在，至少在 12 个月内手术减压都会增加神经功能的恢复。

3.骨性损伤还是韧带损伤

一般来讲，如果原始损伤是骨性的，经过非手术治疗常可愈合，而韧带损伤则愈合的可能性很小，需要外科治疗。

4.其他参考因素

患者的年龄、损伤相应的骨密度及手术后外固定治疗的有限性。

切记，对于颈椎损伤而无神经损伤的患者，最终保持神经功能的完整是最好的治疗结果。下颈椎损伤的治疗方法包括采用非手术治疗复位如颈围领或 Halo-Vest 架固定等，或前路或后路减压融合加内固定。

颈椎骨折脱位的治疗目的是保护神经结构、复位固定骨折脱位以及提供远期稳定而无疼痛的脊柱。大多数患者应早期稳定脊柱，如果有必要则先行牵引复位，进行了体检和放射学检查之后，即可计划治疗方案。应该注意，有些病例损伤早期不好确定其稳定性，一定时期后才能确定并进行治疗，这样，可预防过度治疗。

（三）外固定矫形支具治疗

1.颈围领

颈围领不能严格限制颈部的运动，但舒适，对节段受力的稳定作用较小，适用于稳定性损伤尤其是老年患者。只要硬围领选择和应用适当，可治疗许多类型的损伤。颈围领包括 Philadelphia 围领和 Miami 围领，适用于稳定型骨折术后固定。后者还有内垫，透气吸汗，易于调节。

2.颈胸固定支架

例如 Minerva 支架、Yale 支架或 Guildford 支架等。其通过适当的金属杆，上部通过颈枕垫支撑头面部，下方通过前后两个垫，贴于胸背部，并用经胸和肩两对皮带固定，有的支架可更换内垫，因而患者带着支架也可以洗澡。这些支架舒适并有足够的固定作用，因而可用于治疗多种类型骨折患者。

3.Halo-Vest 架

Halo-Vest 架是可提供最大程度颈部稳定的外固定装置。对上颈椎损伤除Ⅱ型齿突骨折外均可获得理想的固定效果。但该固定不适用于下颈椎不稳定性损伤。Whitehill 等报道了5例双关节突脱位的患者在 Halo-Vest 架固定过程中复发脱位。Glaser 等也有类似报道,所有患者的 10%和有关节突半脱位的 37%的患者脱位复发,其并发症发生率高达 75%,尽管有些并发症不严重,这些并发症多与颅骨有关,包括颅骨钉松动、感染而失去固定作用,穿透颅骨及大脑脓肿。 Anderson 等通过让颈椎不稳定损伤患者在 Halo-Vest 架外固定后卧位和直立位的体位下分别拍侧位 X 线片,发现在体位变化后骨折节段平均移位 17 mm,成角 7°。加之由于 Halo-Vest 架限制了日常活动,有时很难被患者接受。

生物力学和机械力学研究,比较了各种外固定矫正器的稳定效果。Philadelphia 等发现对于整个颈椎范围内的活动来讲,软颈围领几乎没有复位作用,Philadelphia 颈围领可限制颈椎屈-伸运动的 71%,旋转运动的 54%;颈胸支架限制屈-伸运动的 88%,旋转运动的 82%;Halo-Vest 架限制屈-伸运动的 96%,旋转运动的 99%。但对节段间的局部运动,所有支具都没有那么好的限制作用,因为颈椎有"蛇样运动作用",即一个节段的屈曲运动可被另一节段的伸直而代偿。

三、不同类型骨折的治疗

(一)轻度骨折

轻度骨折包括不伴有半脱位及椎体压缩骨折的棘突骨折、椎板骨折、侧块骨折及单纯前纵韧带的撕脱性骨折。对可疑病例可通过 White 标准评定,这些轻度损伤的治疗包括使用硬质颈围领或颈胸支架固定 6~8 周,在佩戴支具后,出院前一定要戴支具直立行侧位 X 线片以确定损伤已稳定。然后每 2 周摄片一次。如果出现疼痛加重或神经症状,表明可能有骨折部位的移位,应随时准备修正最初稳定性损伤的诊断,并及时改变治疗。固定一定时期后,复查颈椎过伸、过屈侧位 X 线片,以观察是否愈合。

(二)过屈损伤

1.韧带损伤

韧带损伤可分为轻度损伤和严重损伤。轻度损伤指 White 评分标准在 5 以下,没有椎体半脱位或椎间盘破裂,这类损伤可经前面所述外固定而治愈。严重损伤为不稳定性损伤,愈合的可能性很小,而且闭合复位后脱位常复发,因此,治疗应选择后路 Bohlman 三联钢丝固定融合术,若为棘突或椎板骨折则用侧块钢板或前路钢板固定。如果对严重损伤的诊断不能肯定,我们主张先用保守治疗,定时随访。

2.单侧椎间关节脱位

目前单侧椎间关节脱位的治疗上有争议,治疗原则如下。

如果患者为单纯脱位和复位过程困难,用 Halo-Vest 架固定 8~12 周或卧床 4~6 周,再佩戴颈胸支架 6~8 周。随访期间,注意监测颈椎序列,如果出现再脱位,则行颈椎后路融合手术。

如果合并关节突骨折或复位过程很容易,说明颈椎失去了对旋转的控制,很不稳定,应早期行后路单节段融合及侧块钢板固定术。

如果术前 CT 或 MRI 检查存在椎间盘突出或关节突骨折移位,使神经根管狭窄,则应该行前路椎间盘切除、椎间植骨融合术,也可根据患者的情况行神经根管扩大术。

如果闭合复位失败,则行开放复位,融合固定术,术后用硬质颈围领固定 6~8 周。

3.双侧椎间关节脱位

双侧椎间关节脱位又称颈椎跳跃性脱位。这种损伤很不稳定,最好的治疗方案为闭合复位和外科手术固定。如果试图用 Halo-Vest 架治疗则脱位复发率超过 50%。

双侧椎间关节脱位,处理上的分歧在于所伴随椎间盘突出的复位时机和方法。Eismont 等研究证明,这类损伤合并椎间盘突出的发生率为 10%～42%。理论上讲,在复位过程中突出的椎间盘仍有可能在近颅侧椎体后方,因而复位可使神经损伤进一步加重。他报道了 6 例合并椎间盘突出者,其中 3 例复位后神经功能加重,这 3 例是闭合复位无效后在手术过程中复位的。他认为,这一严重并发症的危险性是异常椎间隙狭窄,不能复位或复位困难,使复位过程中神经功能障碍加重。

Masry 主张复位应该限于损伤后 48 小时之内,超过 48 小时,神经损伤已稳定,而且有加重神经症状的风险。根据这一原则,他的高位截瘫患者中,Frankel B 级者,70% 恢复了行走功能;Frankel C 级者,95% 恢复了行走功能。

有学者曾对颈椎脱位复位后继发或加重了脊髓损伤的 30 例患者进行了报道,分析其损伤后神经功能恶化的主要因素有:①手法复位不当,其中 2 例在手术复位后立即瘫痪,另 2 例分别在复位后 1 小时和 7 小时发生瘫痪。因而,认为掌握适当的复位重量、方向及旋转角度很重要。②牵引过重、时间过长及方向不正确,均可因脊髓过度牵拉或脊髓水肿而损伤。③复位中,椎间盘突出、已突出的椎间盘及硬膜前血肿进一步压迫脊髓造成机械性损伤。因而,如果患者无神经损伤或不全损伤,在复位前应行 MRI 检查,如果存在椎间盘突出,在复位前应先行椎间盘切除术,切除椎间盘后,再配合颅骨牵引下复位,并行椎间融合。如果复位困难则不可勉强,可行椎体次全切除及融合固定。如果患者为完全瘫痪或严重的不完全瘫痪,则最好在 48 小时之内尽快闭合性复位,以迅速直接或间接地使神经组织减压。复位后再进一步检查,复查 MRI,如果有继发椎间盘突出压迫存在,则应行前路椎间盘切除、植骨融合内固定术;如没有椎间盘压迫,则亦可行后路融合内固定术。

（三）轴向压缩损伤

轴向压缩损伤的特点为椎体粉碎及骨块向椎管内移位,包括压缩骨折和爆裂骨折。

1.压缩骨折

压缩骨折如果不合并其他骨性损伤或脊髓损伤时,枕颌带牵引 4～6 周,佩戴颈围领 6～8 周。如合并其他病理变化,则应根据具体情况,制订治疗方案。

2.爆裂骨折

爆裂骨折又称粉碎性骨折。稳定型常不伴后柱的损伤,通常发生于 C_6 或 C_7 水平,骨折很容易通过牵引而复位,可用颈椎固定支具外固定。如伴有脊髓损伤则应行颈椎前路椎体切除减压、自体髂骨块植骨及钢板固定术。

（四）轴向压缩屈曲损伤

如果轴向负载暴力再加上屈曲暴力,则使后柱韧带结构损伤。滴泪骨折不稳定,可通过牵引复位,最好而且确切的治疗是前路椎体部分切除减压、自体髂骨块植骨及钢板固定术。如果合并椎间关节脱位,则需要前后路固定术相结合。

（五）过伸性损伤

从传统观点看,伴有脊髓中央损伤综合征的过伸性损伤,常被认为与退变或发育性椎管狭窄有关,且不造成不稳定。然而,仔细观察 X 线片,可见这类患者颈椎中段常有 2～3 mm 的后移位,对于一个已狭窄的椎管,很小的后移位也可产生明显的脊髓受压。近年来,MRI 资料证明,急性纤维环破裂和椎间盘信号的存在提示半脱位是急性发生的,而不是因脊柱炎所致。伴有脊髓损伤的过伸性损伤急性期应给予牵引治疗,牵引的目的是稳定脊柱,间接使半脱位复位;拉长脊柱,将突出的椎间盘和折叠入椎管的黄韧带拉出椎管而使脊髓减压。

对所伴有脊髓损伤综合征的治疗是有争议的。许多患者经 3～5 周牵引和相继颈围领固定而成功治愈。如果神经功能无恢复,则复查 MRI,如有脊髓压迫存在,应行减压手术。采用前路手术还是后路手术取决于损伤累及的节段数、压迫部位和整体颈椎排列情况,大多数病例有 1～3 个椎间盘病变,可采用前路减压融合术。如果患者伴有 3 个节段以上病变,如伴有颈椎椎管狭窄或颈椎病,则行后路椎管扩大成形或椎板减压手术。如果有条件,应该选用颈椎管扩大成形术,而不是椎板减压术。近年来,对创伤患者常辅以后路融合加侧块钢板固定术。偶尔对脊髓前后部均有受压的病例分两步分别前、后入路减压。创伤性后脱位是一种罕见的过伸性损伤,椎体后移 50% 或以上,很难复位,最好行前路椎体切除减压融合术。

四、下颈椎脱位的复位技术

下颈椎脱位有两种情况:一种是单侧关节突脱位;另一种是双侧关节突脱位。单侧关节突脱位患者因其椎管管径减少轻微,因而并发脊髓损伤者较少见;而且脱位加重的危险性较小,以至于有些学者认为没有必要进行复位和外科稳定性的处理。然而,双侧关节突脱位则应该尽早复位,这种脱位危及颈椎的序列,常伴有严重脊髓损伤。

颅骨牵引是治疗颈椎脱位的常规措施。一般可将复位方法分为 3 类:①在非麻醉下轴向牵引逐渐增加牵引重量;②在牵引的基础上根据不同脱位类型进行特定的手法复位;③手术开放复位,多采用后入路,也有少数采用前入路。

一旦复位成功,应早期行椎间融合,尤其是双侧关节脱位者,因为椎间盘和韧带损伤所致的慢性不稳定有继发再脱位的危险,Bohlman 等报道继发脱位发生率为 30%。

复位方法的选择尚存在争议。郝定均等通过对 400 例颈椎损伤患者复位的体会认为,对颈椎脱位的病例采用分步骤复位技术较为妥当,一种失败后再用下一种。

首先,患者在镇静药物下,局部麻醉,颅骨牵引复位。

颅骨牵引钳主要有两种:一种是 Crutchfield 牵引弓及其改进装置,目前在我国仍广泛应用,该牵引弓的缺点是钳孔可发生骨质吸收,继而可松动脱落;另一种是 Gardner-Wells 钳,在欧美广泛使用,优点是不需要手术切开钻孔,可立即应用,而且不易脱落。

牵引重量差异很大,Breig 等证明用 5 kg 的重量,对一个三柱断裂的脊髓来讲,就可能被拉长 10 mm,可引起神经损伤的加重。Cotler 等证明,过度屈伸均可给脊髓带来危险,在此状态下,脊髓受到椎体后部的压迫。

患者用地西泮药物后肌肉相对松弛下来,牵引重量不宜过大。可用下列公式确定最大牵引重量:P=4 kg(头颅重量)+2 kg(每远离颅骨一个椎体)。例如,C_7～T_1 脱位的复位牵引重量应为 P=4+2×7=4+14=18 kg。

从 4 kg 开始,每次增加 2～3 kg,每 10～20 分钟增加 1 次牵引重量,每 30 分钟拍颈椎侧位 X 线片一次,头下加垫使颈椎微呈屈曲位 10°～20°,一旦上下关节突呈尖对状态,就可以将颈部放直。在此期间应监护神经功能,以及心率、血压等体征。这样复位一般不超过两小时。

如果牵引复位不成功,则第二步在局部麻醉下行手法牵引复位。复位在 X 线机监视下进行,对双侧关节突脱位用侧位透视,单侧关节突脱位用斜位透视(图 7-18)。手法复位争取一次成功,最好不超过两次,以免刺激或压迫脊髓使神经症状加重。

单侧关节突脱位复位比较复杂,开始时将头偏离脱位侧,当透视下见脱位的上下关节突尖对尖时,将头倾斜向脱位侧,然后将颈部放置呈中立位(图 7-19),在这一过程中,影像监视很重要。

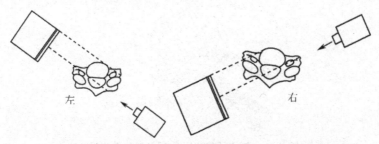

图 7-18　应用斜行投照关节突角的影像学表现示意图

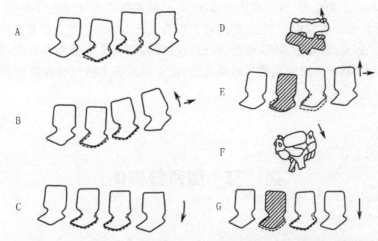

图 7-19　双侧(A～C)或右侧(D～G)关节突脱位的手法复位示意图

A.双侧关节突脱位;B.屈曲牵张;C.背伸;D.右侧关节突脱位;E.屈曲牵张;F.左侧旋转;G.背伸

双侧关节突脱位在透视下颈椎微屈,手法牵引至上下关节突尖对尖时,将颈部变直呈中立位即可复位。

一旦颅骨牵引取出,操作就得特别小心,避免颈部活动,尤其在气管插管时要避免颈部过伸,最好用纤维管经鼻插入。

第三步,就是当手法复位失败时,继续维持颅骨牵引的同时,准备手术复位。近年来一些学者采用前路手术复位,其理由是:①前路一次复位融合固定,没有必要让患者更多地经受痛苦;②前路椎间盘切除后,使手术复位更简单有效;③复位后,随即融合固定,立即获得了可靠的机械稳定性。

手术时患者呈仰卧位维持牵引,手术床调为头高足低位以对抗牵引,并用 C 形臂 X 线机侧位监测,前入路,先行相应节段椎间盘切除,然后手术复位。对双侧关节突脱位,台下配合者在牵引状态下将颈部呈微屈状态,术者将撑开钳置入椎间隙尽量深的部位,其尖端达椎体矢状径的后1/3 部撑开,在透视下见上下关节突尖对尖状态时,令台下配合者将头放为全水平位,同时,术者压迫近头侧椎体并松开撑开钳,使其复位。对单侧关节突脱位者,则撑开脱位侧并向对侧倾斜头部使关节突尖对尖时,令头部变为中立位即可复位(图 7-20)。然后用自体髂骨椎间植骨并用钢板固定。

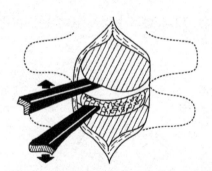

图 7-20　单侧关节突脱位手术复位示意图

对于伤后 2 周以上的患者,由于损伤处瘢痕、前脱位椎体后血肿机化等原因,使闭合复位面临两个问题:一是复位非常困难;二是复位后可因前移位椎体后的机化血肿被推入椎管压迫脊髓而使其功能恶化。因此,最好做 MRI 检查,以确定椎管内情况及是否手术复位,如无 MRI 检查条件,或 MRI 提示硬膜前方血肿或脱出的椎间盘,则行前路手术减压植骨融合及钢板内固定手术治疗。

（陈有应）

第三节　胸腰椎损伤

一、概述

胸腰椎骨折与脱位占脊柱损伤的首位,伤情严重,治疗比较复杂,严重者常造成残疾。胸椎遭受损伤的机会相对较少,胸廓的支撑、固定作用,将胸椎联合成一个整体,较小的暴力,由于胸廓的吸收作用而衰减,不至于引起明显损伤,因此临床所见的胸椎骨折,多由严重的直接暴力所致。巨大的暴力,往往同时造成胸廓损伤,治疗比较复杂,应首先处理直接威胁患者生命的合并伤,病情稳定后,再着手胸椎骨折的治疗。胸椎椎管较小,其内容纳脊髓,骨折块突入椎管或发生骨折脱位,脊髓缓冲空间有限,容易损伤,加之胸段脊髓血液供给不丰富,伤后神经功能的恢复可能性极小。腰椎椎管较胸椎椎管大得多,加之其容纳的主要为马尾神经,因而腰以下的腰椎骨折,发生完全性截瘫者少见,多保留下肢部分神经功能,早期减压复位,有望取得明显的手术效果。胸腰椎损伤最常发生在胸椎和腰椎交界处,因此临床上把 $T_{11} \sim L_2$ 称为脊椎的胸腰段。胸腰段具有较大的活动度,又是胸椎后凸和腰椎前凸的转折点,在脊柱屈曲时以胸腰段为弯曲的顶点,因此最易由传导暴力造成脊椎骨折。胸段骨折合并截瘫通常是脊髓圆锥与马尾神经混合伤,伤后主要神经症状表现以双下肢瘫痪、括约肌功能障碍为主。

二、胸椎骨折

(一)发生机制

造成胸椎骨折的主要暴力包括间接暴力和直接暴力,常见于坠落伤、车祸和重物打击伤后。根据暴力的类型、方式和体位,损伤各不相同,常见的暴力类型有以下数种。

1.屈曲暴力

屈曲暴力致伤,脊柱的前部承受压应力,脊柱后部承受张应力。主要造成椎体的前缘压缩骨折,当暴力很大时椎体前缘压缩超过其高度的 1/2,常伴有椎体后上缘骨折块突入椎管。椎体后缘高度往往无明显改变。

2.压缩暴力

在轴向压缩载荷的作用下椎体产生爆裂骨折,横断面上整个椎体的各径线均增大。骨折块向椎体左右和前后碎裂,椎体后部碎骨块突出进入椎管,造成脊髓神经不同程度的损伤。

3.屈曲分离暴力

常见于车祸中,又名安全带损伤。高速行驶的汽车发生车祸时,由于安全带的作用,下肢和躯干下部保持不动,上半身高速前移,造成以安全带附近脊椎为支点,脊柱后部结构承受过大的张力而撕裂,受累的结构以后柱和中柱为主。

4.屈曲扭转暴力

屈曲和扭转两种暴力同时作用于脊柱,损伤严重,椎体旋转、前中柱骨折,单侧或双侧小关节突交锁。

5.水平暴力

水平剪力往往较大,造成上、下位椎体前后脱位,对脊髓和马尾神经的损伤严重,预后差。

6.伸展分离暴力

在胸腰椎比较少见,此种主要造成脊柱前部张力性破坏,黄韧带皱褶突入椎管,压迫脊髓。

(二)分类

根据 Denis 的脊柱三柱理论,脊柱的稳定性依赖于中柱的形态,而不是后方的韧带复合结构。三柱理论的基本概念是前纵韧带,椎体及椎间盘的前半为前柱;后纵韧带,椎体和椎间盘的后半构成中柱;而后柱则包括椎弓,黄韧带,关节突,关节囊和棘间、棘上韧带。椎体单纯性楔形压缩骨折,不破坏中柱,仅前柱受累为稳定骨折。爆裂性骨折,前、中柱均受累,则为不稳定骨折,屈曲牵张性的损伤引起的安全带骨折,中柱和后柱均破坏,亦为不稳定损伤,而骨折脱位,由于前、中、后三柱均破坏,自然属于不稳定损伤。

1.根据暴力类型分类

(1)爆裂骨折:以纵向垂直压缩暴力为主,根据暴力垂直程度分下列几个类型:非完全纵向垂直暴力;椎体上下方终板破裂;椎体上方终板破裂;椎体下方终板破裂;合并旋转移位;椎体一侧严重压缩粉碎性骨折。

非完全纵向垂直暴力:A 型,一般上、下终板均破裂;B 型,略前屈终板损伤,多见;C 型,略前屈终板损伤,少见;D 型,伴旋转损伤;E 型,略带侧弯伴一侧压缩。

爆裂骨折特点:两椎弓根间距增宽;椎板纵裂;CT 示突入椎管的骨块往往比较大,多数病例之椎体后上骨块突入椎管,椎管受压较重。严重爆裂骨折,脊柱三柱损伤,椎管狭窄严重,截瘫发生率高。

(2)压缩骨折:根据压缩暴力的作用方向,可分屈曲压缩骨折和侧向压缩骨折,前者椎体前柱压缩,中柱无变化或轻度压缩,椎弓根间距正常,棘突无分离,属稳定骨折,可用非手术方法治疗;后者造成椎体一侧压缩骨折,多伴有明显脊柱侧弯,临床比较少见。

(3)分离骨折:常见的主要有 Chance 骨折,椎体楔形变,椎后韧带复合结构破坏,棘突间距离增宽,关节突骨折或半脱位,而椎弓根间距正常。不论损伤是经骨-骨、骨-软组织,还是软组织,此种损伤均为三柱破坏,属不稳定骨折,需手术内固定。受压往往较轻,不伴脱位的病例,截瘫发生率较低;过伸分离骨折比较少见,由过伸暴力作用引起,严重者因后方黄韧带皱褶突入椎管压迫脊髓造成不全性截瘫。

(4)水平移位骨折:引起本类骨折的暴力有水平暴力与旋转暴力。暴力主要集中于椎间盘,故多数为经椎间盘损伤,椎体之间的联结破坏,极易发生脱位,截瘫发生率高。根据暴力的特点,本类骨折又可分为两种类型。

剪力型:由水平暴力引起。水平移位骨折脱位发生率高,多经椎间隙发生,椎体无压缩骨折,有时可伴有椎体前上缘小分离骨折,棘突间距不增宽,后凸畸形较轻,如伴有旋转脱位,往往有旋转移位,横突、肋骨和关节突骨折,脱位纠正后,损伤椎间隙变窄,截瘫恢复差。

旋转型:椎间隙变窄,可合并肋骨、横突骨折,并伴有脊椎骨折和关节突骨折,有时在脱位部位下一椎体的上缘发生薄片骨折,此骨折片随上一椎体移位;多数骨折伴有一侧关节突交锁。

2.根据脊柱骨折稳定程度分类

(1)稳定脊柱骨折:骨折比较单纯,多不伴有中柱和后部韧带复合结构的损伤,骨折发生后,无论是现场急救搬运或是患者自身活动,脊柱均无移位倾向,见于单纯屈曲压缩骨折。椎体的前部压缩,而中柱高度不变,后柱完整,此种骨折多不伴有脊髓或马尾神经的损伤。

(2)不稳定骨折:脊柱遭受严重暴力后,发生骨折或骨折脱位,并伴有韧带复合结构的严重损伤。由于参与脊柱稳定的结构大多破坏,因而在患者的搬运或脊柱活动时,骨折损伤部位不稳定,若同时伴有后纵韧带和纤维环后半损伤,则更加不稳。根据 Denis 三柱理论,单纯前柱损伤为稳定骨折,如单纯椎体压缩骨折;中柱在脊柱稳定方面发挥重要作用,前柱合并中柱损伤,如椎体爆裂骨折,为不稳定骨折;前、中、后三柱同时受累的 Chance 骨折、伴后柱损伤的爆裂骨折、骨折脱位,均为极度不稳定骨折。

(三)病理变化

1.成角畸形

胸腰椎骨折大部分病例为屈曲损伤,椎体的前部压缩骨折,脊柱的中、后柱高度不变,前柱缩短,形成脊柱后凸畸形,前柱压缩的程度越严重,后凸畸形越明显。当椎体前部压缩超过 1/2,后柱的韧带复合结构受到牵张力。较轻者深筋膜、棘上、棘间韧带纤维牵拉变长,韧带变薄,肉眼观察,韧带的连续性尚存在前柱继续压缩,后柱复合结构承受的牵张力超过生理负荷,纤维发生部分断裂,严重者韧带撕裂,裂隙内充满积血,黄韧带和小关节囊撕裂,小关节可发生骨折或关节突交锁;骨折和软组织损伤的出血,渗透到肌组织内形成血肿,血肿机化后产生瘢痕、萎缩和粘连,影响肌纤维的功能,妨碍脊柱的正常活动功能并引起腰背疼痛。在椎体的前部,前纵韧带皱褶,在前纵韧带和椎体之间形成血肿,血肿压迫和刺激自主神经,使胃肠蠕动减弱,致患者伤后腹胀和便秘。

2.椎体后缘骨折块对脊髓神经的压迫

垂直压缩暴力造成椎体爆裂骨折,骨折的椎体厚度变小而周径增加,骨折的碎块向四周裂开并发生移位。X 线片显示椎体左右径与前后径显著增宽,向前移位的骨块,由于前纵韧带的拉拢,除产生血肿刺激神经引起患者胃肠功能紊乱外,无大的危害性;而在椎体的后缘,暴力瞬间,后纵韧带处于牵张状态,破裂的椎体后上部骨块向椎管内移位仅受后纵韧带的张力阻拦,易突破后纵韧带移入椎管内,碎骨块所携带的功能足以将脊髓摧毁,造成脊髓圆锥和马尾神经的损害。

3.椎间盘对脊髓的压迫

屈曲压缩和爆裂骨折占椎骨折的绝大部分,而此种损伤都伴有椎体的屈曲压缩性改变,前柱的高度丧失均大于中柱,椎间隙呈前窄后宽形态,间隙内压力增高,髓核向张力较低的后方突出,当屈曲压缩的力量大于后纵韧带和纤维环的抗张强度,后纵韧带和纤维环相继破裂,椎间盘进入椎管内,使属于脊髓的有限空间被椎间盘所占据,加重脊髓的损伤。

4.来自脊髓后方压迫

Chance 骨折或爆裂骨折,脊柱的破坏相当严重,黄韧带断端随同骨折的椎板,由后向前压迫脊髓的后部,未发生断裂的黄韧带,张于两椎板之间,有如绷紧的弓弦,挤压硬膜囊。在过伸性损伤中,黄韧带形成皱缩,凸向椎管,同样构成脊髓后部压迫。

5.骨折脱位椎管容积丧失

水平移位损伤产生的骨折脱位,对脊髓的损伤最为严重。在此种损伤中,暴力一般都比较大,脊柱的三柱均遭到严重破坏,脊柱稳定功能完全丧失。上位椎体向一个方向移位1 mm,相应下位椎体向相反的方向移动 1 mm。脊髓的上、下部分别受到来自相反方向的压迫,脊髓内部的压力急剧增加,血液供给迅速破坏,伤后脊髓功能恢复的可能性极小。

6.脊柱成角、脱位导致脊柱损伤

慢性不稳定脊柱骨折脱位或成角,破坏了脊柱正常的负重力线,长期非生理情况下的负荷,导致成角畸形缓慢加重,引起慢性不稳定,对于那些骨折早期无神经压迫症状的患者,后期由于脊柱不稳定产生的异常活动造成迟发性脊髓损伤,此外脊柱成角本身可造成椎管狭窄,脊髓的血液供给发生障碍。

(四)临床表现

有明确的外伤史,重者常合并脑外伤或其他内脏损伤,神志清醒者主诉伤区疼痛,肢体麻木,活动无力或损伤平面以下感觉消失。检查见伤区皮下淤血、脊柱后凸畸形。严重骨折脱位者,脱位局部有明显的空虚感,局部触痛,常可触及棘突有漂浮感觉。由于损伤的部位及损伤程度不一,故神经功能可以是双下肢活动正常,亦可表现双下肢完全性瘫痪。神经功能检查,临床常用 Frankel 脊髓损伤分级法。括约肌功能障碍,如表现为排便无力、尿潴留、便秘或大小便完全失禁。男性患者阴茎不能有意识勃起,被动刺激会阴或阴茎表现为不自主勃起,如脊髓颈胸段损伤而圆锥功能仍存在者;如为脊髓圆锥部的骨折脱位,脊髓低级性中枢遭到摧毁,勃起功能完全丧失。

(五)诊断要点

根据外伤史及外伤后的症状、体征可初步确定为胸腰椎骨折或脱位,并可依感觉、运动功能丧失而初步确定损伤节段,便于进一步选择影像学检查部位。X 线片是胸腰椎骨折的最基本的影像学检查手段,应常规应用。通常拍正、侧位片,根据病情需要可加拍斜位或其他位置。单纯压缩骨折正位片可见椎体高度变扁,左右横径增宽;侧位片可见椎体楔形变,脊柱后凸畸形,椎体后上缘骨折块向后上移位,处于椎间水平。爆裂骨折侧位片显示椎体后上缘有大块骨块后移,致伤椎椎体后上部弧形突向椎管内小关节正常解剖关系破坏。骨折脱位者侧位片显示两椎体相对位置发生明显变化,以上位脊椎向前方或前方偏一侧移位摄常见。CT 扫描比普通 X 线检查能提供更多的有关病变组织的信息,因而优越性极大,有条件者应该常规应用。CT 片可以显示骨折的类型和损伤范围,用于单纯椎体压缩骨折,可以显示椎体后缘有无撕脱骨块,骨块是否对硬膜囊形成压迫,有助于决定治疗方法。爆裂骨折 CT 扫描可以观察爆裂的椎体占据椎管的程度,有助于决定采用何种手术方法减压,并为术中准确解除压迫提供依据。MRI 能够较清楚地显示椎管内部软组织的病损情况,在观察脊髓损伤的程度(水肿、压迫、血肿、萎缩)和范围方面较 CT 优越,对脊柱后柱结构的损伤亦有良好显示,有助于判断脊柱稳定性。

(六)治疗原则

根据脊柱的稳定程度可以采用非手术治疗或手术治疗。非手术治疗主要用于稳定脊柱骨折,目的在于通过缓慢的逐步复位恢复伤椎的解剖关系,通过脊柱肌肉的功能训练,为脊柱提供外源性稳定,从而避免患者晚期常见的损伤后背痛。手术治疗脊柱损伤的目的在于解除脊髓神经压迫,纠正畸形并恢复脊柱的稳定性。手术早期稳定性由内固定材料提供,坚强的内固定可以保证患者早下地活动,防止长期卧床导致的各种并发症,加速创伤愈合,恢复机体的生理功能。脊柱稳定性的远期重建,依赖正规的植骨融合。

(七)治疗选择

1.非手术治疗

(1)适应证:用于稳定脊柱骨折,如椎体前部压缩<50%,且不伴神经症状的屈曲压缩骨折,脊柱附件单纯骨折。

(2)方法:伤后仰卧硬板床,腰背后伸,在伤椎的后侧背部垫软垫。根据椎体压缩和脊柱后凸成角的程度及患者耐受程度,逐步增加枕头的厚度,于 12 周内恢复椎体前部高度。X 线片证实后凸畸形已纠正,继续卧床 3 周,然后床上行腰背肌锻炼。床上腰背肌锻炼为目前临床上较常用的功能疗法,腰背肌锻炼的目的是恢复肌力,为后期脊柱稳定性重建提供动力基础,预防后期腰背痛与骨质疏松症的出现。过早下地负重的做法不宜提倡,因为有畸形复发可能,尤其是老年骨质疏松的患者,临床上出现慢性不稳定者,大多源于此。

(3)优点:治疗方法简单,无须长时间住院,治疗费用较低。

(4)缺点:卧床时间长,老年患者易出现肺部并发症和压疮,部分病例遗留晚期腰背痛和骨质疏松症,适应证较局限等。

2.手术治疗的目标和适应证

(1)手术治疗的目标:为损伤脊髓恢复功能创造条件(减压和避免再损伤);尽快恢复脊柱的稳定性,使患者能尽早起床活动,减少卧床并发症;植骨融合后提供长期稳定性,预防顽固性腰背痛的发生。

(2)适应证:适用于多数不稳定骨折与伴脊髓有明显压迫的骨折、陈旧性骨折椎管狭窄、后凸或侧凸畸形者,近年来,随着微创脊柱外科技术的发展,适应证已进一步扩大,包括单纯压缩骨折、骨质疏松症所致压缩骨折等。

3.手术方法

(1)对有神经症状者应行脊髓神经减压术:脊柱骨折脊髓压迫的因素主要来自硬膜的前方,包括脊柱脱位,伤椎椎体后上缘压迫脊髓前方;压缩骨折,椎体后上角突入椎管压迫脊髓;爆裂骨折,骨折块向后移位压迫脊髓;单纯椎间盘突出压迫脊髓;脊柱呈锐弧后凸或侧凸畸形>20°,椎管受到压迫性和张力性两种损伤,故应采用硬膜前方减压,经一侧椎弓根的侧前方减压或经两侧椎弓根的环形减压或侧前入路下直接减压。

(2)内固定:以短节段为主。减压完成后,应使患者维持于脊柱过伸位,在此基础上行内固定,可望使椎体达到良好的复位要求。目前应用的内固定器械包括后路与前路两大类,后路多采用短节段椎弓根螺钉系列,前路多采用短节段椎体螺钉钢板系列或椎体螺钉棒系列。

(3)植骨融合：内固定只能提供早期稳定，后期的永久性稳定需依赖于植骨融合，因而植骨是处理胸腰椎骨折的一个常规手段，必须保证正规、确实的植骨操作。植骨数量要足够，由于植骨是在非生理情况下的骨性融合，因而骨量少，骨痂生成少，有限的骨痂难以承受生理活动所施加的载荷。植骨的质量要保证，异体骨应避免单独应用于脊柱融合，有不少失败的报道，有的后果相当严重，但在前路大量植骨时，自体骨量不够，可混合少量异体骨或骨传导活性载体。大块髂骨植骨质量可靠，并可起到支撑和承载作用，而火柴棒样植骨增加了生骨面积，能较早发生骨性融合，两者可联合应用。究竟是采用前路椎体间植骨融合还是采用后路椎板、横突间植骨融合应根据具体情况决定，决定因素取决于骨折类型、脊髓损伤程度、骨折时间、脊髓受压的主要来源以及患者的一般状况等。通常后路张力侧能同时做到固定与减压，但在脊柱稳定性方面远不如前路椎体间植骨融合。

三、单纯椎体压缩骨折

单纯椎体压缩骨折为稳定骨折，临床比较常见，一般不伴有神经损伤，个别患者有一过性肢体麻木乏力，多能在短时间内自行恢复，非手术方法治疗能取得良好的效果。

（一）发生机制

多为遭受较轻微的屈曲暴力作用，老年者骨质疏松多由摔倒臀部着地引起，临床病理改变主要体现为脊柱前柱压缩呈楔形改变，不伴有中柱的损伤，后柱棘间韧带部分损伤，少有韧带断裂及关节突骨折与交锁者；因中柱结构完整，椎管形态无改变，脊髓除少数因冲击作用直接损伤外，一般无明显骨性压迫损伤。如椎体压缩不超过50%，脊柱稳定性无破坏。

（二）临床表现

伤后腰背部疼痛，脊柱活动受限。伤区触痛和叩痛（＋），少数患者可见轻度脊柱后凸畸形，早期双下肢主动抬腿肌力减弱，这是由于髂腰肌、腰大肌痉挛，伤区疼痛等间接原因所致，不应与神经损伤相混淆。

（三）诊断要点

(1)明确外伤史及伤后腰背部疼痛、伤区触痛及叩击痛。

(2)X线检查：正位片显示伤椎椎体变扁，侧位片示椎体方形外观消失，代之以伤椎前低后高呈楔形改变。测量伤椎前缘的高度，一般不低于后缘高度的50%，个别患者在伤椎后上缘可见小的撕脱骨块，骨块稍向上后移位，脊柱中柱、后柱完整性多无破坏。

(3)CT扫描：可见椎体前上部骨折，椎体后部多数正常，椎管各径线无变化。

(4)MRI示骨折区附近硬膜前方有局限性高密度改变，为伤区水肿、充血所致，脊髓本身无异常；后凸严重时可显示椎后软组织区水肿甚至韧带断裂。

(5)青少年患者应与休门氏症相鉴别，后者又称青年性驼背、脊椎骨骺炎或脊椎骨软骨炎，其特点为胸椎长节段、均匀的后凸，相邻多个椎体楔形变。老年患者，尤其是老年妇女，应与骨质疏松胸腰椎楔形改变相鉴别，后者无外伤史，骨质疏松明显，亦为多个椎体改变；MRI检查椎体或椎后软组织的信号改变可鉴别。

（四）治疗选择

1.非手术治疗

(1)适应证：单纯椎体压缩骨折。

(2)方法：伤后立即卧硬板床，腰下垫枕，使伤区脊柱前凸以达复位之目的。腰背部垫枕厚度应逐步增加,应以患者能够耐受为度,不可操之过急,尤其是高龄患者,复位过于急促,可导致严重的消化道症状。垫枕开始时,厚度 5~8 cm,适应数天后,再增加高度,1 周后达 15~20 cm。

（3）优点:方法简单,有一定效果。

（4）缺点:不可能达到解剖复位,卧床时间相对较长。

2.手术治疗

少数骨折后腰背部疼痛严重,长时间不能缓解,或老年患者不能耐受伤后疼痛和长期卧床者,可采用手术治疗行椎体成形或后凸成形术。

（1）优点:缓解疼痛快,卧床时间短。

（2）缺点:手术有风险,费用开支大。

（五）康复指导

患者伤后 1~2 周疼痛症状基本消失,此时即应积极行腰背肌功能锻炼。具体做法是开始时采用俯卧位抬高上半躯体和双下肢(燕子背飞)的方法;腰部力量有所恢复后采用双肩(力量较强者头顶)顶住垫在床头板的枕头上,双手扶床,膝关节屈曲,双足着床,挺腹,将躯干中部上举,以获脊柱过伸,使压缩的椎体前部在前纵韧带、椎间盘组织的牵拉下复位,每天 3 次,每次 5~10 下,开始次数和高度要求不过于勉强,循序渐进,并定期摄片,观察骨折复位情况。一般 1 周后,多能获得满意的复位结果。练习间歇期间应坚持腰背部垫枕,维持脊柱过伸位。3 个月后,可下地练习行走。过早下地活动的做法极易造成患者畸形加重并导致远期顽固性腰背疼痛。

（六）预后

单纯胸腰椎椎体压缩骨折无脊髓、神经损伤,且属稳定骨折,预后较好;但少数患者,特别是老年性骨质疏松症患者,可能遗留后凸畸形及晚期顽固性腰背痛。

（七）研究进展

多年来,对于胸腰椎椎体单纯压缩骨折的治疗一直主张以非手术治疗、卧床为主,但随着人们生活水平的提高,生活质量的要求亦随之提高。近年来,压缩骨折后顽固性腰背痛的报道较多,过去较容易忽略的问题摆上了脊柱外科医师的工作日程,传统手术治疗因其较大创伤难以取得理想的疗效/代价比,微创脊柱外科技术的发展使单纯压缩骨折后期腰背痛的解决成为可能,经皮椎体成形强化、经皮椎体后凸成形等技术较好地解决了晚期后凸畸形和顽固性腰背痛的问题,使早期能够下床活动、防止肺部并发症的出现成为现实。

四、椎体爆裂骨折

椎体爆裂骨折是一类较严重的胸腰椎骨折,因骨折块占据椎管容积,腰以上节段损伤时,通常易出现完全性或不完全性截瘫,腰以下则多数无神经症状,部分出现不同程度的马尾神经和神经根损伤。

（一）发生机制

多为垂直压缩暴力致伤,病理改变表现为除前柱骨折外,中柱亦遭受破坏,椎体碎裂,向前后、左右移位,向后方椎管内移位的骨块造成脊髓或神经的损害。

（二）临床表现

损伤部位疼痛剧烈,就诊超过 24 小时者伤区明显肿胀。查体见棘突周围皮下大面积淤血、肿胀,棘突后凸畸形,伤区触痛剧烈。损伤平面以下感觉、运动和括约肌功能不同程度发生障碍。

（三）诊断要点

有严重外伤史及伤后腰背部疼痛、肿胀伴有损伤平面以下感觉、运动和括约肌功能障碍者应考虑胸腰椎爆裂骨折的可能。

1.正位 X 线片

显示伤椎椎体高度降低，椎体横径增宽，椎板骨折，弓根间距增宽，椎体正常的解剖征象破坏。侧位片见椎体高度降低，以前方压缩尤为明显，伤椎上方之椎体向前下滑脱，椎间隙变窄，伤椎椎体后方向椎管突入，尤以后上方最剧，并常见有骨折块进入椎管内。可能有棘突骨折或关节突骨折，少数患者关节突骨折累及椎弓根。

2.CT 片

可清晰显示椎体爆裂，骨折块向四周散开，椎体的后缘骨折块向后移位，进入椎管。骨折块向后移位严重的一侧，患者神经损伤症状亦重于对侧，如骨折块完全占据椎管空间，脊髓神经多为完全性损伤；CT 扫描时应考虑手术治疗的需要，扫描范围应包括上位和下位椎体、椎弓根，以确定是否适合后路短节段内固定物的置入。

3.MRI 图像

显示脊髓正常结构破坏，损伤区上下明显水肿，对判断预后有指导性意义。

（四）治疗选择

根据胸腰椎爆裂骨折的病理机制：脊柱的前、中柱均受累，稳定性破坏；中柱的骨折块对脊髓造成直接损伤而导致完全性或不完全性截瘫。治疗目的应是重建脊柱稳定性，去除脊髓压迫，防止进一步及迟发性损伤，为脊髓损伤的康复和患者早期功能锻炼创造条件。治疗方法首选手术治疗，不能因完全性截瘫无恢复可能而放弃手术。

手术方法可以根据患者的情况、医院的条件和术者的经验，分别采用后路经椎弓根减压、椎弓根螺钉系统短节段固定和前路减压内固定。不论取何种方法均应同时植骨行脊柱融合，以获远期稳定。

1.后路经椎弓根减压、椎弓根螺钉系统内固定

常规后正中显露，显露伤椎横突，于上关节突、椎板、横突连接处行横突截骨。咬除椎弓后侧骨皮质，以椎弓根探子探清椎弓根走向，辨清外侧皮质后咬除，仅保留椎弓根内侧及下方骨皮质，术中尽量保留上关节突，经扩大椎弓根入口进入椎体，以各种角度刮匙行环形刮除椎体碎骨块及上、下间隙椎间盘，自椎体后侧采用特殊的冲击器将椎管内碎骨块挤入椎体，减压完成，行椎弓根螺钉固定，并取松质骨泥行椎间隙植骨，融合的范围应包括上、下正常椎的椎板、小关节和横突。

（1）缺点：受减压通道的限制，减压操作较复杂，尤其是上、下两个椎间盘的减压更难完成；植骨面的准备也不如前路充分，因此椎体间植骨的效果不如前路直接减压。

（2）优点：手术创伤小，时间短，尤适用于多处严重创伤的病例，能同样达到前方直接减压的目的。

2.前路减压植骨内固定术

（1）适应证：胸腰椎骨折或骨折脱位不全瘫痪，影像学检查（CT、MRI、造影）证实硬膜前方有压迫存在，就骨折类型来说，最适用于爆裂骨折。陈旧性胸腰椎骨折，后路减压术后，仍残留明显的神经功能障碍且有压迫存在者。胸腰段骨折全瘫者可酌情采用。

（2）禁忌证：①连续 2 个椎体骨折。②心肺情况差或伴有严重合并不能耐受手术打击者。③陈旧性骨折脱位成角畸形严重者。④胸椎骨折完全性截瘫且证实脊髓横贯伤损伤者。⑤手术

区大血管有严重损伤者。

（3）手术要点。①全麻：患者侧卧位，手术区对准手术台腰桥，两侧垫枕，通常从左侧进入。②手术步骤：经胸腹膜后途径切除第10或11肋，自膈肌止点1 cm处，弧形切开膈肌和内侧的弓状韧带，到达伤椎椎体，结扎上下椎体之节段血管，推开腰大肌，可见白色隆起的椎间盘，压之有柔韧感，与之相对应的椎体则稍向下凹陷，触之坚硬。仔细辨认病椎、椎弓根和椎间隙，勿损伤走行于椎间隙的神经根和根动、静脉。在椎体后缘椎弓根和椎间隙前部，纵行切开骨膜，骨膜下电刀切剥，将椎体骨膜以及其前部的椎前组织一并向前方推开。在椎体切骨之前宜先切除病椎上、下位的椎间盘，用锐刀顺纤维环的上、下缘切开手术侧显露的椎间盘，以尖头咬骨钳切除手术侧纤维环及髓核组织，显露病椎的上、下壁。以小骨刀切除大部分病椎，超薄枪钳将椎弓根及病椎后侧皮质、碎骨块一一咬除，减压完成后，用锐利骨刀切除病椎上、下及其相对应椎间盘的终板软骨，以利植骨融合。放下腰桥，必要时人工牵引以保证无侧凸畸形，用撑开器撑开椎体的前部以纠正后凸畸形，撑开器着力点位于椎体前半，不可使撑开器发生弹跳，避免误伤周围重要解剖结构。后凸畸形纠正满意后，在撑开情况下确定植骨块的长度及钢板（棒）长度，以不影响上、下位椎间关节的活动为准，取自体三面皮质骨髂骨块植骨，松开撑开器，拧入椎体钉，安放动力加压钢板或棒，如Kanaeda器械。冲洗伤口后常规鼓肺检查有无胸膜破裂，再次检查植骨块位置，并在植骨块前方和侧方补充植入松质骨碎块、壁胸膜，牵回腰大肌。放置负压引流，伤口缝合如切开膈肌，应将膈肌原位缝合。术毕严格观察患者呼吸和口唇颜色，并连续监测血氧饱和度。必要时，患者未出手术室前即行胸腔闭式引流术，以防不测。术后卧床时间根据脊柱损伤程度而定，一般为2～3个月，并定期拍X线片，观察植骨融合情况。

（4）优点：直视下前路椎管减压，操作相对容易；前路内固定更符合植骨的生物力学要求，融合率较高。

（5）缺点：手术创伤较大，伴多处严重创伤者，特别是严重胸腔脏器损伤患者难以耐受手术。

（五）康复指导

胸腰椎椎体爆裂骨折多伴有完全性或不完全性截瘫，康复治疗不应局限于手术恢复后，早期的主动功能锻炼及水疗、高压氧治疗、药物治疗及针灸均占据重要地位。鼓励咳嗽排痰，勤翻身防压疮。

（六）预后

无论前路手术还是后路手术，减压、植骨融合的效果都是可以肯定的，脊柱的稳定性不难重建；预后与原发脊髓损伤的程度及继发病理改变的程度密切相关。通常不完全性脊髓损伤的恢复较好，完全性脊髓损伤较难恢复，圆锥部位的损伤引起的大小便失禁较难恢复。

（七）研究进展

胸腰椎爆裂骨折的诊断不难，治疗方法较统一，大多数学者一致认为首选手术治疗，但在术式的选择上争议较多。后路椎弓根螺钉系统的出现解决了脊柱三柱稳定性重建的问题，术后短期稳定性由坚强内固定提供，虽然通过后路椎弓根途径行椎体减压已不再是问题，但后路内固定的植骨融合效果不确切。吕国华等认为前路内固定更能满足椎间融合的生物力学要求，传统的侧前方减压、植骨、内固定创伤较大，采用胸腔镜或腹腔镜下辅助或不辅助小切口技术行侧前方减压、植骨、内固定取得良好疗效，且创伤较小。谭军等认为使用后路椎弓根螺钉系统仅仅能撑开爆裂骨折椎体的周围皮质骨，椎体中央塌陷的松质骨不可能复位，残留的骨缺损将由纤维组织替代，在生物力学性能上无法满足要求，他们主张在后路椎弓根螺钉撑开复位的基础上，后路病椎经椎弓根减压,运用自固化磷酸三钙骨水泥行伤椎加强。迟永龙等则采用后路微创技术行经皮椎弓根螺钉系统内固定,利用后路撑开技术使椎体高度在韧带张力作用下恢复,病椎以磷酸钙骨水泥加强;或采用经椎弓根椎体环形减压、椎体加强以重建脊柱稳定性。

总之,胸腰椎爆裂骨折的治疗进展相当快,从脊柱三柱理论的创立、椎弓根螺钉系统的发明到微创技术的具体应用,国内外学者做出了不懈的努力,使得手术过程逐渐向微创、快速化发展,术后疗效更理想。

五、胸腰椎骨折脱位

(一)发生机制

胸腰椎骨折脱位见于严重平移暴力致伤,多合并脊髓完全性损伤,脊柱严重不稳,术后脊髓功能恢复较差。

(二)临床表现

损伤部位疼痛剧烈,就诊超过24小时者伤区明显肿胀。查体见棘突周围皮下大面积淤血、肿胀,棘突排列有阶梯感,伤区触痛剧烈。损伤平面以下感觉、运动和括约肌功能不同程度发生障碍,部分患者合并椎前或腹膜后血肿,刺激胸膜或腹膜,引起呼吸困难或腹胀、腹痛等症状。

(三)诊断要点

根据患者的临床症状、体征及影像学检查可确诊。X线检查正侧位片可发现脱位椎体向左右或前后移位,正常脊柱序列严重破坏,伴有小关节、椎板或棘突骨折,有时可见椎体向前严重脱位而后部附件留在原位,伤椎的椎弓部可见很宽的裂隙。脱位超过Ⅱ度者,损伤平面的韧带复合结构均遭完全性破坏。MRI可见脊髓连续性中断,部分脊髓或马尾神经嵌于椎板间隙间加权显示的高信号狭窄区为脊髓损伤水肿、出血所致。

(四)治疗选择

1.非手术治疗

脊柱稳定性完全破坏,非手术治疗很难重建稳定,不利于康复及损伤并发症的预防。伤后卧硬板床,腰下垫软枕复位或在伤后4～8小时行手法复位以利术中在正常的解剖序列下操作,前后移位虽可通过手术器械复位,左右移位术中复位较难,应在术前解决。

2.手术治疗

手术应尽早施行,如拖延时间过长,损伤区血肿机化、粘连形成,复位有一定困难,如反复应用暴力,有误伤血管的可能性。通常采用椎弓根螺钉系统复位内固定术:手术采用全麻,先取大块髂骨条,留作植骨。常规显露并行椎板减压,显露椎板过程中需防损伤暴露于椎板后方的散乱马尾神经,如发现硬膜有破裂应当缝合,不能缝合者,用蒂的骶棘肌瓣覆盖,术中清除椎管内的血肿和骨折块及卷入的韧带组织,切开硬膜,探查脊髓。准确置入椎弓根螺钉,不可完全依靠RF或AF器械固定,必须依靠体位、重力和手术组医师手法协助才能完全复位。复位时,将手术床头端升高30°～40°,助手根据脱位的方向,用狮牙钳夹持脱位平面上、下椎节棘突,施加外力,协助术者纠正脱位、恢复脊柱的正常排列。将切取的大块髂骨条修整,分别植于两侧椎板关节和横突间。

(1)优点:能及时加强脊柱的稳定性,解除对脊髓的压迫,有利于神经的恢复。

(2)缺点:手术有风险,技术要求较高,费用开支较大。

（五）康复指导

术后早期活动，2 小时翻身 1 次，防止并发症，1 周后半坐位，鼓励咳嗽排痰，同时加强四肢功能锻炼，尽早使用轮椅。

（六）预后

胸腰椎骨折脱位多伴有严重脊髓损伤，MRI 显示脊髓完全横断的病例，即使经过早期手术减压、固定，神经症状基本无恢复，手术内固定后，患者生活质量得到保证，早期可借助轮椅或功能康复器参加一般活动。长期卧床患者，因多种并发症的影响预后不佳。脊髓圆锥部位的损伤，最难恢复的是括约肌功能，马尾神经损伤多引起下肢的不完全性感觉、运动障碍。

（七）研究进展

胸腰椎骨折脱位是一种较严重的损伤，治疗的难度高，单纯后路短节段椎弓根螺钉系统复位内固定术往往难以达到重建脊柱稳定性的目的，传统的方法是借助手法或体位复位使用椎弓根螺钉短节段固定，早期重建脊柱稳定性不成问题，但后期矫正度丢失、迟发性脊髓损伤的不良后果屡有报道。丘勇等使用后路钉钩系统联合复位内固定，取得较好的早期和远期疗效，解决了短节段固定脊柱骨折脱位力学强度不足的问题。与胸腰椎单纯骨折不同的是本类型损伤脊柱三柱均严重损伤，无论内固定的强度多高，远期疲劳无法避免，因此，植骨融合显得尤为重要，远期骨性融合是骨折节段稳定的根本保障。融合的方法包括后外侧横突、关节突、椎板间融合，融合的材料以自体颗粒状或火柴棒式松质骨最好，也可采用大块 H 形单面皮质骨材料。

（陈有应）

第四节　骶尾椎损伤

一、骶尾椎损伤机制及特征

骶骨骨折常与骨盆骨折伴发，单纯骶骨骨折很少见。骨盆骨折患者中骶骨骨折的发病率约为 35%（4%～74%）。正常情况下骶骨抗压缩应力很强，而抗剪力和张力较弱；而在骨盆环完整时，除了直接暴力外骶骨只能受到压缩应力作用，所以骶骨骨折常伴发于骨盆骨折。骶骨骨折常常是单侧下肢或者单侧躯体的暴力沿髋骨间接作用于骶骨所致，最常见的应力是张力和剪力。

旋转力：伴发耻骨联合分离或者耻坐骨支骨折的严重暴力。作用于下肢的强大的过伸张力导致髋骨沿骶髂关节的水平轴旋转，如果骶髂关节不旋转（骶髂关节抗这种应力的能力很强），就会发生经 $S_{1\sim2}$ 的骶孔骨折。骨折后髂后上棘上移而髋骨不上移。反方向的髋骨旋转可见耻骨联合端上移，这种损伤相对少见。

杠杆作用：一旦骨盆环的前方被破坏，骨盆的两个半环产生明显分离，常见于碾压伤或者下肢极度外展。骶髂关节张开到极限，就会产生经骶骨翼的骨折；骨折常常介于第 1、2 骶孔水平之间。其机制类似于完全张开的合页将固定螺钉拔出。反方向的损伤导致耻骨联合端相互重叠，相对少见。

剪切力：坐位时暴力作用于膝部，使半侧骨盆直接向后移位。这种暴力更容易导致髋关节后脱位；但是如果受伤时髋关节轻度外展，就可能导致半侧骨盆向后、向上移位，导致骶椎侧块承受剪切力而骨折。

　　具体到某一例患者各种应力结合到一起并占不同的比例,因此不可能精确地分析某种应力的作用。例如在坠落伤时,身体的重力和下肢、骨盆传导地面的抵抗力共同作用于骶骨水平,使骨盆沿水平轴旋转,同时骶骨则受到来自身体重力的作用而产生垂直向尾侧移位的倾向,从而导致骶骨的横断骨折。

二、骶尾椎损伤诊断

(一)骶尾损伤的分类

　　目前尚无统一的骶骨骨折分类方法。骶骨骨折分类总体而言可以分为 3 种。

　　第 1 种分类方法是将骶骨骨折作为骨盆环损伤的一部分。Letournel、Tile 等将骨盆骨折按照损伤机制和骨盆的稳定程度分为 3 种类型,在此基础上发展成为国际内固定研究学会分类。①A 型骨折:单纯髂骨骨折或骶尾骨骨折,由于骨盆后弓仍保持完整,骨盆稳定性不受影响。②B 型骨折:由旋转暴力而致伤,骨盆环的完整性受到不完全破坏,骨折表现为旋转不稳。B1 型为单侧"翻书样"外旋损伤;B2 型为侧方挤压性内旋损伤,骶骨前方受到撞击而发生压缩骨折,同时合并对侧或双侧的耻骨支骨折;B3 型则损伤更为严重,表现为双侧的翻书损伤或内旋损伤。③C 型骨折:为一侧或双侧骨盆环的完全性断裂,不仅表现为旋转不稳,而且存在后方及垂直不稳。此时骶骨骨折已不应被作为孤立性损伤来对待,而是应将其作为不稳定骨盆骨折的一部分来处理。

　　第 2 种骶骨骨折分类方法针对累及腰骶交界的骨折,这类骨折非常不容易诊断。腰骶韧带非常坚强,除非有骨质疏松,这个节段的损伤通常只发生于高能量外伤。Isler 根据主要骨折线相对于 $L_5 \sim S_1$ 椎小关节的位置,以及腰骶交界稳定性将这种损伤分为 3 型(图 7-21)。Ⅰ 型,$L_5 \sim S_1$ 椎小关节外侧的经骶骨翼的骨折,这种骨折不影响腰骶的稳定性,但是可能影响骨盆环稳定性;Ⅱ 型,经 $L_5 \sim S_1$ 椎小关节的骨折,这种骨折可能会影响腰骶稳定性及骨盆的稳定性,可伴有不同程度移位和神经损伤;Ⅲ 型:累及椎管的骨折,这类骨折都不稳定,如果是双侧骨折则可以导致腰骨盆分离,需要予以固定。

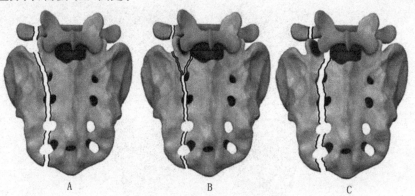

图 7-21　骶骨骨折的 Isler 分型

　　最后一种骶骨骨折分型强调骶骨的内在特征。根据 Denis 分区对骶骨骨折进行分类,即 1 区(骶孔外侧)骨折、2 区(累及骶孔但未累及骶管)骨折和 3 区(累及骶管)骨折。

　　Roy-Camille、Strange-Vognsen 和 Lebch 将 Denis Ⅲ 区的横断骨折进一步进行分类(图 7-22)。Ⅰ 型损伤最轻,表现为后凸畸形而没有移位或者轻度移位;Ⅱ 型骨折表现为后凸畸形,骶骨不完全向前脱位;Ⅲ 型表现为骶骨完全脱位;Ⅳ 型骨折包含的范围比较大,包括伴有 S$_1$ 椎体粉碎性骨折的全部上述 3 个类型的骨折,这种类型的骶骨骨折非常少见。Roy-Camille 的骨折分型仅考虑到发生于 S$_{1\sim2}$ 的横断骨折;但是在少数情况下,横断骨折也可以发生于 S$_3$ 以下。根据横断骨折发生的位置,又将发生于 S$_{1\sim2}$ 的骨折称为高位骶骨骨折,发生于 S$_3$ 以下的骨折称为低位骶骨骨折。

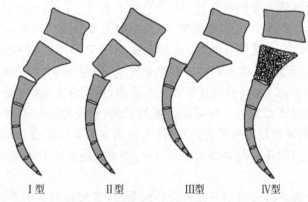

Ⅰ型　　Ⅱ型　　Ⅲ型　　Ⅳ型

图 7-22　骶骨骨折的 Ryo-Camille 分型

　　而 Gibbons 等则将 Denis Ⅲ 型骨折又分为两型:纵行和横行骨折。纵行常伴有严重的骨盆损伤;横行常见于高处坠落伤和交通伤,常伴有严重的神经损伤,又称为跳跃者骨折,或自杀者骨折。当横行骨折同时伴有纵行骨折时,根据骨折线的形状,可以将骶骨骨折分成 H、U、L 及 T 型骨折(图 7-23)。

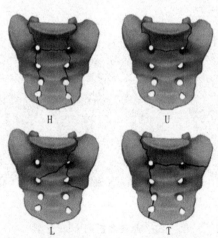

H　　U
L　　T

图 7-23　按骨折线形状对骶骨骨折进行分型

　　此外,根据骶骨骨折的原因不同还可分为暴力性骨折和骶骨不全骨折。骶骨不全骨折是指非肿瘤因素引起的骶骨强度下降而发生的应力性骨折,好发于 60 岁以上的女性。

(二)物理检查

据报道,有 24%～70% 的骶骨骨折患者在首诊时被漏诊。骶骨骨折的延误诊断可能会对患者的预后产生不良影响。骶骨骨折的患者常常有多发损伤。对于高能量钝性损伤的患者必须进行全面的物理检查;尤其是对于有骨盆周围疼痛的患者更应该高度警惕骶骨损伤,应全面检查骨盆环的稳定性。

除了检查患者的运动和感觉功能以及下肢的反射,神经系统检查还应当包括肛门指诊,并记录肛门括约肌的自发收缩和最大主动收缩的力量,肛周 $S_{2～5}$ 支配区轻触觉和针刺觉的情况,以及肛周刺激收缩反射、球海绵体反射和提睾反射的情况。女性患者怀疑有骶骨骨折时应当考虑进行阴道检查。除了支配膀胱和直肠的神经受损外,外伤和骨折移位也可能会损伤支配生殖系统功能的神经。必要时需要请泌尿外科及妇科医师会诊。

骶骨骨折,尤其是伴有神经系统损伤时需要对双侧下肢的血液供给进行检查。除了评估远端的动脉搏动情况外,还应当测量踝臂指数。发现异常时应当考虑行下肢血管造影。

骨盆周围有软组织损伤时应当考虑到有骶骨骨折的可能性。如果有皮下积液,提示腰骶筋膜脱套伤,应当特别重视;因为经该区域的手术感染风险很高、切口不易愈合。

骶骨骨折的患者常常伴发胸腰椎骨折,在进行神经损伤评估时,应当全面地检查分析。

(三)影像学检查

常规的骨盆 X 线正侧位片表现为骶孔线、椎间盘线的异常,如模糊、中断、消失、结构紊乱、硬化、左右不对称等征象。

1.脊髓造影检查

脊髓造影解决了脊神经根不能显影的困难,同时理想的脊髓造影片也可对 S_1、S_2 以上脊神经根袖内的部分神经显影,而对于 S_2 以下骶神经根、硬脊膜外神经根、骶丛神经、坐骨神经均不能显影。

2.CT 检查

CT 检查能很好地显示骨结构,确定骨折部位,显示椎管形态及椎管内有无骨折块。

3.MRI 检查

MRI 较其他影像技术对神经、软组织有良好的显像,采用先进的 MRI 技术,使用适当的表面线圈和脉冲序列能够获得较清楚的周围神经影像。

4.放射性核素扫描(^{99m}Tc)

诊断骶骨不全骨折的敏感性很高,表现为单侧或双侧骶骨翼上位于骶髂关节与骶孔之间核素异常浓聚。不过此种检查特异性差,炎症、肿瘤也可有浓聚征。

三、骶尾椎损伤的治疗

处理骶骨骨折患者时,必须首先遵循创伤患者诊治的总体原则。骶骨骨折时常伴有骨盆环的破坏、神经根损伤、马尾神经损伤以及脊柱的损伤,它们之间相互影响。总体而言,应当根据骨盆环和腰骶的稳定性、神经损伤情况以及患者的全身状况来制订治疗方案。

骶骨骨折应当初步分为以下 4 类:①伴有稳定或不稳定骨盆环损伤。②伴有腰骶椎小关节损伤。③伴有腰骶分离。④伴有神经损伤及马尾神经或脊髓压迫。

(一)伴有骨盆环损伤的骶骨骨折

必须对骨盆环的稳定性进行评估。当存在明显的骨盆环不稳定时,需要对骨盆环进行初步的复位和固定；方法包括骨牵引、外固定架、骨盆固定带、骨盆钳等。这些方法都可以达到复位骨折、减少出血的目的。如果患者的血流动力学不稳定，可以考虑进一步行经导管血管栓塞术。

对于骨盆环稳定的患者，并且无神经损伤，软组织损伤也较轻，保守治疗效果比较好。具体方法：对于无移位的稳定骨折采用卧床休息，早期不负重下床活动；对于移位的骶骨骨折可手法复位后行骨牵引，牵引复位时需要准确地设计好牵引的方向和力量。牵引重量一般为患者自身体重的 1/5～1/4，牵引时间应在伤后 24 小时内完成且不少于 8 周。

（二）伴有腰骶椎小关节损伤的骶骨骨折

Isler 第一个提出了腰骶交界损伤与不稳定骶骨骨折的关系。他提出骨折线经过 S_1 上关节突或者位于 S_1 上关节突内侧的垂直骶骨骨折会影响腰骶交界的稳定性。他还发现腰骶交界损伤与半骨盆脱位有关。这种类型的损伤见于 38% 的垂直不稳定骶骨骨折和 3.5% 的旋转不稳定骶骨骨折。

但是 Isler 可能低估了伴有腰骶椎小关节损伤的骶骨骨折的发病率，因为限于那个时代的影像学检查条件，很多病例可能漏诊了。对于经骶孔的尤其是伴有移位的骶骨骨折，应当考虑腰骶交界损伤的可能，应当行进一步检查。一旦确诊，应进行手术固定。

（三）腰骶脱位的骶骨骨折

腰骶脱位，也称为创伤性腰骶前脱位，非常少见。临床表现为腰椎滑脱至骶骨前方，可能伴有双侧 L_5～S_1 椎小关节脱位、同侧的椎小关节骨折，或者经骶骨椎体的骨折。可能有多种受伤机制，都属于高能量损伤。

腰骶脱位非常少见、表现通常不典型，而且患者的病情通常都非常重，所以腰骶脱位在首诊时常漏诊。脊柱骨盆分离（也称为 U 型骶骨骨折）的损伤与此类似，治疗相当困难。它们的共同特征是骶骨与腰椎及骨盆分离，都是高能量损伤所致，患者存活的概率很小。这种损伤高度不稳定。

固定方法包括骶髂螺钉、接骨板螺钉及腰椎-骨盆桥接固定等。因为发病率很低，虽然各种方法都有一定的临床应用效果的报道，但是各种固定方法的优缺点及临床适应证目前还无法准确评价。

（四）伴有神经损伤和压迫的骶骨骨折

神经损伤的情况对治疗方法的选择也有指导作用。马尾神经完全横断的患者减压固定手术的重要性比马尾神经不完全断裂患者就差一些。

骶骨骨折手术治疗指征是有神经损伤的表现同时存在神经压迫的客观证据，伴有软组织裂伤以及广泛的腰骶结构损伤。对于多发伤患者固定骶骨骨折后早期活动，可作为相对手术指征，有利于患者康复。手术的目的是稳定骨折、恢复腰骶对线、改善神经状态、充分的软组织覆盖以及改善全身状况。

（五）减压

骶骨骨折时神经损伤的程度不同：轻者可为单一神经根病变，重者可能马尾神经完全横断。横行骶骨骨折时马尾神经完全断裂的发生率是 35%。根据骶骨骨折的移位和成角情况，骶神经根可能会受压、挫伤或者受牵拉。因此可以通过骨折复位间接减压，也可以通过椎板切除或骶孔扩大来直接减压。对于马尾神经横断或者骶神经根撕脱的患者，单纯减压是没有意义的。

减压手术没有绝对的适应证，术后的结果也无法预测。然而在伴有神经损伤的骶骨骨折患者，骨折愈合后神经周围纤维化、骶管及骶孔内瘢痕的形成会令骶神经根减压更加困难。因此，神经减压最好在受伤后的 24～72 小时内完成。对于伴有足下垂的患者行保守治疗或者延期手术,75% 的患者预后差。尽管 L_5 神经根在骶骨水平位于椎管外,但是骶骨翼的骨折块向上、向后移位可能会导致 L_5 神经根受牵拉、压迫甚至卡压于骨折块与 L_5 横突之间,需要手术减压。

（六）固定

骨折的手术固定通常是与减压同时进行的,因为减压本身就可能会加重不稳定。手术固定指征包括伴有骨盆环或腰骶不稳定以及软组织裂伤的骶骨骨折。固定方法包括前方骨盆固定、骶髂螺钉、骶骨直接固定以及腰骨盆固定等。建议对大多数骶骨骨折患者采用骶髂螺钉固定。

对于需要手术固定的骶骨骨折,应当首先考虑到恢复骨盆前环的稳定性。利用接骨板、外固定架等固定骨盆前环,可以增加骨盆后方结构（包括骶骨）的稳定性。在俯卧位行后路手术时,前方固定还可以起到保护骨盆的作用。但是对伴有垂直不稳定骨盆骨折的骶骨骨折,单独固定骨盆前环并不能为骶骨骨折提供足够的稳定性,还应当手术固定骶骨骨折。

骶骨固定方法的选择不单纯取决于骨折的移位程度和生物力学需要,还应当考虑到局部软组织条件。理想的固定系统应当能够提供足够的生物力学稳定性,同时对软组织刺激小、软组织并发症（如伤口裂开、感染等）少。大多数的骶骨骨折都可以用骶髂螺钉固定。

1.骶髂螺钉

最初设计用于骶髂关节损伤的骶髂螺钉在治疗垂直骨盆后方损伤及骶骨骨折时非常有用,在 U 型骶骨骨折的治疗中也取得了很好的疗效,但是很少用于横行骶骨骨折。患者仰卧位或俯卧位,可以在透视条件下经皮植入螺钉。螺钉的植入高度依赖于透视成像。这种技术的安全性已经得到广泛验证。相对常见的并发症包括骨折复位的丢失和骨折复位不良,神经损伤或肠道结构损伤非常少见。考虑到骶孔可能会受损,应当避免加压。骶骨翼及骶骨斜坡的解剖存在变异,这种解剖变异可能会导致植入螺钉过程中的神经损伤。此外,经皮骶髂螺钉固定不适用于腰骶严重解剖异常以及无法闭合复位的患者。

2.骶骨棒

后路骶骨棒固定手术简单、安全、创伤小。缺点是:①过度加压可能致骶骨压缩骨折加重,损伤骶神经。②双侧骶髂关节脱位或骨折不适用。③髂后上棘损伤也不适用。骶骨棒适用于 Denis Ⅰ 型骨折,如用于 Denis Ⅱ 型、Denis Ⅲ 型骨折,骶骨棒的横向加压作用可能引起或加重骶神经损伤。骶骨棒加外支架治疗也可用于治疗 Tile C 型骨折,能够达到很好的复位固定,也可将骶骨棒穿过髂骨、骶骨,然后穿过对侧髂骨固定,用于双侧骶髂关节脱位或骨折、中度分离骨折,甚至产后骨盆带不稳定者。由骶骨棒和 CD 棒组合而成的 π 棒也可用于治疗骶骨骨折,由于有 CD 棒的纵向支撑对抗骶骨的垂直移位,骶骨棒无须加压过紧,对于 Ⅱ、Ⅲ 型骨折可使用在髂后棘内侧的螺帽防止过度加压,从而避免损伤骶神经。由于骶骨的复杂化和个体变化大,骶骨棒固定方法操作复杂、难度大、技术要求高,术前应仔细设计骶骨棒的通道。

3.三角接骨术

三角接骨术即联合应用椎弓根螺钉系统和骶骨横行固定系统（骶髂螺钉或骶骨接骨板）,适用于治疗垂直剪力引起的骶骨骨折,提供了多平面的稳定,术后即可下床,疗效良好。对于垂直不稳定骶骨骨折治疗,三角固定接骨较单独应用骶髂螺钉固定更稳定。三角固定为静力固定,虽然固定牢靠,但可能产生应力遮挡效应而影响骨愈合,且手术创伤大。

4.接骨板

后路或前路接骨板固定骨盆前环骨折合并骶髂关节骨折,可采用后侧小块接骨板局部固定骶髂关节骨折,单纯后侧接骨板固定的抗分离及抗旋转能力与单枚骶髂螺钉固定相近,但比2枚骶髂螺钉固定差。也可采用2块3～4孔重建接骨板前路固定,前路接骨板固定可解剖复位,提高关节的稳定性,其缺点为:①对骨折仅起连接作用,抗旋转作用差,不能早期下地。②手术创伤大,前路显露困难,操作复杂,出血多。

5.锁定加压接骨板

随着内固定器材的发展,锁定加压接骨板的出现,微创技术的要求及骨质疏松症患者的增多,近来出现了引入内支架治疗骶骨骨折的理念,将锁定加压接骨板用于骶骨骨折治疗。锁定加压接骨板可用于骨质疏松症患者或骨质薄的患者(Denis Ⅱ型、Denis Ⅲ型骨折及粉碎性骨折)。锁定加压接骨板固定创伤小,不足之处在于费用较高。

6.腰椎-骨盆桥接固定

在改良 Galveston 技术基础上发展而来的腰椎-骨盆固定技术包括 L_3～S_2 椎弓根螺钉、髂骨钉、骶髂钉、Jackson 棒、纵向的连接棒以及横联构成,适用于伴腰骶不稳定的骶骨骨折。通过腰椎-骨盆桥接提供腰骶及骶骨骨盆间的稳定性。患者可以不借助支具早期活动。手术过程中可以进行广泛的神经根减压,还可以与骶髂螺钉联合应用。对于腰骶交界部骨折以及 L_5～S_1 椎间盘突出的患者还可以行 L_5～S_1 的椎间融合。近年来,该方法得到不断改进,应用也越来越多,但是该技术对软组织条件要求高,内固定断裂、深部感染、切口愈合困难等并发症不容忽视。

(七)骶骨不全骨折的治疗

几乎所有学者都认为卧床休息是最好的治疗方法,可有效控制疼痛,一般1个月内疼痛缓解,6～12个月内疼痛消失。同时应针对骨质疏松治疗。但也有学者主张早期下床活动,因为骶骨不全骨折属于稳定骨折,不需手术,且患者多为老年人,卧床休息时间过长将导致肌肉、心脏、呼吸、消化、泌尿生殖、血管、内分泌等系统的并发症,严重影响骶骨不全骨折患者的治疗效果和生活质量,某些并发症甚至会导致患者死亡。在控制疼痛、严密监控的情况下,让患者借助支撑物早期下床活动将会有效减少上述并发症,并可减少患者的住院时间和费用。近年来兴起的骶骨成形术为骶骨不全骨折的治疗提供了新的选择,这项技术可以达到即刻缓解疼痛的目的,但是目前还没有随机对照的临床研究和长期临床应用结果的报道。

(八)尾骨骨折的治疗

1.非手术疗法

非手术疗法包括急性期和慢性期的治疗。

(1)急性期:卧床休息3～5天后逐渐下床活动,坐位时垫以充气物或海绵垫。对有骨折移位者,在局部麻醉下通过肛门指诊行手法复位(采取上下滑动、加压,以使远折端还纳原位),3天后再重复1次。由于肛周肛提肌的牵拉作用,常难以获得理想复位。

(2)慢性期:可行理疗、坐浴等疗法,并注意局部勿多受压。病重者,可行骶管封闭疗法,每周1次,3～4次为1个疗程。对症状顽固者,可酌情行尾骨切除术。

2.手术疗法

手术疗法主要为尾骨切除术。

手术病例选择:主要是尾骨损伤后长期疼痛且无法缓解的病例。其具体原因不明确,可能是由于瘢痕组织压迫尾神经所致。

(陈有应)

第五节　脊　髓　损　伤

一、脊髓损伤的定义与分类

(一)定义

脊髓损伤是指由于外界直接或间接因素导致脊髓损害,在损害的相应节段出现各种运动、感觉和括约肌功能障碍,肌张力异常及病理反射等的相应改变。

脊髓损伤的程度和临床表现取决于原发性损伤的部位和性质。脊髓损伤是脊柱骨折的严重并发症,由于椎体的移位或碎骨片突出于椎管内,使脊髓或马尾神经产生不同程度的损伤。胸腰段损伤使下肢的感觉与运动产生障碍,称为截瘫,而颈段脊髓损伤后,双上肢也有神经功能障碍,为四肢瘫痪。

(二)病理生理

脊髓损伤后病理过程分为 3 期。①急性期:伤后立即出现组织破裂、出血,数分钟即出现水肿,1~2 小时肿胀明显,出血主要在灰质,毛细血管内皮肿胀,致伤段缺血、代谢产物蓄积,轴突变性、脱髓鞘。②中期:损伤中心区坏死碎片被巨噬细胞移除,胶质细胞和胶原纤维增生。③晚期:大约半年后,胶质细胞和纤维组织持续增生,取代正常神经组织,完全胶质化。

病理上按损伤的轻重可分为脊髓震荡、脊髓挫裂伤与出血、脊髓压迫、脊髓断裂(脊髓横断伤)。

1.脊髓震荡

脊髓震荡与脑震荡相似,是最轻微的脊髓损伤。脊髓遭受强烈震荡后立即发生弛缓性瘫痪,损伤平面以下感觉、运动、反射及括约肌功能全部丧失。因在组织形态学上并无病理变化发生,只是暂时性功能抑制,在数分钟或数小时内即可完全恢复。

2.脊髓挫伤与出血

脊髓挫伤与出血为脊髓的实质性破坏,外观虽完整,但脊髓内部可有出血、水肿、神经细胞破坏和神经传导纤维束的中断。脊髓挫伤的程度有很大的差别,轻者为少量的水肿和点状出血,重者则有成片挫伤、出血,可有脊髓软化及瘢痕的形成,因此预后极不相同。

3.脊髓压迫

骨折移位,骨片与破碎的椎间盘挤入椎管内,可以直接压迫脊髓,而褶皱的黄韧带与急速形成的血肿亦可以压迫脊髓,使脊髓产生一系列脊髓损伤的病理变化。及时去除压迫物后,脊髓的功能可望部分或全部恢复;如果压迫时间过久,脊髓因血液循环障碍而发生软化、萎缩或瘢痕形成,则瘫痪难以恢复。

脊髓压迫可分为原发性脊髓损伤与继发性脊髓损伤。前者是指外力直接或间接作用于脊髓所造成的损伤,后者是指外力所造成的脊髓水肿、椎管内小血管出血形成血肿、压缩骨折以及破碎的椎间盘组织等形成脊髓压迫所造成的脊髓的进一步损害。

(1)原发性脊髓损伤。①脊髓休克:当脊髓与高位中枢断离时,脊髓暂时丧失反射活动的能力而进入无反应状态的现象称为脊髓休克。临床上主要指脊髓损伤的急性期,表现为弛缓性瘫痪,出现肢体瘫痪、肌张力降低、腱反射消失、病理反射阴性,休克期一般持续 2~4 周,随后肌张力逐渐增高,腱反射活跃,出现病理反射,但是脊髓功能可能无恢复。②脊髓挫伤:血管损伤;神经细胞损伤;神经纤维脱髓鞘变化。有不同程度瘫痪表现,有后遗症,程度不同,表现不同。③脊髓断裂:伤后 4 小时断端灰质出血、坏死,白质无改变;24 小时断端中心损害,白质开始坏死;伤后72 小时达到最大程度,3 周病变结束成为瘢痕。

(2)继发性脊髓损伤。①脊髓水肿:创伤性反应、缺氧、压迫均可造成脊髓组织水肿,伤后3~6 天最明显,持续 15 天。②脊髓受压:移位的椎体、骨片、破碎的椎间盘均可压迫脊髓组织,及时解除压迫后,脊髓功能有可能全部或大部分恢复。③椎管内出血:血肿可压迫脊髓。

4.脊髓断裂(脊髓横断伤)

脊髓的连续性中断,可为完全性或不完全性。不完全性常伴有挫伤,又称挫裂伤。脊髓断裂后恢复无望,预后恶劣。

(三)病因分类

脊髓损伤是因各种致病因素(外伤、炎症、肿瘤等)引起的脊髓的横贯性损害,造成损害平面以下的脊髓神经功能(运动、感觉、括约肌及自主神经功能)的障碍。脊髓损伤可根据病理情况、致病因素及神经功能障碍情况进行分类。

1.外伤性脊髓损伤

外伤性脊髓损伤是因脊柱、脊髓受到机械外力作用,包括直接或间接的外力作用造成脊髓结构与功能的损害。脊柱损伤造成了稳定性的破坏,而脊柱不稳定是造成脊髓损伤,特别是继发性损伤的主要原因。

(1)直接外力:刀刃刺伤脊髓或子弹、弹片直接贯穿脊髓,可造成开放性的脊髓损伤。石块或重物直接打击于腰背部,造成脊柱骨折而损伤脊髓。

(2)间接外力:交通事故、高处坠落及跳水意外时,外力多未直接作用于脊柱、脊髓,但间接外力可引起各种类型不同的脊柱骨折、脱位,导致脊髓损伤。间接外力作用是造成脊柱、脊髓损伤的主要原因。

2.非外伤性脊髓损伤

非外伤性脊髓损伤的发病率难以统计,有的学者估计与外伤性脊髓损伤近似。非外伤的脊髓损伤的病因很多,Burke 与 Murra 将非外伤性脊髓损伤的原因分为两类。

(1)发育性病因:发育性病因包括脊柱侧弯、脊椎裂、脊椎滑脱等。脊柱侧弯中主要是先天性脊柱侧弯,易引起脊髓损伤;而脊椎裂主要引起脊髓栓系综合征。

(2)获得性病因:获得性病因主要包括感染(脊柱结核、脊柱化脓性感染、横贯性脊髓炎等)、肿瘤(脊柱或脊髓的肿瘤),脊柱退化性、代谢性、医源性等疾病。

(四)临床分类

1.完全性脊髓损伤

损伤后在病理上损伤平面的神经组织与上级神经中枢的联络完全中断。临床上表现为损伤的神经平面以下:①深、浅感觉完全丧失,包括鞍区感觉;②运动功能完全丧失;③深、浅反射消失;④大小便功能障碍,失禁或潴留。急性脊髓损伤的早期,常常出现脊髓休克,主要表现为肢体瘫痪、肌张力降低、腱反射消失、病理反射阴性。休克期长短各异,短则 2 周,长则可达 2 个月。休克期过后,损伤平面以下脊髓功能失去上运动神经元的抑制,表现出损伤平面以下肌张力增高、腱反射亢进、病理征阳性,即痉挛性瘫痪。但是患者仍然表现为全瘫,不能自主活动,感觉障碍,括约肌功能障碍。

2.不完全性脊髓损伤

损伤后损伤平面以下感觉与运动功能,或者括约肌功能不完全丧失。如损伤平面以下可以无运动功能,但是存有感觉,包括鞍区感觉,也可以保留部分肌肉的运动功能,而无感觉功能。损伤包括以下4个类型:脊髓半侧损伤综合征(Brown-Sequard综合征)、中央型脊髓损伤综合征、前侧型脊髓损伤综合征、脊髓后部损伤综合征。

(1)脊髓半侧损伤综合征:常见于颈椎或胸椎的横向脱位损伤,亦可见于锐器刺伤半侧脊髓,损伤了同侧的下行运动纤维(皮质脊髓束),也损伤了对侧传过来上行的感觉束(丘脑脊髓束)。临床表现为伤侧平面以下运动功能及深感觉障碍,对侧浅感觉和皮肤痛、温觉障碍。

(2)中央型脊髓损伤综合征:常见于颈椎后伸损伤和颈椎爆裂性骨折,脊髓受到前后方挤压,导致中央部位缺血(或出血)损伤,而周边相对保留。临床表现为运动感觉障碍,上肢瘫痪症状较下肢重,近端重于远端;圆锥部位神经功能大多保留,浅感觉多保留。

(3)前侧型脊髓损伤综合征:常见于颈椎爆裂骨折或者颈椎后伸损伤,损伤了脊髓前部,而脊髓后方未受到损伤。临床表现为损伤平面以下深感觉、位置觉保存,浅感觉和运动功能受到不同程度的损伤。

(4)脊髓后部损伤综合征:较少见,常见于椎板骨折向内塌陷压迫脊髓后部,而前侧脊髓未受到损伤,临床表现为脊髓深感觉障碍或者丧失,运动功能保留或轻度障碍。

3.无骨折脱位脊髓损伤

(1)颈椎无骨折脱位脊髓损伤:颈椎无骨折脱位脊髓损伤多见于中老年人,跌倒或者交通意外等导致头部碰撞,致头颈部过伸(或者过度屈曲)损伤。这类患者通常既往有颈椎病史或颈椎管狭窄的病理基础。临床多为不全性脊髓损伤的表现,严重时也可能出现完全性脊髓损伤。因为患者既往有颈椎病史,所以部分患者有肌张力增高、腱反射亢进、病理征阳性的上运动神经元损伤的表现。MRI能够显示狭窄的椎管和脊髓损伤的表现。儿童在车祸伤或者高处坠落伤时,颈椎过度屈曲和拉伸,也可能出现脊髓损伤,但是较少见。

(2)胸椎无骨折脱位脊髓损伤:胸椎无骨折脱位的脊髓损伤主要发生于儿童和青壮年,多数因为严重的外伤、碾压伤和砸伤直接作用于胸腰部脊髓导致损伤,也可见于儿童的过度训练致伤。临床表现为损伤平面以下的脊髓功能障碍,多数为完全性脊髓功能障碍,可能与损伤时脊髓直接受损、脊髓血管缺血、脊髓内压力增高有关。

4.圆锥损伤

脊髓圆锥在第1腰椎平面水平,故腰第1腰椎体骨折脱位是圆锥损伤最常见的原因。损伤后出现鞍区、肛周、阴茎的感觉障碍,肛门括约肌和尿道括约肌功能障碍,球海绵体反射、肛门反射消失,患者出现大小便功能障碍。

5.马尾神经损伤

第2腰椎以下为马尾神经损伤,由于马尾神经相对耐受性好,而且是周围神经,故损伤的表现多数为损伤神经的支配区感觉、运动功能障碍或者大小便功能障碍。

二、脊髓损伤病理机制

目前普遍认为急性脊髓损伤包括原发和继发损伤两个阶段。既然原发损伤已经发生,那么对于到医院治疗的患者,医师的治疗目的就在于尽最大可能减少继发损伤。

在原发损伤基础上发生的多种因素参与的序列性组织自毁性破坏的过程称为继发损伤。脊髓继发损伤是脊髓组织对创伤所产生的组织反应,组织反应可加重脊髓原发损伤。其程度取决于原发损伤的大小,一般不会超过原发损伤的程度。

（一）脊髓原发与继发损伤的定义

1.脊髓原发损伤

脊髓原发损伤指受伤瞬间外力或骨折脱位造成脊髓的损伤。根据损伤的程度,临床可见脊髓组织破碎或断裂,亦可见脊髓外形完整,但由于血管和组织细胞损伤,常导致出血、血管闭塞、循环障碍、组织细胞水肿等。

2.脊髓继发损伤

脊髓继发损伤指组织遭受外力损伤后,组织细胞对创伤发生的系列反应与创伤的直接反应分不开,包括出血、水肿、微循环障碍等。此外,还包括组织对创伤发生的生化分子水平反应等,如钙通道改变、自由基蓄积、神经递质内源性阿片增加、细胞凋亡加快、一氧化氮及兴奋性氨基酸增加等。组织的这些变化,使该处的组织细胞受到损伤,加重损伤。对继发损伤的两点说明:①继发损伤是在组织受伤后发生的生化分子水平的反应,是在受伤的生活组织中发生,组织破碎、细胞死亡,则无从发生反应。②脊髓原发损伤程度决定脊髓继发损伤程度:组织受伤重,其组织反应也重;组织受伤轻,其组织反应也轻。

（二）完全脊髓损伤的原发与继发损伤

1.完全脊髓损伤的组织病理学改变

在实验中,完全脊髓损伤模型的脊髓组织并未破裂,但损伤不可逆转。伤后30分钟,可见伤段脊髓灰质出血,有多个出血灶;伤后6小时,灰质中神经细胞退变、坏死;伤后12小时,轴突退变,白质出血,灰质开始坏死;伤后24小时,白质也坏死,致该节段脊髓全坏死,失去神经组织,以后则由吞噬细胞移除坏死组织,并逐渐由胶质组织修复,大约6周,达到病理组织改变的终结。这一完全脊髓损伤的过程是进行性加重的过程。

Tator 将此过程分为损伤期、继发反应损伤期和后期。

Kakulas(1999)将人体完全脊髓损伤的组织病理学改变归纳为3期。①早期:即急性期,伤后即刻发生组织破裂出血,数分钟出现水肿,1~2小时肿胀明显。出血主要在灰质,尚存的毛细血管内皮细胞肿胀,伤段血液供给障碍,细胞缺血性坏死,轴突溃变。②中期:即组织反应期,在伤后数小时开始,代谢产物蓄积,白细胞从血管壁中移出成吞噬细胞,移除坏死组织及发生一系列生化改变,24小时胶质细胞增多,断裂轴突溃变,5~7天胶质增生。③晚期:即终期,坏死组织移除后遗留囊腔,胶质增生,有的囊腔内有胶质细胞衬里,有的伤段脊髓完全胶质化,约6个月后组织改变结束。

在临床上,24~48小时内手术常见的脊髓伤段改变:脊髓和硬膜断裂、硬膜破口、豆腐状脊髓组织溢出,说明脊髓伤段碎裂。亦可见脊髓和硬膜的连续性存在,伤段硬膜肿胀,触之硬,硬膜下脊髓呈青紫色出血、苍白缺血或脊髓稍肿胀,外观近于正常,背侧血管存在。

2.继发损伤与原发损伤的关系

发生完全脊髓损伤后,继发损伤的反应主要在脊髓伤段的两端紧邻生活组织处,可发生退变甚至坏死。

如脊髓断裂或碎裂节段原始有2 cm长度者,由于两端组织坏死,坏死长度可达3 cm。

（三）不全脊髓损伤的原发与继发损伤

1.不全脊髓损伤的病理组织学改变

不论实验观察、Kakulas人体不全脊髓损伤解剖所见，还是临床手术所见，不全脊髓损伤后脊髓伤段外观正常或稍肿胀，早期可见灰质中出血灶，从伤后即刻至伤后24小时，出血灶虽有所扩大，但未导致大片白质出血；晚期可见囊腔形成。严重的不全脊髓损伤，灰质发生坏死，部分白质保存；轻度不全脊髓损伤，灰质中神经细胞退变，大部分白质保存。因此，不全脊髓损伤多可恢复，但不能完全恢复。

2.不全脊髓损伤的继发损伤

在脊髓伤段及其邻近部位可发生继发损伤的组织反应，由于脊髓组织原发损伤轻，其组织反应也轻，继发损伤的程度也轻，并未超过脊髓原发损伤程度。这主要表现在：①在组织学上，伤后24小时，未见组织损伤加重；②继发损伤的动物实验模型均为不全脊髓损伤，伤后未治疗均有脊髓功能恢复，未见加重成完全脊髓损伤；③临床治疗的不全脊髓损伤，如治疗得当，患者均有不同程度恢复。

（四）继发损伤的发生机制

研究较多的参与机制有血管机制、自由基学说、氨基酸学说、钙介导机制、电解质失衡及炎症等。

1.血管学说

在所有脊髓二次损伤机制中，血管学说的地位相对重要。其中比较明确的机制有微循环障碍、小血管破裂出血、自动调节功能丧失及氨基酸介导的兴奋毒性作用。脊髓损伤后损伤区域局部血流量立即降低，此时若不经治疗，则会出现进行性加重的缺血。脊髓损伤后进行性缺血的确切机制还不清楚，目前认为全身性因素及局部因素均参与了这一过程。严重脊髓损伤导致交感神经兴奋性降低，血压下降，从而使脊髓不能得到有效的局部血液供应。Akdemir等通过实验性脊髓损伤后发现，损伤后几小时内脊髓血流量进行性下降，可持续24小时，且以脊髓灰质最为明显。他们经过病理学检查提示损伤区早期中央灰质出血，之后范围逐渐扩大并向周围蔓延，伤后24～48小时出血区及其周围白质发生与周围界限清楚的创伤后梗死。有研究显示，有强烈而持久缩血管作用的内皮素可能在急性脊髓损伤的继发损伤中起重要作用，而利用药物改善局部血流，随着血流的恢复，坏死面积及功能丧失均明显减少。

2.自由基学说

脊髓损伤后由于局部缺血、缺氧，导致能量代谢障碍，兴奋性氨基酸积聚，自由基的增加，通过脂质过氧化损伤细胞膜的结构、流动性和通透性，使 Na^+-K^+-ATP 酶活性下降，细胞能量代谢失常，细胞内钙超载，最终导致组织坏死和功能丧失。普遍认为脊髓损伤急性期产生的自由基是引起继发性坏死的主要原因。自由基对细胞膜双磷脂结构进行过氧化作用，生成多种脂质过氧化物，损伤细胞膜，并引起溶酶体及线粒体的破裂。脊髓损伤后内源性抗氧化剂明显减少或耗竭，基础及临床研究认为预先给予抗氧化剂如维生素E、甲泼尼龙等可明显减轻组织损害。

3.电解质失衡学说

电解质的平衡对于维持机体生理功能有极为重要的作用，而脊髓损伤后局部内环境破坏，引起离子失衡，诱发脊髓的继发性损害。Ca^{2+}是脊髓继发损伤连锁反应过程中的重要活性离子之一，发挥着极大的作用。脊髓损伤后，脊髓局部血流量进行性下降，脊髓缺血、缺氧，组织细胞膜上的 Ca^{2+} 通道超常开放，Ca^{2+} 大量内流并聚集在细胞内，而细胞内钙超载，会激活多种蛋白酶及磷酯酶 A2,经过一系列生化反应,产生大量自由脂肪酸,通过脂质过氧化反应损害细胞器及膜结构,致细胞自溶,后者复又加重微循环障碍,形成恶性循环。

脊髓损伤后病理生理变化是一个由多种因素参与的复杂过程,众多机制均起作用。随着脊髓损伤基础与临床研究的不断深入,对损伤机制的不断明确,最终会探索出比较完善的脊髓损伤治疗方案,进一步改善患者的预后。

三、脊髓损伤诊断与治疗

(一)脊髓损伤的临床表现

在脊髓休克期间表现为受伤平面以下出现弛缓性瘫痪,运动、反射及括约肌功能丧失,有感觉丧失平面及大小便不能自解,2～4 周后逐渐演变成痉挛性瘫痪,表现为肌张力增高、腱反射亢进,并出现病理性锥体束征。

胸段脊髓损伤表现为截瘫,颈段脊髓损伤则表现为四肢瘫,上颈椎损伤的四肢瘫均为痉挛性瘫痪,下颈椎损伤的四肢瘫由于脊髓颈膨大部位和神经根的毁损,上肢表现为弛缓性瘫痪,下肢仍表现为痉挛性瘫痪。

(二)脊髓损伤的神经学检查

1."瘫痪"的定义和术语

(1)四肢瘫:指由于椎管内的颈段脊髓神经组织受损而造成颈段运动和(或)感觉的损害或丧失。四肢瘫导致上肢、躯干、下肢及盆腔器官的功能损害,即功能受损涉及四肢。但本术语不包括臂丛神经损伤或者椎管外的周围神经损伤造成的功能障碍。

(2)截瘫:指椎管内神经组织损伤后,导致脊髓胸段、腰段或骶段(不包括颈段)运动和(或)感觉功能的损害或丧失。截瘫时,上肢功能不受累,但是根据具体的损伤水平,躯干、下肢及盆腔脏器可能受累。本术语包括马尾神经和圆锥损伤,但不包括腰骶丛病变或者椎管外周围神经的损伤。

(3)四肢轻瘫和轻截瘫:不提倡使用这些术语,因为它们不能精确地描述不完全性损伤,同时可能错误地暗示四肢瘫和截瘫,仅可以用于完全性损伤。相反,用美国脊髓损伤协会残损分级较为精确。

(4)皮节:指每个脊髓节段神经的感觉神经(根)轴突所支配的相应皮肤区域。

(5)肌节:指受每个脊髓节段神经的运动神经(根)轴突所支配的相应一组肌群。

(6)感觉平面:通过身体两侧(右侧和左侧)各 28 个关键点(图 7-24)的检查进行确定。根据身体两侧具有正常针刺觉(锐或钝区分)和轻触觉的最低脊髓节段进行确定。身体左右侧可以不同。

2.感觉检查

感觉检查的必查部分是检查身体左右侧各 28 个皮节的关键点(C_2～$S_{4～5}$)。关键点应为容易定位的骨性解剖标志点。

3.运动检查

肌肉的肌力分为 6 级。

0=完全瘫痪。

1=可触及或可见肌收缩。

2=去重力状态下全关节活动范围的主动活动。

3＝对抗重力下全关节活动范围的主动活动。

4＝肌肉特殊体位的中等阻力情况下进行全关节活动范围的主动活动。

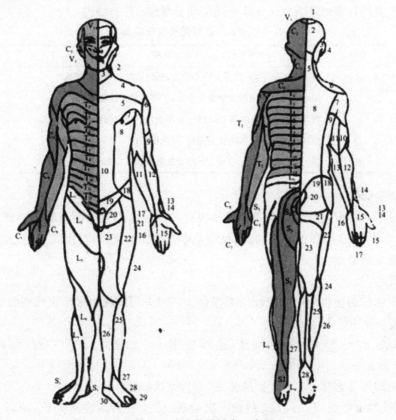

图 7-24　感觉关键点示意图

5＝（正常）肌肉特殊体位的最大阻力情况下全关节活动范围的主动活动。最大阻力根据患者功能假定为正常的情况进行估计。

5*＝（正常）假定抑制因素（即疼痛、失用）不存在情况下，对抗重力和足够阻力情况下全关节活动范围的主动活动，即认为正常。

应用上述肌力分级法检查的肌肉（双侧）如下。选择这些肌肉是因为它们与相应节段的神经支配相一致，至少接受 2 个脊髓节段的神经支配，每块肌肉都有其功能上的重要性，并且便于仰卧位检查。

C_5 屈肘肌（肱二头肌、肱肌）。

C_6 伸腕肌（桡侧伸腕长和短肌）。

C_7 伸肘肌（肱三头肌）。

C_8 中指屈指肌（指深屈肌）。

T_1 小指外展肌（小指外展肌）。

L_2 屈髋肌（髂腰肌）。

L_3 伸膝肌（股四头肌）。

L_4 踝背伸肌（胫前肌）。

L_5 足踇长伸趾肌（足踇长伸肌）。

S_1 踝跖屈肌(腓肠肌和比目鱼肌)。

4.Frankel 脊髓损伤分级法

目前临床上应用较多的还有 Frankel 脊髓损伤分级法(表 7-1)。

表 7-1　Frankel 脊髓损伤分级法

等级	功能状况
A	损伤平面以下深、浅感觉完全消失,肌肉运动功能完全消失
B	损伤平面以下运动功能完全消失,仅存某些包括骶区感觉
C	损伤平面以下仅有某些肌肉运动功能,无有用功能存在
D	损伤平面以下肌肉功能不完全,可扶拐行走
E	深、浅感觉,肌肉运动及大小便功能良好。可有病理反射

(三)脊髓损伤的诊断

在临床上诊断并不很困难。根据患者提供的病史、症状,经过全面系统的神经功能检查,再结合 X 线片、CT 和 MRI 等影像学资料,以及诱发电位辅助检查,可得出完整的结论。

(四)脊髓损伤的治疗

1.合适的固定

防止因损伤部位的移位而产生脊髓的再损伤。一般先用颌枕吊带牵引或持续的颅骨牵引。

2.减轻脊髓水肿和继发性损害

(1)地塞米松:10～20 mg 静脉滴注,连续应用 5～7 天后,改为口服,每时 3 次,每次0.75 mg,维持2 周左右。

(2)甘露醇:20％甘露醇 250 mL 静脉滴注,每天 2 次,连续 5～7 次。

(3)甲泼尼龙冲击疗法:30 mg/kg 剂量一次给药,15 分钟静脉注射完毕,间隔45 分钟后,再以 5.4 mg/(kg·h)维持。脊髓损伤 3 小时内维持 23 小时。脊髓损伤 3～8 小时内维持47 小时。

(4)高压氧治疗:据动物实验,伤后 2 小时进行高压氧治疗效果最好,这显然不适合于临床病例。根据经验,一般伤后 4～6 小时内应用也可收到良好的效果。

3.促进神经恢复药物

(1)神经营养因子:目前临床较为常用的为鼠神经生长因子 18 μg 肌内注射,1 次/天,4 周1 个疗程。

(2)神经节苷脂:每天 20～40 mg,遵医嘱一次或分次肌内注射或缓慢静脉滴注。在病变急性期(尤其是急性创伤):每天 100 mg,静脉滴注;2～3 周后改为维持量,每天20～40 mg,一般6 周。

4.手术治疗

手术治疗的目的是解除对脊髓的压迫、减轻神经的水肿和恢复脊椎的稳定性。手术的途径和方式视骨折的类型及致压物的部位而定。如果外伤后诊断明确,有明确的骨折脱位压迫神经,原则上无绝对手术禁忌证的情况下急诊手术,尽可能挽救患者的神经功能,即便患者神经严重损伤,估计无恢复的希望,也可以稳定脊柱,便于术后护理,大大减少术后并发症。

5.陈旧性脊髓损伤的治疗

实际上是陈旧性脊椎损伤合并脊髓损伤。临床上超过 2 周甚至 3 周,除非手术切开,已不能通过间接整复骨折脱位者为陈旧性脊椎骨折脱位合并脊髓损伤。

陈旧性脊髓损伤分为稳定型和不稳定型,功能障碍主要由不稳定所致。不稳定的发生可以是急性、亚急性或慢性,并可引起临床症状和影像学异常进行性加重。不稳定型损伤伴有临床症状者一般需要手术治疗,其目的是:①解除疼痛症状;②改善神经功能;③维持脊柱稳定性,在可能情况下纠正畸形。

四、早期药物治疗与预后评估

　　(一)脊髓损伤与早期药物治疗的关系

　　1.脊髓损伤早期药物治疗

　　治疗的时间窗非常短暂。从病理组织改变看,伤后 12 小时灰质坏死,24 小时伤段脊髓坏死,因此用甲泼尼龙治疗的时间应控制在伤后 8 小时之内,此时组织的反应已开始,用药可减轻继发损伤。

　　2.完全脊髓损伤早期药物治疗效果

　　美国急性脊髓损伤研究会(NASCISⅢ)对 499 例脊髓损伤进行治疗,其中完全脊髓损伤占51.5%,分别用甲泼尼龙 24 小时、48 小时和 21-氨基类固醇治疗,在 6 个月时,按美国脊髓损伤协会运动评分,甲泼尼龙 24 小时组为 1.7 分,甲泼尼龙 48 小时组为 4.6 分,21-氨基类固醇组在两者之间,可见完全脊髓损伤,早期药物治疗的效果非常有限,仅有 1 块肌肉功能有所恢复。

　　据临床观察,完全脊髓损伤早期药物及手术治疗后,颈脊髓损伤可见到 1 个神经根恢复,胸腰段可见腰丛神经根恢复,而胸脊髓伤未恢复。这也说明完全脊髓损伤的药物治疗效果有限。这是因为脊髓已受到完全程度的损伤,继发损伤的作用已经很小。在颈脊髓,同序数神经根是从同序数颈椎的上缘离开颈椎,当颈椎骨折致脊髓损伤时,同序数颈脊髓与其神经根不在损伤的中心而在损伤的上部,损伤相对较轻,故可能恢复。在胸腰段,腰丛($L_2 \sim L_4$)的脊髓在 T_{12} 平面内,L_1 椎体平面为骶髓,当 T_{12}、L_1 骨折脱位时,L_1 骨折,T_{12} 向前脱位,损伤了 T_{12}、L_1 之间的 L_5 与骶髓及其间的腰丛神经根。因为神经根为纤维组织,较脊髓更耐受损伤,所以当脊髓完全损伤时,神经根不一定完全损伤。另外,由于 $L_2 \sim L_4$ 脊髓在 T_{12} 椎管内,它们同时向前移位,不一定损伤,故 $L_2 \sim L_4$ 神经根有可能恢复。

　　3.不全脊髓损伤早期药物治疗效果

　　NASCIS Ⅲ 对 48.5% 的不全脊髓损伤患者进行治疗,治疗后 6 个月美国脊髓损伤协会运动评分:甲泼尼龙 24 小时组为 25.4 分,甲泼尼龙 48 小时组为 28.9 分,21-氨基类固醇组在两者之间,较完全脊髓损伤好。这主要由于脊髓损伤较轻、可逆,抑制继发损伤,有利于脊髓功能恢复。我们在临床中见到较重的不完全脊髓损伤患者(仅保留骶区肛门感觉,上下肢伤平面以下皆瘫),经甲泼尼龙 24 小时治疗及手术减压后 1 年,上下肢感觉和运动均恢复,排尿功能正常,但遗留病理反射。需要说明的是,虽然在实验研究中许多继发损伤因素分别被抑制后,脊髓功能恢复较对照组佳,但在临床中许多继发损伤因素被抑制后并未见到功能改善,这可能与继发损伤的因素多而我们仅抑制其中一部分,且所占比例或所起作用又较小有关。因此,治疗脊髓继发损伤应采用多方法联合治疗。

　　(二)脊髓损伤的预后

　　一般情况下,完全性四肢瘫患者如果损伤超过 1 个月时感觉和运动仍完全丧失,则下肢运动功能几乎没有恢复的可能。也有学者认为患者伤后完全性截瘫 48 小时而无丝毫恢复者,其功能将永久丧失。完全性脊髓损伤患者的大部分神经恢复发生在损伤后 6~9 个月,损伤后 12~

18 个月则为进一步恢复的平台期,随后恢复的速度则迅速下降。不完全性截瘫患者损伤 1 个月后肌力 1 或 2 级的肌肉在 1 年后有 85％肌力提高到 3 级。故目前的临床上,不管是颈椎还是腰椎或者胸椎,对于不完全性瘫痪的患者预后较为乐观,而完全性瘫痪的患者,L_2 以下的损伤,可能有部分恢复,也可能由于神经损伤严重无任何恢复。

五、脊髓损伤的展望

脊髓损伤的发病率高,给患者和家属带来严重的身体负担和经济负担,也消耗了大量的医疗资源。目前,对于脊髓损伤的治疗是全世界迫切需要解决的问题。从研究损伤的机制,到干细胞治疗,到转基因治疗,都投入了大量的人力和资金。另外,为了脊髓损伤的康复治疗,各种先进的支具也逐渐得到研究发展。我们相信,经过不断地完善和改进,伴随着科学技术的发展,在治疗脊髓损伤上必将取得更大的突破,使更多的截瘫患者站起来成为可能。

(陈有应)

第八章

脊柱退行性疾病

第一节　颈椎不稳症

颈椎本身从出生后即包含着许多不稳定性因素,尤其是椎间关节的水平位、韧带的松弛及脊髓与椎管的比例等均构成其不稳定的解剖学基础。临床事实证明,近年来,因颈椎不稳所引起的病例日益增多,应引起人们重视。颈椎椎节不稳既是颈椎病病理生理改变中的一个过程,在持续时间过久时又可以是一个独立性疾病。作为一个病理改变的过程,颈椎椎节不稳不仅与颈椎病的发病、分型及症状等关系密切,并与其治疗,尤其是手术疗法的选择等休戚相关。后者则因为其为一个单独性疾病而需进行诊断与治疗。此外再加上涉及上颈椎不稳症的病例日益增多,且其在治疗上更为复杂,因此,有必要将二者作为专题一并加以讨论。众所周知,随着影像学的进展,颈椎不稳症的发现率与诊断率日益增多。而上颈椎不稳症近年来之所以多见,主要是由于头颈部外伤机会的增多及对本病认识水平的不断提高。上颈椎不稳症主要包括枕颈不稳及寰枢关节不稳两类,前者以外伤及枕颈部畸形为多见,病情亦较为严重。而后者除与颈部外伤相关外,在儿童则多发生于咽喉后壁处炎症之后,此乃由于寰枢关节局部韧带松弛之故。在治疗上,对早期病例较前者相对为容易,预后亦较好,但晚期病例,或是因外伤或先天畸形所致者,病情多较复杂,预后差别亦较大。本病的主要难点是对本病的认识及在此基础之上的早期诊断与及时治疗。

一、病因

引起上颈椎不稳的因素有多种,如先天性发育异常,头颈部外伤,局部炎症解剖因素和供血因素等。

二、发病机制

(一)先天性发育异常

上颈椎是脊椎中最易发生发育性畸形的部位之一,临床上较为多见的有以下几种。

1.齿突畸形

最为多见,主要表现为:①齿突缺如,较为罕见。此时由于寰椎横韧带与齿突扣锁关系的丧失,以至于成年后表现为严重的枕颈和(或)寰枢椎半脱位,甚至可以发生意外而突然死亡。②齿突发育不良。较前者多见,多表现为齿突发育不全,在青少年时可毫无症状,甚至到成年以后也仍可毫无异常感,但常因外伤等诱因引起枕颈关节脱位或半脱位,以致可以造成致命性后果(其中包括手法操作或大重量牵引治疗时发生者)。③齿突分离。系因在发育过程中齿突的骨化中心与椎体的骨化中心未融合之故,多在摄 X 线片后发现,易与齿突骨折相混淆。两者的鉴别主要根据前者无外伤史、齿突表面光滑及无骨折线可见等特点。此种畸形除可引起头颈部变形外,亦易因外伤而造成致命的后果。

2.寰椎枕骨化

寰椎枕骨化亦称枕颈融合(Klippel-Feil 综合征),主要是由于在胚胎发育过程中枕骨节与第1 颈椎骨节分节不全所致,又可分为:①完全性寰椎枕骨化。即寰椎的前弓、后弓与枕骨大孔边缘完全相连,融合成一块状态。②部分性寰椎枕骨化。多表现为前弓处融合而后弓则不融合或局部融合;或表现为一侧融合而另一侧不融合。由于这种畸形致寰枕间隙消失(或狭窄),以致颈部运动范围受限,颈部变短且多合并有颅底凹陷症。

3.先天性短颈畸形

由多种因素引起,除枕颈融合可以引起短颈外,在下颈椎常以半椎体畸形或椎体融合(先天性)为多见。由于颈椎的高度减少,外观呈短颈状,且多伴有斜颈等其他畸形外观。

4.其他畸形

副枕骨畸形、寰椎后弓缺如、寰椎后方椎动脉沟环形成(或半环状)、前寰椎或副枕椎畸形等均与上颈椎不稳有关。

(二)头颈部外伤

任何头颈部外伤都可波及上颈段,造成局部韧带、肌肉及关节囊的损伤,从而构成局部不稳的常见因素。尤其是近年来随着高层建筑的增多、高速公路及高速车辆的发展,这种外伤日益增多。在临床上常见的挥鞭性损伤对上颈段的影响不亚于下颈段且早期不易被发现。在外伤情况下,如果颈椎本身伴有先天性畸形则更易引起脊髓的损伤,甚至导致患者立即死亡。此外,在临床上常可遇到的寰椎椎弓断裂及 Hangman 骨折等,亦可构成上颈椎不稳的多发性因素之一。

(三)解剖因素

在正常情况下,寰椎椎管矢状径大多超过 20 mm,其中前 1/3 为齿突占据,中 1/3 容有脊髓,后 1/3 为椎管的代偿间隙。因此,外伤所造成的半脱位若未超过椎管矢状径的 1/3 时,则一般不易引起脊髓的受压症状,尤其是慢性脱位者。但由于颅底、寰椎及枢椎的小关节面均近于水平状,因此在遭受外伤时易引起完全脱位(都超过椎管矢状径的 1/3),以致因脊髓受压而引起瘫痪或致死。由于椎动脉从寰椎上方椎动脉孔穿出,并沿椎动脉沟进入颅内,因此当此处不稳定时椎动脉亦可被波及,以致引起狭窄折曲或痉挛,出现椎-基底动脉供血不全症状。

(四)局部炎症

咽喉部的各种炎症亦是造成颈椎不稳的重要因素之一,尤其在儿童,是引起上颈椎自发性脱位的直接原因。这主要是由于炎症造成韧带与关节囊松弛所致,因此,在临床上必须对咽喉部的各种炎症加以重视,积极治疗。此外,因颈椎结核引起的骨质破坏、类风湿关节炎所致的上颈椎周边韧带钙化等均是构成上颈椎不稳的因素之一。

(五)血液供给因素

上颈段的血液供给一般较为丰富,但齿突的血液供给类似股骨头处,来源于中央动脉周围动脉和局部韧带(翼状韧带与齿尖韧带)上的细微血管支齿突,一旦骨折则前两者通过基底部来的血液供给中断,而仅靠顶端的细微血管支供血,这当然不足以维持需要以致影响愈合而增加上颈椎不稳的因素。

（六）其他因素

1.颈椎退行性病变

尽管其对上颈椎的影响不如对下颈段的影响明显,但对不稳症的发生与发展同样起着促进作用。

2.肿瘤

位于上颈椎局部的肿瘤,包括椎管内肿瘤等,均可引起此处的松动与不稳。

三、辅助检查

（一）X线片特点

对上颈椎不稳者除常规摄正、侧位X线片外主要强调以下方面。

1.开口位

即在患者不停地做张口及闭口动作时拍摄,以 C_1,C_2 处为中心的正位点片,此时可以较清晰地显示出 C_1,C_2 处有无畸形及损伤,并可判定 C_1,C_2 之间的咬合关系有无变异(侧方移位或旋转)。

2.以 C_1,C_2 为中心的侧位屈伸点片

除观察有无颅底凹陷症及颈椎其他先天性畸形外,尚应测量寰齿间的前后距离,以判定有无寰枢椎脱位,并推断脊髓有无有受压的可能。在正常情况下,寰椎前弓后下缘与齿突前缘的距离(ADI)为 $2\sim3$ mm(女性偏小),前屈时稍宽,仰伸时则狭窄,若超过 4 mm 则属异常。另一方面,亦可同时测量寰椎后弓前缘至齿突后缘之间的距离(SAC),并求出两者的比值。用 a 代表寰椎椎管矢状径,b 代表 SAC 值,则其公式＝齿突后方椎管比率(%)＝b/a×100%。正常情况下,这一比率应为 $62\%\sim63\%$,小于此值者则表示异常。

3.其他

此外,尚可从伸屈、侧位动力片上判定 ADI 与 SAC 两者之值的差异。尤其是儿童,如果其屈、伸两种体位的差别在 4.5 mm 以内,不应视为异常,超过 4.5 mm 时方考虑为自发性寰枢椎脱位。在正常情况下,寰椎前软组织阴影宽度＜13 mm,遇有炎症时则增宽。

（二）其他影像学检查

CT、MRI(包括颈部一般的 MRI 及特指的 SAC,磁共振波谱和磁共振血管成像)及数字减影血管造影检查前两者对上颈椎不稳及其属于何种不稳的判定较一般 X 线片更为精确与直接,应尽可能争取这项检查,尤其是对伴有脊髓受压症状者,凡有椎动脉症状者均应设法采用数字减影血管造影或磁共振血管成像技术来判定椎动脉有无受压及其受累情况。临床表现:视造成局部不稳的原因、类型、部位及具体情况不同,其临床与 X 线表现差异较大。因器质性病变所引起的不稳(颅底凹陷症、齿突骨折脱位后等)症状多较重;而仅仅由于动力性因素引起的暂时性不稳,症状则较轻,多表现为椎-基底动脉供血不全症状。病程长、发病缓慢者其症状较轻,而急性发生者的症状重。使椎管矢状径变宽的损伤(如 Hangman 骨折、寰椎分离性骨折等)后期残留的不稳,从 X 线片上看十分明显,但临床症状却轻;而使椎管变狭窄的损伤其表现当然较重。由于上述各种原因,本病的临床症状及影像学所见特点可相差甚大,在观察判定与诊断上需全面考虑,但仍应以临床为主。

四、临床表现

（一）颈部症状

主要表现为以下特点。

(1)被迫体位：常呈僵硬状及失灵活感，患者喜用双手托住下颌以减轻头颅的重量，或是采取卧位，不愿多活动头部。

(2)活动受限：亦较明显，尤以旋颈时为甚，几乎可减少正常活动量的一半。

(3)痛与压痛：多主诉枕颈部痛感压之尤甚，有时可出现电击样感，检查时应小心，切勿用力过猛，以防发生意外。

（二）神经症状

多表现为四肢锥体束征。此时表现为肌张力增高及反射亢进等症状，以下肢为重；并出现步态不稳，似有踩棉花感。上肢主要表现为手部精细动作障碍。四肢可有麻木、疼痛及感觉过敏等感觉障碍症状，位置觉及振动觉多减退，后期则出现痉挛性瘫痪。

（三）椎动脉供血不全症状

上颈椎不稳波及椎动脉时可出现明显的椎-基底动脉供血不全症状，尤其是寰椎后方椎动脉沟处有骨环或半骨环残留者更易发生。临床上约有半数病例仅仅表现此症状（却无脊髓或根性症状）。因此，在对椎动脉型颈椎病诊断时必须考虑到此处病变的可能性，并加以排除。

（四）反射改变

除正常反射亢进外，霍夫曼征多阳性，巴宾斯基征病理反射有时亦可引出。

（五）其他症状

视造成上颈椎不稳的具体原因不同尚可有其他各种症状。因炎性所致者，除咽部红肿外，多有低热、白细胞计数升高和红细胞沉降率增快等；因外伤后遗症所致者，多伴有其他体征，应注意体格检查。并发症：有患者后期可出现痉挛性瘫痪。

五、诊断

主要依据：既往病史，包括有无先天发育性畸形、外伤史及咽喉部炎症等；临床症状特点，以及 X 线片或其他影像学检查（CT 及 MRI 检查）等。在临床上可将其分为器质性不稳和动力性不稳两类。

（一）器质性不稳

多因颈枕部病变所致，包括以下方面。

(1)自发性寰枢椎脱位：以儿童为多见，多因咽喉部炎症所致。

(2)外伤性寰枢椎脱位后遗症：急性期治疗不当或损伤严重者，均可引起不稳症。

(3)颅底凹陷症：并非少见，应注意早期诊断，主要在于对本病的认识。

(4)上颈椎外伤后遗性不稳症：除寰枢椎脱位外，尚包括上颈椎其他各种骨折等损伤后期由于韧带撕裂、松弛所致者。

(5)肌源性上颈椎不稳：主要是各种累及颈部肌肉的疾病，包括高位脊髓侧索硬化症、肌营养不良症等均可造成上颈椎不稳，虽较少见但预后不佳。

(6)医源性上颈椎不稳：主要指由于操作手法过重、牵引过度等所致者。

(7)其他：各种中毒性疾病及脊柱畸形等均可继发不稳症。

（二）动力性不稳

主要因横韧带、翼状韧带或齿状韧带及周围关节囊等松弛与不稳所致者,除可查出明显原因可归于器质性不稳症外,其余均属此类。此种不稳除可引起前后向或侧向(左右)不稳外(可分别从 X 线侧位及正位片上判定),尚应注意因一侧翼状韧带松弛所引起的旋转不稳。

六、鉴别诊断

本病除需与一般疾病鉴别外,在临床上主要需与以下病种相区别。

（一）脊髓型颈椎病

在未对患者进行详细的临床与影像学检查前易将两者混淆,但若能想及本病,并对上颈椎摄以动力性点片,则不难鉴别。

（二）椎动脉型颈椎病

两者引起完全相同的临床症状可借助 X 线片、CT 或 MRI 检查等加以鉴别,必要时行椎动脉造影或磁共振血管成像检查等进行判定。

（三）偏头痛

在枕颈不稳时,由于第 1 颈神经受累而引起头后部剧痛,易被误诊为偏头痛。此时除可根据两者各自的临床特点加以鉴别外,对枕大神经行封闭疗法将有助于鉴别诊断。

（四）颈部肿瘤

椎骨的肿瘤易被发现但椎管内的肿瘤尤其是枕骨大孔附近处的肿瘤则易漏诊。因此凡疑及此种情况者,可及早行 MRI 检查将有助于早期诊断。

（五）其他

尚应与颈型颈椎病、颈背部筋膜纤维织炎及颈部扭伤等鉴别。

七、治疗方法

视病因及病情不同而酌情选择手术或非手术疗法,原则上应先试以非手术疗法,无效时方考虑手术。

（一）非手术疗法

1.适应证

（1）一般性上颈椎不稳,不伴有脊髓受压或神经刺激症状者。

（2）对儿童上颈椎不稳者,即便有神经刺激或压迫症状,亦应先行非手术疗法,多可好转或痊愈。

（3）年龄在 65 岁以上或合并全身性疾病不适于手术者。

（4）其他:包括不适合手术疗法的危重病例,术前待床或待手术者、手术失败及其他特殊情况者。

2.具体方法

（1）颈部制动:可酌情选用吊带牵引、颅骨牵引(均为维持重量,1～1.5 kg,切勿过重)、戴头颈段的石膏-床、头-颈-胸石膏或 Halo 装置等。

（2）避免外伤:任何外伤均可招至致命的后果,应注意设法避免。

（3）脱水疗法:对有神经刺激或压迫症状者应采用各种有效的脱水剂,包括高渗葡萄糖溶液、地塞米松、甘露醇或右旋糖酐-40(低分子右旋糖酐)等。

(4)其他:酌情选用相应的各种措施。对呼吸困难者可行气管切开;对感觉障碍者应注意预防压疮等并发症。

3.注意事项

凡已确定有上颈椎不稳者均按重症护理,绝对卧床休息,尤其是有脊髓症状者,切忌随意下地活动。对卧床病例,应保持呼吸道通畅,注意病房内的通风及温度,并酌情配以氧气、急救药品及气管切开包等备用。随时注意病情变化,对需要手术者应及早手术。对涉及神经本身疾病及颅内病变者应及时与神经内、外科医师保持联系,注意防止脑疝发生。

(二)手术疗法

1.适应证

因上颈椎不稳(包括枕颈与寰枢不稳)已引起脊髓刺激或压迫症状者,或有椎-基底动脉供血不全症状者,以及一旦停止非手术疗法则症状即复现者。

2.禁忌证

因高位颈髓受压已出现完全性瘫痪及呼吸功能衰竭、靠呼吸机维持生命者,以及全身情况不、佳高龄主要脏器实质性病变无法承担手术者。

3.术前准备

术前训练患者在床上大小便;训练患者取俯卧位,并能持续 3 小时以上而无呼吸困难及缺氧症状;预制前、后两副石膏床其长度白头顶至臀部,并经试用满意;按颈后路手术常规并按重大手术办理手术审批,视手术种类不同备血 200～1 200 mL。

4.手术方法选择

(1)枕颈融合术:为上颈椎较常用的手术,但危险性较大,应重视。此手术适用于伴有椎动脉受压症状的枕颈不稳者枕颈不稳合并有脊髓刺激症状者以及枕颈不稳合并轻度移位者。

(2)寰椎后弓切除＋枕颈融合术:主要对寰枢椎脱位或枕寰脱位压迫脊髓引起瘫痪经保守疗法无效者施以本手术。

(3)寰枢椎植骨融合术:为近年来国外开展较多的术式之一,主要用于寰枢椎脱位伴有脊髓刺激或压迫症状经保守治疗无效者。术式可酌情选择前路或后路两种。

(4)齿突固定术:主要用于齿突骨折复位满意者,当前多主张自颈前路暴露 $C_{1\sim2}$ 椎节行齿突骨折复位加螺钉 1～2 枚内固定术。

(5)颅后窝及寰椎后弓减压术:对颅底凹陷症者,若想通过切除寰椎后弓获取扩大减压目的,则不仅手术困难,且相当危险,不如先从颅后窝处开窗,由此再向寰椎后弓处减压较为安全。

(6)其他术式:视发生原因不同而选择相应的术式及重建上颈椎稳定的手术。对 Hangman 骨折所致者,颈前路 $C_{2\sim3}$ 椎体间融合术(多用界面内固定技术)即可;严重者则需同时并用椎板夹固定技术。上颈椎结核伴咽后部脓肿形成者,多经口行引流及病灶清除术,并酌情辅加颈后内固定术。

八、预后

根据病情的不同,治疗方法及疗效差异较大,因而预后也不尽相同。一般规律如下。

(1)单纯性不稳者:预后一般均较好。

(2)合并椎-基底动脉供血不全的不稳者:采取制动或手术融合亦可获得满意的疗效。

(3)合并脊髓压迫症伴全瘫者:预后大多欠佳,尤其是由颅底凹陷所致者。

(陈有应)

第二节 颈椎管狭窄症

一、概念

颈椎管狭窄症是指颈椎管存在先天性或发育性骨性狭窄的基础上,颈椎间盘退行性病变引起颈椎间盘膨出或突出,相邻椎体后缘和小关节突骨赘形成,后方黄韧带肥厚内陷等,使位于颈椎管内的颈脊髓和神经根产生压迫和刺激从而引起临床症状者。

颈椎管狭窄症和过去一般的颈椎病概念不同之处就在于存在骨性狭窄因素,也相对地强调了这一因素。过去的研究提示了骨性狭窄的存在对于手术方式的选择有重要参考意义。例如,如果存在颈椎管较为广泛的骨性狭窄,当一个间隙的椎间盘突出时,即使临床表现只是来源于此间隙的压迫,也应该首先考虑行后路广泛的椎管扩大成形术,再考虑一期或二期行前路减压、植骨融合内固定术。但是这并不是说骨性狭窄是脊髓压迫的主要原因,相反,实际上单纯因为骨性结构狭窄而出现临床症状的病例比较少见。反而,由于退行性病变出现间盘的膨出,骨赘形成,黄韧带松弛和异常椎间活动大多是出现症状的主要原因,骨性狭窄只是次要的原因。但这次要的因素却往往是潜在的危险因素,是颈椎管狭窄症发病的基础。通常有颈椎管骨性狭窄的患者,颈椎退变后更容易出现临床症状,而且往往出现严重的症状。白种人的椎管一般比黄种人要粗,因此出现脊髓性压迫的比例小;亚洲的黄种人就比较容易出现脊髓压迫。井上将正常人和轻、中、重 3 种颈髓压迫症的人群进行比较后发现:症状越重者颈椎管的直径越小,正常人的椎管最宽。

将"颈椎管狭窄症"从"颈椎病"的诊断中分离出来,目的在于强调它的先天因素、潜在危险和手术方式的选择等方面的特殊性,从而引起临床医师的足够注意。

二、分类

颈椎管狭窄和腰椎管狭窄在解剖学基础和发病特征上是不同的,但在神经组织受压这一点上是相同的,只不过前者是脊髓受压,后者是马尾神经和神经根受压而已。以腰椎管狭窄为参照,现在提出了颈椎管狭窄症的分类方法。

(一)先天性颈椎管狭窄

1.特发性狭窄

很少有退行性病变,也不伴有椎间盘突出和后纵韧带骨化,但是可以有明显的脊髓压迫症状。Wolf 等 1956 年首先报道颈椎管前后径的大小和脊髓压迫症有相关性。1964 年 Hinck 报道了由于先天性颈椎管狭窄导致脊髓压迫的病例,确立了本症的概念。

正常人 C_5 的椎管前后径平均 16.7 mm。椎管的前后径随着年龄的增长而增大,但是 3 岁以后的变化很小。一般胶片的测量值 14 mm 以下被认为是颈椎管狭窄,脊髓型颈椎病的 10% 伴有这样的骨性椎管狭窄。

2.软骨发育不良

软骨发育不良常常合并骨性椎管狭窄。一般腰椎部发病比较多见,很少部分的病例出现在颈椎。单纯 X 线可见 $C_{2\sim7}$ 的椎管前后径<13 mm,呈现骨性椎管狭窄,MRI 可见椎间盘的变性,CT 可见椎管面积狭小,椎间关节肥厚。

(二)获得性颈部椎管狭窄

1.退行性病变

(1)中央区狭窄:不伴有先天性骨性狭窄,由于骨质增生造成骨性椎管狭窄的脊髓性颈椎病。

(2)外侧区椎管狭窄:不伴有先天性骨性狭窄,由于骨质增生造成骨性椎管狭窄的神经根性颈椎病。

2.混合性

骨性狭窄合并颈椎间盘突出症或后纵韧带骨化症。

3.医源性

广泛手术减压后形成瘢痕压迫,比较少见。

三、影像学诊断

(一)X 线诊断

骨性椎管狭窄是本病存在的基础,这包含两个概念,一个是椎体中部的椎管前后径狭窄,是由于发育性的因素造成的。另一个是椎管以椎体边缘为主的骨增生部位的椎管狭窄,通过观察颈椎 X 线的侧位片可以判断这样的情况。

1.颈椎移行部和上位颈椎

这一部位的狭窄常常和先天性畸形、类风湿关节炎有关。寰枕融合、软骨发育不良经常可以造成颈椎管狭窄和不稳而引起脊髓压迫症状。类风湿关节炎可以引起寰枢椎或枢椎下的半脱位导致上位颈椎管的狭窄。

2.下位颈椎

下位颈椎主要应该注意是否存在骨性椎管狭窄。一般 $C_{4\sim6}$ 是椎管最狭窄的部位。通常认为椎管直径在 14 mm 以上为正常,12~14 mm 为相对狭窄,12 mm 以下为绝对狭窄。但是 X 线片的测量只是对骨性椎管大小的判断,黄韧带肥厚以及颈椎不稳等因素也必须考虑。动态 X 线片和 MRI 可以对这些因素进行分析。

除了椎管前后径外,有学者认为棘突前缘和椎间关节后缘之间的距离<1 mm 也提示颈椎管狭窄。Lintner 等则认为椎管前后径和椎体前后径的比值(canal-body ratio,CBR)<0.8 提示椎管狭窄。

椎管狭窄可以分为发育性椎管狭窄、先天性椎管狭窄、动态性椎管狭窄。先天性椎管狭窄主要表现为椎弓根短小,代表性的疾病有 Down 综合征、Morquio 综合征、软骨发育不全等。

动态性椎管狭窄是指椎管在中立位以外的某一个位置时发生狭窄,主要表现在后伸位的时候,X 线片显示在颈椎最大后伸位时,上位椎体的后下缘和下位椎板的前上缘之间的距离<12 mm 可以诊断为动态性颈椎管狭窄。造成脊髓压迫的机制是颈椎后伸时局部出现钳夹现象。一般多发生在椎管相对较窄的 $C_{3\sim6}$。发生部位也可以出现脊髓损伤的异常电位。

(二)MRI 诊断

MRI 可以反映出脊髓本身的受压状况,以及受压部位局部的髓内信号的改变。因此 MRI 可以用来判断脊髓压迫的程度、脊髓受压后的形态和髓内信号改变。

1.压迫因素

椎管前后径＜12 mm 者为椎管狭窄。MRI 上可以看到 T 像上脊髓前后的蛛网膜下腔变薄或者消失,椎管正中部分前后径减小,相对于脊髓椎管的容积变小。横断像上可以看到脊髓扁平化,脊髓在椎管内的相对体积增大。由于 MRI 的空间分辨能力比较低,骨性狭窄的程度定量分析不如 X 线片和 CT 准确。

2.脊髓信号的变化

脊髓受压部位可以出现 T_2 像上高信号的改变,但这一般与临床治疗效果没有直接的关系。如果患病时间比较短,脊髓轻度受压,高信号可能表示脊髓的一过性水肿,预后较好。如果压迫时间较长且压迫程度较重,高信号可能反映了脊髓的软化、溶解等不可逆性的病理改变。特别是如果同时 T_1 真像上出现低信号区,则表示局部坏死、空洞的形成,是预后不良的标志。望月等的研究认为如果 T_2 像上的高信号区域位于脊髓中央和前方,并且局限于一个椎间水平,预后一般较好,如果高信号区域位于脊髓的广泛区域,则预后不良。

3.二乙烯五胺乙酸钆增强影像

二乙烯五胺乙酸钆的增强影像可观察到脊髓血管床丰富的部位和血-脑屏障出现功能障碍的部位。此外,脊髓内出现脱髓鞘改变和纤维化等的部位也可能会被钆造影后影像增强。椎管狭窄的脊髓压迫部位出现造影增强可能表示预后不良。

（三）计算机断层扫描脊髓造影

计算机断层扫描脊髓造影是在脊髓造影的基础上进行 CT 检查。脊髓造影后 1 小时,在颈椎的间盘和椎体上下缘以及在椎体的中部进行 CT 扫描。计算机断层扫描脊髓造影可以清晰地判断脊髓受压后的形态变化,比单纯的 CT 检查更为有用。计算机断层扫描脊髓造影还可以看出脊神经根的走行和受压情况。计算机断层扫描脊髓造影上脊髓受压后的形态变化通常表现为正常脊髓呈现椭圆形,轻度压迫表现为扁圆或凹圆形,中度压迫为蝴蝶形,严重压迫使脊髓呈三角形。临床上可以用脊髓扁平率来判断脊髓受压的程度。脊髓扁平率是脊髓前后径和左右宽度的比值。扁平率 45％以下容易出现脊髓压迫症状,30％以下表示预后不良。

四、临床表现

（一）脊髓压迫症

一般首先出现脊髓中央灰质受压的临床表现,随着压迫的加重逐渐出现周围白质受压的症状。灰质受压表现为髓节性功能障碍,可以出现上肢某些部位的麻木,感觉减退,肌力下降,腱反射降低或消失,有时需要和神经根损伤相区别。一旦白质受累就会出现受损部位以下的腱反射亢进,出现病理反射,严重的会出现痉挛步态,下肢的肌力下降和感觉障碍。

虽然不排除有多节段脊髓受压的可能,但临床上大多数病例是由于一个部位的压迫所致。因此这一部位的定位诊断在临床上尤为重要。颈椎间隙和颈髓的位置有一定的对应关系。$C_{3/4}$ 为 C_5 髓节,$C_{4/5}$ 为 C_6 髓节,$C_{5/6}$ 为 C_7 髓节,$C_{6/7}$ 为 C_8 髓节。每个体节有固定的支配区域。

C_5 髓节:感觉支配区在肩部,肌肉主要为三角肌。反射为非典型的三角肌反射。如果白质同时受累,会出现全指尖的麻木,$C_{5\sim8}$ 区域的感觉障碍,三角肌以下的肌肉萎缩,肱二头肌以下腱反射亢进,霍夫曼征阳性,手指灵巧运动障碍。

C_6 髓节:感觉支配区在前臂的外侧和拇指,肌肉主要为肱二头肌,反射也以肱二头肌腱为主。如果白质同时受累,会再现 1～3 指的麻木,$C_{6\sim8}$ 区域的感觉障碍,肱二头肌以下的肌肉萎缩,肱三头肌以下腱反射亢进,霍夫曼征阳性,手指灵巧运动障碍。

C_7髓节:感觉支配区在中指,肌肉主要为肱三头肌,反射也以肱三头肌腱为主。如果白质同时受累,会出现3～5指的麻木,$C_{7～8}$区域的感觉障碍,肱三头肌以下的肌肉萎缩,霍夫曼征阳性,手指灵巧运动障碍。

C_8髓节:感觉支配区在小指和前臂的内侧,肌肉主要为骨间肌,没有相应的腱反射区。如果白质同时受累,不会出现手指的麻木,会有C_8区域的感觉障碍,骨间肌萎缩,霍夫曼征阴性,可能会有手指灵巧运动障碍。

(二)颈神经根压迫症

颈部神经根受压,首先表现为沿着神经根分布区域的疼痛,经常相当严重,如同放电样的感受,神经根受压很少会在两侧上肢同时出现。为了减缓疼痛,患者常常将上肢高举,或将手放在脑后,这样可以缓解神经根的压力,减轻疼痛。神经根障碍的特点还可以表现为颈后伸,或侧后伸时诱发沿着受累神经根区域的串痛,临床表现为椎间孔挤压试验阳性。神经根障碍不同于单纯髓节障碍的表现,髓节多为双侧,神经根基本是单侧的。神经根障碍的部位:$C_{3/4}$椎间为C_4神经根,$C_{4/5}$椎间为C_5神经根,$C_{5/6}$椎间为C_6神经根,$C_{6/7}$椎间为C_7神经根。

熟练掌握脊髓和神经根压迫的特点,对于医师迅速掌握病情非常重要。在此基础上再结合影像学的结果,就会对患者的病情有一个比较准确的把握,以利于进一步制订正确的治疗方法。切记,不要一上来就根据影像学的结果做出诊断和治疗。

五、电生理检查

(一)肌电图

颈椎管狭窄症的脊髓灰质和神经根障碍可以在肌电图上发现异常,常常表现为静息状态时出现纤颤电位,阳性锐波。灰质障碍可能出现前角细胞损伤的巨大阳性波,主动收缩时也会出现异常,但是白质障碍很难判断,周围神经传导速度也会在脊髓受压较长时间的病例出现延迟。如果测量H波或F波会出现H波较易诱发,F波迟延的现象。

(二)体感诱发电位

由于体感诱发电位主要反映周围神经的感觉支和脊髓后索的部分,在这些部位出现障碍时可以看到体感诱发电位的异常。

(三)节性脊髓诱发电位

这是通过手指的刺激在脊髓不同部位记录的电位,虽然可能反映出脊髓内后角神经细胞的电位变化,但是定位诊断同样困难。

(四)脊髓刺激诱发电位

这是一种很实用性的,易于判断的诱发电位。它是将导管白金电极通过硬膜外导针插入脊髓硬膜外腔,在硬膜外刺激和记录的电位。一般颈椎从C_7和T_1棘突间隙,胸椎从T_{12}、L_1棘突间隙刺入。脊髓刺激诱发电位主要用于脊髓白质障碍的定位诊断,它可以清晰地记录一大一小两个阴性电位为主的波形(一般称为N_1,N_2),非常稳定,重复性好,容易量化。能够反映出椎间隙和椎体中间部位的脊髓功能变化,比MRI更快更早期地发现脊髓损伤的部位。

(五)运动诱发电位

在清醒状态下可以进行磁刺激运动诱发电位,麻醉下可以进行电刺激运动诱发电位的测定。主要弥补以上方法无法直接观测运动神经状况的不足。磁刺激运动诱发电位可以发现脊髓灰质和神经根的运动系统的障碍,在鉴别诊断时很有帮助。

六、颈椎管狭窄症的治疗

由于颈椎管狭窄症常常表现为脊髓的压迫症状,非手术治疗时间不宜过长,以免延误最佳手术时间。脊髓压迫的最好治疗方法就是迅速解除压迫。手术方法主要包括前路减压、植骨融合内固定术和后路的椎管扩大成形术。单节段的椎管狭窄比较少见,多是由于椎管本身的骨性狭窄,在此基础上由于椎间盘退变引起骨性增生和(或)间盘突出使得椎管进一步狭窄。明显单节段或双节段椎间盘突出引起的神经受压可以考虑前路减压融合手术,也可考虑行人工椎间盘置换手术。

(一)前路减压固定手术

麻醉采用全麻,仰卧位,头略后伸,取颈前横切口,由胸锁乳突肌内缘、颈动静脉鞘与食管气管之间的间隙入路达椎体前缘。用标记针刺入病变间盘,拍 X 线片确认病变节段后,切除间盘和终板软骨。以 Caspar 牵开针打入上下健康椎体并向上、下牵开。用微型磨钻和刮匙切除椎体前方 1/4 及后方骨和后纵韧带骨化灶等,彻底解除对脊髓的压迫。用磨钻修整间隙上下椎体面成平行,并有新鲜出血。测量间隙大小后,切割 Pro Osteon 200 成相同大小和形状的植骨块,植入间隙内,松开椎体牵引。若两间隙减压,则以相同方法处理另一间隙。再以颈椎前路钢板螺钉固定。患者术后 24～48 小时拔除引流,2～3 天后戴 phildelphia 颈托下地活动。术后 2 个月内颈托固定颈部。

(二)棘突纵割式颈部椎管扩大人工骨桥成形术

全麻后用面托或 Mayfield 颅骨固定器固定头部。暴露后将从 C_2 棘突止点切下的半棘肌用丝线标记。咬骨钳剪去 $C_{6～7}$ 较高棘突顶端并修整平齐。通过特制硬膜外导管把特制线锯导入 C_7 椎板下硬膜外,并从 C_3 椎板上缘导出。在保持颈前凸条件下,小心将棘突从正中锯开。对于有后凸患者实行分段切割,对有椎管内严重狭窄或粘连,线锯难以导入的节段,使用纤细钻石磨钻从正中割开棘突。沿小关节内侧在两侧椎板上用磨钻各做一纵沟槽,深至椎板深层皮质。用组织剪和刮匙分开棘突,开门扩大椎管并去除两侧压迫粘连的组织。见硬膜囊后移搏动明显后,切割 Pro Osteon CHA 成梯形状,桥接于各割开的棘突间,用 10 号丝线绑缚固定牢固。使颈稍后伸后,将两侧半脊肌交叉缝合于 C_2 棘突,逐层关闭切口。术后 3 天内卧床,用沙袋两侧固定头颈部。3 天后拔除引流,患者戴 phildelphia 颈托下地活动。术后 2～3 周颈托固定。

(陈有应)

第三节　颈椎间盘突出症

与外伤性颈椎间盘突出症不同,目前大家所称谓的颈椎间盘突出症的主要病因和发病机制是颈椎积累性劳损、颈椎退行性病变。除少数患者呈急性发作外,大多数患者病情呈缓慢进行性加重,病理改变最终广泛波及颈椎骨关节与韧带结构,如椎体边缘骨赘形成,钩椎关节及小关节突关节增生肥大,项韧带、后纵韧带及黄韧带肥厚,局灶性钙化,甚至骨化,椎间盘突出的椎间隙失稳,椎体退行性滑移等一系列病理改变,进而侵压相邻的神经根、脊髓、椎动脉,或激惹颈交感神经丛,引发一组复杂的多样性临床症状和体征。急性发作者常无颈椎骨质增生等退行性病变,一些专家称之为"软性"突出,而伴有明显骨关节退变者被称为"硬性"突出。Scovill 分析了741 例颈椎间盘突出症,指出颈椎间盘突出常合并嵴状骨质增生,所谓颈椎病实际上就是缓慢颈椎退变椎间盘的晚期病理。颈椎病是一种症状性称谓。1945 年 Brain 将颈椎间盘突出或膨出伴有骨赘形成诱发的神经根、脊髓、椎动脉等一组复杂症状的综合征称为颈椎骨关节病,我国将其译为颈椎病。近十几年来,随着 CT 和 MRI 的广泛普及以及对颈椎病发病机制的深入研究,发现颈椎病一词是包括多种独立疾病的模糊统称,缺乏以病理特征命名的准确性和其命名内涵与独特病理改变相一致的科学性。颈椎病不仅包括已发生继发改变的颈椎间盘突出症,还包括颈椎管狭窄症、颈椎后纵韧带骨化症、黄韧带骨化症、颈椎退行性不稳等一些明确分类的颈椎退行性疾病,但颈椎病又不包含"软性"颈椎间盘突出症。有人将两者以年龄划分也是不科学的,60 岁以上老年人颈椎退变比较严重,但多椎间盘突出造成不全瘫者并非少见,以骨赘形成来划分两者,并以骨赘形成解释颈椎病的发病机制也随着病理解剖和临床研究的深入而被质疑。如过去常以钩椎关节增生肥大压迫椎动脉造成供血不全,但近年来人们已认识到,椎间盘突出和颈椎失稳造成椎动脉供血不全的临床表现远比钩椎关节增生肥大的概率高得多。颈椎病一词目前仍流行,是习惯的延续。把颈椎间盘突出视为颈椎病同一种疾病的不同病理改变阶段也不准确和科学,因为多节段椎间盘膨出最终演变成"颈椎病"实际上是颈椎管狭窄症,并不少见。

一、病因及发病机制

颈椎间盘位于 $C_2 \sim T_1$,共 6 个,呈前厚后薄之盘状,即为使颈椎椎体相连呈生理前凸状,又使颈椎各节有一定的活动度,可视为颈椎最大的关节。由于下位颈椎处于重量较大的头颅和相对固定的胸椎之间,所以颈椎间盘在平衡承重和适应头颅屈伸旋转等活动中比其他部位更容易发生劳损和退行性病变。成年人下位颈椎间盘已没有血液供应,其营养主要通过可控性强的透明软骨板微孔自椎体压力渗透和弥散,并通过透明软骨板微孔将代谢产物再向椎体静脉窦渗出,这种组织液的双向扩散,恰似一安全阀控制,保证了椎间盘的新陈代谢。除此之外由前后纵韧带的血管提供了纤维环表层的营养。髓核是一种由交织成立体网状的胶原纤维及充填其内的丰富的蛋白多糖、少量的软骨细胞所构成的胶冻样物质。蛋白多糖的硫酸软骨素链是亲水基团。椎间盘的弹性和张力取决于透明软骨板的通透性和髓核的含水量,随着劳损和年龄增大,硫酸软骨素逐渐退变成硫酸角质素,含水量自婴幼儿期 90% 左右下降至60~70 岁的 60% 左右。一些研究结果表明突出的椎间盘呈一系列组织学、生物化学改变,如早期的纤维环纤维肿胀,细胞数减少且肥大,无核或核坏死,部分弹力纤维横向或纵向断裂,后期椎体边缘软骨细胞增多,钙化等病理改变。随着年龄的增加,小血管渗透能力也下降,纤维环弹力纤维失营养变性,在劳损中不断自内向外断裂,整个椎间盘的弹性及张力下降,髓核破裂或游离,导致椎间盘的突出或膨出。这种退行性病变是潜移默化的,头颈部外伤可加速或促进这种退行性病变的进程,演变成椎间盘的急性和严重的突出,短期内症状加重或突然出现不同程度的瘫痪。若这种退变缓慢发展,慢性椎间盘突出,就会导致颈椎高度降低,相应的椎间关节和钩椎关节负重加大,解剖和生物力学关系紊乱,颈椎失稳和异常活动,椎体上下缘骨赘形成和关节肥大增生。前后纵韧带和后方的韧带松弛,并不断被牵拉、撕裂和自骨性组织上分离,不断地出血机化,产生骨赘和后纵韧带及黄韧带的肥厚。慢性椎间盘突出者,术中可见后纵韧带受髓核的免疫化学刺激和撕裂出血,而形成局限性钙化灶甚至骨化、突出的椎间盘、骨赘和肥厚钙化的后纵韧带复合物,会对神经、脊髓等重要功能组织产生机械性压迫或动力性磨损。可随着脊柱前柱的退变演变。后方关节突肥大增生，黄韧带肥厚钙化内突，构成节段性椎管狭窄，从前后、左右挤压椎管内神经组织，使之在机械性受压的同时，脊髓血液供给缺乏或终止，从而产生变性、水肿，严重者产生囊性改变。

颈椎的先天畸形，如融合椎、生理前凸过大等可因应力失衡，导致融合椎节上、下椎间盘的劳损概率增大而过早突出。

颈椎外伤后，颈椎间盘纤维环受暴力直接作用而撕裂破损，髓核组织急性疝出，造成急性脊髓损伤。车祸及坠落伤不仅造成颈椎骨折脱位，而且同时造成急性和亚急性椎间盘突出的灾难性结果已屡见不鲜。

除 Lanurelle 认为颈 $C_{4\sim8}$ 节灰质前角基底的外侧中间柱存在交感神经细胞，并发出节前纤维外，一般认为颈髓并无节前纤维发出，而起源于 $T_{1\sim2}$ 的脊髓灰质的外侧中间柱，出脊髓后升至颈部换元，形成上、中、下颈交感神经节和连接 3 个节的交感神经干。颈上节发出灰交通支加入 $C_{1\sim4}$ 神经前支并随其分布。还发出灰交通支到面神经、舌咽神经、迷走神经和副神经中，发出的咽支在咽的侧面与喉上神经相汇合，形成咽丛、心支，终于心深丛。颈中节发出的灰交通支加入 C_5、C_6 神经，发出心支至心深丛，另有锁骨下袢支，沿锁骨下动脉下行，然后再上行止于颈下交感神经节。颈下交感神经节位于椎动脉后面，常在第 1 肋颈处形成星状神经节，发出灰交通支参与 C_7、C_8 神经组成。从颈下交感神经节还发出较大支在椎动脉周围形成椎动脉丛，发出的心支到心深丛。

交感干发出体壁支随颈神经而行，参与脊膜支返回椎间孔成为窦椎神经的一部分，分布于颈椎间盘纤维环浅层、后纵韧带和硬膜外之间的疏松结缔组织和血管中，同时还供应硬脊膜、椎体后骨膜等。颈椎间盘的巨大突出或多间隙突出均会造成颈源性眩晕和眼、耳、心等功能异常。

二、临床表现

(一)流行病学资料

颈椎间盘突出症多发生于 40～50 岁，突出部位以 $C_{5\sim6}$、$C_{4\sim5}$ 为最多。5 家医院手术治疗的颈椎间盘突出症共 1 176 例，其中 30～40 岁占 22%，40～50 岁占 41%，50～60 岁占 28%，60 岁以上占 9%。单一节段突出者占 18%，2 个节段者占 37%，3 个节段者占 43%，4 个节段者占 2%。突出部位：$C_{5\sim6}$ 约占 98%，$C_{4\sim5}$ 占 96%，$C_{6\sim7}$ 占 21%，$C_{3\sim4}$ 占 9%，$C_{2\sim3}$ 占 0.9%，$C_7\sim T_1$ 占 45%。相邻 2～3 个节段突出者占 71%，跳跃型占 11%。首发症状：颈椎间盘突出引起的颈、肩胛角内上区及上肢痛者相当常见，多在门诊处置，无法统计。1 176 例手术病例中 29 例因髓核疝入椎管内上肢剧痛难忍而手术。42 例因颈椎间盘突出颈源性眩晕行经皮激光椎间盘减压术。余下 1 105 例中 13% 先双手麻木后发展成为四肢麻木，双腿乏力、发紧僵硬笨拙或不能行走。87% 先自脚向上逐渐麻木无力步态蹒跚艰难，发展成四肢不全瘫，病程 1 天～3 年，平均 6.1 个月。

(二)临床分型及表现

目前尚无标准的分类方法，根据突出的部位、方向、位置节段多寡，病理程度等有不同的分类。

1.突出部位

根据突出部位可分为上位颈椎间盘突出和下位颈椎间盘突出，前者指 S_3 以上椎间盘突出，占 18% 左右，并常同下位突出并存。

2.突出方向

根据突出的方向可分为前突出、后突出、椎体内突出、侧突出。多节段巨大前突出伴骨赘者可同气管一起前后压迫食管引起吞咽困难,较大的凸入椎管内的椎间盘组织可压迫神经根或脊髓。多节段椎体内突出在颈段少见,但可引起颈椎的不稳定和相应临床症状。

3.突出节段

根据突出的节段多寡可分为单节段突出和多节段(2 个节段以上)突出。

4.后突出位置

根据后突出的位置可分为侧方突出、极外侧突出和中央型突出。

5.病理变化

根据病理变化程度可分为突出型、椎体后缘突出型、后纵韧带下突出型和硬膜内突出型。

突出型是指局部纤维环虽完整但变薄,髓核连同变薄的纤维环局部凸起,此型是最常见的;椎体后缘突出型指髓核突出或游离于椎体后缘和后纵韧带前方,向上位椎体后方或下位椎体后方挤压;后纵韧带下突出型指游离的髓核块刺破后纵韧带,部分挤入椎管内,直接挤压神经根或硬膜囊,术中取出游离髓核块后,可见后纵韧带局限性裂口和硬膜,但硬膜完整。游离髓核块突破后纵韧带,硬膜挤入硬膜下腔非常少见,称为颈椎间盘硬膜内突出,迄今国内外文献报道不足50 例。其发生机制尚不清楚,可能突出的椎间盘组织长期牵拉顶压后纵韧带,使之变薄、水肿、变脆,当颈部突然活动椎间盘压力骤然升高,脱水坚韧的游离髓核块(一般附有剥脱的软骨板)锐缘刺破薄弱的后纵韧带和与之粘连水肿脆弱的硬膜疝入硬膜下腔,常可导致急性四肢瘫,也有文献报道从侧方进入硬膜囊,导致亚急性神经损害者。

6.临床表现

根据临床表现可分为下列多种类型,由于这种分型易于掌握和指导临床治疗而广为采纳。

(1)神经根型:此型发病率最高,文献报道其发病率约为颈椎间盘突出症的 90%。临床症状可见颈痛,甚至急性斜颈,反复长时间"落枕"是本型的早期症状。上肢和手麻木疼痛,颈部酸软无力胀痛;或颈痛剧烈不敢转头,伴有肩胛区内上角针刺样、放电样、抽搐样疼痛。30% 以上的患者因枕大神经受刺激同时存在枕后、耳后疼痛。颈部侧屈过伸、咳嗽、打喷嚏,甚至大声说话时均能诱发颈肩臂的疼痛加剧。严重者手内在肌萎缩,动作笨拙,精细动作困难。体征可见一侧颈肌痉挛,颈部活动受限。患肢浅感觉、肌力和腱反射异常,或存在手内肌(主要为骨间肌、大小鱼际肌等)萎缩,突出的节段不同,所累及的颈神经根各异,临床表现也不同(表 8-1)。

表 8-1 颈椎间盘突出症神经根型的症状和体征

突出间隙	受损神经根	疼痛部位	感觉异常	肌力减退	腱反射减弱
$C_{4\sim5}$	C_5	颈肩胛内上缘肩部和上臂外侧	上臂外侧三角肌	肱三角肌和(或)二头肌	肱二头肌
$C_{5\sim6}$	C_6	颈、肩、肩胛内缘,上臂外侧,前臂桡侧,偶尔前胸	前臂桡侧拇指	肱二头肌	肱二头肌桡骨膜
$C_{6\sim7}$	C_7	与上相似,前臂背侧	前臂外侧中、示指	肱三头肌桡侧伸腕肌	肱二头肌桡骨膜
$C_8\sim T_1$	C_8	累及前臂尺侧	小指及四指尺测	手内在肌及尺测伸腕肌	无

臂丛神经牵拉试验阳性(或称 Eaton 征)。方法:检查者一手搬压患侧头部,一手握患肢手使其背伸,随着将患侧上肢外展 90°,两手同时向相反方向推拉加压,有上肢放射痛或麻木感者为阳性。

椎间孔挤压试验阳性。方法:患者坐位,颈部稍后伸向患侧倾斜,检查者站在患者背后,双手合掌于患者头顶缓缓向下加压,出现颈痛和患肢放射或肩胛区背部放射痛者为阳性。

颈椎分离试验阳性。方法：患者端坐，检查者以弯曲的前臂于患者下颌处向上牵引，上肢麻木疼痛消失或缓解者为阳性。

（2）脊髓型：该型以四肢不全瘫，或下肢无力、发紧，行走困难为主要临床体征，占颈椎间盘突出症的 5%～9%。某医院临床统计资料显示，本型多累及中年，40～60 岁者占该型的 80% 以上，30～40 岁者占 11%，60 岁以上者占 7%～8%，男女之比约为 2∶1。大多数患者（约 90%），隐匿缓慢发病，无颈痛史和颈部活动受限。先双脚麻木继之膝关节发软、无力，走路似"无根"，踏棉花感。麻木渐自足小腿向上蔓延，双腿发紧，平卧时两腿"抽筋"，步态蹒跚，双手麻木，持物不能，甚至手屈伸均受限，笨拙。少数人（5%～7%）先颈肩酸痛、双手麻木，握拳乏力，渐累及双下肢，行走困难。个别人无明显外伤史，短期内骤然出现四肢麻痹，呈急性或亚急性发病。颈部按摩或突然转头时诱发四肢全瘫者，偶有发生。该型患者均表现为上运动神经元损害表现，即四肢肌张力增高，屈膝呈折刀样感，髌阵挛和踝阵挛阳性，腱反射亢进，可引出病理反射（霍夫曼征、巴宾斯基征等阳性），平胸骨角水平以下躯干及下肢浅感觉迟钝。相当一部分患者在脊髓长索损害的同时，颈神经根也不同程度的受损害和压迫。临床除出现上运动神经元损害的体征外，还会出现早期根性神经疼痛症状，晚期手内在肌和上肢萎缩，手指伸屈功能不全，精细动作困难，表现为上、下运动神经元损害并存。少数患者颈部过屈或过伸时出现沿颈背部向躯干或上肢的触电样剧痛，称为 Lhermitte 征，提示脊髓已有变性。

颈椎间盘突出症所引发的脊髓损害可大致分为以下几种。①脊髓横贯性损害：约占 70%，一般而言脊髓对缓慢进展的中央型突出物机械性压迫有惊人的耐受能力，临床仅表现为程度不一的上运动神经元损害体征，即不完全性痉挛瘫，四肢肌力一般均在 4 级以上，也很少出现括约肌功能障碍。但此种患者遭受头颈部外伤，即使很轻微，也会因颈髓突然受到后纵韧带下突出的游离髓核、硬膜内突出的髓核块钳夹挤压，发生急性颈髓损伤，突发四肢全瘫。②脊髓半横贯性损害：约占 29%，患者通常一侧上、下肢肌力减弱，而对侧躯干浅感觉明显迟钝。少数浅感觉障碍和肌力下降同存在一侧，对侧浅感觉和上运动神经元损害体征并不明显，呈不典型的 Brown-Sequard 综合征。③脊髓前角损害：约 1%，仅表现为四肢痉挛瘫，肌无力（3 级以下），但无明显的躯干四肢浅感觉异常。这可能与突出物直接侵压脊髓前动脉与大根动脉吻合交界区造成血管痉挛栓塞所致，脊髓前动脉供血的脊髓前角区发生缺血变性。长期的挤压，多节段巨大的椎间盘突出、颈椎不稳、硬性椎间盘突出伴黄韧带肥厚等会使脊髓发生缺血、变性和萎缩，病情呈渐进性恶化。若病情急骤加重常常提示脊髓髓内水肿、囊性变，MRI 表现为受压变细节段呈 T_2 高信号，Wada 等研究结果认为这种 MRI T_2 高信号影像可能主要表明灰质区的囊腔样变或坏死，其存在与脊髓病严重程度和术后疗效并不相关。多节段线状高信号的患者常常出现上肢肌肉萎缩，故一些学者认为 MRI T_2 高信号存在意味着脊髓内病变是不可逆的，例如神经胶质增生或囊腔样变。而另一些研究者则认为是一种可逆性变化，如水肿等。

（3）颈源性眩晕型：多节段椎间盘突出或外侧突出型患者常会出现眩晕、头痛、四肢无力、猝倒等一系列椎-基底动脉供血不全症状。过去过分强调这种颈源性眩晕系由钩椎关节增生肥大直接压迫椎动脉所致，近年来研究结果表明椎间盘退变、颈椎失稳和椎间盘突出，激惹椎旁交感神经丛导致椎动脉痉挛是更常见的病因。间歇性发作，牵引可以缓解症状，临床表现也支持和符合颈椎间盘突出的流行病学特点。

（三）影像学检查

1.X 线检查

应摄取颈椎正侧、双斜位 X 线片，以判定颈椎序列、曲度是否异常，各椎间隙高度的变化，椎体缘骨赘形成与否，钩椎关节及小关节突关节增生程度等。发现异常改变部位和临床体征相符者，应加做颈椎 CT 和 MRI。X 线片虽无确诊价值，但可排除颈椎肿瘤、结核等疾病，有一定的鉴别诊断意义。颈椎动力性拍片，即颈椎过屈、中立、过伸位侧位片，用以判定有无颈椎不稳。

2.CT 扫描

根据临床表现及 X 线片提示的线索，可选择颈椎数个节段进行颈椎 CT 扫描，CT 扫描可清楚地显示椎间盘突出的类型、骨赘形成与否，是否合并后纵韧带骨化和黄韧带钙化或骨化，小关节突的增生肥大程度。根据要求可分别使用软组织窗和骨窗成像来观察椎间盘和骨性结构的异常表现。CT 扫描对脊髓损害程度不如 MRI 清楚，常需做计算机断层扫描脊髓造影。CT 矢状位不能显示椎间盘突出的形态，易因扫描节段不充分而遗漏，但过长的节段不必要的扫描存在放射性损伤的弊病，所以观察矢状位脊髓损害程度常常使用 MRI。目前已有椎动脉三维 CT 血管成像的报道，扩展了 CT 临床应用价值。

3.MRI 检查

MRI 可从矢状位、额状位及轴位，三维立体地对椎间盘突出的节段、程度、形态及脊髓受压损害的病理改变进行影像学检测观察，尤其从矢状位揭示椎间盘向椎体后缘上、下、游离突出状态，疝入后纵韧带及硬膜内突出的现象，脊髓髓内出血、水肿、囊变病灶以及脊髓萎缩变细等病理形态，MRI 是一种无创性无放射性损伤的、有诊断及鉴别诊断意义的、直观而清楚的一项检查。

4.磁共振血管成像

磁共振血管成像是一种利用流动效应和相位效应两个基本成像原理的时间飞跃法和相位对比法进行颈部血管成像的一种磁共振新技术。为了更好地获得信噪比，椎动脉磁共振血管成像多采用颈前表面线圈，并在扫描层面或层块上方设置一预饱和带，以射频脉冲抑制颈部静脉信号。同时应用最大信号强度投影和多层块部分重叠技术，使椎动脉形态清晰显影，避免了血管重叠、中断等弊病。目前已成为诊断椎动脉畸形、病理性狭窄纤曲扭变的主要方法，同 CT 血管造影、数字减影血管造影相比，磁共振血管成像不需应用任何含碘造影剂，无放射线损害，无介入性损伤。

5.脊髓造影

脊髓造影是一种利用顺向（小脑延髓池）或逆向（自腰椎穿刺）在蛛网膜下腔注入 X 线不透性碘剂形成间接影像来判断脊髓受压节段部位、程度，并能区分脊髓受压是否因椎管内肿瘤所致的一种检查方法。但对比剂可引起一些副损害、严重不良反应，目前已有被 MRI 所取替的趋势。

6.肌电图检查

通过肌电图波形、传导速度的异常程度来解释临床表现的辅助性检查。在鉴别运动神经元性疾病与脊髓性颈椎间盘突出症方面有一定的应用价值。

三、诊断与鉴别诊断

典型的颈椎间盘突出症的各型临床表现和颈椎影像学表现相符，诊断即可确立。但需与下列疾病相鉴别。

（一）肩关节周围炎

肩关节周围炎为肩关节周围软组织长期劳损粘连所致，主要表现为肩关节疼痛，主动及被动受限，但上肢运动、浅感觉及腱反射正常。值得提出的是约有 1/3 神经根型颈椎间盘突出症患者，因肩关节失神经营养而合并肩关节周围炎。此种患者除肩关节周围炎表现外，尚有颈痛，上肢神经学检查有异常表现。

（二）胸廓出口综合征

多因前斜角肌肥大，纤维化或颈肋卡压臂丛神经和（或）锁骨下动脉所致，偶尔也可由 C_7 椎横突过长引起。主要临床表现为尺神经和（或）正中神经支配区疼痛、麻木、无力，甚至出现肌肉萎缩、浅感觉异常，皮肤发凉苍白等。患肢血压降低，桡动脉搏动减弱，尤其令患者深吸气后屏气，头转向患侧，上肢高举时桡动脉消失（Adson 试验阳性）。此可与颈椎间盘突出症相鉴别，并可经影像学证实。

（三）腕管综合征

主要临床表现为手指和腕部麻木、无力，严重者累及前臂，腕部 Tinel 征阳性。大鱼际可能萎缩，但无颈痛和上肢反射异常。

（四）肺癌

肺尖部非典型肺癌可侵袭臂丛，出现肩部和上肢疼痛麻木，疼痛较剧烈。若胸片显示肺癌征象和出现 Horner 综合征，鉴别诊断并不困难，颈椎 MRI 可以区分两类疾病。

（五）椎管内肿瘤

早期可存在神经根刺激症状，后期出现因肿瘤体椎管内占位导致脊髓损害的临床表现。仅凭物理检查难以区分，颈椎 MRI 可资鉴别。

（六）颈椎后纵韧带骨化

神经根受累，脊髓受损表现同颈椎间盘突出症难以区别。颈椎 CT 具有诊断及鉴别诊断的价值。颈椎后纵韧带骨化患者颈椎 MRI 常常显示多椎间盘退变或突出，但脊髓受压变形的前缘和突出退变椎间盘尾端并不直接相触，之间有一不规则低信号或无信号区，应严格地加以识别和区分。

（七）颈椎管狭窄症

其临床症状与体征酷似颈椎间盘突出症，但其多存在椎间盘退变膨出、后纵韧带及黄韧带肥厚钙化、关节突肥大、脊髓多节段前后受压等表现。椎管矢状径＜10 mm，为其影像学诊断及鉴别诊断的特征。

（八）癌性非转移性脊髓病

癌性脊髓病分为转移性和非转移性脊髓病。前者系癌肿直接浸润转移至脊髓。后者病灶处无肿瘤细胞，其脊髓灰白质、后索、侧索均可受累，呈炎症、变性及脱髓鞘改变。可分为侧索变性型、亚急性坏死型及肌萎缩侧索硬化型脊髓病。年龄大，原因不明的脊髓病者，应高度怀疑。脊髓 MRI 有助于区分颈椎间盘突出所致的脊髓病抑或是非转移性癌性脊髓病。

（九）肌萎缩性脊髓侧索硬化症

此病系脊髓前角细胞、脑干运动核和皮质脊髓束受损害的一种原因不明性疾病。因其多发生于颈膨大处，不典型者易与颈椎间盘突出导致的脊髓病相混淆，影像学有时亦难以区分。前者仅表现为上运动神经元损害表现，但缺乏躯干部浅感觉障碍，有明显上肢肌萎缩伴肌束震颤，侵犯延髓者吞咽困难，电生理异常。

(十)糖尿病性脊髓病

约70％糖尿病患者存在全身小血管及微血管病变,管腔狭窄甚至完全闭塞,若累及脊髓营养血管会导致局限性营养障碍性脊髓病。血尿糖异常者若出现上运动神经元损害症状,应考虑此病的存在。MRI常有椎间盘退变的影像学改变,故应严格区分两类预后不同的疾病。

(十一)颈脊髓血管畸形

颈脊髓血管畸形是一种先天性疾病,起病于胚胎期,中年以后发病,80％为动静脉瘘,其次为毛细血管瘤,常与其他部位畸形并存。颈段脊髓血管畸形占脊髓血管畸形的15％～20％,加之胸段达30％～40％,以髓内病变为主。早期根性疼痛,并逐渐出现四肢无力,上、下运动神经元损害的症状与体征同时存在,表现为程度不一的瘫痪症状。发病极似颈椎间盘突出症,脊髓造影、选择性脊髓血管造影、MRI有助于诊断和鉴别诊断。

四、治疗

(一)非手术治疗

对单纯外侧性颈椎间盘突出导致的神经根性疼痛和颈源性眩晕型颈椎间盘突出、失稳者应先采取非手术治疗。

方法有适当休息、卧床、枕头疗法、颈部理疗牵引,应用脱水药、止痛药和神经营养药等,颈源性眩晕者可加用血管扩张剂、中药制剂等。理疗牵引对于根性疼痛的颈椎间盘突出症有良好的疗效,绝大部分患者可经过非手术治疗症状好转或治愈。复发可能性存在,但缺乏复发率的确切统计数字。

(二)手术治疗

手术治疗的适应证为:①神经根性疼痛严重、经牵引理疗等非手术治疗无效者。②剧烈的根性疼痛,上肢或手内在肌萎缩者,或CT和MRI证实为游离髓核疝入后纵韧带或硬膜下腔者。③颈源性眩晕、非手术治疗无效者。④脊髓受压,出现明显的上神经元损害体征者。手术方法有微创和开放性手术两种。开放性手术有经颈前路、经颈后路和经颈侧路3种。

1.经颈前路间盘切除植骨固定术

无论是否伴有骨赘形成的颈椎间盘突出症,经颈前路彻底切除突出的椎间盘组织和骨赘,(包括完全摘除后纵韧带下或硬膜内突出的游离髓核),并同期植骨融合,重建颈椎稳定性。当机械性压迫来自脊髓前方时,行前路减压是合理和有效的。为达到彻底减压的目的,必须切除一切突出物,包括增生的椎体边缘骨赘,充分显露出该节段后纵韧带。长期椎间盘突出、失稳和骨质增生物侵压,后纵韧带可发生肥厚和局限性钙化,甚至骨化,前路手术可一并切除,显露硬膜,使减压更充分更彻底。对多间隙椎间盘突出病例,过去因植骨块过长,易塌陷移位或假关节形成,令许多医师却步,而行后路减压术。尤其是多节段椎间盘突出伴颈椎不稳者后路手术不仅进一步加重了颈椎不稳定,而且仅仅让脊髓后移,疗效也不确切。

文献提示,多椎间盘突出后路减压,术后优良率不足60％,并随时间推移,优良率逐渐下降。目前国内外一些学者采用钛网钛板复合内植物固定的方法获得了满意疗效。其优点是:①立即获得颈椎节段稳定效应,便于术后患者的护理与术后康复。②植骨愈合率极高,颈椎术后矫正的生理曲度和高度维持不变,从而消除了多节段椎间盘突出前路植骨的种种并发症。③仅一个切口,用取自颈椎的骨松质加压填塞钛网内,避免了取自体髂骨带来的另外创伤和诸多并发症。④大大缩短了手术时间和患者术后卧床制动牵引时间及住院天数。钛网钛板价格昂贵,有无金属遮挡效应,有待观察研究。对合并老年骨质疏松症的患者而言,有无金属切割椎体现象尚需长期的随访观察。单一间隙和大部分两个间隙植骨融合率高,此类患者仍应取自体髂骨移植。

前路单节段或双节段颈椎间盘切除术是否必须植骨融合仍有争论,有人做了前瞻性研究和疗效评定,认为研究结果支持不需植骨融合,椎间盘切除后可自发融合,颈椎稳定性不受影响。一些学者报道不植骨病例比植骨病例疗效好,术后自发性融合率达28%～75%。但许多学者的长期随访结果表明,不植骨融合者比植骨融合者疗效差,术后椎间高度丢失,后凸成角畸形发病率较高,且术后颈痛较常见,甚至神经功能恶化,故强调必须植骨融合。

理论上植骨融合节段上、下间隙可因应力转移导致进行性退变加速,但发病率仍不清楚,目前尚无长期随访的可靠资料报道。一些术后长期随访结果的报道指出,多节段椎间盘切除植骨融合术后,其上、下间隙发生异常活动,并有些病例融合椎上一椎体向后滑移,故力劝不要做过长节段融合。但切除已经突出的椎间盘,行脊髓彻底减压并植骨融合重建颈椎稳定是治疗的需要。

缓慢突出的颈椎间盘患者,常伴有椎体不同程度的失稳,小关节突关节和钩椎关节(Luschka关节)和椎体边缘反复累积性损伤,引起骨赘形成或肥大增生。严重失稳者会导致颈椎退行性前后滑移,黄韧带肥厚钙化并向椎管内凸起,后纵韧带反复被剥起,增生肥厚局限性钙化甚至骨化也较常见。有学者采用前路椎间盘后纵韧带一期切除,直接显露硬膜,并牢固的固定(钛板或植骨),获得近期与远期均满意的疗效,不用再后路减压。前路减压植骨融合后,脊髓前移和节段性融合,肥厚钙化的黄韧带不会在活动中突入椎管,且逐渐会缩小变薄。因此一次性前路手术时可以解除脊髓压迫症状。在过去100余例此类手术中,并未发现肥厚钙化甚至骨化的后纵韧带与硬膜粘连,亦未发生神经系统损伤并发症,术后患者四肢立即轻松,长期随访结果也令人满意。

随着钛板设计工艺的提高,单皮质螺钉已取代了双皮质螺钉,神经损伤的危险性、断钉及松动等并发症已大大降低。生物力学试验结果表明,同时行前路钛板固定,可防止植骨块的松动、移位和脱落,有效地限制椎间隙高度的丢失,提高了融合率。尤其在长节段的植骨融合和外伤性颈椎间盘突出症手术病例、合并颈椎不稳的颈椎间盘突出者中附加钛板固定可明显提高颈椎的生物力学强度和稳定性。术后不需强迫患者用外固定支具或牵引来防止颈椎异常活动。慎重挑选优质合适的钛板,精细的手术操作可以避免一些潜在的并发症发生。

2.后路椎间盘切除术

单一节段的后侧方"软性"椎间盘突出导致顽固性颈肩背痛者,伴有神经根管骨性狭窄者,继往已行前路手术但根性症状依然存在者,以及气管切开插管,前路手术无法进行者,均可考虑后路椎间盘切除术。但多节段或中央性突出者不宜选用后路。椎间盘突出伴骨赘形成者后路手术疗效也不显著。过分显露神经根、广泛的小关节切除过多的椎板减压,势必造成医源性颈椎不稳,并继发后凸畸形,长期随访结果证实,减压上方的节段常出现新的卡压并引起神经功能的恶化。同时操作不当可损伤椎动脉、神经根。术后硬膜外血肿在颈椎后路手术中并不罕见,术后已恢复良好的神经功能再度恶化,需急诊剖开切口,冲洗血肿,寻找并处理活跃的出血点或小血管,神经功能会完全恢复至第一次术后水平。拖延等待期待血肿自然吸收会导致神经功能部分或全部的丧失。后路手术创伤面瘢痕化,与硬膜粘连也是一个棘手的难题。且术后减压节段上、下端再出现退变和狭窄,压迫脊髓并不比前路少见。曾有报道术后颈枕压迫致瘫痪加重,再次手术已无改善。

3.侧前方椎动脉减压术

因椎间盘巨大外侧方突出(可伴有或不伴有骨赘),颈椎失稳导致的椎动脉受压牵扯,导致颈源性眩晕者,前路减压固定是一种常常奏效的办法。少数患者因钩椎关节增生肥大,直接压迫椎动脉或横突孔狭小时,有人主张行侧前方椎动脉减压术,包括横突孔开大、钩椎关节部分切除。侧前方手术显露有多种术式,典型的入路有两种。

(1)按欲显露的椎动脉水平行颈部横切口,沿胸锁乳突肌外侧缘和颈阔肌内侧缘间进行剥离,再分离胸锁乳突肌内侧缘,使其完全游离,在副神经穿过该肌的上方(相当于乳突肌起点3~4 cm处)横断,并向上翻转,可见到臂丛神经和副神经自前斜角肌中斜角肌间隙,即颈外侧区进入斜方肌深面,分离疏松结缔组织,即可显露椎动脉、横突和钩椎关节。

(2)亦可按胸锁乳突肌内侧缘纵行切开颈阔肌,结扎切断二腹肌后,分开气管食管和颈动脉鞘之间的间隙,将气管等拉向左侧,颈动脉鞘拉向右侧,显露颈长肌,至骨膜下剥离颈长肌或将其结扎切断,向上、下牵拉,即可充分显露椎动脉及横突和钩椎关节、椎间盘侧方。根据需要可用咬骨钳切除横突孔前方及部分前结节,亦可用气动钻开大横突孔壁。如若切除部分肥大增生的钩椎关节,可选用骨刀切除或气动钻磨削。无论使用何种方法,都要保护好椎动脉及其毗邻的神经。

4.并发症

(1)椎动脉损伤:将是一场灾难,出血凶险不易控制,应选用无损伤线修补,以防术后附壁血栓形成和脱落。椎动脉单侧结扎会产生怎样的后果,尚难预料。有学者曾遇到1例椎动脉刀伤病例,出血凶险,后经介入栓塞,患者却无任何神经症状。椎动脉构成脑基底动脉环供应大脑后部及延髓的血液,同时椎动脉变异较大,两侧粗细常常不一致,若为粗大主要供血血管损伤就会产生颈髓及延髓症状,中枢性视力障碍。

(2)交感神经损伤:椎动脉下段有交感神经丛包绕,颈长肌表面也分布走行交感神经干,任何粗暴的操作或牵拉、钳夹、切断,术后都会产生 Horner 综合征。

由于颈源性眩晕的发病机制尚不清楚,颈源性眩晕患者颈椎双斜位 X 线片钩椎关节增生肥大并不多见。多数患者是因为多发或巨大颈椎间盘突出,颈椎节段性失稳,前路减压牢固固定使这些患者术后眩晕甚至耳鸣耳聋得以好转。经皮激光椎间盘减压术也获得了良好的疗效,说明因钩椎关节增生挤压椎动脉狭窄或横突孔狭小使椎动脉供血不全的病例非常少见。

(陈有应)

第四节　胸椎管狭窄症

椎管狭窄是导致脊髓、马尾神经和神经根压迫性损害的常见原因之一。发生在腰椎最多,其次为颈椎,胸椎少见。退变性胸椎管狭窄症是近年来才被逐渐认识的一种疾病,主要累及椎间关节-椎间盘水平,该处关节囊、黄韧带、后纵韧带骨化及椎体增生,椎间盘膨隆,造成椎管狭窄和脊髓压迫症状,这些变化与脊椎退行性病变是相一致的。有关胸椎管狭窄症的报道较少,欧美文献仅仅有极少数病例报道,日本发病率较高,国内近年来也有不少病例报道。该病相对较为少见,临床较易漏诊和延误诊断。

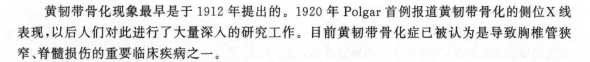

黄韧带骨化现象最早是于 1912 年提出的。1920 年 Polgar 首例报道黄韧带骨化的侧位 X 线表现,以后人们对此进行了大量深入的研究工作。目前黄韧带骨化症已被认为是导致胸椎管狭窄、脊髓损伤的重要临床疾病之一。

一、流行病学

黄韧带骨化多见于亚洲人,尤其是日本人,发病率为 5％～25％;黑种人、高加索人也有少量报道,但在白种人中极罕见。该病为老年性疾病,50～70 岁发病率高,并有随年龄增长发病率增高的趋势;男性发病较多,男女比例为(2～3)∶1。

二、发病机制

到目前为止胸椎管狭窄症的确切病因尚不完全明确,几十年来围绕其发病机制不断探索,现认为可能与以下几种因素有关。

(一)慢性退行性病变

临床统计研究表明,黄韧带骨化老年人多发,且以下胸段居多,同时常伴其他病理变化如后纵韧带骨化、小关节肥大、椎体增生等,这些特点与脊柱其他部位慢性退变是相一致的;同时发现,部分脊柱退行性病变病例中胸椎黄韧带骨化、后纵韧带骨化发生率高。病理学研究也发现,黄韧带退变过程中弹力纤维减少、大量胶原纤维增生,在此基础上逐渐发生软骨样改变、钙化,直至骨化。但是,该观点很难解释为何颈椎黄韧带骨化极为少见。

(二)积累性劳损

另外一些学者认为,由于下胸段活动度较大,黄韧带在附着点处受到较大的反复应力而致慢性积累性损伤。反复的损伤、修复,最终导致黄韧带骨化。临床病理学研究结果显示,黄韧带骨化往往始于黄韧带的头侧、尾侧附着部,长期受力致弹力纤维断裂、胶原纤维增生,甚至在受力明显的部位发生黏液样变性;病变黄韧带显示反复替代及软骨化生过程,继而通过软骨内成骨导致黄韧带骨化。

(三)代谢异常

目前研究较多的是氟与黄韧带骨化间的关系,其可能的作用机制为氟可激活腺苷酸环化酶,从而使细胞内环磷酸腺苷含量升高,引起细胞质内钙离子浓度显著升高,最终导致软骨细胞钙化、骨化。低磷血症也被认为与黄韧带骨化有关,但机制尚不明确。

(四)其他

炎症、家族性因素等也被认为是本病的发病机制之一,因为临床观察到不少家族聚集现象,但迄今仍缺乏充分证据。

三、病理

根据术前 X 线片、CT、MRI 检查、手术所见及术后病理检查,胸椎管狭窄的病理改变足多种多样的,有先天性的,如椎管发育不良、椎弓根短缩;遗传性的骨代谢异常如 Paget 病;维生素 D 抵抗性骨病;也有后天性的,如肾病性的骨代谢异常,氟骨症。临床上最多见的是反复的应力损伤因素,局部的退行性病变所致胸椎管狭窄是基本病理改变,包括黄韧带肥厚、黄韧带骨化、关节突肥大、椎板增厚、椎间盘突出、后纵韧带骨化、硬膜增厚等类型。

从影像学上看,退行性胸椎管狭窄的主要病理改变为黄韧带肥厚,部分出现钙化或骨化。可厚达1~1.5 cm,有的出现双椎板样改变,甚至与上、下椎板融成一体;椎板增厚硬化,厚达1.5~2 cm;关节突增生肥大,增生骨赘向椎管内突入;椎体后缘骨赘向椎管突入。椎间盘突小和颈椎后纵韧带骨化多并存;椎管矢状径和横径减小,椎管变形,硬膜外脂肪消失,硬膜外粘连紧带、硬膜增厚。脊髓受损、硬膜囊变形或呈节段性环形凹陷,搏动减弱或消失。这些改变与颈、腰椎管狭窄退行性病变相似,故退行性胸椎管狭窄应当是脊柱退行性病变的一个组成部分。由于胸椎管在正常情况具有相对较窄的解剖学特点,即使其退生程度与颈、腰椎相同,亦可能最先造成胸段椎管脊髓及神经根的压迫性损害。而且由于缺乏有效缓冲空间,与颈、腰段相比,压迫与缩窄程度往往较严重,无缓解期、常呈缓慢的进行性发展,因长期缺血生性造成永久性瘫痪。此外,胸椎相对较为固定,韧带及关节囊的病理性骨化倾向较易形成,与颈、腰段相比,除形成更严重的狭窄外,其范围往往较为广泛,常累及4~6个脊椎,氟骨症则受累范围更加广泛。

四、临床表现

胸椎管狭窄疾病临床主要表现为脊髓不全压迫造成的胸段脊髓缺血、感觉和运动传导障碍等一系列综合征,大部分患者起病呈隐袭性,少数可有诱因,如腰背部扭伤,受凉、过度劳累,手术麻醉等,症状表现多样:①胸椎压痛,伴或不伴放射痛,后伸受限伴疼痛。②下肢感觉异常,如下肢麻木、无力、脚踩棉花感;下肢肌力减弱,肌张力增高,出现肌紧张、折刀样痉挛,僵硬、无力、行走困难,且进行性加重。③间歇跛行史,行走数十米至数百米或久立后症状加重,平卧时症状减轻。④胸腹部束带紧迫感。⑤大小便功能障碍。⑥痉挛步态,有些患者甚至不能站立。

体格检查方面以胸段脊椎受压表现为主,脊柱相应节段压痛,少数有后凸畸形,胸椎不同平面以下存在不同程度的感觉、运动障碍,出观感觉减退平面、双下肢痉挛步态、大小便异常等不全瘫痪。神经反射亢进,病理反射阳性,腹壁和提睾反射减弱或消失,膝、踝反射活跃或亢进,髌、踝阵挛,巴宾斯基征阳性;神经根刺激症状,如胸背部束带感,疼痛,脊髓、马尾神经循环障碍,出现神经源性间歇性跛行,括约肌功能障碍,大小便困难;晚期脊髓完全性压迫,出现截瘫,大小便失禁等。

五、影像学检查

影像学检查是胸脊髓压迫症定位、定性诊断的最主要手段,仅依靠感觉平面、反射或棘突叩击痛等临床检查,往往并不确实。

(一)X线检查

X线检查是必须的,可排除脊柱肿瘤和骨性病变,疑有胸椎管狭窄症的患者应常规行X线检查。一般多表现为胸椎不同部位不同程度的退变征象,正位片病变部位椎间隙变窄,有不同程度的椎体缘唇样骨质增生,椎间隙内多模糊不清,椎板轮廓难以分辨;在侧位X线片可见胸椎退行性病变,如关节突肥大,椎体骨赘形成,甚至呈竹节样改变,椎间隙可有轻度变窄,椎间孔投影中可见骨化影,可呈钩形或鸟嘴状高密度影。连续几十节段黄韧带骨化时椎管后壁呈锯齿状,引起节段性狭窄,这一点从 T_1~L_2 所有平面均可发生,特别是 $T_{9~12}$ 节段。氟骨症病例可见胸椎骨密度明显增高,韧带广泛骨化,结合流行病学及生化检验可诊断。

(二)CT检查

对脊柱脊髓疾病的诊断具有定性和定位作用,可清晰显示椎管狭窄的程度、病变具体部位、骨化形态,更清楚地揭示椎管、硬膜囊、蛛网膜下腔和脊髓的相互关系,显示病变更为明确。CT扫描主要表现为起于椎管后外侧壁即椎板下缘或关节突前内侧的单侧或双侧板状或结节状骨化块,突入椎管内,形态表现为棘状、结节状、板块状、隆突状骨化。双侧型的骨化块可相互部分融合并与椎板和后关节囊融合,椎管狭窄程度上比单侧重。但大的单侧骨化块亦可封闭半侧椎管,造成严重椎管狭窄。后纵韧带骨化和关节突肥大可进一步加剧椎管狭窄,严重时,椎管呈二叶草或窄菱形。脊髓横断面上,压迫重的地方脊髓变细,密度增加。图像横扫可显示增生肥大的关节突,由于椎板增厚和黄韧带骨化造成椎管狭窄时,不是每个扫描层面都与椎管垂直,CT 片上显示的椎管狭窄常较实际更严重。

（三）MRI 检查

在无 MRI 检查之前,常规做脊髓造影,以观察脊髓受压节段,主要表现在正位片上见束腰状、V 形或 U 形改变,在侧位片 L 梗阻端表现为 V 形边缘及从椎管的后下方向前上方斜坡样、擦边样而过的改变。造影检查可清晰显示韧带的骨化影,并可见椎管变形、变小、硬膜囊受压,呈搓衣板样、毛刷样或蜡笔样。亦可显示椎间关节、肋结节关节、前纵韧带及后纵韧带的退变、增生、融合、骨化等。椎间关节增生肥大内突,椎板增厚,黄韧带肥厚,颈椎后纵韧带骨化出现。双层骨样板改变,不完全梗阻,矢状径和横径减小,硬膜外脂肪消失,脊髓受压变形,充盈缺损为多节段性,呈"串珠"状,多见于椎间盘椎间关节平面脂肪消失,脊髓受压变形,充盈缺损为多节段性,呈"串珠"状,多见于间盘-椎间关节平面椎管变形。完全性梗阻时,梗阻端平直或呈斜坡状。

胸椎间盘退行性病变和骨赘形成时,可见椎间隙变窄,椎间盘成分减少,信号减弱,有的出现后方椎间盘成分消失,局部信号变弱。受累节段的椎体前、后缘均见低信号的突出物,以后缘为主,后缘突出呈弧形,其信号与皮质骨相似,有的可见"包壳"样改变,即突出物表面信号明显减弱,而中央部分信号增强。黄韧带骨化,黄韧带信号明显降低,矢状面上造成脊髓的节段性压迫,形态似"锯齿样"。比较重的韧带钙化在某些矢状面可占据大部椎管。后纵韧带骨化,可见受累节段的椎体后方正常低密度影增厚,超过正常胸椎后缘"黑线"影,椎管在此部位更显狭窄。胸髓受压和受损时,受累节段的致狭窄因素对胸髓压迫,使胸髓局部弯曲、变扁或呈凹陷向侧移位,多节段狭窄者,脊髓多节段扭曲变细。受压节段的脊髓信号以增强为主,T_2 像较 T_1 像更有利于观察脊髓压迫。

六、诊断

正确的诊断首先依靠详细的病史及全面的神经系统检查。本病相对较少,基层医院常延误诊治,强调早期诊断尤为重要。依据症状和体征,特别是神经学检查和 X 线、CT、MRI 及电生理检查,可以做出诊断,并可与胸椎间盘突出症相鉴别。在临床上,胸椎黄韧带骨化多表现为胸椎管狭窄而引起的一系列脊髓、神经根压迫的症状和体征,病程长短不一。其初始症状一般为双下肢麻木、僵硬、无力以及感觉异常,常伴有胸部束带感、胸部扩张受限及背部僵硬,间歇性跛行也是临床常见症状。病变在中、上胸段可有明显的上运动神经元瘫痪的体征,但在下胸段常表现为上、下神经元同时瘫痪的体征,少数患者甚至表现为膝以上痉挛性瘫痪、膝以下弛缓性瘫痪。感觉障碍可为横断性或神经根性。双上肢检查正常可排除颈段病变。

（一）病史和发病年龄

胸椎管狭窄症的病史一般均较长,系慢性发病。多为中年以上发病,发病率男多于女。

（二）症状与体征

多数患者早期表现为进行性双下肢麻木、无力、僵硬、不灵活、间歇跛行、胸腹部束带感。X 线检查多误认为"骨质增生",常行非手术治疗直至病情严重。检查早期 X 线片,除一般退行性病变外,多已有明显的黄韧带肥厚、骨化,后纵韧带骨化等。

影像学检查对诊断胸椎黄韧带骨化有重要作用。高质量胸部平片和侧位断层片,CT 或 MRI 对早期诊断是很必要的。应注意识别黄韧带和后纵韧带骨化,这是椎管狭窄的主要因素。X 线片有利于鉴别后纵韧带骨化及脊柱炎症、肿瘤等;侧位片可见椎板间隙处形成向椎管内占位的三角形骨化影,但受肩带的重叠及肝脏阴影的影响,常使对上、下胸段的判断受到一定程度的限制,而且对病变早期及板状型骨化的诊断较为困难。椎管造影只能提示梗阻的程度,对病因学诊断无价值,且具有创伤性,目前已很少采用。

（三）鉴别诊断

腰椎间盘突出症患者发病年龄较轻,大多在 20～40 岁,病史较短,很多患者可以明确发病日期,有人在明确的轻微损伤后发病。由于椎间盘突出多偏向一侧,故脊髓受压症状多在一侧肢体,或两侧轻重不一,脊髓受压程度也较胸椎管狭窄者为轻,几乎无全瘫者。影像学检查特别是 MRI 检查可提供重要诊断依据,腰椎间盘突出多累及单个椎间隙,个别有两间隙椎间盘突出者,在 MRI 上显示清楚,无脊髓后方受压的病变,可与胸椎管狭窄症相鉴别。

此外,该病应与黄韧带钙化症相鉴别,多数学者认为,黄韧带钙化症与黄韧带骨化过程中的钙化是两个截然不同的病理过程。黄韧带钙化症仅见于颈段,女性多见,大体观多呈圆形或椭圆形;光镜下可见钙盐沉着于纤维中,钙化灶周围有较多的多核巨细胞、组织细胞及淋巴细胞浸润,表现为肉芽肿样异物反应,与以骨小梁、骨髓结构为特征的骨化完全不同。

七、治疗

通常认为,非手术治疗胸椎管狭窄均无效,手术治疗是目前唯一有效的方法,病情进行性加重,一经确诊应立即手术治疗。

造成胸椎管狭窄症的后方因素主要为肥厚的黄韧带、椎板以及肥大的关节突;而前方因素主要为胸椎间盘突出和后纵韧带骨化,但单独的颈椎后纵韧带骨化压迫脊髓而无后方病理改变者少见。因此,胸椎管狭窄手术治疗,主要为后路椎板切除减压术。对于退行性病变为主的,包括黄韧带骨化、关节突增生、后纵韧带骨化、椎板增厚等类型为主要病理解剖改变的胸椎管狭窄疾病,手术行后路全椎板切除减压术是比较简单、直观、彻底的方法,手术的疗效也较满意。对合并有胸椎间盘突出压迫脊髓者宜采用后路减压,再辅以侧前方减压、椎间盘髓核摘除术。

八、术后脊柱稳定性和功能恢复

整块半关节突椎板切除术后,经 2～8 年的随访,未发现胸椎不稳的情况。原因是外半关节突关节仍存在,还有肋椎关节保护,故胸椎的稳定性可以胜任日常生活,一般情况下不需要行内固定。至于术后效果则与术前脊髓本身的情况和手术减压程度有关:术前未完全截瘫、MRI 脊髓信号正常者,手术减压充分,常可获得优良效果;术前截瘫严重,脊髓本身有软化灶者,仅中等恢复,但较术前进步明显;个别未按整块半关节突椎板切除术操作者,脊髓损伤加重。因此,椎板整块切除,可减少或防止脊髓损伤加重的发生。

氟骨症性胸椎管狭窄症是地方性慢性中毒性疾病,动物试验表明氟在异位骨化的化学诱导中起重要作用,氟可激活细胞腺苷酸环化酶、从而使细胞内环磷酸腺苷含量升高,导致细胞质钙浓度升高,软骨细胞变性、钙化。表现为骨质密度增高,椎板及小关节突增生、肥厚。椎板内韧带(特别是黄韧带)肥厚、骨化,从而导致椎管狭窄,造成脊髓受压的症状,临床表现为椎管狭窄症状。

对于胸椎黄韧带骨化引起的椎管狭窄和脊髓损害，至今仍无有效的非手术治疗，一旦诊断明确，即应尽早手术治疗。黄韧带骨化主要侵犯脊椎的后部结构，胸椎椎板切除减压是比较合理的方法。但是其手术效果往往不如腰椎和颈椎好，这是因为其病理因素较颈腰段复杂，手术操作也困难。

术后效果与术前病程长短、脊髓压迫与脊髓损伤程度、病变累及节段、狭窄程度、是否并发后纵韧带骨化以及手术方法等诸多因素有关。狭窄或瘫痪较重而时间较长者，除了致压物使脊髓直接受压而造成损伤外，还由于局部血液循环障碍，缺血、缺氧时间较长，可以导致脊髓组织发生不可逆性的继发性损伤。术前 MRI 上胸髓受压和受损程度越轻，症状进行性加重时间越短，术前生活仍可自理者，术后效果往往越好。而多节段受累，脊髓已有软化、囊变、萎缩变性，症状进行性加重时间长，术前生活需他人照顾者，术后往往效果不理想。

（陈有应）

第五节 胸椎间盘突出症

胸椎间盘突出症临床上较少见，由于它症状复杂，临床表现多样，因而诊断比较困难，往往会延误诊断。近年来随着诊断方法的改进，如 CT、MRI 的应用，使得胸椎间盘突出症能够获得早期诊断，另外还发现了一些临床无症状的胸椎间盘突出患者。目前对胸椎间盘突出症的自然病史仍不十分了解，临床上对于造成脊髓压迫的胸椎间盘突出症患者首选外科手术，近年来随着手术方法和技巧的改进，手术治疗胸椎间盘突出症的疗效也不断得到提高。

一、概述

1838 年，Key 报道了第一例胸椎间盘突出症导致脊髓压迫。1911 年，Middleton 等报道了第二例胸椎间盘突出症；1922 年，Andson 采用后路椎板切除的方法第一次尝试通过外科手术的方法来治疗胸椎间盘突出症；1934 年，Mixter 和 Barr 报道了 4 例胸椎间盘突出症，其中 3 例进行外科手术治疗的患者中 2 例出现了截瘫，因而他们认识到这种疾病治疗是比较困难的。在这以后，有很多的文献对胸椎间盘突出症进行了更加详细的描述。普遍认为后路椎板切除的方法治疗这种疾病的疗效难以预料而且风险很大。1960 年，Hulme 首先采用肋横突切除入路治疗了 6 例胸椎间盘突出症患者，他的经验证明肋横突切除入路是一种比后路椎板切除术更为安全和有效的方法。Arce 等回顾了 49 例手术治疗的胸椎间盘突出症后发现，肋横突切除入路治疗胸椎间盘突出症的症状改善率为 82%，另外有 14% 的患者无改善，4% 患者症状加重。1958 年，Crafood 等报道了第 1 例经胸入路治疗的胸椎间盘突出症，他们对椎间盘进行了开窗，但没有过多地摘除椎间盘和进行脊髓减压，结果手术效果良好。Perot 等在 1969 年进行了经胸的脊髓减压来治疗胸椎间盘突出症，结果获得良好疗效。1971 年，Carson 等报道了后外侧入路的方法治疗胸椎间盘突出症，1978 年，Patterson 等对 Carson 方法进行了改进。上述所有手术方法都在不断地改进中，近年来，一些学者尝试通过胸腔镜摘除突出的胸椎间盘，这为胸椎间盘突出症的治疗提供了另外一个途径。上述每种方法都有它本身的优点和缺点，除了后路椎板切除的方法外所有方法都可以接受。

二、病因与病理机制

(一)病因

大多数学者都认为退行性病变是胸椎间盘突出症的主要原因,因为胸椎间盘突出往往是发生在退变较大的胸腰段。Videoman 等发现在 $T_{11\sim12}$ 节段上往往可以看到中度及重度的骨质增生,在 $T_{8\sim12}$ 的上位终板常见有不规则的改变出现,胸腰段终板的改变往往是在中央,而不像腰椎终板的改变常在周边。创伤在胸椎间盘突出症发生中的作用仍存在争议。胸椎间盘突出症患者中有 14%~63% 存在外伤史。在 10 个随机的研究中,平均为 34%,在一些患者中外伤因素是确定的,而另外一些患者中外伤可能只是加重或者诱发因素。外伤的程度可从小的扭伤到重的摔伤及严重的车祸。还有一些学者认为休门氏症可以加重椎间盘的退变,促使胸椎间盘突出症的发生。

由于本病的复杂性,很多患者没有被认识到或表现为无症状。胸椎间盘突出症发病的实际情况目前仍不十分清楚。胸椎间盘突出症发病年龄最小为 11 岁,最大为 75 岁,大多数患者在 40~60 岁发病,男性和女性无明显差别。胸椎间盘突出症发生率比较低,在 Logue 250 个椎间盘切除术患者中,只有 11 个是胸椎间盘突出症(4%);Otani 等在 15 年间的 857 个椎间盘切除术患者中有 11 个是胸椎间盘突出症(1.8%);在尸体标本研究中,Perry 发现 11% 的尸检标本中有胸椎间盘突出,总的来说,症状性的胸椎间盘突出只占所有椎间盘突出的 0.15%~4%,手术治疗的胸椎间盘突出症又只占到所有手术椎间盘的 0.2%~1.8%。胸椎间盘突出症合并神经功能损害在总的人群发病率约 0.0001%。MRI 的出现使胸椎间盘突出症的诊断和治疗发生了飞跃,使早期诊断和治疗成为可能,现在它已经代替了脊髓造影,成为胸椎间盘突出症诊断和治疗中一个必不可少的工具。在 1950 年前,Love 等在继往 26 年中才发现了 17 例胸椎间盘突出症患者,而在 MRI 出现以后,Ross 等在 2 年中就发现了 20 例患者,通过 MRI 检查,Wood 等在 90 例无症状的患者中发现 66 例有一个或多个胸段椎间盘表现解剖异常,其中突出 33 例(37%),膨出 48 例(53%),纤维环撕裂 52 例(58%),脊髓异常 26 例(29%)。年龄和胸椎间盘突出发生率之间无显著的关系。胸痛和无症状人群中的胸椎间盘突出发生率无显著差异。而 Williams 等则认为,胸椎间盘突出十分常见,可以认为是 MRI 上的一个正常变异。

儿童的椎间盘钙化被认为是一个自限性的疾病,最终可出现疼痛缓解、钙化吸收,通常发生在颈椎,半数患者之前有外伤或上呼吸道感染病史。Nicolau 等回顾了儿童突出钙化胸椎间盘的自然史,也证实该病患者症状能自发改善,钙化可自行吸收,但并非所有患儿病程都是良性的,其中有两例患者出现了脊髓压迫症状,需要手术。成人椎间盘钙化在胸腰段脊柱最为常见,通常无症状,除非发生椎间盘突出,它在无椎间盘突出人群中的发生率为 4%~6%,而在椎间盘突出人群中的发生率为 70%。

(二)病理机制

胸椎间盘突出症产生神经损害的病理机制是继发于直接的机械性压迫和脊髓缺血性损害。Logue 的报道支持直接的压迫可促使神经损伤,他报道了一例 14 个月后死亡的进展性截瘫患者,尸检可见脊髓发生明显的扭曲,但脊髓前动脉和静脉却搏动良好。另外齿状韧带限制脊髓的后移也可使神经结构容易受到损害。1911 年,Middleton 和 Teacher 报道了一例患者,他在提重物的时候突然发生严重的背痛,20 小时后突然出现从胸到脚的剧痛,然后发生瘫痪,16 天后死于尿毒症,尸检发现突出的胸椎间盘压迫脊髓,病检发现该部位压迫后出现变性,一根血管栓塞并有出血。胸椎间盘的突出可以引起脊髓前动脉栓塞的现象也支持血管损伤的机制。血管缺血损害可以解释那些出现短暂性麻痹的患者以及那些神经受累平面明显高于突出椎间盘突出水平的患者,这些患者有时可以看到突出物很小,但产生明显的神经功能损害,这个机制还可以解释那些完全减压后神经功能仍然没有恢复的患者,以及那些慢性胸椎间盘钙化却突然出现瘫痪的患者。Doppman 等对急性硬膜外包块行椎板切除术的患者进行血管造影,发现如果在减压后脊髓血管通畅了,尽管脊髓仍存在扭曲,但神经功能可恢复正常,如果动静脉仍阻塞,则仍然表现为截瘫。胸椎管径小,管腔基本被脊髓占满,该段脊髓的血液供给不太丰富等特点使胸髓容易受到损伤,在 $T_{4\sim9}$ 段特别容易受到损伤。另外,胸椎间盘突出常见于中央,经常钙化,可与硬膜粘连或突入硬膜并导致脊髓损害。

三、临床表现和诊断

(一)临床表现

胸椎间盘突出症患者的临床表现多样,没有确定的综合征,症状和体征依赖于突出物在矢状位和横切位的位置以及另外一些因素,如病变大小、压迫持续时间、血管损害程度、骨性椎管大小、脊髓健康状况等,患者症状的特点为动态性和进展性。Tovi 描述了常见的发病顺序,即胸痛、感觉障碍、无力,最后出现大小便功能障碍,另外他们还发现如果开始表现为单侧发病的,则病程发展缓慢,有稳定期,有时还有间歇性缓解,而相反在开始就表现为双侧症状的患者病情往往是呈进展性的,而且是不可逆的。

Arce 和 Dohrmann 复习了文献报道的 179 例患者的起始症状,57% 为疼痛,24% 为感觉障碍,17% 为运动障碍,2% 表现为小便功能障碍;到就诊时,90% 患者出现脊髓压迫,61% 出现感觉及运动功能障碍,30% 出现大小便功能障碍。Brown 等报道的 55 例患者中,早期症状 67% 表现为束带样的胸痛,20% 为下肢的功能障碍,从轻度的感觉异常(4%)到严重的肌无力(16%),还有部分患者表现为肩胛区疼痛(8%)和上腹部疼痛(4%)。伴有下肢症状的胸椎间盘突出症的病史特点是进展性的,几乎所有的患者因为进行性的神经功能障碍和持续的疼痛而最终需要手术治疗。Arseni 等认为有两类症状模式:一类是有外伤史的年轻患者,背痛之后可迅速产生脊髓病变;另一类是中年之后的患者,主要是由于退变所致,没有明确的外伤史,脊髓压迫进展缓慢。

患者的胸背痛可以在中央、单侧或双侧,决定于突出的部位,还有一些患者可能没有胸痛表现,咳嗽和打喷嚏可以加重疼痛。如果突出在 T_1 平面,则有可能累及颈部和上肢,类似于颈椎间盘病变,可以引起上肢麻木、内源性肌无力以及 Horner 综合征等。当突出位于中胸椎时,疼痛可以放射到胸部和腹部,类似于胸心及腹部疾病,使症状变得更加模糊。Epstein 报道的 4 例患者中,一例进行了不必要的开胸心包囊肿切除术,另一例进行了子宫和输卵管卵巢切除术,第三例患者几乎误诊为子宫内膜异位症而拟进行剖腹探查术。下胸部椎间盘突出可以放射到腹股沟,容易与尿管结石及肾疾病相混淆,突出椎间盘可导致马尾神经及远端脊髓压迫引起下肢疼痛,症状可类似于腰椎间盘突出症。

胸椎间盘突出症的患者也可出现明显的感觉功能障碍而运动障碍表现不明显,如果患者有感觉、运动、括约肌及步态异常时,应该进行仔细的神经系统检查,以排除胸椎间盘突出症。3/4 的胸椎间盘突出症患者发生在 $T_8\sim L_1$,最常见于 $T_{11\sim12}$(26%~50%)。上胸椎发生椎间盘突出的可能性较小。突出多发生于胸腰段的原因是由于该节段的活动度较大,$T_{11\sim12}$ 发生率高于

T_{12}~L_1可能是由于小关节的方向不一样,Malmivaara 认为在抗旋转力方面,矢状位的关节面高于冠状位关节面,故 $T_{11~12}$ 暴露于更大的应力下,发生变性的可能性更高。

胸椎间盘突出根据突出的位置分为中央型、旁中央型和侧方型。根据症状可分为症状性胸椎间盘突出和无症状性胸椎间盘突出。大约有 70％患者为中央型或者旁中央型,Awwad 在比较症状性和无症状性胸椎间盘突出症患者时发现,在无症状性突出患者中有 90％为中央型或旁中央型,而在症状性突出的患者中有 80％为中央型或者旁中央型,但是影像学上却没有明确的特征可以区分症状性和无症状性的胸椎间盘突出。Abbot 等认为侧方型的突出可引起神经根压迫,但很少或不存在脊髓压迫,上胸段或中胸段的中央型突出往往可导致脊髓病变,T_{11} 或 T_{12} 平面的突出可以压迫圆锥马尾神经,导致下肢的牵涉痛和括约肌功能障碍。胸椎间盘突出到硬膜囊内发生率较低,Love 报道的 61 例患者中有 7 例突出到前侧硬膜囊内。Epstein 等复习文献后发现硬膜囊内胸椎间盘突出只占 5％,其发生率低的原因是由于胸段的硬膜囊很少与后纵韧带及纤维环相连,另外椎间盘突出到硬膜囊内的患者发生脊髓半切综合征或截瘫的可能性较大。

(二)影像学检查

1.脊柱 X 线片

只有在椎间盘出现钙化时 X 线片上才有较大的价值,而钙化的椎间盘并不一定就是突出的椎间盘,但是却提示椎间盘突出的诊断。Baker 等认为椎间盘钙化有两种模式,一种是椎间隙后方的广泛钙化;另一种是突入到椎管内,这种情况由于钙化病灶很小而容易忽视,通过对成人腰椎间盘的研究证实:沉积物可能是焦磷酸盐或羟基磷灰石钙。对存在后凸畸形合并有椎体楔形变或终板不规则改变的腰痛或神经功能障碍患者应该仔细检查以排除椎间盘突出的可能性,还有一些表现如椎间隙狭窄、增生等改变都是非特异性的改变,对诊断有一定的帮助。

2.脊髓造影

因胸椎后凸畸形和纵隔结构的重影,胸椎脊髓造影十分困难。脊髓造影是把水溶性的造影剂注入椎管中,拔除针之后通过体位调整造影剂的流动,然后进行前后位和侧位片的拍片,突出椎间盘表现为在突出节段的充盈缺损,中央突出产生卵圆形或圆形的充盈缺损,大的突出可以表现为完全性的阻塞,侧方型的突出表现为三角形或半圆形的充盈缺损,脊髓被推向对侧。脊髓造影时脑脊液的测量无特异性的诊断作用,蛋白含量的增加通常少于 50％。

3.CT 检查

CT 检查是胸椎间盘突出症诊断的一个极有价值的方法,与标准的脊髓造影相比,CT 不仅提高了敏感性和精确性,而且能够探测椎间盘的硬膜囊内浸润。CT 对椎间盘钙化的诊断也有帮助,在脊髓造影之后再进行 CT 检查则更为灵敏。CT 诊断椎间盘突出的标准是椎体后方的局灶突出并伴有脊髓受压或移位。

4.MRI 检查

MRI 的出现给胸椎间盘突出症的诊断和治疗带来了革命性进步,一些有条件的医院对于需要手术的患者术前均进行 MRI 检查,但也有一些医院还是采用 CT 检查或脊髓造影。MRI 检查无创、快速、无放射线、对患者无损害,其敏感性和特异性都很高,而且可以得到矢状位的胸椎图像,是目前诊断胸椎间盘突出症最好的方法。MRI 是一种技术性很强的检查,其图像的表现和质量与操作者的专业知识以及所采用的扫描序列有很大的关系。但 MRI 也有其本身的缺点,比如脑脊液的流空现象、钙化椎间盘信号丢失、心脏搏动伪影等等。另外,造影剂增强检查对于鉴别椎间盘突出和小的脑膜瘤很有价值,突出物质往往不增强,而脊髓脑膜瘤则出现增强现象。尽管 MRI 能够获得良好的矢状位和横切位的图像,但胸椎间盘突出症患者的 MRI 图像还是应该紧密结合临床表现进行分析,有研究报道椎间盘严重突出引起脊髓变形的现象可以在无症状患者中见到。

（三）鉴别诊断

在脊髓造影发明之前,只有少数的胸椎间盘患者得到了正确诊断,即使在脊髓造影出现之后,术前的确诊率也只有 56%。随着影像学技术的进步,现在几乎所有的患者在术前均可获得确诊。胸背痛的鉴别诊断包括脊柱肿瘤、感染、强直性脊柱炎、骨折、肋间神经痛、带状疱疹、颈椎或腰椎间盘突出等疾病,另外还要注意排除胸腹脏器及神经官能症的可能。如果患者出现了脊髓损害的表现,则还需要与中枢神经系统的脱髓鞘和变性类疾病如多发性硬化和肌萎缩侧索硬化症、椎管内肿瘤、脑肿瘤、脑血管意外等进行鉴别。在休门氏症合并胸椎间盘突出症的患者需和硬膜外囊肿及成角畸形引起脊髓压迫的患者进行鉴别。

四、治疗

有关胸椎间盘突出症患者非手术治疗疗效的长期随访研究很少。1992 年,Brown 等报道了 55 例患者 2～7 年的随访结果,这些患者中 11 例有下肢症状,治疗方法采用卧床休息、非甾体抗炎药、理疗等,结果 15 例患者最终采取了手术,其余 40 例患者采取非手术治疗方法获得成功,其中 31 例恢复到了病前的活动功能,在开始表现有下肢症状的 11 例患者中有 9 例最终采取了手术,55% 的手术患者突出水平在 T_9 以下,而 48% 的非手术患者突出水平在 $T_{6\sim9}$ 平面。

胸椎间盘突出症的手术指征为:①进行性的脊髓病变。②下肢无力或麻痹。③根性痛经非手术治疗无效。

Brown 等报道根性痛的患者 77% 经过理疗后可获得改善,如果突出是极外侧,只有神经根受压,脊髓无压迫,主要表现为根性痛,则需要根据疼痛严重程度决定是否进行手术治疗,但也有报道认为侧方型的突出也可以压迫脊髓的主要供血动脉,造成严重的神经功能损害。突出物的大小和临床表现的严重程度无明确关系,小的突出也应该引起足够的重视,因为它也可以迅速产生严重的不可逆性损害。在出现脊髓病变和下肢功能障碍的患者,大多数人主张进行早期手术减压,但在一些患者中,尽管由于延误了治疗而出现严重的神经功能损害,经过手术治疗后也往往可以取得良好的效果。

外科手术治疗胸椎间盘突出症的时间不是很长。后路椎板切除椎间盘摘除术是早期的尝试,但由于这种方法造成神经损伤的风险很高而最终被放弃。Arce 和 Dohrmann 复习了 135 例行后路椎板切除椎间盘摘除术的患者,其中 58% 获得改善,10% 无改善,28% 症状加重,4% 死亡。而且行后路椎板切除术后症状无改善或加重的患者再行前路手术后症状亦无改善。只有在 T_{11} 侧方突出、神经损害小的患者在症状开始的早期行后路椎板切除可获得较好的疗效。现在虽然仍偶尔有人建议通过后路椎板切除来治疗侧方的病变,但大多数的学者均认为不能采用后路手术来治疗胸椎间盘突出症。另外还有学者报道单纯行后路减压而不进行椎间盘摘除可以获得较好的效果,但也有一些研究报道应用这种方法产生了灾难性的后果,动物试验也发现对脊髓前方的硬膜外肿块单纯进行后路椎板切除减压后可引起神经功能损害加重。

肋横突切除入路摘除突出椎间盘是治疗胸椎间盘突出症的有效方法。患者俯卧位,采用旁中央切口,将椎旁肌向内侧牵开或横行切断,然后将突出椎间盘侧的肋骨靠近脊柱部分切除,胸膜向前侧方推开,切除横突及肋骨颈和头,肋间神经向内找到椎间孔,咬除部分椎弓根暴露硬膜囊,再于椎体和椎间盘后部开一个洞,轻轻地将椎间盘片段取出而不损伤脊髓。

经胸入路脊髓减压是另外一种治疗胸椎间盘突出症的方法,它的优点是能更为直接地看到病变,便于切除中央型及硬膜囊内突出的椎间盘,它的缺点是开胸手术可以引起很多潜在的并发症。虽然常规开胸手术的并发症较多,但通过这个入路摘除突出胸椎间盘的相关并发症却报道很少,有报道认为其并发症发生率与肋横突切除入路相当。在文献报道的 53 例经胸入路摘除突出椎间盘患者中 52 例获得改善,1 例无变化。在 Bohlman 等报道的经胸或肋横突切除入路治疗的胸椎间盘突出症患者中,2 例效果不佳患者都是采用肋横突切除入路的,因而他们认为经胸手术暴露更为清楚,手术效果更佳,是首选的手术方式。一些学者建议在术前行血管造影以确定大动脉及主要脊髓供血动脉的位置,如果这些动脉就在胸椎间盘突出的水平,则应避开动脉侧,而从对侧进入。另外在分离神经根孔时要十分小心,避免动脉损伤,通常在椎间孔部位的侧支循环很丰富,即使大动脉被结扎,脊髓同样可以获得足够的血液供给,在一些术中结扎了主动脉和神经根孔之间的动脉的患者中也没有观察到有缺血症状。手术时患者取侧俯卧位,侧方的椎间盘突出最好从突出的同侧进入,中央型的突出可以从任何一侧进入,上胸椎或中胸椎部位可以从右侧进入,这样容易避开大血管和动脉,大动脉统计学上有 80% 在左侧,如果突出在下胸椎,则可采用左侧切口,因为主动脉比下腔静脉更容易推动,另外左侧也可以避开肝脏。根据突出的平面,需要切除相应的肋骨,使之能容易到达手术部位。在胸椎的 X 线片上相应的椎间隙水平画一根水平线,被它平分的肋骨应该被切除,通常在中胸椎或下胸椎应该切除 1~2 根肋骨,在上胸椎因为肩胛骨的原因,往往需要切除第 5 或者第 6 肋骨,然后再向头侧暴露,椎体和椎间盘的切除范围根据患者的情况决定,可在椎间盘后部开小窗或完全切除椎间盘及邻近椎体。

一般认为经胸入路更为安全,因为它能够提供最大限度的显露,可完全切除突出的椎间盘而不会影响到椎间孔的血管。对每个患者减压都要特别小心,防止对脊髓造成损伤。如果合并休门氏症或者减压对脊柱的稳定性造成了影响,则需要行融合术。当只切除一小部分的骨质或者椎间盘时不需要进行融合,椎间盘被完全切除时则需要进行融合。除了提供稳定性之外,融合可能减少因为变性节段所产生的局部疼痛。胸椎间盘突出症复发的报道极少,从理论上来说,完全的椎间盘切除及融合术是防止复发的最好方法。在手术结束时,应该放置胸腔闭式引流,如果进行了融合,还需要对胸腰椎进行内固定或外固定。

Otani 等报道了一种改良的经胸入路方法,在肋骨切除后,将胸膜从胸壁上分离,这样就可以从胸膜外进入椎间盘前方,这种入路的疗效与直接经胸的入路相似,只是该方法术后不需要放置胸管,但能否减少术后并发症的发生则不太清楚,因为本身经胸入路并发症的报道就很少。

1971 年,Carson 等报道了一种后外侧入路的手术方法,采用 T 形切口切开椎旁肌,切除突出椎间盘邻近椎体的全椎板及相应的内侧关节突和横突,斜向到达硬膜外腔的前方进行椎间盘切除。1978 年,Patterson 和 Arbit 对该入路进行了改良,他们采用中线的直切口,切除突出椎间盘尾侧椎体的关节面和椎弓根,先将椎间盘中间部分掏空,然后将椎间盘和骨质压入空洞中再摘除,在前路减压后再进行全椎板切除。Lesoin 等则采用了更为广泛的暴露,他们将横突、关节面和邻近椎弓根均切除,由于手术切除范围较多而需要进行融合固定,在没有融合而后外侧减压的患者有畸形发生的报道,文献报道的 45 例后外侧减压患者中,40 例改善,3 例无变化,1 例加重,1 例死亡。有学者认为硬膜囊内的椎间盘突出也可采用这种方法治疗,手术更为简单,但这种方法术中会对脊髓造成一定的牵拉。

通过胸腔镜来治疗胸椎间盘突出症的优点是创伤很小。Regan 等报道的 36 例患者中,

30 例表现为难治的根性痛,6 例表现为脊髓损害或出现麻痹,手术平均时间为 187 分钟,失血量为 235～1 060 mL,住院时间最短为 4 天。经过 6 个月的随访,64％的患者疼痛改善,2 例麻痹改善,4 例脊髓功能改善,术后并发症包括肺不张、渗出和心动过速等。由于该方法需要特别的技术和工具,因而目前胸腔镜的应用仍受到限制。

除了椎板切除术外,上述均为行之有效的方法。应该根据疾病的具体情况采用相应的手术方法。后外侧入路对于侧方的病变特别是并发椎管狭窄的处理是较理想的方法。经胸入路对于中央型的突出可以获得良好的显露,上胸椎的病变经胸入路手术困难,可以采用肋横突切除入路手术。

总而言之,症状性胸椎间盘突出症较少见,通常影响中年患者,由于本病症状复杂,没有明确的综合征,故诊断较为困难。随着诊断方法的改进,现在发现无症状的胸椎间盘突出增多,但是本病自然史目前还不清楚,症状性胸椎间盘突出患者病程为进行性的,开始时表现为疼痛,然后出现感觉、运动、步态及括约肌功能障碍,还有一些患者只表现为疼痛,另外有一些患者则表现为无痛的脊髓病变。大多数的胸椎间盘突出症发生在下胸椎,中央型的突出较侧方型的突出多见。在大多数的患者中,退行性病变是病因,约1/3 的患者有外伤史,还有人认为休门氏症也是病因之一。目前胸椎间盘突出症患者神经功能损害的机制被认为是直接的机械压迫或供血不足。本病鉴别诊断较困难,需要仔细检查加以区别,影像学检查在本病的诊断和治疗中十分重要,平片只有在钙化时才有一定的帮助,脊髓造影可以帮助定位和诊断,CT、CT 脊髓造影和 MRI 是胸椎间盘突出症的标准诊断工具。后路椎板切除术已经不用于本病的治疗,因为它会加重神经损伤并对以后前路手术的效果产生影响,肋横突切除、开胸或者后外侧入路都是可以选择的方法。具体手术入路的选择应该根据突出的部位以及医师的经验来决定,对于减压破坏了脊柱稳定性以及合并休门氏症的患者,融合是必需的,而且在所有的患者中都证明是有益的。另外胸腔镜可能是未来的发展方向。胸椎间盘突出症手术的预后较好,对出现脊髓压迫或者难治性根性痛患者应该进行手术治疗,虽然目前该病的手术疗效肯定,但是神经损伤的风险仍很高。

（陈有应）

第六节　腰椎管狭窄症

各种原因导致腰椎椎管、神经根通道、椎间孔的变形或狭窄而引起马尾神经、腰骶神经根受压而产生临床症状的病症,称为腰椎管狭窄症,又称为腰椎管狭窄综合征。多发生于 50 岁以上的中老年人,男性较女性多见。

一、病因病理

腰椎管狭窄症的病因可分为原发性和继发性椎管狭窄两大类。原发性椎管狭窄指因先天性和发育性因素,导致腰椎骨性椎管发育异常,椎管狭窄,表现为腰椎管的横径和矢状径均匀一致性的狭窄,多见于侏儒症、椎弓根短缩等患者。此种类型腰椎管狭窄症临床较少见。继发性腰椎管狭窄主要是由于椎间盘退变,腰椎椎体间失稳,关节突关节松动增生、内聚的腰椎退行性病变,腰椎骨质增生,椎板继发性增厚,黄韧带松弛、肥厚、内陷等诸多因素共同导致的腰椎椎管、神经根管和椎间孔等内径缩小,椎管容积减少,病变达到一定程度后,可引起硬膜囊、神经根、马尾神经受压而产生腰腿痛症状。也可能因为椎管容积减少,致椎管内、外血液循环障碍,静脉充血,血管丛增生等间接压迫硬膜囊或神经根而产生神经压迫症状。临床上以退行性病变致继发性椎管狭窄症患者为多见,原发性椎管狭窄症患者少见。

临床上多采用 Nelson 分类法指导腰椎管狭窄症的诊断和分型。

(一)按解剖部位分类

分为中央型(主椎管)狭窄和侧方型(侧隐窝)狭窄。中央型狭窄以硬膜囊及其中的马尾神经受累为主,而侧方型狭窄则以神经根受累为主。

(二)按病因分类

分为原发型椎管狭窄和继发型椎管狭窄。

1.原发性椎管狭窄

原发型椎管狭窄为先天性因素所致,骨性椎管发育障碍,致椎管容积减少,马尾神经、神经根受压迫而导致。

2.继发性椎管狭窄

系由于后天退变或其他原因,导致椎管容积继发性减少,按继发性椎管狭窄的主要发生来源,继发性腰椎管狭窄又可分为 4 个方面。

(1)退行性脊椎骨质增生,黄韧带肥厚,后纵韧带增生钙化,侧隐窝狭窄,椎间盘病变等。

(2)创伤因素所致脊柱骨折脱位遗留的脊柱畸形。

(3)椎弓峡部裂致椎体滑脱。

(4)脊柱侧弯以及其他脊柱骨病如 Paget 病、氟骨症等。

二、临床表现

(一)症状

多见于 40 岁以上的中老年,以男性多见。起病缓慢,常有慢性腰痛史,疼痛常反复发作,一般症状较轻。中央型椎管狭窄主要感觉腰骶部疼痛或臀部疼痛,很少有下肢放射痛。患者常诉直腰行走困难,而弯腰骑自行车无障碍,该型患者最典型的表现是神经性间歇性跛行。侧隐窝狭窄与神经根管狭窄的症状大体相同,表现为相应的神经根受刺激或压迫症状。根性神经痛往往比腰椎间盘突出症严重,可从腰臀部向下放射,常为持续性,活动后加重,体位改变对疼痛影响不如中央型明显,间歇性跛行也不典型。

(二)体征

检查时常可发现患者主诉的症状严重且多,而客观体征少,两者往往不相符。神经未受持续性压迫时,多无明显体征。腰椎无畸形,腰部可无压痛,而后伸或侧屈位时,可诱发症状。前屈时症状消失,直腿抬高试验阴性。发生持续性压迫后,可出现受压的马尾神经或相应神经根支配区的感觉、肌力减退,腱反射减弱或消失。直腿抬高试验可为阳性。

(三)影像学及实验室检查

1.X 线检查

在腰椎正侧位 X 线片上,常表现为腰椎生理弧度的改变,可以是生理前凸的增大或减少。还可显示椎间隙狭窄、关节突增生内聚、椎体边缘骨质增生等退变表现,部分患者表现为腰椎滑脱、不稳或椎间关节半脱位等。在 X 线片上还可测量椎管的大小,一般认为,椎管横径<20 mm,矢状径

<12 mm,可以认为有腰椎管狭窄的存在。因为 X 线片存在放大倍率的差异,现多在 CT 片上行椎管各径的测量,更为准确。

2.椎管造影

椎管造影是诊断腰椎管狭窄的有效方法,表现为不同程度的充盈缺损,严重者完全梗阻,完全梗阻者呈幕帘状、笔尖状或弹头状,也有呈毛刷状的充盈缺损。腰椎滑脱引起的椎管狭窄,可在滑脱节段显示台阶状或肘拐状的硬囊形态改变。椎管后侧黄韧带增厚者,表现为锯齿状充盈压迹,有时呈藕节状改变。椎管造影可以显示硬膜囊的整体形态,且可通过体位及投照位的变化,显示出神经根袖的形态和位置变化。但对侧隐窝的显示不理想,也不能显示椎管的断面及神经根形态。

3.CT 检查

可以清楚显示椎管的形态和椎板厚度,并能进行比较精确的椎管大小及椎板厚度测量。CT检查能显示椎间盘突出的程度、范围和方向,对侧隐窝狭窄、黄韧带肥厚等均可以清楚显示。如结合椎管造影检查,则能提供更多信息。椎板厚度>8 mm,黄韧带厚度>5 mm,可认为是增厚。CT 片在测量侧隐窝时,侧隐窝前后径应>5 mm,若侧隐窝前后径<3 mm,可以认为是侧隐窝狭窄。

4.MRI 检查

可以对脊柱进行矢状面、冠状面、横断面多个方向、角度的检查扫描。在 MRI 检查中可以显示硬膜囊压迫的节段、程度的部位,同时可以有效显示黄韧带的肥厚、硬膜外脂肪的消失减少、神经根的压迫与位置等。所以,MRI 是检查腰椎管狭窄的有效方法。

三、诊断与鉴别诊断

(一)诊断要点

1.症状

长期慢性腰臀部疼痛不适,间歇性跛行,腰过伸受限,且逐渐加重。

2.体征

体格检查早期无明显异常,后期可出现坐骨神经受压的体征。

3.影像学检查

腰椎 X 线片、椎管造影、CT 检查、MRI 检查可明确诊断及椎管狭窄的程度。

(二)鉴别诊断

1.腰椎间盘突出症

大多见于中青年人,病程相对较短,多以腰痛及下肢放射痛为主要症状,下肢症状单侧者多见,直腿抬高试验阳性。不似腰椎管狭窄症以中老年人为多,主要表现是间歇性跛行,直腿抬高试验多阴性,而腰过伸受限则明显。X 线检查腰椎间盘突出症可见到腰椎疼痛性侧弯,但骨质退变多不如腰椎管狭窄症患者明显,且腰椎管各径的测量在正常范围。CT 或 MRI 检查是鉴别两者的重要手段,腰椎间盘突出症主要表现为椎间隙水平间盘的突出与对硬膜囊和神经根的压迫,而黄韧带厚度、侧隐窝前后径、椎板厚度等多在正常范围,关节突增生内聚也不如腰椎管狭窄症者明显。

2.腰椎滑脱症

部分腰椎滑脱症患者也可表现为腰椎管狭窄症的症状,但在间歇性跛行等典型症状出现之前,腰椎滑脱就已存在。一般是到病程中后期,因腰椎滑脱,导致椎管形态发生扭曲变形,或椎间盘变性突出,或继发性腰椎退变,才发生继发性腰椎管狭窄;后期,腰椎滑脱是腰椎管狭窄的原因,而腰椎管狭窄则是表现形式。

3.血管源性腰背痛

动脉疾病或周围血管疾病可引起下肢痛,有时与坐骨神经痛很相似。但血管源性下肢痛不会因活动而疼痛加重,而腰椎管狭窄症患者的下肢痛多在活动后出现。臀上动脉血流不足引起的臀部间歇性疼痛,行走时出现或加重,站立时减轻,但不会因弯腰或下蹲等减轻。小腿后方肌肉的间歇痛可因周围血管疾病引起,并有坐骨神经刺激症状,也有行走加重、站立减轻的特征,但不会因站立而使疼痛症状完全消除,也不会因下蹲、弯腰等动作而全部缓解。

4.腰背肌、筋膜源性腰背痛

腰背肌筋膜炎、棘上韧带损伤、棘间韧带损伤、第三腰椎横突综合征、臀上皮神经卡压综合症、梨状肌综合征等,系腰背部局限性非特异性纤维织炎,常有反射性腰背痛。腰背肌筋膜炎的腰背部疼痛虽然广泛而散在,但以肌、筋膜损伤劳损处为主,所以多表现为肌、筋膜附着点附近的局限性明显疼痛和压痛,多有外伤史,在局限性压痛点附近行痛点封闭可以止痛。此外,腰背肌筋膜炎经过休息或治疗,大多可以逐渐好转或自愈,这种情况在腰椎管狭窄症是很少见的。

5.腰椎不稳引起的腰腿痛

腰椎不稳或腰椎失稳引起的腰背痛或腰腿痛,腰椎不稳的主要原因有椎间盘、椎间关节、椎间韧带的退变,外伤和脊柱手术后的医源性不稳,峡部裂和滑脱。腰椎不稳常见的症状是局限的腰背痛,伴有一侧或双侧臀部、大腿后侧的牵涉痛,严重的患者可伴有坐骨神经的刺激或压迫症状。多数患者主诉易发生腰扭伤,轻微活动或偶然用力不当,即可出现腰痛、活动受限及僵硬感,经过休息,逐步轻微活动或经过腰椎牵引、推拿按摩后腰痛及活动受限即可解除。这种腰部轻微活动即可能诱发的腰部突发疼痛及活动受限,有些类似膝关节半月板损伤引起的关节交锁症状,是腰椎不稳的重要临床特征。X线检查可见椎间隙不对称性变窄,脊柱序列排列不良,在腰椎过伸过屈侧位上可能观察到明显的椎体前后滑移,还可见到椎弓根的轴向旋转及棘突正常序列的紊乱中断等。

四、治疗

（一）非手术治疗

1.卧床休息

早中期患者或急性反复发作者,卧床休息可以改善局部静脉回流,有利于炎症反应的消退,有利于缓解椎管狭窄的症状,同时因休息可以缓解腰背肌紧张,也有利于消除肌肉源性疼痛不适。一般休息2～3周可以缓解腰腿痛。这也是其他治疗的基础。

2.腰围保护

可以协助缓解肌肉劳累。多在患者下床活动及站立时应用,卧床休息时不用。

3.腰功能锻炼

要注意加强腰背肌、腹部肌肉功能锻炼,以增强脊柱的稳定性。

4.手法推拿按摩

可以通过手法治疗达到舒筋散寒、化瘀止痛、松解粘连、松弛肌肉的作用。一般采用患者俯卧位,行腰痛部按法、揉法、点穴法、擦法等手法,患者平卧主要是行点穴法。同时配合腰部关节活动、牵抖法和双下肢关节活动等手法治疗。因患者大多为中老年人,骨质退变,手法治疗过程中不可使用暴力。

5.抗炎止痛药

在疼痛症状较重时,内服吲哚美辛、布洛芬等消炎镇痛剂有利于病情的好转,但使用这些药物要注意胃肠道及心血管安全性,有可能影响患者的凝血功能。

6.封闭治疗

可应用泼尼松龙 12.5 mg,0.5%～1%普鲁卡因 100～200 mg 混合后行腰部痛点封闭或椎管内封闭治疗,术后配合卧床休息、手法推拿按摩或腰椎牵引,每周 1 次,2～3 次为 1 个疗程,对早中期患者有效。

(二)手术治疗

1.手术指征

病程长,疼痛剧烈,影响日常生活;保守治疗无效,反复发作,间歇期明显缩短;并有神经功能损害尤其是马尾神经压迫出现部分或完全瘫痪的患者;腰椎间盘突出合并腰椎管狭窄,腰椎峡部裂或腰椎滑脱合并腰椎管狭窄;腰椎 CT、MRI 或造影检查有明确的椎管狭窄,且狭窄压迫部位与临床症状相符合的患者,均应考虑行手术治疗。

2.手术目的

解除椎管内、神经根管、椎间孔等处的致压物,解除硬膜囊、马尾神经和神经根的压迫症状,同时要尽量保留正常的骨与软组织结构,维持和重建脊柱的稳定性。

3.手术方式

常用的手术方式有椎板成形术、椎板切除减压术,多配合内固定及植骨,以重建脊柱的正常生理序列和稳定性。手术要参照术前检查的神经定位、CT 和 MRI 检查显示的狭窄范围来考虑减压范围。术中减压有效的标志之一是硬膜囊的搏动恢复。

(陈有应)

第七节　腰椎间盘突出症

腰椎间盘突出症又称腰椎间盘纤维环破裂症,是指腰椎间盘发生退行性病变,或外力作用导致椎间盘内外应力失衡,使椎间盘的纤维环破裂,髓核突出于纤维环之外,压迫脊髓(圆锥)、马尾神经、血管或神经根而产生的腰腿痛综合征。

腰椎间盘突出症的主要临床症状是腰腿痛,即腰痛并伴有单侧或双侧下肢放射性痛。腰椎间盘突出症好发于 20～40 岁青壮年人,男性多于女性。下腰椎椎间盘突出最多见,占腰椎间盘突出的 90%以上,其中又以 $L_{4\sim5}$ 椎间盘突出最为多见,约占全部腰椎间盘突出症的 60%。

一、病因病理

腰椎间盘连接相邻两个腰椎椎体之间,椎间盘的外周有坚韧而富于弹性的纤维软骨构成的纤维环,中心部位为乳白色凝胶状、含水丰富而富于弹性的髓核组织,其上、下各有一层透明软骨构成的薄层软骨板。纤维环及软骨板的前部因为有前纵韧带的附着而增强,但纤维环的后部及后外侧较为薄弱,且与后纵韧带的附着也较为疏松,使其成为椎间盘结构上的薄弱环节。髓核组织在幼年是呈半液状的胶冻样,随着年龄的增长,髓核的含水量逐渐减少,而其内的纤维细胞、软骨细胞和无定形物质逐渐增加,髓核逐渐变成颗粒状脆弱易碎的退变组织。成人腰椎间盘无血管供应,其营养来源主要依靠椎体血管与组织液渗透,营养供给差,自身修复能力极低。此外,椎间盘形成椎体间的一个类似气垫结构的微动关节,具有吸收椎体间震荡力,缓解脊柱纵向震动以及通过自身形变参与脊柱的旋转、前屈、后伸、侧屈等运动方式。因此,椎间盘压应力大,而且活动多,容易受伤及劳损退变。在腰椎间盘退变的基础上,由于腰椎压应力大,或腰椎在不良姿势下活动,或准备不充分的情况下搬重物,或猝倒臀部着地等,纤维环破裂,髓核在压应力下突出于纤维环之外,压迫神经根等而产生临床症状。因为发病前多有明显的椎间盘退变,很多患者也可能在打喷嚏、咳嗽等轻微外力作用下发病或无明显外力作用下发病。腰椎间盘突出症可分如下类型。

(1)腰椎间盘突出:根据突出之椎间盘髓核的位置方向可分为中央型、后外侧型、极外侧型。中央型椎间盘突出从后纵韧带处突出,可能穿破后纵韧带,位于硬膜囊的前方,主要压迫马尾神经,也可压迫单侧或双侧神经根;后外侧型突出之髓核位于后纵韧带外侧椎间孔附近,压迫单侧神经根或马尾神经以及血管;极外侧型髓核从椎间孔或其外侧突出,压迫单侧神经根。

(2)根据突出之髓核与神经根的关节分为肩上型、肩前型、腋下型。此分型将神经根与硬膜囊的关系比作稍外展的上肢与躯干的关系,如突出之髓核位于神经根上方则为肩上型,位于神经根前方则为肩前型,位于神经根内下方则为腋下型。

(3)根据椎间盘的破损程度病理情况由轻至重可分为纤维环呈环状膨出、纤维环局限性膨出、椎间盘突出型、椎间盘脱出型、游离型椎间盘5种类型。

二、临床表现

(一)症状

1.腰痛和放射性下肢痛

其特点为持续性腰背部钝痛;疼痛与体位、活动有明显关系,平卧位减轻,站立加剧;疼痛与腹压有关;下肢痛沿神经根分布区放射,故又称根性放射痛。

2.肢体麻木

主要是脊神经根内的本体感觉和触觉纤维受刺激之故,其范围取决于受累神经根。

3.跛行

主要原因是在髓核突出情况下,可出现继发性腰椎椎管狭窄症。

4.肢体发凉

由于椎管内交感神经纤维受刺激,引起血管收缩,尤以足趾明显。

5.肌肉麻痹

由于神经根严重受压致使所支配肌肉出现程度不同的麻痹。

6.马尾神经症状

可见于中央型髓核突出者,表现为会阴部麻木、刺痛,排便及排尿障碍,阳痿及双下肢坐骨神经受累症状。严重者可出现大小便失禁及双下肢不全性瘫痪等症状。

（二）体征

1.腰部僵硬或畸形

腰部生理前凸减小或消失,甚至表现为反曲,腰前屈活动时诱发或加重腰腿痛症状。部分患者表现为腰椎向一侧侧弯。腰椎侧弯可以弯向患侧,也可弯向健侧,是身体的保护性姿势。一般而言,当突出之椎间盘位于受压神经根内下方时(腋下型),腰椎向患侧弯曲;而突出之椎间盘位于受压神经外上方时(肩上型),腰椎弯向健侧。同时,所有腰椎间盘突出症患者均可表现为腰部肌肉僵硬痉挛,以患侧为重。

2.腰椎活动范围受限

急性期患者因腰部肌肉痉挛紧张,而出现腰椎各方向活动受限,前屈受限尤为明显。慢性期主要表现为腰椎前屈和侧屈活动受限为主,如被动弯腰时腰腿痛加剧。

3.压痛、叩击痛与放射痛

在病变节段腰椎间棘突旁开 $1\sim2$ cm 处常有固定压痛,检查时可能因肌肉痉挛疼痛而多广泛压痛,但在病变节段间隙有一个固定不移且最明显的压痛点。叩击病变部位也会再现疼痛。同时,压痛及叩击痛可以向患肢后侧沿大腿向下达足跟或足底出现放射痛。

4.直腿抬高试验及加强试验阳性

正常人下肢直腿抬高可达 $70°$ 以上无明显下肢后侧疼痛。腰椎间盘突出症患者直腿抬高常低于 $60°$。加强试验是在直腿抬高出现下肢后侧放射痛后,稍放低下肢至刚好不出现下肢后侧疼痛,然后背伸患者踝关节,引出下肢后侧疼痛者为阳性。另外,有部分患者在健肢直腿抬高时可引出患侧下肢后侧放射痛,提示巨大的中央型或腋下型椎间盘突出。

5.股神经牵拉试验阳性

患者俯卧位,出现腹股沟以下及大腿前侧疼痛者为阳性。椎间盘突出。屈膝使足跟靠近臀部,然后使髋关节后伸,此为股神经受压迫的征象,多见于 $L_{2\sim3}$ 椎间盘突出。

6.屈颈试验阳性

患者平卧位,双下肢伸直,使其颈部被动屈曲,下颌向胸骨靠拢,出现下肢后侧疼痛者为阳性。其机制为通过屈颈使硬膜囊向近侧滑动,在病变部位出现神经根紧张。

7.仰卧挺腹试验阳性

患者仰卧位,双手放于腹部或身体两侧,以头枕部和双足跟为着力点,将腹部及骨盆用力向上挺起,出现腰痛或患侧下肢放射痛为阳性。

8.腱反射异常

$L_{2\sim3}$ 椎间盘突出常出现患侧膝腱反射减弱或消失,L_5 和 S_1 椎间盘突出侧常出现跟腱反射减弱或消失。若腱反射消失,说明病程长或神经根受压严重。

9.皮肤感觉减退

依椎间盘突出的水平,压迫不同的神经根,可能出现不同部位的皮肤感觉减退。一般而言,L_3 神经根受压,大腿前侧及膝前内侧皮肤感觉减退;L_4 神经根受压,小腿前内侧及足内侧缘皮肤感觉减退;L_5 神经根受压,小腿前外侧及足背皮肤感觉减退;S_1 神经根受压,小腿后侧、足底及足外侧缘皮肤感觉减退。

10.肌力减退及肌肉萎缩

股神经受累,股四头肌肌力下降或萎缩,为 L_3 神经根损害;L_4 神经根损害,踇长伸肌肌力下降;L_5 神经根损害,踝背伸肌力下降;S_1 神经根损害,踇长屈肌及小腿三头肌肌力下降或肌肉萎缩。

三、影像学及实验室检查

（一）X 线检查

腰椎 X 线检查可显示腰椎生理前凸减小或消失甚至反曲，腰椎侧弯，椎间隙减小等；此外，还可见到关节骨质增生硬化，要注意有无骨质破坏或腰椎滑脱等。

（二）CT 检查

可显示在椎间隙，有高密度影突出椎体边缘范围之外，还可以显示对硬膜囊、神经根的压迫；见到关节突关节增生、内聚等关节退变表现。

（三）MRI 检查

可从矢状位、横断面及冠状面显示椎间盘呈低信号，并突出于椎体之外，还可显示硬膜外脂肪减少或消失，黄韧带增生增厚等。

（四）腰椎管造影检查

腰椎管造影检查是诊断腰椎间盘突出症的有效方法，可显示硬膜囊受压呈充盈缺损，多节段椎间盘突出显示"洗衣板征"。但因属有创检查，现已渐被 MRI 取代。

四、诊断与鉴别诊断

（一）诊断要点

1.症状

腰痛和放射性下肢痛。

2.体征

有坐骨神经受压的体征。

3.影像学检查

有明显的腰椎间盘突出，且突出的节段、位置与上述症状及体征相符。

（二）鉴别诊断

1.急性腰扭伤

有明确的腰部受伤史，以腰痛及活动困难为主，部分患者可伴有臀部及大腿后部疼痛。临床检查可见腰部肌肉紧张，多处压痛，腰部活动受限以屈伸及旋转活动受限为主。直腿抬高试验多正常，没有下肢的定位感觉障碍及肌力下降。X 线检查可见到生理前凸减小、轻度侧弯等，CT、MRI 检查多无明显阳性发现。休息或保守治疗后疼痛缓解。

2.腰椎管狭窄症

多为中老年患者，病程较长，其临床特点可概括为间歇性跛行、症状重体征轻、弯腰不痛伸腰痛。X 线检查可见到骨质退变增生，椎间关节增生硬化，椎体边缘骨质增生。骨性椎管狭窄多见于发育性椎管狭窄患者，椎管矢状径＜11 mm，大多数为退变性狭窄，骨性椎管大小可能正常。CT 及 MRI 检查可见腰椎管狭窄。

3.梨状肌综合征

因梨状肌的损伤、炎症或挛缩变性，致坐骨神经在梨状肌处受压。主要表现为臀部及腿痛，多单侧发病，查体腰部正常，压痛点局限在臀部"环跳穴"附近，梨状肌紧张试验阳性，直腿抬高试验及加强试验多阴性。

五、治疗

(一)非手术治疗

1.卧床休息

对于所有明确腰椎间盘突出症的患者,均应卧硬板床休息,尤其是初次发病时。

2.腰椎推拿按摩治疗

常与腰椎牵引配合,可以在非麻醉下施行手法或配合硬膜外麻醉后推拿,主要手法有按摩法、按压法、斜扳法、旋转复位法、摇滚法等。

3.对症处理

可用吲哚美辛、布洛芬等非甾体抗炎药物内服,以消炎止痛。对于慢性期患者,可行神经根封闭、椎管内注药等治疗。

4.功能锻炼

急性期休息,慢性期或缓解期主要进行腰背伸肌肉锻炼,可用飞燕点水式、五点支撑、三点支撑、四点支撑等锻炼,平时久坐久站可用腰围保护等。

(二)手术治疗

对于经过 6 个月以上系统非手术治疗无效;症状加重影响工作生活,出现麻木、肌肉萎缩;或马尾神经综合征;或巨大的中央型椎间盘突出,应考虑行手术治疗。手术方式可以是椎板开窗减压髓核摘除术、经皮髓核摘除术,或半椎板减压髓核切除术,以及全椎板减压椎间盘切除植骨融合内固定术等。内固定及融合的指征主要有急性腰椎间盘突出合并长期迁延而显著的背痛;退变性腰椎间盘突出,局限于1～2 个节段,合并有显著的背痛;减压术后合并腰椎不稳;椎间盘病变合并神经弓发育缺陷;临床与影像学检查显示显著的节段不稳。

(陈有应)

第八节　下腰椎不稳症

下腰椎不稳所致的腰痛是影响人们正常生活和工作的常见病和多发病。据国外文献报道在西方国家约有 50% 的成年人曾患腰痛,其中约半数需要就诊。自 Mixter 和 Barr(1934)首次提出腰椎间盘突出症以来,人们对腰痛的认识越来越完善、深刻和丰富。特别是因退行性病变所致的腰椎疾病已逐渐被认识并且确定了较为完善的诊治手段。临床观察表明至少 30% 的腰痛患者的症状与腰椎不稳有直接关系,其病因大多为退变所致。

一、临床表现

临床症状:轻者症状多不明显,重者则呈现脊椎滑脱症表现,但因其不伴椎弓峡部崩裂,故称之为"假性脊椎滑脱",其中腰痛及坐骨神经痛是腰椎不稳的主要症状。其特点如下。

(一)腰部酸胀及无力

除主诉下腰部酸胀及无力外患者感觉其腰部似"折断",尤以站立过久后更为明显。

（二）惧站立，喜依托

由于腰椎椎节间的松弛，患者多不愿长久站立或是在站立时将身体依靠，在现场可以借用依托之处以减轻腰部的负荷。

（三）可有急性发作

患者原来可有慢性腰痛史，发作时常有明显的外伤诱因，可有或无神经症状。

（四）拒负重

因腰椎不稳且多伴有腰肌萎缩，因此患者不愿携带重物以减轻腰部负荷。

二、治疗

（一）非手术治疗

对于退变性腰椎不稳症的治疗，一般首先选择非手术疗法，其内容包括以下几种。

（1）避免腰部的旋转活动以减少对不稳节段的剪力。

（2）减肥：防止过剩体重局限在腹部以减少对脊柱前凸的拉力。

（3）使用腰围制动减少对不稳节段的压力。

（4）训练和鼓励患者持久地进行腹背肌功能练习，以强有力的腰背肌恢复不稳定节段的稳定性。

如果非手术疗法不能奏效，则应考虑手术治疗。

（二）手术疗法

1.概述

稳定腰椎的手术有后路和前路之分，过去多做后路手术，如横突植骨融合术、小关节植骨融合术、"H"形植骨术以及用机械棒固定手术等，但从解剖学和生理学的角度来看以椎体间植骨融合术最为合适。它不但能解除腰椎屈伸方向的不稳，也能同时解除因屈伸方向不稳而产生的侧向不稳和旋转不稳。如果腰椎不稳发展到畸形并导致马尾神经或神经根受压时则要在解除压迫的同时行稳定手术。此时如何选择术式应视患者的情况及医师的习惯来考虑。

2.腰椎椎节融合术的要求

理想的融合术应在对脊柱结构的破坏以及对功能和活动度影响都尽可能小的前提下达到以下目的：①重建脊柱受累椎节的稳定。②矫正畸形及防止畸形的发展。③恢复椎节高度。④消除症状。

3.后路融合术

（1）脊柱后路融合主要分两大类：一是固定棘突，即 Albee 法和双钢板固定棘突术等；另一大类是固定椎间小关节及椎板即 Hibbs 法、改进 Hibbs 法 King 小关节螺钉固定法等，两者综合应用者较多。脊柱的固定现已基本摒弃双钢板固定棘突术而代之以 Steeffe 钢板 Luque 杆、Harrington棍椎弓根螺钉等技术。

（2）Hibbs 脊柱后融合术：行正中纵向切口沿皮肤切开深筋膜和棘上韧带。依次自骨膜下剥离棘突椎板及小关节突上凿起小骨片翻在旁边并使相互有部分重叠，上面再植入适量自体骨，以增加其植骨量，促进融合，然后缝合筋膜。

（3）"H"形植骨术：显露椎板同前，切除要融合的脊椎的棘突间的软组织，若融合 3 节脊椎则保存中间的棘突。椎板以小凿造成粗糙面。按融合范围先在髂骨外板测量好植骨块的长度和宽度，随即用骨刀取出该骨块用咬骨钳将该骨块两头咬开使呈"H"形骨槽下降，手术台上下两端融合处的上下棘突即可自行分开些。放入修剪成形的植骨块,用手向椎板方向压迫植骨块,同时回升手术台上下端在植骨块两旁和下面植入小骨块以促进愈合。

(4)横突间融合术:①麻醉、体位及切开。全身麻醉或硬膜外麻醉俯卧位,在骶棘肌的外侧缘做纵向切口,下端略弯曲与髂后上棘相遇,切开皮肤皮下组织电灼止血。②显露横突。在骶棘肌的外缘切开腰背筋膜。将骶棘肌推向中线即可用手在切口的深部触及横突,沿横突背侧将附着于其上的肌肉韧带做骨膜下剥离,显露横突的背侧,用纱布压迫止血,继而再向内侧剥离并显露小关节突,用骨刀把关节突的软骨面削除压迫止血。③放置骨块。用骨刀将附着于髂后上棘的肌肉做骨膜下剥离,显露髂后上棘。根据所需融合的长度用骨刀凿下一层髂骨皮质的骨块,并取许多碎骨片将取下的大骨块纵向跨越所需融合的腰椎和骶椎,骨块的上端放在横突上,下端放在骶骨已凿成的粗糙面上。对准植骨块中部用一枚螺钉穿过植骨块和中间的一个横突,再把许多小碎骨片放在小关节间及其附近,压平使之相互接触而无空隙。

在临床上后路融合术往往在腰椎椎管探查后进行,因此无法行棘突间或椎板间植骨。由于横突间植骨有融合不牢固的担心,因此往往同时采用各种脊柱固定术。

椎管探查术后,施行 Steeffe 钢板固定加横突间融合术。可取用 Steeffe 钢板固定 3 个椎体(或节段),如 $L_5 \sim S_1$ 节段存在滑脱,可固定 $L_{4 \sim 5}$ 及 S_1 3 个节段,既可起到固定作用又能纠正脱位,配合应用有较好效果。

4.前路融合术

前路融合术亦较为多用,包括腰椎间盘也可从前路摘除术后再行前路融合术。这里介绍一种经腹膜后椎体前外侧面行椎体间植骨融合的技术。

(1)体位:仰卧位骶部对准手术台的腰桥将腰桥升起,使腰椎间隙增宽,便于操作。术前在腰部之下先放一张 X 线片以便术中摄片定位双膝屈曲,膝下垫枕放松腹部肌肉。

(2)显露椎节前方:硬膜外麻醉或蛛网膜下腔阻滞成功后取左侧下腹部中线旁切口或左腹斜切口,由脐上 3～4 cm 处开始至耻骨上方,距中线 2～3 cm 处做中线旁纵向切口,沿腹直肌前鞘做直线切开,找出腹直肌内缘向外侧拉开,显露腹直肌后鞘在距中线 4～6 cm 处,小心纵向切开腹直肌后鞘。注意勿切开或损伤位于深层的腹膜,提起腹直肌后鞘边缘将腹直肌后鞘与腹膜向外钝性解剖分开,并酌情向上倾斜手术床,用裹纱布的手指行腹膜外分离到腹膜反折处,将腹膜及下腹腔脏器向中央牵开,推开腹膜后脂肪,将腹膜自腰大肌筋膜上分开,在切口下段可显露髂总动、静脉和跨过其上的输尿管,输尿管应随同腹膜拉向中线。小心保护血管和输尿管,继续向中线分离即可显露腰椎和骶椎前外侧,腹主动脉分叉一般在 $L_{4 \sim 5}$ 椎间盘处,而 L_5、S_1 椎间盘在主动脉分叉以下,此处正位于腰椎向前的生理弧度与骶椎向后的生理弧度的分界线,明显向前凸出称骶骨岬,可作为定位标志,如果术中定位有困难,可在手术台上摄 X 线片定位。如果要确定椎间盘有无病变可用注射器向椎间盘中心部位注入静脉用生理盐水,如容量超过 0.5 mL 则证明椎间盘有病变,切开软组织前应先做穿刺;否则,若不慎会损伤静脉,则出血很多修补困难。从椎体的左侧分离软组织寻找椎体侧前方腰横动脉,分离结扎或贯穿缝合,注意切不可用电灼,因为这些血管直接来自腹主动脉,电灼时如损伤腹主动脉,可引起致命的大出血。再切开前纵韧带,小心做骨膜下剥离,将骨膜连同腹主动脉及下腔静脉一齐拉向右侧,将椎体与椎间隙完全显露出来。

(3)椎节凿骨:在椎间盘上、下软骨附着处的上下椎体上用骨刀凿开,两侧亦凿断。凿入约2.5 cm,将该部分椎间盘连同上下软骨板及薄层椎体骨松质一并取出,然后用刮匙刮除剩余的椎间盘组织直至见到后纵韧带,切勿穿透或损伤后纵韧带。此手术在退变性腰椎不稳手术中常在 L_5~S_1 进行。

(4)植入骨块:从髂前上棘向后沿髂骨嵴做切口,显露髂骨翼做两侧骨膜下剥离。然后取有双层皮质的全厚髂骨块,使髂骨翼的上缘即其嵴对向前方,双层骨皮质对向两侧,高度略高于椎间盘的高度。将植骨块紧密地锤入椎间隙内,若为腰椎椎体间植骨,锤紧后应使骨块前缘略低于椎体前缘平面。若在 L_5、S_1 平面,手术时则将手术台尾端降低。先在植骨块前中部拧一螺钉与骨面垂直,螺钉长度以透过植骨块及 L_5 椎体为度将骨块嵌入该间隙,然后用特制螺丝旋凿将螺钉拧紧,摇平手术台以利于挤紧植骨块,将植骨块多余部分咬圆,左侧切口对 $L_{3~4}$ 及 $L_{4~5}$ 间隙的融合术效果较好,而且也比较安全。

(5)术后处理:术后1~3天偶有腹胀可行胃肠减压,待自行排气后即可取消,拔出胃肠减压管后即可停止输液,开始进食。术后2~3天摄腰椎侧位X线片观察骨块的位置,术后2周可用石膏腰围帮助固定下地活动,不然需卧床休息。10周方可带软腰围下地活动。

此法操作避开了髂总动、静脉,不干扰骶前神经丛,植骨融合率高,尤其是对已有轻度马尾神经或神经根压迫症状的患者,由于切除了病变椎间盘起到了减压作用,术后症状立即改善。

5.用界面固定技术治疗下腰椎不稳症

1991年美国纽约州立大学脊柱外科中心 Yuan 教授进行学术交流时发现将螺钉样植入物置于颈椎椎体间关节处,可以获得令人满意的固定效果。在美国圣迭戈所举行的北美脊柱学会学术大会上,用于腰椎及腰骶部的螺钉状制成品用于治疗下腰椎的失稳较之其他术式具有更多的优点,且在操作上易于掌握。

(1)界面内固定器简介:界面内固定器种类较多,实质上其基本结构相似,是一个空心周边可让骨痂或血液循环穿过的笼状(或箱状)结构物,故称之为"通透性腰椎椎体间后路融合箱(笼)"。此植入物不仅可用于后路手术,亦可用于前路手术。由于其外形似螺钉状故亦简称之为"腰椎螺纹状通透性融合器"又可称为"螺纹融合器"或"鸟笼"(Cage)。

(2)界面内固定器的结构型号及工具。①材料:主要为高强度钛合金制成。无毒,不致畸,不致癌,且与人体组织生物相容性最佳,因其为无磁或弱磁性故对行 MRI 检查及通过机场安检门检查等均无影响。②结构:各种 Cage 的结构大致相似,外壳呈螺纹状,内为空芯的圆柱体,使用时与椎体矢状径呈平行状植入椎间隙处左右各1枚,或用1枚长斜形 Cage 插入椎间隙。③力学强度测试:正常腰椎间关节所承受的压应力均低于 90.72 kg。力学测试表明此类装置在负载 100 kg状态下,经数千次测试,未见受损或变形。事实上,数月后当其完全与周围骨质融合成一个整体时,则具有与椎体相似的力学强度。④界面内固定用于腰椎不稳的基本原理:用于腰椎不稳的界面内固定技术其基本原理主要是以下4个方面。a.撑开-压缩机制:即通过 Cage 上螺纹(丝)的旋入而使小于螺纹外径的椎节开口逐渐撑开,因椎节周围的肌肉、韧带及纤维环均处于张应力增加状态,以致形成椎节稳定的"撑开-压缩张力带"作用。此时植入物与周围骨质呈嵌合状紧密接触,不易滑出或滑入。b.恢复与增加椎节的高度:植入的 Cage 在使椎节获得撑开效果的同时,亦可使其高度增加5%~10%,减去局部缺血、坏死所致的高度丢失,至少仍可获得较其他植入物为优的疗效。c.稳定椎节:植入的 Cage 对椎节上下椎骨具有较强的握持力,加之上下两端拱石状结构的抗旋转作用,可使椎节处于高稳定状态及具有良好的抗剪力效应。术后早期即具有近似正常或高于病节的稳定性。d.与界面强度相关的因素:植入的 Cage 螺纹越深,长度越大,与骨组织接触面越多,骨组织本身的密度越高,其界面强度亦越大,因而拉拔力亦随之增高,从而更增加了其稳定性,尤其在术后早期阶段。⑤型号:视种类不同而有所差别。一般类型的植入物依据其直径不同分为大、中、小共 3 种,再按其长度,每型又有 3 种规格,因此共有 9 种型号。小号:直径为 14 mm,长度有 20 mm、23 mm 及 26 mm 3 种规格;中号:直径16 mm,长度亦有20,23 及 26 mm 3 种规格,以前路手术多用;大号:直径 18 mm,长度与前者相同,在国人后路手术中较少使用,可用于椎节较大及椎节过松病例的前路施术。

(3)病例选择。

手术适应证:主要用于下腰椎不稳症患者。具体要求如下。①年龄:以 18 岁以上的成年人为宜。②临床症状特点:若患者站立或行走时出现腰和(或)下肢症状,平卧后症状消失或明显减轻则表明其具有行椎节融合术的基本条件。③全身状态:要求患者体质及精神状态良好、术后能合作。

手术禁忌证。下列情况不宜选择。①椎体滑脱:Ⅰ度以上的腰段或腰骶段椎节滑脱而又未行椎节复位固定者。②施术椎节有病变者:例如椎节感染、椎节终板硬化及肿瘤等。③其他:年迈体弱、难以承受手术及精神状态欠佳、术后难以合作者。

(4)术前准备。

患者准备:除按腰椎后路或前路手术常规进行术前各项准备外,主要是对施术椎节做详细的影像学测量获取正确数据以便于选择相应型号的植入物。①X 线片:主要为后前位及侧位。②CT或 MRI 检查:测定椎节前后径长度及观察周围组织状态。

选择相应尺寸的植入物。①长度:椎节前后径<30 mm 者,选用 20 mm 长度的 Cage;椎节前后径>32 mm 者,则用 26 mm 的 Cage;椎节前后径介于 30～32 mm 者可选用23 mm规格的Cage,要求 Cage 距椎节前缘及后缘均>3 mm。前路施术时 Cage 的长度一般较大。②直径:对椎节狭窄者,选用 14 mm 规格;对椎节明显松动不稳者,一般用 16 mm 规格。前路手术时可酌情选用 16 mm 或18 mm规格,原则上要求植入物能支撑椎节的正常高度并嵌入上下椎体内各2～3 mm。

术前检查。除前述的影像学检查外,尚应注意以下内容。①详细的病史:包括现病史及过去史。既往有手术史者,可因瘢痕组织的存在而增加手术的难度,易出现并发症;曾有脊髓造影或椎管内药物注射史的病例,易伴有粘连性蛛网膜炎而影响手术疗效。②全面的体格检查:除用于确诊的全面查体外尤其应注意神经系统方面的检查,包括肌力感觉及反射等,并详细记录,以便手术前后对比。肥胖、身材矮小及腰部畸形常增加手术的难度及并发症,发生率在双椎节以上病变者,疗效亦受影响。③必要的辅助检查:包括血、尿、便常规,出、凝血时间,肝、肾功能,心电图及其他相应的影像学检查等。

(5)后路手术步骤。①麻醉:以全身麻醉为宜,亦可选用局部麻醉或硬膜外麻醉,但后两者对腰部肌肉放松的效果较差。②体位:取俯卧位,酌情选用弓形架。③切口:后路正中纵向切口长度为 12～16 cm。④显露病变椎节:依序切开诸层,分离双侧骶棘肌,显露棘突两侧椎板及椎板间隙,切开棘上及棘间韧带后再切除黄韧带,即显露患节硬膜囊。⑤Cage 植入技术。a.插入锯芯:先用尖刀将施术椎节后纵韧带横形切开,用髓核钳摘除内容物,再将直径 9 mm 的第三代锯芯插入椎间隙,深度为15 mm。一般从侧后方插入较为安全,但需避开(或牵开)脊神经根。b.环锯钻孔:选用与锯芯配套的环锯套至锯芯外方并向深部钻入,其深度可根据锯心上的刻度掌握,一般为 25～30 mm。c.摘除椎节内组织:当环锯探至 25～30 mm 时,应连同椎节内组织一并取出,包括椎节内的髓核软骨板及其下方的骨质。术时应注意保护硬膜囊及脊神经根,为避免伤及

277

两侧的神经根及其周围血管可选用相应型号的 C 拉钩,或垫以棉片加以保护之后用髓核钳摘除椎节内的残留组织并用冰盐水冲洗干净。d.用丝锥攻出椎节内螺纹阴槽:选用同型号的椎节内螺纹模具——丝锥,沿椎节环锯钻孔的方向均匀用力向深处攻入,深度为 25~30 mm。而后旋出,清除残留物,并冲洗干净。e.旋入 Cage:用 Cage 装入器将选好的界面植入物(腔内为碎骨块充填)按顺时针方向植入椎间隙内,其前后位置以距椎体前缘 3 mm 为宜,上下方位置应呈对称状,使植入物上下两侧均匀地嵌入至上下椎体骨松质内以便新骨长入。视椎节长短及 Cage 规格不同可旋入 1 枚或 2 枚,之后将局部冲洗干净,术野留置吸收性明胶海绵 1 块或 2 块。f.依序缝合切开诸层:术毕检查局部无异物存留,再次冲洗后依序缝合切开诸层。

(6)前路手术步骤。

麻醉:多选用全身麻醉或硬膜外持续麻醉。

体位:仰卧位,术侧腰部略垫高 10°~15°。

切口:根据病情及施术者习惯不同可酌情选择以下切口中的一种。①前旁正中切口:主要用于体形较瘦者按常规消毒、铺单后,沿腹直肌鞘外缘(为避开下腹部大血管多自左侧进入,但对病变在右侧者仍以右侧进入为妥)切开皮肤、皮下组织,并用治疗巾缝合保护术野后,沿腹直肌鞘外侧缘内侧 0.5~1.0 cm 处先纵行切开腹直肌前鞘,然后将腹直肌推向内侧暴露腹直肌后鞘(其下方甚薄在分离时应注意),将其纵行切开即达腹膜外。②前正中切口:即沿中线切开,暴露腹膜外间隙,较前者少用。③斜行切口:系常规的下腹部麦氏手术切口,视施术椎节部位不同而使切口偏向上方或下方切开皮肤和皮下组织,并用治疗巾缝合保护切口,剪开腹外斜肌鞘膜及分离肌纤维后,用直血管钳头部穿过手术野中部的腹内斜肌及腹横肌,并与助手相交替地将肌肉向两侧分开达腹膜外方(切勿过深)。当可伸入手指时,术者一手持刀柄,另一手用手指(示指和中指)将腹内斜肌及腹横肌深部肌肉向患者头侧分离,术者与助手各持一中弯血管钳在距裂口 1.5 cm 处将该组肌肉对称钳夹、切断并结扎缝合,如此反复多次达切口长度而终止之后,用手指将腹膜及内脏推向右侧。

下腰椎的定位一般多无困难,主要根据腰骶角这一较为明确的解剖特点。为避免错误,术中尚应摄片或在 C 臂 X 线机透视下定位。

保护或结扎邻近血管:由于多提倡侧方(一般均系左侧)入路,因此无误伤对性功能起主导作用的骶中神经的机会。对侧方的血管支应用带线的棉片加以保护,如果其腰动脉或静脉支(或其分支)妨碍手术操作,则需在充分暴露的情况下用长直角钳将该血管游离后,贯穿中号结扎线做双重结扎。当证明结扎线确实后将其剪断,之后用包以棉垫的大 S 拉钩将椎体前方的大血管轻轻牵向对侧,并充分显露椎体侧方。

术中应注意骶前静脉丛。当其远端受压后由于静脉丛腔内空虚而塌陷呈闭合状,其外观与一般腹膜后组织无异,因此易在分离时将其撕破或切开(误认为前纵韧带等)而引起大出血。一般均可避免,万一发生采用吸收性明胶海绵压迫即可达止血目的,并注意补充相应的血容量。

摘除髓核:对同时伴有髓核后突或早期脱出者,应在置入 Cage 前将病变的髓核摘除(无髓核病变者则无须此步骤)。具体操作如下。①切开前纵韧带:以病节椎间隙左侧为中点(相当于椎体侧方中部),用长柄尖刀将前纵韧带做"十"字形切开,长度约 2 cm×2 cm,并将其向四周剥离以显露出纤维环外层的纤维。②切开纤维环:再用尖刀将纤维环软骨做"十"字形切开,深度为 5~7 mm。③摘除髓核:多在牵引下操作。具体步骤为先用小号带刻度的髓核钳按预定深度(L_5~S_1 及 $L_{4~5}$ 处,一般为 2.5~3.0 cm)沿椎间隙边向深部插入,并将内容物向外缓慢拔出,一般多系留于椎间隙内的髓核组织;与此同时,突出至椎管内的髓核已呈碎裂状,应反复多次,并更换中、大号髓核钳尽可能彻底地将其摘除。操作时应自浅部逐渐伸向深部。由于椎间隙呈中央厚边缘薄的扁平状形态,因此当髓核钳达椎间隙后缘时可有阻力感且不易穿过(在非使用暴力情况下),故较为安全。对残留的小碎块或在椎间隙狭窄者可选用特种薄型髓核钳摘除,但操作时应注意切勿过深,一般将口径相当的一段导尿管套在髓核钳柄预计深度处,以便于观察,于5分钟后再次摘除残留的髓核。此系日本著名脊柱外科专家中野升提出的经验。此时多可取出残留的髓核组织且其体积并不碎小。此可能因当大块髓核摘除后椎间隙由于压力降低而将椎管内或椎间隙边缘处的碎块吸至中部之故。④冰盐水冲洗局部:确认髓核摘除完毕后用5～10 ℃的冰盐水反复冲洗椎间隙,以清除椎间隙内细小的碎块。⑤吸收性明胶海绵置入:将吸收性明胶海绵一小块分两次做成条状插至椎间隙后方的后纵韧带前方。

界面内固定器植入术:与后路手术相比较为简便,但应注意植入物的位置及方向。具体操作步骤如下所述。①环锯钻孔:取外方直径为11 mm、13 mm或15 mm的环锯(前者为小号,后两者分别用于采用中号或大号植入物者)沿原切口,于前纵韧带下方钻入椎节中部,切取椎间隙组织以及上下椎板和部分骨松质后,对取出的组织进行观察并将骨组织留做植骨用。②旋出椎节内阴槽:选用与植入物大小相当的螺纹模具(丝锥)沿环锯钻孔方向均匀用力向深部钻入。在椎节上下两端呈对称状均匀旋入达预定深度(25～30 mm)后即旋出,并清理术野。③旋入界面内固定装置:将相应型号的Cage植入物(腔内有碎骨块嵌入)套至装入器上,按顺时针方向钻至深部使其恰巧卧于椎体中部并注意上下、左右及前后方向的对称或是取斜行插入。根据临床经验,每个椎间隙置入1枚Cage即可。后路手术分左右各置入1枚;亦可采取斜行植入的方式,视病情及医师习惯而定。但手术操作需将椎体前方血管牵向左侧,切开前纵韧带自椎节前方锯骨、植入。其操作要领同后路手术。④缝合切开的前纵韧带:局部用冰盐水反复冲洗后,留置吸收性明胶海绵,将切开的前纵韧带以粗丝线缝合。⑤术后处理:除按后路施术的要求定期观察外,还应按下腹部手术术后要求处理,3～6周后戴石膏腰围起床活动。

界面内固定的临床意义与注意事项。①界面内固定应用的临床意义:根据临床应用,有学者发现用于腰椎的界面内固定器具有以下意义。a.早期制动确实,可使患者早日下床:绝大多数患者可于术后10～14天下床,并逐渐在室内外行走,减少了因长期卧床而引起的各种并发症与心理障碍。b.无须另行切(取)骨植骨:术中可利用切取或刮下的骨块,将其充填至内固定器腔中,通过周壁上的孔隙与施术椎节融合从而避免了取骨所引起的并发症。c.可使患者早日重返社会:由于患者可早日下地活动,不仅腰椎局部及全身功能康复快且可早日重返社会,从而提高了其生活质量与康复的信心。从目前来说,上述认识表明Cage这项用于腰椎融合术的新技术无疑是具有科学性和先进性的,无论是对早期椎节的稳定还是对后期的椎节骨性融合,均具有良好的疗效,因此值得推广。②注意事项:a.严格手术适应证。任何手术均有其病例选择的标准,切不可过宽,更不可过滥,尤其是此技术尚处于探索的早期阶段。b.量力而行。界面内固定技术虽不十分困难但亦要求具有相应的条件。除手术工具及植入物外,对术中的观察条件(X线透视或摄片)、术者的临床技巧和经验等,均应全面考虑。c.严格手术操作程序。此项技术的每一步操作均有其相应的要求,在目前阶段尤其是对于初次开展者不应任意更改。

(崔文岗)

第九章

骨 肿 瘤

第一节 骨巨细胞瘤

骨巨细胞瘤是一种常见的侵袭性骨肿瘤,富含血管,瘤细胞呈肥大的梭形或卵圆形,并见大量散在均匀分布的破骨细胞样多核巨细胞。该瘤最常累及长骨的骨端,呈膨胀性、溶骨性破坏,局部刮除治疗易复发,少数病例可肉瘤样恶变,甚至发生肺转移。自从 Cooper 最早描述该肿瘤以来,有关其组织来源和良、恶性问题一直有所争议。我国自 20 世纪 50 年代开始研究骨巨细胞瘤,曾将其分为良、恶性两类。WHO 将骨巨细胞瘤归为一类,认为该瘤具有局部侵袭性或潜在恶性,原发恶性者极其罕见,多系放射治疗(以下简称放疗)或反复刮除术后继发的恶变。

一、发病情况

骨巨细胞瘤系我国常见的骨肿瘤,据部分学者统计,良、恶性骨巨细胞瘤占原发骨肿瘤的 13.62%,仅次于骨软骨瘤和骨肉瘤,居第 3 位。该瘤在西方发生率相对较低,约占原发骨肿瘤的 4%。

骨巨细胞瘤发病年龄多在 20~40 岁,15 岁以下及 55 岁以上的病例较少见,无明显性别差异,多发生于四肢长骨的骨端,常见于股骨下端、胫骨上端和桡骨下端,绝大多数患者的骨骺板已闭合。长骨以外则以骶骨和脊椎多见。

二、临床表现

(一)症状、体征

主要症状为患部酸胀痛、钝痛与压痛。位于胫骨上端、桡骨下端等表浅部位者,可于早期即出现局限性隆起或肿块。患部功能活动受限,皮温可增高。肿瘤穿破骨皮质侵入软组织时,局部肿块更为明显,表面皮肤呈暗红色,静脉可充盈曲张。少数患者以病理性骨折为始发症状。位于脊椎的肿瘤可产生不同程度的脊髓压迫症状。

(二)影像学表现

1.X 线表现

典型表现为长骨骨端偏心性、膨胀性透亮区,可有肥皂泡样分隔,骨皮质菲薄,无骨膜反应。

破坏区直达软骨下骨,边界较清楚,无硬化及成骨反应(图 9-1)。少数病例骨皮质穿破,关节面塌陷,并发病理性骨折。Campanaeci 等根据不同的 X 线表现将骨巨细胞瘤分为 3 期,即静止期(Ⅰ型)、活跃期(Ⅱ型)、侵袭期(Ⅲ型)。Enneking 将其作为外科分期的依据之一。静止期骨破坏主要局限于髓腔内,骨皮质无或很少累及,破坏区周围常有一个硬化边缘。活跃期骨皮质膨胀、变薄,边界欠清楚。侵袭期表现为边界不清的溶骨性破坏,骨皮质穿破,肿瘤侵入软组织。临床实践表明,所谓放射学上的侵袭特征,与组织学表现及肿瘤的生物学行为常不相吻合,其实质可能为肿瘤发展的阶段不同。

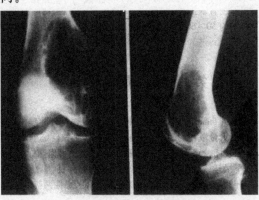

图 9-1　股骨下端骨巨细胞瘤 X 线片

2.CT 与 MRI 图像

骨巨细胞瘤一般采用普通 X 线检查即可明确诊断,在脊柱、骨盆和股骨颈等结构复杂、重叠较多的部位,CT、MRI 有助于了解肿瘤的破坏范围及浸润情况。CT 表现为溶骨性破坏,可发现骨皮质穿破部位。骨巨细胞瘤的 MRI 表现较有特征性,T_1 加权像呈低信号,T_2 像呈边界较清楚的高信号(图 9-2)。肿瘤内出血时,T_1、T_2 像均可表现为高信号。

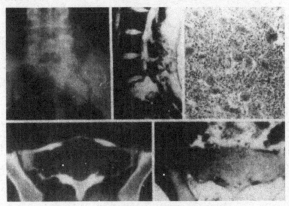

图 9-2　骶骨巨细胞瘤的 MRI 表现

三、病理改变

(一)肉眼所见

肿瘤组织呈红褐色,质软而脆,常见出血、坏死或形成大小不等的空腔,内含棕黄色或紫红色液体。有时肿瘤组织大部分是巨大空腔,其间仅见薄层纤维间隔,很像动脉瘤样骨囊肿。肿瘤常侵犯至关节软骨下骨,致使关节软骨失去支撑而塌陷;穿破骨皮质时,则形成软组织肿块。股骨下端的肿瘤,可沿交叉韧带起止处侵入关节腔内。

（二）显微镜检查

骨巨细胞瘤主要由单核基质细胞和多核巨细胞两种瘤细胞成分构成。单核基质细胞呈圆形、椭圆形或梭形,较肥硕。多核巨细胞均匀散布于大量单核基质细胞之间,体积巨大,胞质红染,核多而圆,聚集于细胞中央(图9-3)。肿瘤富含血管,血管腔内有时可见瘤细胞。此外,肿瘤组织中常并发新旧出血、坏死、空腔形成及动脉瘤样骨囊肿。Jaffe等曾根据骨巨细胞瘤的组织学表现将其分为3级:Ⅰ级多核细胞较多,单核基质细胞分化良好,为良性;Ⅲ级多核巨细胞少,基质细胞分化差,核分裂象多,为恶性;介于两者之间者为Ⅱ级。临床研究发现,不少Ⅰ级骨巨细胞瘤复发,甚至发生肺转移。因此,Jaffe分级不能作为判断预后指标,已逐渐被淘汰。

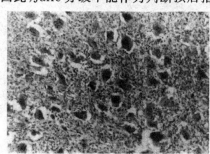

图9-3　骨巨细胞瘤光镜下表现(×200)

四、诊断与鉴别诊断

强调临床、病理、影像学三者结合。放射学上应注意与骨囊肿、动脉瘤样骨囊肿、骨母细胞瘤、软骨母细胞瘤、纤维肉瘤、恶性纤维组织细胞瘤等溶骨性病变相区别。病理方面主要和含多核巨细胞的肿瘤及瘤样病变鉴别。

（一）动脉瘤样骨囊肿

囊壁内可见散在或聚集成群的多核巨细胞,但以含血液的大小不等的腔隙为主要成分。分隔腔隙的是厚薄不等的囊壁,在实质部位主要是纤维组织、骨样组织与成骨组织,并见含铁血黄素、组织细胞及数量不等的炎症细胞。

（二）甲状旁腺功能亢进引起的棕色瘤

临床上表现为广泛性骨质疏松、吸收,伴边缘清晰的囊性骨破坏,血中甲状旁腺素分泌增多等生化改变。另外,软骨母细胞瘤、软骨黏液样纤维瘤、非骨化性纤维瘤、骨样骨瘤、骨母细胞瘤、骨肉瘤、纤维肉瘤等瘤组织中有时可见散在的多核巨细胞,但不是主要的瘤细胞成分。

五、治疗

骨巨细胞瘤的治疗以手术为主。由于大部分恶变病例均与放疗有关,故放疗仅适用于脊柱等手术难以彻底刮除或切除肿瘤的部位。手术方法取决于肿瘤破坏范围、恶性程度、关节面是否塌陷及技术条件。对于肺转移灶,行楔形切除或瘤块摘除常可取得较好效果。

（一）肿瘤刮除瘤腔灭活植骨术

适用于关节面尚完整的初发病例和部分复发病例。行刮除术时,骨窗大小宜适度,力求直视下彻底刮除肿瘤,并注意保护手术野,以免造成软组织内瘤细胞种植。为了减少肿瘤复发,刮除后的瘤腔可酌情选用10％甲醛、95％乙醇或50％氯化锌处理,也可采用液氮冷冻灭活。在处理瘤腔前,先妥善保护周围毗邻的重要血管、神经及正常组织,然后用纱布团蘸处理溶液,仔细涂擦瘤腔壁3遍,5～10分钟后用大量生理盐水冲洗。近年来,有学者采用微波天线插入瘤体内原位加温50 ℃,灭活30分钟后再刮除肿瘤,认为可明显降低局部复发率。经处理后的瘤腔可用自体骨、同种异体骨植骨,或采用羟基磷灰石、骨水泥等填充。对于瘤腔较大、刮除后残留的骨壳很薄弱、易出现关节面塌陷者,可用"T"形骨块支撑植骨,周围填充碎骨块;也可直接用骨水泥填充。

（二）肿瘤节段截除功能重建术

1.适应证

（1）肿瘤侵犯绝大部分骨端,关节面即将塌陷或已塌陷者。

（2）临床病理表现已有恶性倾向者。

（3）腓骨小头、尺骨小头等处的骨巨细胞瘤切除后功能影响较小者。

2.重建方式

瘤段切除后可根据情况选用不同方式重建肢体功能。

（1）关节融合术:适用于股骨、胫骨、肱骨和尺桡骨上、下端的巨细胞瘤,广泛性瘤段切除后做髋、膝、肩、肘或腕关节融合。股骨下端、胫骨上端肿瘤段切除后,可用髌骨、自体髂骨、带血管的游离腓骨植骨,行膝关节加压融合。此法重建了患肢的负重行走等功能,但丧失了关节的活动度。

（2）关节成形术。①异体半关节移植术:用同种异体的股骨下端、胫骨上端、肱骨上端移植,替代切除的瘤段骨。由于异体骨爬行替代缓慢,关节软骨易变性塌陷,故异体骨关节移植重建的关节功能常不理想,且有并发骨折、感染等风险。②自体腓骨上端移植术:对于切除的肱骨上端、桡骨下端,可采用带血管的自体腓骨上端游离移植重建肩、腕关节,其功能优于异体骨关节移植,但创伤及手术难度较大。

（3）人工假体置换术:适用于股骨、胫骨、肱骨和桡骨下端的巨细胞瘤。术前根据影像学资料设计订制假体。广泛性瘤段截除后,可根据骨缺损情况,选用合适的人工假体置换,重建肢体和关节的功能。此法可早期恢复肢体功能,但因肿瘤假体杠杆长,易松动、断裂,远期效果大多不满意。

（4）异体骨和人工假体复合移植术:肿瘤广泛性截除后,根据骨缺损情况,采用复合大段异体股骨、胫骨或肱骨的人工关节重建肢体功能,既解决了骨缺损问题,又恢复了关节的活动度,兼具异体骨移植与人工关节两者之优点,更符合生物力学,近年来已广泛用于肿瘤保肢术。

（三）截肢术

对于骨巨细胞瘤施行截肢术应十分慎重,仅限于有明确恶变证据或局部软组织神经、血管广泛浸润无法彻底切除者。

六、预后

骨巨细胞瘤具有潜在恶性,刮除后有25％～35％局部复发,且多发生于术后3年内。瘤段广泛切除可降低复发率,但常影响肢体功能。少数病例发生纤维肉瘤样恶变,多与放疗有关,原发恶性骨巨细胞瘤罕见。1％～2％的患者可发生肺转移,手术切除肺转移灶预后良好,只有极少数患者死于广泛肺转移。

有关骨巨细胞瘤生物学行为的影响因素和预后判断,目前知之甚少,有待于进一步深入研究。

（王广钱）

第二节　成软骨源性肿瘤

一、软骨肉瘤

软骨肉瘤是起源于软骨组织的恶性骨肿瘤,病灶内可见肿瘤性软骨组织,无骨样组织。分为原发性和继发性,可继发于软骨瘤和骨软骨瘤。

(一)发病情况

软骨肉瘤的发生仅次于骨肉瘤,我国的统计资料显示软骨肉瘤占原发性骨肿瘤的 4.3%,占原发性恶性骨肿瘤的 14.2%。软骨肉瘤多发生在 30~50 岁。男多于女。长骨和骨盆是软骨肉瘤的好发部位,长骨以股骨、胫骨和肱骨多见,还见于肩胛骨等。

(二)临床表现

发病缓慢,常见局部疼痛,主要为隐痛,间歇性。多有逐渐增大的肿块,在骨盆的肿瘤,长得很大时才引起注意。局部可有压痛,关节活动可受限。病史较长,一般为 1~1.5 年,短期内肿块增长较快,疼痛加剧提示肿瘤的恶性程度较高。继发性软骨肉瘤一般有较长的肿块病史,然后突然疼痛,肿块明显增大,提示为恶性变。继发性软骨肉瘤预后较原发性好。

(三)影像学表现

1.X 线检查

(1)中央型:表现为溶骨性破坏,内有各种形态的钙化灶,呈斑点状、环状、絮状等。分化好的肿瘤有硬化边缘。肿瘤进展较快使骨皮质变薄,轻度膨胀。恶性程度高的肿瘤边界不清,骨皮质破坏,形成软组织肿块,并有骨膜反应。

(2)周围型:见于骨盆、肩胛骨等部位,表现为境界不清的肿块影,内有斑点状或絮状钙化灶,骨皮质可受侵犯。周围型肿瘤发生在骨表面,多继发于骨软骨瘤,其恶性特点为边界不清、病变内不规则的钙化、骨质的不规则破坏、明显的软组织阴影等。软骨肉瘤的钙化与肿瘤的性质有关,钙化多、密度高提示低度恶性,钙化少而模糊提示恶性程度较高。

2.其他影像学检查

中央性软骨肉瘤 CT 显示溶骨性骨质破坏,轻度膨胀,边界模糊,骨皮质破坏,可见软组织肿块,肿瘤内有不规则、不同密度的斑点状、半环状或片状钙化。周围型以继发于骨软骨瘤多见,其恶变首先发生在软骨帽,表现为软骨帽的增厚,还可见邻近骨质的破坏和软组织肿块,可清楚了解肿瘤的范围及与周围结构的关系。因此,CT 对骨软骨瘤恶变、恶性程度的判别、分期的评价以及术后复发的判断有参考价值。

(四)病理

1.肉眼所见

多数软骨肉瘤较大,尤其在扁平骨或不规则骨。向骨外生长的软骨肉瘤呈结节样肿块,与软组织分界较清。肿瘤切面呈蓝白色分叶状,有光泽,半透明状。可见钙化灶,可有黏液变性。髓腔内分界不清。高度恶性时皮质破坏,有软组织肿块。

2.显微镜下所见

软骨肉瘤的镜下变化复杂。瘤细胞丰富,肥大,核饱满,大小不规则,染色质深染。可见双核或多核细胞,巨核细胞,或具有多核或单核的瘤巨细胞。高度恶性肿瘤具有多形性的肿瘤细胞。瘤细胞间为软骨基质,含有钙化。分化好、低度恶性的软骨肉瘤与良性软骨瘤、软骨黏液样纤维瘤有时不容易鉴别。软骨肉瘤有时需与软骨母细胞瘤进行鉴别。

根据瘤细胞的分化程度、核分裂、软骨化骨等组织学所见,可将软骨肉瘤分为3级。Ⅰ级为低度恶性,Ⅱ级中度恶性,Ⅲ级分化最差。有研究显示分级与预后有关。继发性软骨肉瘤多为低度恶性,预后较好。近年随着流式细胞仪在临床的应用和细胞形态计量技术的开展,根据DNA含量、细胞倍体类型和比例、细胞类型和形态对软骨肉瘤进行定量分析并据此进行分级减少了传统分级的主观性。

(五)诊断

主要依据临床表现、影像学检查和病理活检。X线对多数软骨肉瘤病例可做出初步诊断,但分化好的软骨肉瘤和早期的继发性软骨肉瘤,可因平片上缺乏特征性的改变而难以做出恶性的诊断。

活检对明确诊断是必要的,但是,软骨肉瘤组织学上的改变不都是一致的,尤其是继发性软骨肉瘤和高分化的软骨肉瘤,取材部位不同可能对诊断有影响。因此,术前的活检应取有代表性的部位,并结合临床和影像学检查分析活检结果。术后应在肿瘤标本的多个有代表性的部位取材进行病理观察,才能准确做出诊断。

需要与软骨肉瘤鉴别的肿瘤包括含有较多软骨组织的骨肉瘤。低度恶性,或早期继发的软骨肉瘤与良性软骨肿瘤的鉴别有时较困难,可从发病部位、病灶大小、X线表现和多部位的病理检查等多个方面进行分析。

(六)治疗

手术是治疗软骨肉瘤的主要方法。手术原则是彻底切除肿瘤,手术方案应结合肿瘤的分级、部位、大小、范围和患者情况而定。应对肿瘤做出外科分期。如肿瘤局限在骨内,范围小,肿瘤分化较好,属ⅠA或ⅠB期,可局部广泛性切除。分化差、范围小,如ⅡA期,或间室外累及范围较局限的ⅡB期,也可局部广泛切除。对高度恶性肿瘤,病变范围广,软组织受累广泛,并与重要血管、神经粘连,应予截肢或关节离断。

如需要进行重建,可用自体骨移植、异体骨移植、人工假体置换、瘤段灭活再植以及异体骨假体复合重建。

骨盆软骨肉瘤根据肿瘤的分化、大小、部位采用半骨盆截肢或局部广泛切除,局部切除后可根据具体情况采用以上方式重建或不重建。难以切除者可用微波方法原位杀灭肿瘤姑息治疗。介入治疗可作为术前辅助治疗或姑息治疗的选择。

软骨肉瘤对化疗和放疗不敏感。

采用局部切除的肿瘤可发生复发,因此手术时的无瘤技术、保肢广泛性切除边缘对减少复发是关键环节。术后应加强随访,及时发现复发。

(七)预后

软骨肉瘤的预后较骨肉瘤好。一般躯干和肢体近端的软骨肉瘤,恶性程度较高,预后较差。肿瘤的病理分级与术后的生存率有关。可完整彻底切除,分化较好,肿瘤较小的肢体肿瘤预后较好;骨盆肿瘤较大,发现晚,不易彻底切除,术后复发率高,预后较差。

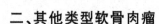

二、其他类型软骨肉瘤

(一)透明细胞软骨肉瘤

病理特征是肿瘤呈分叶状,细胞大,核居中,胞质丰富,透亮。细胞境界清,可见多核巨细胞,属低度恶性肿瘤。肿瘤生长缓慢,多见于中老年,疼痛较轻,可有肿胀。X线表现为溶骨性破坏,边界较清。一般需病理证实。手术治疗为主,根据具体情况采用广泛局部切除,或截肢。

(二)去分化软骨肉瘤

去分化软骨肉瘤是指在分化较好的软骨肉瘤中,伴有分化不良的肉瘤部分,如纤维肉瘤、恶性纤维组织细胞瘤或骨肉瘤等。病理可见较成熟软骨样组织,而在去分化区为高度恶性表现。取材不当可与软骨瘤,或与骨肉瘤等恶性骨肿瘤误诊。本型恶性程度较高,多见于中老年,进行性疼痛和肿胀是主要的临床表现。X线表现复杂,显示软骨肉瘤的X线征象,同时有纤维肉瘤或骨肉瘤的表现,需病理确诊。发生转移早,手术根据分期采用广泛切除或截肢。预后较差。

(三)间充质软骨肉瘤

病理特征是未分化的间叶细胞和软骨样病灶构成肿瘤,细胞体积较小,形态较一致,呈圆形或梭形。软骨组织分化成熟,软骨细胞形态大小一致。肿瘤多发生在脊椎、骨盆。多见于中年。临床表现为疼痛和肿块。X线显示溶骨性破坏,边缘模糊,可见各种类型钙化灶,有软组织肿块。诊断依据病理。治疗采用广泛性切除或截肢。

(四)继发性软骨肉瘤

多继发于骨软骨瘤和软骨瘤,约占软骨肉瘤总数的1/3。骨软骨瘤恶变多数发生在骨盆和肩胛骨。而且,恶变多见于多发性的病变。恶变的年龄常见于中年以后,多在原发瘤基础上出现疼痛和肿胀,或加重。短期内肿胀明显、疼痛明显加重提示恶性改变。X线除可见原发瘤表现,还可出现骨质破坏、边缘模糊、钙化影改变等恶性变的征象。CT可显示肿瘤破坏特征、钙化情况,对恶变的判断有参考价值。由于肿瘤恶变在瘤体的不一致性,活检结果与取材部位有关,是否恶变常需要结合临床、肿瘤部位、影像学和病理进行综合评估。手术进行广泛性或边缘性切除,术后应进行长期随访,警惕复发。继发性软骨肉瘤较原发者预后好。

三、骨软骨瘤

骨软骨瘤是一种向皮质骨外生长的最常见良性骨肿瘤,又称外生骨疣,可为孤立性或多发性,肿瘤表面的软骨帽是该瘤特点。多发性骨软骨瘤为常染色体显性遗传,又称为骨干续连症或遗传性多发性骨疣。

(一)发病情况

该瘤占骨肿瘤总数的20%,良性骨肿瘤的40%,男女之比约2:1。发病年龄常在10~20岁。好发于股骨和胫骨,其次为肱骨。

(二)临床表现

主要表现为肿块,一般无疼痛,常因局部发现硬肿块而就诊。疼痛是由肿瘤刺激或压迫周围的肌肉、肌腱或神经所致,也可因肿瘤恶变增大的刺激和压迫所致。肿块旁可因摩擦形成滑囊,并发生滑囊炎。在脊柱可压迫脊髓或神经根。

肿块随生长发育而增大,发育成熟时肿瘤的生长速度变缓慢,甚至停止增长。软骨帽生长活跃可转变为软骨肉瘤,单个的骨软骨瘤恶变率约为1%,遗传性多发性骨软骨瘤的恶变率为

10%,而且多见于骨盆和肩胛带等中轴骨或扁平骨,多在中年后发生。恶性变主要表现为肿块停止生长后又出现增大,或短期内增大明显、疼痛,影像学有恶性表现。

由于该瘤的生长特性,其分期也有特殊性,在生长期肿瘤可以是良性肿瘤的Ⅱ期活跃性病变,当生长停止后可转变成Ⅰ期静止性病变,发生继发恶变即为恶性肿瘤的Ⅰ期改变。

多发性骨软骨瘤可使骨骼发育畸形,患者多有家族史。

(三)X线表现

肿瘤发生在长骨干骺端,起自骨皮质,与髓腔相通,可带蒂或宽基底型,带蒂肿瘤的方向总是对向着骨干,瘤体可见钙化影,表面为软骨帽。脊柱、骨盆和肩胛骨等躯干骨除X线片,还可借助CT清楚显示肿瘤的部位和范围。

恶性变时表现为不规则的骨质破坏,边界模糊,钙化带中断、密度降低、模糊,软骨帽明显增厚,骨皮质破坏,瘤骨形成,有骨膜反应、软组织肿块影等征象。

(四)病理

该瘤发生在骨表面,有软骨帽的骨性突出物,软骨帽为白色、半透明的透明软骨组织,其外观可呈分叶状、菜花样、结节样等不同形状。镜下从表面往深层可见典型的3层结构,纤维膜、软骨帽和松质骨。软骨细胞排列不规则。当肿瘤发生恶变时,可见软骨细胞增生活跃,有软骨肉瘤的病理改变。

(五)治疗

骨软骨瘤应定期复查,肿瘤小、无症状者可予观察。有症状、疑恶性变应予手术切除,影响外观也可切除。手术应从肿瘤基底部正常骨质予以切除,包括软骨帽和纤维膜。如有明显恶性倾向,应做广泛切除。

四、软骨瘤

(一)内生软骨瘤

内生软骨瘤是一种含成熟软骨的良性肿瘤,发生在髓腔,呈孤立性或多发性,多发性内生软骨瘤称为Ollier病,也称为内生软骨瘤病。多发性内生软骨瘤伴有软组织血管瘤称为马方综合征。

1.发病情况

内生软骨瘤占骨肿瘤总数的8%,占良性肿瘤的15%。男女之比1.7:1。多见于指骨,其次为肱骨和股骨。

2.临床表现

可有局部肿胀。疼痛不明显,也可有隐痛不适,发生病理性骨折有疼痛。

3.X线表现

肿瘤呈膨胀性透亮区,边缘清晰,内有不同程度的钙化,骨皮质完整,但变薄,可病理性骨折。在长骨的肿瘤,膨胀不如指骨明显,肿瘤内的钙化呈点片状。如无钙化表现,可误诊为纤维结构不良等良性病变。

4.病理

肿瘤组织呈透明软骨改变,可有钙化或骨化,也可有黏液样变。肿瘤生长时细胞增生活跃。内生软骨瘤也可恶性变,继发软骨肉瘤。多发性内生软骨瘤发生在骨盆或肩胛骨,应警惕恶性变。软骨瘤与软骨肉瘤有时鉴别困难,应结合临床、影像学改变、发生部位做出鉴别。

5.治疗

内生软骨瘤外科分期为 $G_0T_0M_0$ 或 $G_0T_1M_0$，在指骨可用刮除植骨治疗；在骨盆或长骨的肿瘤，单纯刮除容易复发，可用瘤腔灭活措施减少复发，也可结合病史、肿瘤的部位和范围、影像学提示的性质，考虑整块切除。如有恶变表现，应活检明确肿瘤性质，恶变者按恶性肿瘤处理。

（二）多发性内生软骨瘤

多发性内生软骨瘤早在 1899 年首先由 Ollier 描述，故称之为 Ollier 病。较少见，为非遗传性疾病，其特点为多发，常合并肢体的畸形。

该病好发于少年，表现为局部肿胀或肿块，患肢的畸形，如肢体的短缩弯曲、变形等，随生长发育加重。该病可恶变，发生率为 5%～20%。X 线表现与单发者类似，但畸形明显。病理特点同单发性内生软骨瘤，但需注意排除恶性变。由于病变多发，治疗较为困难，可定期观察。对病理性骨折、可疑恶性变、畸形影响功能活动者需要考虑手术。可做病灶刮除加植骨，骨折可做内固定，明显畸形可做矫形。恶性变者，按恶性骨肿瘤治疗原则处理。

（三）马方综合征

马方综合征首先由 Maffucci 在 1881 年描述，为多发性软骨瘤合并血管瘤。本病罕见，多发生在儿童，患骨生长发育缓慢，不同部位和畸形程度可形成各种畸形。血管瘤发生在皮肤、皮下、肌肉，表现为局部隆起，质软，可有蓝色外观。该病可恶性变。诊断主要根据 X 线软骨瘤表现和软组织有血管瘤，病理可做出诊断。该病需与骨纤维结构不良、干骺续连症相鉴别。

治疗较为困难，肿瘤巨大、严重畸形影响肢体功能采取肿瘤切除、矫正畸形的手术，恶性变应按恶性肿瘤治疗原则处理，根据部位和范围，选择大块切除或截肢。

五、软骨母细胞瘤

软骨母细胞瘤是一种病理特征为软骨母细胞样细胞构成瘤细胞、并有一定局部侵袭性的良性骨肿瘤。

（一）发生率

该瘤占全部骨肿瘤的 0.8%，良性骨肿瘤的 1.5%。好发在青少年，大多数在 10～20 岁。多见于股骨、胫骨和肱骨。主要发生在骨骺部。

（二）临床表现

局部酸痛，轻微的肿胀，病变进展缓慢，可影响邻近关节的活动，可有轻度肿胀或少量积液。

（三）X 线表现

多见于长管状骨的骨骺端，肿瘤呈类圆形溶骨性破坏，可有轻度膨胀性改变。内有不同程度点状或环状钙化，边界清楚，肿瘤周围可见硬化带。CT 对诊断和鉴别诊断有参考价值。

（四）病理

肿瘤组织为较多的软骨母细胞，细胞呈圆形或多角形，边缘清晰，细胞间可见软骨样基质，伴有钙化，细胞周围的钙化表现为网格状。还可见数量不等的多核巨细胞，少数病例可同时合并动脉瘤样骨囊肿。

（五）诊断

根据典型 X 线表现可做出诊断，有时需与含巨细胞的肿瘤和软骨性肿瘤鉴别，如骨巨细胞瘤、动脉瘤样骨囊肿、内生软骨瘤等。术后病理证实诊断。

（六）治疗与预后

彻底刮除和植骨。少数病例显示一定的局部侵袭性，出现局部复发，因此，术后应予随访。如肿瘤较大，肿瘤已破坏骨皮质，侵入软组织，或肿瘤复发，发生恶性变，可根据肿瘤的部位、范围做肿瘤大块切除，或瘤段切除。

六、软骨黏液样纤维瘤

该瘤的病理特征为软骨样组织和黏液样改变，是一种少见的良性骨肿瘤。

（一）发病率

该瘤占骨肿瘤总数的1.0%，良性骨肿瘤的1.9%。男女之比1.9：1。发病年龄10~20岁。好发于股骨和胫骨。

（二）临床表现

局部疼痛、肿胀，症状轻，发病缓慢，临床表现无特异性。

（三）X线表现

干骺端圆形或椭圆形病灶，偏心性、膨胀性生长，边缘清楚、硬化。需与骨巨细胞瘤、内生软骨瘤、软骨母细胞瘤、动脉瘤样骨囊肿、非骨化性纤维瘤相鉴别。

（四）病理

肉眼见肿瘤呈白色，光滑，质坚实有弹性，像纤维软骨。切面肿瘤边界清楚，呈分叶状。皮质骨可膨胀生长。镜下见分叶状结构，肿瘤由梭形细胞和黏液样基质构成，可见梭形细胞和软骨样基质构成的软骨样组织。肿瘤内分布多核巨细胞。需与软骨肉瘤相鉴别。

（五）治疗

彻底刮除加植骨，对瘤腔行灭活，刮除术可有10%~30%的复发率。范围较大、复发多次、有较强侵袭性的肿瘤，可根据肿瘤的部位、范围和破坏程度，选择局部的大块切除。恶性变应给予瘤段骨的广泛性切除。

（王广钱）

第三节 成骨源性肿瘤

一、骨肉瘤

骨肉瘤是最常见的原发恶性骨肿瘤，好发于青少年和青年，其病理特点是肉瘤细胞直接形成骨样组织。大多数骨肉瘤恶性程度高，早期发生远处转移。

（一）发病率、发病比率、发病年龄及部位

据统计，每100万人口中有2~3人发病。骨肉瘤在骨肿瘤中的发病比率较高。骨肉瘤占原发性骨肿瘤的12%~20%，占原发性恶性骨肿瘤的20%~40%，是我国居首位的恶性骨肿瘤。骨肉瘤可发生在几乎各年龄组，但多数发生在10~20岁，21~30岁次之。男女之比约2：1。主要发生在生长活跃的干骺端，股骨远端和胫骨近端是最常见的部位，50%以上的患者肿瘤发生在膝关节周围，次为肱骨近端、腓骨近端和髂骨等处。

（二）临床表现

早期出现疼痛，开始为间歇性隐痛，后为持续性并渐进性加重，夜间痛明显。局部逐渐肿胀，进行性加重。疼痛和肿胀可影响邻近关节的活动。

病史一般为2~4个月，肿瘤分化好者病史可在半年。早就诊者一般情况尚好，多数患者经过理疗、药物外敷等不恰当治疗，肿痛没有明显缓解，反逐渐加重。随着病情进展，可出现发热，消瘦，贫血。死亡原因为远处转移。

检查可见局部肿胀，压痛。压痛点在关节旁而不在关节内。肿块的大小或肿胀程度依肿瘤侵犯范围和深浅而有所不同，边界不清。其硬度依肿瘤的成分不同而不同。肿瘤生长增大致表面皮肤张力增高、发亮，皮温可升高，浅静脉怒张。

（三）实验室检查

1.血沉

约半数患者血沉加快，多发生在肿瘤大、分化差、进展快的病例。血沉可作为对肿瘤发展或复发的观察指标之一，但特异型和敏感性不够强。

2.碱性磷酸酶

50%~70%患者升高，骨肉瘤早期、硬化型骨肉瘤、分化较好骨肉瘤、皮质旁骨肉瘤的碱性磷酸酶可正常。进展快、发生转移的患者该指标可明显升高。切除肿瘤和化疗后可降低，复发或转移再次升高，因此，碱性磷酸酶可作为复发和转移的监测和预后评估的指标之一。

（四）影像学检查

1.X线检查

典型的骨肉瘤表现为长骨干骺端浸润性、弥散性骨质破坏，骨质破坏可呈筛孔状、斑片状或虫蚀状等不同形态，破坏程度不同，范围不一，边缘不清，以溶骨性或成骨性为主，或混合存在。可见骨皮质破坏、缺损、断裂，可发生病理性骨折，但不多见。病变累及周围软组织，表现为软组织阴影，并可见各种形态的瘤骨阴影，可呈针状、棉絮状或高密度的象牙质样。

骨膜反应呈Codman三角或"日光"放射状。Codman三角是在肿瘤边缘掀起骨膜与皮质相交处，形成新骨，表现为骨膜反应性三角。"日光"放射状阴影是肿瘤向软组织内浸润生长的表现，形成垂直于骨干的肿瘤性成骨。

胸片可显示肺转移灶。

2.CT检查

表现为不规则的骨质破坏、肿瘤骨的形成、骨膜反应、软组织肿块以及其中的瘤骨形成。可显示骨肉瘤在髓腔内、皮质和软组织受累的范围，有助于肿瘤分期的评估和保留肢体的手术设计，以及适用于脊柱、骨盆和部位较深的骨肉瘤。

多数骨肉瘤发现时已侵犯间室外组织，为ⅡB期。由于肿瘤的分化不同以及发现早晚，肿瘤累及的范围有程度上的不同。肿瘤大小不同、侵犯范围不同，对手术方式的选择和预后有所不同。

肺部CT可显示小的转移灶。

3.放射性核素全身骨扫描

可显示骨肉瘤的部位和范围以及骨转移灶的部位和数目，作为分期的评价之一，也可作为随访的检查内容。

4.血管造影

临床上可在术前辅助介入治疗时通过血管造影了解肿瘤血液供应特点、肿瘤与主要血管的关系,为设计手术方案提供参考依据,同时通过导管进行化疗栓塞。

5.MRI 检查

其作用与 CT 相似,尤其是对髓内和软组织病变范围显示更为清楚,适用于脊柱、骨盆等位置深在的肿瘤。四肢保肢术前的 MRI 检查,可了解肿瘤在髓腔扩散情况和软组织受累范围,有利于判断截骨平面和切除范围。

(五)病理与分型

1.肉眼所见

肿瘤穿破骨皮质,侵入周围软组织。肿瘤可向髓腔扩散。肿瘤组织呈“鱼肉样”改变,其断面还可见钙化灶、软骨组织、出血、坏死、液化和囊腔形成。肿瘤的肉眼改变和组织密度与肿瘤内所含的组织成分的不同有关。

2.显微镜下所见

梭形或多形性肉瘤细胞及其形成的肿瘤性骨样组织是骨肉瘤的病理特征,后者是诊断骨肉瘤的关键。肉瘤细胞具有明显的异型性,大小不一,核大,形态奇异,核深染,核分裂多见,可见瘤巨细胞。

3.骨肉瘤的分型

(1)根据肿瘤细胞形态:分为骨母细胞型、软骨母细胞型、纤维母细胞型和混合型骨肉瘤。有研究表明,这种分类与预后关系不大。根据分化程度,可分为 3 级。Ⅰ级肿瘤细胞分化较高,有一定异型性,核分裂少见;Ⅲ级瘤细胞分化很差,明显异型性,瘤巨细胞多见,核分裂多见;Ⅱ级介于两者之间。

(2)骨肉瘤亚型:随着对骨肉瘤的深入研究,发现有些骨肉瘤在临床表现、病理、X 线表现、发生部位、恶性程度和预后等与“典型”骨肉瘤有所不同,具有各自的一些特征,从而将一些骨肉瘤从典型骨肉瘤中分出来,形成骨肉瘤的亚型(表 9-1)。骨肉瘤可以认为是一组既有共性、又由不同生物学特性和临床病理特征构成的肿瘤病变,其恶性程度有所不同。亚型的建立,加深了对骨肉瘤的认识,并使诊断和治疗更为合理和准确。

表 9-1 常见骨肉瘤分型和亚型

名称	恶性程度
典型骨肉瘤(中央型)	分化差,高度恶性
髓内低度恶性骨肉瘤	分化较好
毛细血管扩张性骨肉瘤	分化差,高度恶性
圆形细胞性骨肉瘤	分化差,高度恶性
皮质旁骨肉瘤	分化较好
骨膜性骨肉瘤	中度恶性
高度恶性表面骨肉瘤	分化差,高度恶性
多中心骨肉瘤	高度恶性
继发性骨肉瘤	
Paget 骨肉瘤	高度恶性
放射后骨肉瘤	低中度恶性

一般分为中心性(髓性)和表面骨膜性两大类。中心性骨肉瘤指原发骨内破坏骨质的类型,包括普通型骨肉瘤、髓内分化好低度恶性骨肉瘤、小圆细胞骨肉瘤和血管扩张性骨肉瘤等,普通型中心性骨肉瘤是最常见的"典型"类型,占骨肉瘤80%以上,除了髓内分化好低度恶性骨肉瘤,其余各型均为高度恶性、早期转移。

表面性骨肉瘤发生在骨表面,一般较少侵犯骨质,包括骨旁骨肉瘤、高度恶性表面性骨肉瘤和骨膜性骨肉瘤。

(六)诊断

主要依据临床、影像学表现和病理活检。质量良好的 X 线对大多数骨肉瘤病例可提供有力的诊断依据。

病理活检是必不可少的诊断步骤,应作为常规。尤其对于拟开展化疗、放疗和截肢等破坏性大的手术时一定要有明确的病理诊断作为依据。可通过穿刺或切开活检获取明确的病理诊断,活检切口需考虑对下一步手术的影响。由于骨肉瘤多数瘤体较大,肿瘤成分较多,不同部位的活检结果可能有差异,而且需要与炎症、有关的肿瘤进行鉴别。如小圆细胞型的骨肉瘤与其他类型的小圆细胞肿瘤的鉴别,成软骨细胞型骨肉瘤与软骨肉瘤的鉴别,骨肉瘤与恶性骨母细胞瘤鉴别,还有纤维肉瘤、尤文肉瘤、转移瘤等。因此,应仔细全面观察细胞的形态及是否有肿瘤性骨样组织,有时还需要做免疫组化进一步鉴别诊断。

根据 Enneking 的骨肿瘤外科分期,还要考虑肿瘤累及的解剖间室和是否有远处转移。多数骨肉瘤属ⅡB期,但 Enneking 外科分期对累及间室外的ⅡB期,未根据累及的程度不同而再做进一步分级。肘ⅡB期肿瘤的手术治疗原则是根治性切除或截肢,但在临床实际,对间室外累及范围小的ⅡB期肿瘤,仍有机会实施广泛性的局部切除。

诊断困难时需要临床、X 线和病理三结合会诊。

(七)治疗

早期发现和及时诊断极为重要,一旦确诊应立即开始治疗。过去骨肉瘤的治疗主要采用高位截肢手术。单纯手术治疗的 5 年生存率仅有 5%～20%。自 20 世纪 70 年代开始结合化疗以来,尤其在应用大剂量甲氨蝶呤(MTX)和四氢叶酸钙(CF)解救疗法,骨肉瘤的生存率不断提高。

当今骨肉瘤的治疗是以化疗和手术为中心环节的综合治疗,外科治疗包括术前分期的确定、切除肿瘤的"无瘤"技术。手术方式由单一的截肢发展为在有效的辅助治疗基础上选择合适的病例实施保留肢体的方式。化疗是治疗骨肉瘤的重要组成部分,不是可有可无的辅助治疗。化疗包括术前和术后两个阶段,结合静脉化疗和动脉化疗及栓塞,化疗以大剂量 MTX-CF 疗法为主的联合用药。

1.化疗

(1)化疗的作用与药物选择:手术结合化疗使骨肉瘤的 5 年生存率由 20%增加到 50%以上,甚至达到了 70%以上,取得了令人瞩目的疗效。化疗的作用在于杀灭亚临床转移的肿瘤细胞,抑制或延缓致命的肺转移,同时控制原发瘤的生长,有利于手术切除。新辅助化疗即术前化疗,并根据化疗效果调整术后化疗方案。化疗一经确诊应尽早进行。目前对骨肉瘤化疗采用较多的是以大剂量甲氨蝶呤和四氢叶酸钙解救法(HDMTX-CF)为主的联合用药。其他常用的药物包括多柔比星(ADM)、卡铂、环磷酰胺和长春新碱等。

(2)大剂量 MTX-CF 疗法:MTX 是细胞周期特异性药物,主要作用于 S 期,MTX 进入机体后,与叶酸还原酶结合。由于 MTX 与还原酶的亲和力大于叶酸,产生竞争性拮抗作用,使叶酸不能形成四氢叶酸,从而使叶酸不能在合成嘌呤类和嘧啶类化合物时起到辅酶作用,进而影响了DNA 和 RNA 的合成。为了解除大剂量 MTX 所产生骨髓抑制,肝、肾功能障碍等一系列毒性作用,需使用四氢叶酸钙(CF)进行解毒。

甲氨蝶呤的单次用量根据患者的体重或体表面积[(8～10)g/m² 或(200～300)mg/kg]计算。一般单次剂量在 5 g 以上,达到 10～15 g 或以上。可在输注 MTX 前应用长春新碱 1～2 mg/m²,后者为植物药,作用于 M 期细胞,前者对 S 期细胞敏感,两者配伍有利杀灭肿瘤细胞。

使用方法是长春新碱 1～2 mg/m²,静脉缓慢注射,1 小时后 MTX 溶于 5%葡萄糖 500 mL中,在 6 小时内滴完。输完后 6 小时开始肌内注射 CF 9～12 mg,每 6 小时注射 1 次,共 12 次。

在输入 MTX 的前一天需进行水化。静脉输入液体 2 000～3 000 mL,输入 MTX 的当天和随后的 3 天均需补充足够的液体,每天 3 000 mL,适量补钾,给予碱性液体碱化尿液,可每天静脉滴注 5%碳酸氢钠100～200 mL。

(3)大剂量 MTX 临床应用的注意事项:①大剂量 MTX 的应用相当于常规剂量的 300 倍以上,对患者可引起全身的反应,需要医护人员的高度重视。化疗前应进行全面检查,包括心、肺、肝、肾和血液方面。不能应用大剂量 MTX 的情况有诊断不清者,体质虚弱者。严重心、肺、肝、肾功能障碍者,血白细胞计数在 4×10⁹/L 以下、血红蛋白含量 80 g/L(8 g/dL)以下、血小板计数 100×10⁹/L 以下者:治疗中需密切观察病情的变化,定期复查血常规和有关的生化检验,及时发现毒性反应并给予积极的处理。必要时可进行 MTX 的血药浓度的监测。②治疗中给予适当的支持疗法和对症处理,缓解和减轻毒副反应。③在输入 MTX 的前后,注射 CF 时间、次数和安排等每一环节,都必须做好记录和交班,以免延误注射 CF 或漏注射,使 MTX 的毒性作用解救不及时引起严重后果。④记录每天尿量,用药当天和次日应保持尿量在 3 000 mL 以上。

(4)骨肉瘤化疗的其他常用药物:包括多柔比星、顺铂或卡铂、环磷酰胺等。

(5)化疗方案介绍:目前常用的骨肉瘤化疗方案不少,包括 Rosen T 系列方案,Jaffe 设计的 TIOS 方案,德奥的 COSS 系列方案,意大利 Rizzoli 研究所的化疗方案和日本国立癌症研究中心医院的化疗方案等。

(6)《中华骨科杂志》推荐的化疗方案。

推荐化疗方案 I(图 9-4、图 9-5)。

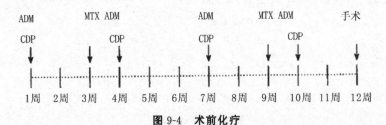

图 9-4　术前化疗

图 9-5　术后化疗

用药剂量：多柔比星 45 mg/m²，静脉滴注；顺铂 100～120 mg/m²，多柔比星后第 1 天给药，静脉或动脉；甲氨蝶呤 8～12 g/m²，静脉 4～6 小时输入，6 小时后 CF 解毒。

推荐方案Ⅱ（图 9-6 图、图 9-7、图 9-8）。

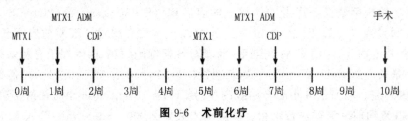

图 9-6　术前化疗

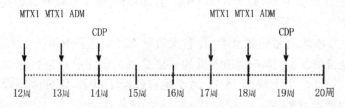

图 9-7　术后化疗(肿瘤坏死率＞90％)

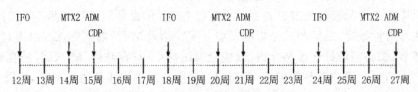

图 9-8　术后化疗(肿瘤坏死＜90％)

用药剂量：甲氨蝶呤 1 ，18～12 g/m²，静脉滴注，6 小时输入，6 小时后 CF 解毒。监测 MTX 浓度，如浓度＜1×10⁻³ mol/L，追加 MTX 2 g/m²；甲氨蝶呤 2，15 g/m²，用于肿瘤坏死率＜90％的术后化疗；顺铂，120 mg/m²，动脉导管滴人，术前第 1 次对局部，第 2 次对肺；多柔比星，60 mg/m²，术前第 1 次静脉滴注，持续 24 小时，以后为肺动脉导管化疗，持续 24 小时。

美国 Rosen 的 T₁₂ 方案（图 9-9、图 9-10、图 9-11）。

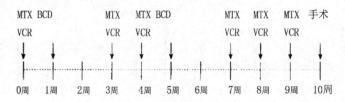

图 9-9　术前化疗

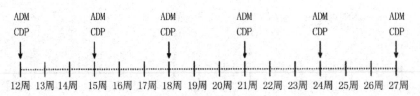

图 9-10　术后化疗(肿瘤坏死率Ⅰ～Ⅱ级)

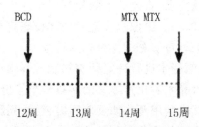

图 9-11 术后化疗(肿瘤坏死率Ⅲ～Ⅳ级)

用药剂量:甲氨蝶呤 8～12 g/m²,静脉滴注,4 小时输入,6 小时后 CF 解毒;BCD 博来霉素 20 mg/m²,环磷酰胺 600 mg/m²,放线菌素 D 600 μg/m²,静脉,连用 2 天;顺铂 120 mg/m²,静脉;多柔比星 30 mg/m²,静脉,连用 2 天;长春新碱(VCR)1.5 mg/m²,静脉。

骨肉瘤化疗方案众多,可根据具体情况选用,其基本内容是:①术前化疗。术前静脉化疗或动脉化疗,或两者结合。②术后化疗。术后化疗用药根据术前化疗效果进行调整,化疗效果好,可重复术前用药,疗效差,则调整改换药物。③术后早期用药。化疗药物足量、多药联合、交替用药。④化疗的规范化。术后化疗期一般在 1～1.5 年,化疗剂量可结合个体情况调整。

(7)化疗并发症及处理:有以下几种情况。

胃肠道反应:常发生在化疗的当天或次日,可持续 3～5 天,表现为恶心、呕吐、食欲缺乏,口腔炎,甚至腹泻、腹痛。可给予泼尼松、昂丹司琼、枢丹、格拉司琼及其他对症药物和相应处理。

骨髓抑制:白细胞受影响最大,血小板和红细胞也可受到影响。白细胞计数减少多出现在 7～14 天,个别患者可下降到 2×10^9/L 以下。化疗期间应常规应用鲨肝醇、利舍平等药物,根据白细胞下降程度适当使用升白细胞药物促进白细胞的回升。当白细胞计数降到 1×10^9/L 以下时,合并感染的机会将明显增加,需隔离患者、应用抗生素和免疫球蛋白、处理感染灶、加强支持疗法等。可给予少量、多次输血,使用小量皮质激素。血小板计数减少到 50×10^9/L 以下伴有出血倾向时可输血小板和给予止血药物。对患者全身情况较差近期做过化疗者应适当减量,给予积极的支持疗法。

肝功能损害:部分患者有转氨酶升高,可给予输入高渗葡萄糖、护肝、大量维生素及对症处理,有利于肝功能恢复。

心肌损害:多柔比星对心肌有损害作用,主要发生在总量超过 500 mg 时,心电图表现为心律失常、T 波低平或倒置。患者表现为心悸。应用多柔比星时需注意总量控制。

黏膜溃疡:表现为口腔、胃肠道或阴道溃疡。给予对症处理,保持口腔清洁卫生。

感染:可发生疖肿等皮肤感染或呼吸道感染,应密切观察,及时发现和积极处理。

局部组织坏死:一些抗癌药物注射时漏到皮下可引起疼痛、肿胀和局部坏死。因此在经血管给药时应避免药物外漏。如药物漏到皮下,应局部注射生理盐水或硫代硫酸钠,以冰袋冰敷,外用氢化可的松软膏,不能热敷。

栓塞性静脉炎:静脉给药可引起静脉炎或栓塞性静脉炎,因此,应注意药物的浓度,变换注射部位,减少或减轻静脉炎的发生。

(8)动脉化疗栓塞:通过动脉插管,对肿瘤供血动脉选择性插管,灌注化疗药物,并进行栓塞。通过化疗药物和栓塞的双重作用,从而减少肿瘤血液供给,促使肿瘤坏死,使肿瘤缩小、分界变清,有利手术治疗。如肿瘤不能切除,化疗栓塞对抑制肿瘤发展有一定作用。

(9)对术前化疗反应的评价及意义:有效的术前化疗可杀灭大部分肿瘤细胞,减少扩散和转移的机会,减轻临床症状,使肿块缩小。影像学检查病变部位密度增加,血管造影见血液供给减少,为手术提供有利于切除肿瘤的相对安全的外科切除边缘。

对经术前化疗的手术切除肿瘤标本进行评定肿瘤细胞破坏情况,进一步了解骨肉瘤对术前化疗的反应和效果,对预后的评价和术后化疗方案的调整有指导价值。如对术前用药反应良好,大部分区域肿瘤细胞坏死,可继续术前用药。如反应不敏感,杀死肿瘤细胞不到 50%,则需调整化疗方案。研究表明,对化疗反应好的病例有较长的无瘤生存期。

(10)化疗耐药性及药敏试验:部分患者对化疗不敏感,可能与肿瘤的耐药性有关。骨肉瘤的多药耐药性研究目前正在逐步开展。研究显示,骨肉瘤的 *mdr1* 基因及其蛋白产物P-170过度表达与肿瘤细胞的耐药性有关,*mdr1* 基因启动区 DNA 发生点突变,而且,这些改变与预后相关。临床上通过联合用药、筛选有效药物提高化疗效果,逆转肿瘤的耐药性的研究展现出对耐药性肿瘤治疗的前景。

对骨肉瘤筛选有效化疗药物目前仍未广泛用于临床常规。主要方法有体外细胞培养方法和动物体内法。在临床应用受到骨肉瘤细胞培养困难、技术要求较高的限制,而且骨肉瘤化疗疗效与多种因素有关,筛选试验与临床疗效的确切关系仍未肯定,但药敏试验的研究显示出疗效改善的前景。

2.手术治疗

(1)截肢术:截肢是治疗骨肉瘤主要术式之一,适用于肿瘤浸润广泛,神经、血管受侵犯,邻近肌肉皮肤广泛受累,患肢已无法保留者。截肢平面原则上应为骨肿瘤外科分期中的根治性截肢手术边缘,即间室外的手术切除。但在某些部位可采用广泛性切除边缘,如股骨下段肿瘤可做股骨中上段截肢术。

下肢截肢后义肢的安装随着义肢技术的不断改进,其功能逐步得到改善。

(2)改良截肢术:在彻底切除肿瘤的前提下,保留肢体的部分功能,从而减轻截肢所带来的残疾。①Tikhoff-Linberg肢体段截术:适用于肱骨上段骨肉瘤,主要神经、血管未受侵犯。手术将神经、血管保留,将肿瘤段的骨、肌肉和皮肤一起切除,然后将前臂上移固定于胸壁,主要血管可切除多余部分后重新吻合。术后虽然患肢明显缩短,但手的功能仍可保留,减轻了残疾的程度。②Salzer手术:即下肢旋转成形术,适用于发生在膝关节周围的骨肉瘤,主要神经未受侵犯时。手术保留神经,切除肿瘤段的骨、肌肉和皮肤。将踝关节上移置于对侧膝关节水平,旋转小腿180°,使跟骨位于前面,胫骨上端与股骨断端固定。优点在于踝关节可代替膝关节的功能,有利于发挥假肢的功能。

(3)保留肢体的手术:随着骨肉瘤的早期和及时的诊断,在有效术前化疗的基础上,肢体重建的技术提高,骨肉瘤保肢术在合适的病例逐步得到开展。

开展保肢术的条件为:①骨肉瘤范围较局限。病变主要在骨内;或累及周围软组织的范围较局限,主要神经、血管未受侵犯,估计手术可完整切除肿瘤,并可达到外科分期中的广泛切除边缘。②切除肿瘤后仍有正常肌肉维持肢体一定的功能,皮肤应完好。③有条件开展术前和术后化疗。④活检部位需完整切除。⑤有肿瘤切除和各种肢体重建的技术。⑥无远处转移。⑦儿童骨肉瘤因仍在生长发育,而且可调假体的设计和应用仍未成熟,因此多考虑做截肢或改良截肢。但当患儿年龄已较大、肿瘤范围局限、医院具备成熟和丰富经验的肢体重建技术,也可慎重考虑做保肢手术。

不适合保肢手术的情况：①患者年龄小；②肿瘤范围广泛；③软组织条件差；④化疗后肿瘤仍继续增大；⑤主要血管神、经受侵犯和局部感染。

肢体重建有以下几种方式。

1）假体置换：优点有术后早期肢体活动，不受化疗的影响。假体根据病变部位、大小、形状和长度进行定制。不足是远期效果欠佳，可能发生假体松动、折断等并发症。临床常用近段股骨和肱骨假体，人工髋、膝关节等。

骨水泥假体是假体置换的方式之一。

2）自体骨移植：可采用吻合血管或游离自体髂骨或腓骨移植修复骨肿瘤切除后的骨缺损。根据具体情况进行关节重建或关节融合，如肱骨近端肿瘤切除后腓骨移植重建、恢复肩关节的一定功能，膝部周围肿瘤切除后关节融合等。

3）异体骨移植：以异体半关节移植重建肢体，还可同时结合自体骨移植、给予骨形态发生蛋白等辅助措施，促进骨的生长。以异体骨修复的主要问题在于异体骨的免疫排斥反应；异体骨吸收（图 9-12）容易并发感染；异体骨所需的爬行替代时间很长，用于下肢时长期不能负重；化疗可能影响异体骨移植的骨愈合；可有较明显的骨吸收，容易骨折等问题。因此，在以异体骨移植进行肢体重建时，应充分考虑可能发生的并发症，并给予防治措施，如异体骨的处理、异体骨和自体骨的混合移植、良好的软组织覆盖，适量使用皮质激素和正确的肢体活动等，以减轻和减少并发症的发生。

异体骨移植较适合非负重的上肢骨重建、低度恶性的肿瘤、软组织条件好的患者，下肢负重骨重建、高度恶性肿瘤需要进行术后化疗和放疗，以及软组织条件差者在应用异体骨移植时应做好充分的考虑和准备，并应有完善的异体骨处理技术、重建技术和软组织修复技术。

4）肿瘤骨灭活再植：将肿瘤段骨切下后清除肿瘤组织，对残留骨壳进行灭活处理，灭活方法包括物理或化学法，如高温、高压蒸气、微波、乙醇浸泡等，以骨水泥填充残壳，再植入原位，以钢板螺钉、交锁髓内钉等方式固定。

5）复合重建：以异体骨、自体骨和人工假体结合应用重建肢体，可发挥各自的优点。复合重建可应用于膝部周围、肱骨和股骨近端等部位骨肉瘤切除后的肢体重建。

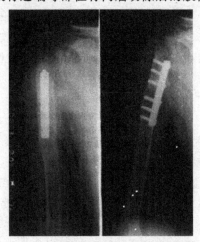

图 9-12　显示异体骨移植后明显的骨吸收

（4）骨肿瘤手术的无瘤污染原则与技术：虽然肿瘤的弥散和转移与肿瘤性质、特性和机体的免疫功能有关，但手术操作的不当对肿瘤的播散和转移有促进的可能，对此应有足够的重视。①术前检查和皮肤准备应动作轻巧；②切口应能充分显露肿瘤，避免挤压肿瘤；③用锐性分离而少用钝性分离，分离时应在肿瘤包膜外正常组织中进行，避免穿破肿瘤包膜或在肿瘤内手术，尽量完整地整块切除肿瘤；④可使用电刀减少出血，同时使小血管封闭，减少血源播散；⑤活检部位应完整切除；⑥手术时以纱布或纱垫保护好周围正常组织；⑦阻断血管、减少转移的发生；⑧关闭切口前或肢体重建前，反复冲洗创面，更换手套和手术器械。

骨肉瘤的保肢治疗可看作一项综合和系统的"工程"，包括正确分期，准确判断肿瘤范围和边界，正确的活检和活检道的切除，重视术前化疗，边缘完整地合理切除肿瘤，合理的重建方式和正确的重建技术，选择化疗方案和规范的术后化疗以及长期随访。

（5）骨肉瘤肺转移的预防、观察和处理：术后坚持规范的化疗是防治骨肉瘤转移的有效措施。肺部是骨肉瘤发生转移最常见的部位，术后应定期进行肺部 X 线复查，怀疑肺转移灶做 CT 检查。

对骨肉瘤肺转移应采取积极治疗的态度，关键在于早期发现、早期手术切除。其手术适应证是肺转移瘤孤立，外周性，局限在一侧肺可手术完整切除，原发肿瘤无复发，无肺外转移灶。对两处和两处以上的多发肺转移瘤是否手术，应考虑转移瘤的数目、部位、能否全部切除等因素，并应进行一段时间的观察。决定手术应对患者的长期生存有临床价值。

3.其他疗法

放疗和热疗可作为骨肉瘤综合治疗或姑息治疗的选择之一，可用于：①保肢手术前；②难以彻底切除的脊柱、骨盆骨肉瘤；③已发生远处转移的肢体骨肉瘤。

后装近距离放疗用于手术的辅助治疗有利于减少局部复发，术中切除肿瘤后将塑料管排在可能残留肿瘤的部位，术后通过导管进行分次后装近距离内照射。

（八）预后

未经治疗的骨肉瘤患者多数在 1～2 年内因肺转移而死亡。已发生肺转移者多在 6 个月内死亡。骨肉瘤的预后与肿瘤的分化、部位、侵犯范围（肿瘤体积大小）、分期、年龄、诊断是否早期、治疗是否及时合理、化疗效果等多种因素有关。未发生转移、侵犯范围相对局限的骨肉瘤及时诊断和术前化疗，按照外科分期选择手术类型，依无瘤污染原则和技术手术，坚持术后化疗，并结合支持疗法、免疫疗法等综合性治疗，其 5 年生存率可达到 50% 以上。

二、其他类型骨肉瘤

（一）骨皮质旁骨肉瘤

骨皮质旁骨肉瘤也称骨旁骨肉瘤，是一种特殊类型的骨肉瘤。其特征是肿瘤生长在皮质骨旁，低度恶性，生长缓慢，占骨肉瘤的 7%。肿瘤组织结构较致密，有些病变区以纤维组织为主，也有软骨组织。肿瘤附着或环绕骨表面，与骨皮质有一间隔。肿瘤境界清楚，质硬。随着肿瘤发展，可侵犯皮质累及髓腔。病理可见大量分化较成熟的骨小梁，周围分布梭形肿瘤细胞，可见较多纤维组织。瘤细胞分化较好，核分裂少见。X 线和病理表现需与骨化性肌炎鉴别。

发病年龄较一般骨肉瘤大，平均 30 岁，多见于股骨下端的后方，胫骨上端和肱骨上端次之。多数病例病程较长。早期无症状，逐渐出现硬块，疼痛较轻。肿块固定，不活动，压痛不明显。X 线的典型表现为致密肿块，可呈分叶状或结节状，边缘清楚，肿瘤与骨之间常有一透亮带，无骨膜反应。CT 表现为骨外大片骨性密度影,宽基底,并形成包绕骨干倾向,可显示骨皮质和髓腔是否受侵犯。该瘤早期属ⅠA期,随着肿瘤向骨质和周围肌肉侵犯,分期为ⅠB期。治疗以大块切除为主,应采取广泛切除边缘。切除不彻底易复发,多次复发常要截肢。对化疗和放疗不敏感。预后较一般骨肉瘤好。

（二）毛细血管扩张性骨肉瘤

毛细血管扩张性骨肉瘤是一种高度恶性的骨肉瘤类型。肿瘤内为扩张的血窦,血窦相互连接、大小不一。纤维间隔和周围分布恶性细胞、多核细胞,可见核分裂和少量骨样组织。其组织学改变有时类似动脉瘤样骨囊肿。临床表现肿胀和疼痛明显,病情进展快,病理性骨折较一般骨肉瘤多见。X线以溶骨性破坏为主,骨皮质变薄,呈浸润性进展,界限不清,可穿破骨皮质形成软组织肿块,可有骨膜反应。CT 表现为膨胀性溶骨性破坏,边界不清,骨皮质破坏形成软组织肿块。病理活检可确诊。但影像学和病理诊断易与动脉瘤样骨囊肿、尤文肉瘤等发生误诊。病理检查时需多处取材,全面观察病变区。临床表现、X线和病理三结合会诊有助于本瘤的诊断。该类型骨肉瘤分化差,预后不良,宜采用截肢加化疗的综合疗法。

（三）圆形细胞性骨肉瘤

圆形细胞骨肉瘤病理以小圆细胞为主,并见肿瘤性骨样组织,此与尤文肉瘤不同,糖原染色和对S-100免疫组化阴性。临床以肿痛为主。X线表现溶骨性破坏,累及骨皮质和髓腔,边缘模糊,可有骨膜反应和软组织肿块。病理活检确诊。治疗为截肢加术前、后辅助化疗,预后欠佳。

（四）骨膜性骨肉瘤

骨膜性骨肉瘤是从骨旁骨肉瘤分出的亚型,病变主要发生在骨膜和骨皮质,肿瘤与骨皮质紧密相连,可侵犯软组织形成软组织肿块。镜下可见软骨样组织,表现为软骨肉瘤样改变,可见异型性梭形细胞,形成类骨组织。病理切片看见肉瘤细胞和肿瘤性类骨可做出诊断,但常需全面检查才能发现。该瘤多见于青年,临床表现以肿块和疼痛为主,多见于胫骨和股骨。X线可见肿瘤位于骨皮质表面,可见钙化、成骨改变,受累骨皮质表面破坏形成缺损。可见 Codman 三角和放射状阴影。CT 或 MRI 可了解骨质破坏、肿瘤范围和骨髓腔受侵犯情况。该瘤的恶性程度较低。治疗包括局部的广泛切除或截肢,术前、后辅助化疗。

（五）髓内低度恶性骨肉瘤

髓内低度恶性骨肉瘤是一种少见分化良好的骨肉瘤,肿瘤细胞的异型性不明显,瘤巨细胞少,核分裂少见,可见分化较好的类骨组织。起病较缓慢,主要症状为疼痛和缓慢增大的包块。X线表现为局部的溶骨破坏,骨皮质变薄,可有膨胀,边界相对较清。需与良性肿瘤和其他低度恶性骨肿瘤鉴别。手术局部广泛切除或截肢,结合化疗,预后较好。

（六）多中心骨肉瘤

主要表现为骨的多处骨肉瘤和多块骨的骨肉瘤,单个病灶的临床、X线和病理与典型骨肉瘤所见相同,术后标本显示多个独立的肿瘤病灶。但多中心骨肉瘤与骨肉瘤的骨转移不易鉴别。治疗采用截肢和化疗。

（七）放射后骨肉瘤

此为一些肿瘤放疗后诱发所致,因此有局部放疗史,与放射剂量有关,还与机体的敏感性有关。通常有较长的潜伏期,一般5年以上,可长达10多年。临床表现为原放疗处疼痛、肿胀。发生病理性骨折。X线显示硬化型骨肉瘤、软组织肿块,需与放射性骨炎鉴别。病理活检可确诊。治疗视肿瘤的部位、范围、局部软组织条件和患者全身情况而定。

（八）Paget 骨肉瘤

中老年的骨肉瘤多与 Paget 病有关，病程较长，表现为肿痛，逐渐加重。X 线显示骨质破坏明显。病理活检可确诊。显示骨肉瘤的改变。治疗以截肢为主。

（九）高度恶性表面骨肉瘤

高度恶性表面骨肉瘤的发生部位同骨旁骨肉瘤，但肿瘤分化差，异型性明显，相当于以前分化差的骨旁骨肉瘤。影像学表现为骨皮质表面的软组织肿块，内有瘤骨形成，骨皮质和髓腔也受到侵犯，边界模糊，可见骨膜反应。

三、骨瘤

骨瘤是一种由分化良好、形成成熟的板层骨或编织骨为特点的良性肿瘤，生长缓慢。多发性骨瘤并发其他部位肿瘤，如肠息肉、软组织肿瘤，称为 Gardner 综合征，临床少见。

（一）发病率

骨瘤约占骨肿瘤总数的 5%，占良性骨肿瘤的 9%，男性略多，发病多在 20～40 岁，好发于颅骨和颌骨，其次为胫骨和股骨。

（二）临床表现

肿瘤生长缓慢，一般无疼痛，肿块质硬如骨，无明显压痛，表面光滑，呈半圆形或球形。

（三）X 线表现

在颅骨为局部密度增加，呈象牙质样，边缘清晰，在长管状骨表现为局部骨隆起。

（四）病理

组织学上分为两种类型。一是致密或象牙样骨瘤，由成熟致密的板层骨组成，骨小梁粗大，可见较多成骨细胞。另一种是疏松型骨瘤，发生在骨髓或骨膜下，由板层骨和编织骨构成，骨小梁之间为脂肪或纤维组织。

（五）诊断

根据病史、体检和 X 线可做出诊断。

（六）治疗

无症状者可予观察。但诊断不明确时，可切除以排除其他肿瘤。对有症状者可手术切除。

四、骨样骨瘤

骨样骨瘤是发生在皮质骨的良性病变，其特点是病灶中心有 1 cm 以内的瘤巢或核心，核心由类骨组织构成，周围由增生反应骨包绕。

（一）发病情况

该瘤约占骨肿瘤总数的 1%，占良性骨肿瘤的 2%，男性较多见，好发年龄为 10～20 岁，好发于胫骨和股骨。

（二）临床表现

疼痛为主要症状，服用阿司匹林可缓解，这是该病的一个特点，但不能单纯以此作为确诊的依据。疼痛时间长可伴有肌萎缩、跛行。压痛局限，可有局部隆起或肿胀。

（三）影像学检查

X 线显示该瘤多发生在长骨干皮质骨内，可有骨干增粗、皮质增厚和硬化。在皮质骨可见 1 cm 以内的椭圆透亮区，称为瘤巢，瘤巢中心较致密，周围有致密反应性骨包围，其范围可比瘤巢大。

CT扫描多可清楚显示瘤巢的准确位置和特征,瘤巢因有丰富血管表现为中等强化,可与骨脓肿鉴别。CT对诊断和指导手术有价值。但瘤巢直径<3 mm,或CT扫描平面不合适时,不易显示瘤巢。

（四）病理

肿瘤核心为瘤巢,周围为增生骨。镜下可见骨样组织、不成熟的编织骨,且有成骨细胞和多核巨细胞散在分布,周围为致密增生骨包绕,为成熟骨质。

（五）诊断

多数病例根据病史、体检和X线可做出诊断。不典型者需要与皮质内骨脓肿、硬化性骨髓炎、骨结核、应力性骨折和无菌性坏死进行鉴别。因此,需结合病史、X线表现和病理做出最后诊断。

（六）治疗与复发

手术切除瘤巢以及周围增生骨可治愈,但术中要确切将瘤巢去除。因此,有时需要通过CT了解肿瘤的确切位置,选择合适的手术入路,确定切除的部位和范围。复发多为手术遗留瘤巢未彻底切除。

五、骨母细胞瘤

骨母细胞瘤是一种有不同程度侵袭性的骨肿瘤,其病理类似骨样骨瘤,但肿瘤范围较大。有些骨母细胞瘤具有较强的侵袭性,应根据病史、临床、影像学和病理表现评价该瘤的性质。

（一）发病情况

骨母细胞瘤占骨肿瘤总数的0.8%,良性骨肿瘤的1.5%。男性多见。发病年龄多在10~30岁。好发于胫骨、股骨和脊椎。

（二）临床表现

间歇性隐痛,阿司匹林止痛效果不好,临床表现无特征性,可有局部肿胀、压痛,也可引起关节活动受限。发生在脊柱者可有胸、腰背痛,可压迫脊髓或神经根出现相应的表现。

（三）X线表现

表现为膨胀性透亮区,病变区直径>2 cm,周围为薄层骨壳,边界清楚,可见骨皮质中断。有时可见硬化边缘。脊柱的骨母细胞瘤多位于椎弓、椎板等附件结构。

CT扫描可显示肿瘤的范围,对指导手术有帮助,尤其是发生在脊椎的肿瘤。

（四）病理

可见较丰富的骨母细胞和骨样组织,瘤细胞围绕不成熟的骨小梁极向排列,横切面显示菊花样,瘤细胞无明显异型性,也少见核分裂。可见弥散分布的多核巨细胞,有时被误诊为骨巨细胞瘤。间质内含富含血管组织,可继发动脉瘤样骨囊肿。骨母细胞瘤在组织学上与骨样骨瘤相似,但在临床和X线表现各不相同,前者体积较大,直径>2 cm,侵入骨髓,无典型的瘤巢和增生反应骨表现。少数病例病理见细胞的异型性、多形性,核肥大、深染、分裂及瘤巨细胞等恶性表现,X线有不同程度的侵袭征象。如瘤体较大、边缘不清、累及软组织等,应诊断为恶性骨母细胞瘤或侵袭性骨母细胞瘤,但需与骨肉瘤做鉴别。

（五）治疗

手术切除肿瘤。手术方式的选择取决于肿瘤的性质、范围。根据外科分期,如属于$G_0T_0M_0$,

肿瘤范围小,可做局部的彻底刮除、自体骨填塞。对2期活跃性肿瘤单纯刮除容易复发,可在局部刮除后加用辅助处理,有助于减少复发。如肿瘤范围广,有侵袭表现,病理活检有恶性的组织学表现,外科分期为$G_0T_{1\sim2}$、$G_1T_{1\sim2}$,根据侵袭程度不同,应选择边缘性整块或广泛性的截除。脊柱病变引起脊髓神经受压,应予减压和切除肿瘤。手术后需要进行长期随访,及时发现复发或恶变。

(王广钱)

第四节 骨 转 移 瘤

骨转移瘤是指原发于某器官的恶性肿瘤细胞(大部分为癌,少部分为肉瘤)自某器官分离,通过血液循环或淋巴系统进入脉管,被送至远处,出脉管,最后停留到某骨骼重新获得血液供给,肿瘤细胞生长繁殖所产生的继发性肿瘤。它不包括在骨骼附近生长的肿瘤直接侵犯到骨骼的病例,也不包括血液或淋巴系统的全身性或多发性肿瘤同时侵犯骨骼的病例,如多发性骨髓瘤、多中心骨肉瘤、恶性淋巴瘤和白血病等。

任何器官的恶性肿瘤,特别是癌,多数通过血液循环,包括通过脊椎静脉系统,少数通过淋巴系统,都可以发生骨转移,其中较常见的原发瘤的骨转移率为乳腺癌49%~84%、前列腺癌47%~84%、甲状腺癌27%~50%、肺癌23%~44%、肾癌33%、子宫颈癌11%~20%。

在临床上有33%~50%的病例找不到原发瘤,而以骨转移瘤为首发病,有的尸解亦未发现原发瘤,估计原发瘤很小而不易找到或原发瘤已消失,而转移瘤发展为主要病理。

一、性别、年龄与部位

两性各有其独特的癌瘤,如女性的卵巢癌、宫颈癌和阴道癌,转移都在女性;男性的前列腺癌和阴茎癌,转移都在男性,而乳腺癌是女性多患,骨转移就以女性为多。至于其他系统的肿瘤,转移和性别关系不大。从一般统计上看,总数上男性患者多于女性,不过有资料表明在脊柱的转移瘤中,男女性别无明显差异。

发病年龄以40~60岁最多,60~70岁次之,<40岁少见。10岁以下儿童也可发生骨转移瘤,主要来源是肾上腺或交感神经节的成神经细胞瘤。

骨转移部位按次序排列最多是躯干骨,常在盆骨、腰椎、胸椎、颈椎、胸骨、肩胛骨、锁骨和肋骨处发生;其次是四肢骨,常在股骨近端和肱骨近端,很少发生于肘和膝平面远侧的骨骼,肢端者少见;再次是颅骨,为成神经细胞瘤转移的好发部位。一般认为向邻近骨骼转移多经淋巴系统途径,如乳腺癌、肺癌和肾癌多转移到胸椎;前列腺癌、子宫颈癌和直肠癌多转移到腰椎;鼻咽癌和甲状腺癌多转移到颈椎、锁骨和颅骨。较远部位骨骼的转移,只有通过血液循环途径才能达到。

二、症状和体征

病史及全面的物理学检查可以早期发现骨转移瘤,从症状出现到确诊,一般为数月。部分或大部分患者有原发瘤的病史或症状,在治疗期间或治疗后数月或数年出现骨转移症状。33%~50%患者无原发瘤症状,骨转移瘤的症状和体征成为首发。这类患者的原发瘤常为肾癌、甲状腺癌、肝癌等。

骨转移瘤常见的症状和体征如下。

（一）疼痛

疼痛是最常见的症状，程度不等，多为深层钝痛，间歇性，与活动无关，初起时因疼痛轻微常被忽略，逐渐加重，呈持续性恒定的疼痛时才引起注意。当肿瘤压迫或侵袭神经根或神经丛时，表现为剧痛，沿神经放射，夜间为甚，制动和一般止痛剂无效。由于半数的转移瘤在骨盆和胸腰椎，所以胸、腰背痛，束带感，肋间神经痛或坐骨神经痛常为首发症状。

（二）压痛和叩痛

在病变区多有恒定而局限的压痛和叩击痛。

（三）活动受限

活动受限是常有的症状和体征。患部癌性疼痛、肌肉痉挛、肿胀和肿块、病理性骨折等，均使患部活动受限。

（四）肿胀和肿块

肿胀和肿块为晚期表现。位于深部的转移瘤，物理学检查不易发现肿胀和肿块。位于表浅部位常可发现患部肿胀，可触及肿块，一般较硬，无明显界限，与深部组织固定，不活动。

（五）病理性骨折

由于癌瘤造成溶骨性破坏、骨缺损、骨的强度下降，无外力或轻微外力即造成病理性骨折。部分患者平时无任何症状，偶尔轻外伤即发生骨折，照 X 线片后才发现是骨肿瘤，再病检证实是骨转移瘤，而以病理性骨折作为首发症状就诊。

（六）瘫痪

脊柱转移瘤压迫和侵犯脊髓，引起脊髓该节段平面以下的截瘫；压迫马尾神经，引起下肢或鞍区神经痛、感觉减退、肌力减弱、括约肌功能障碍致大小便困难、肢体不灵；压迫和侵犯神经，可引起该神经支配区域的感觉减退、肌力减弱以至麻痹。

（七）全身症状

因原发瘤而全身情况较差所致的全身症状，可有消瘦、贫血、低热、乏力、食欲缺乏等。无原发瘤症状者，一般情况尚好，但也可逐渐出现上述全身症状，随骨转移瘤的发展而加重。并发高钙血症者，可出现胃肠功能紊乱和精神失常。

三、实验室检查

骨转移瘤多有贫血，白细胞略增高，血沉增快，血浆蛋白下降，白球比例可倒置。约 10% 的乳腺癌、肺癌、肾癌和肝癌骨转移的血钙升高，血磷下降。在成骨型的转移瘤中，血清碱性磷酸酶可增高，前列腺癌转移中，酸性磷酸酶增高。免疫学检查有时可发现血清抗体滴度的变化。

四、影像学检查

（一）X 线检查

X 线是最常用和最基本的诊断方法。骨转移瘤在 X 线片上表现为溶骨性、成骨性和混合性 3 种类型，以溶骨性最多见。溶骨性髓腔和皮质都有不规则的溶骨性破坏，无明显膨胀，多呈虫蚀样、穿凿状骨质缺损，界限不清楚，边缘不规则，周围无硬化骨（图 9-13、图 9-14、图 9-15）；成骨性呈斑片状密度增高，骨小梁紊乱，破坏区显示不规则致密阴影，很少有骨皮质膨胀和骨膜反应；混合性兼有溶骨性与成骨性两种阴影。通常在 X 线片上显现出异常时，说明肿瘤已超过 1 cm或骨破坏已达到所累及骨质的 30%～50%。

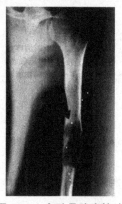
图 9-13 右肱骨肺癌转移

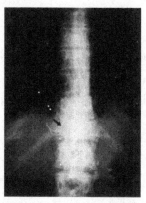
图 9-14 T$_{12}$椎体胃癌转移

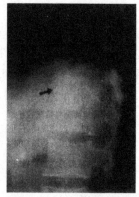
图 9-15 T$_{12}$椎体胃癌转移

（二）CT 与 MRI 检查

一般 X 线片很难清晰显示某些部位,如肩胛骨、脊柱和骨盆的侵犯范围,而 CT 与 MRI 可清楚显示这些部位较小的病灶范围、肿瘤内部结构、与周围软组织的关系,特别是 MRI,只要骨髓脂肪受到侵犯,即可反映转移瘤在 T$_1$ 加权像呈低信号,T$_2$ 加权像呈高信号,有利于脊柱转移瘤的早期诊断。在显示软组织方面分辨率高,能清楚显示脊髓或脊神经、血管的受压与受侵犯情况,有利于判断病变的发展阶段(图 9-16)。

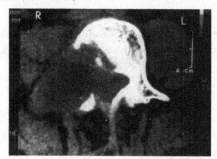
图 9-16 L$_3$ 椎弓根转移瘤侵犯椎管和椎旁软组织

（三）放射性核素骨显像

放射性核素骨显像对骨转移瘤的诊断价值较大,是早期发现骨转移瘤的有效方法。目前 ^{99m}Tc最常用,95%～97%骨转移病例对骨显像敏感,转移灶在早期既有功能代谢改变,也有骨质异常。全身骨显像一般可较单纯 X 线片早 8～15 个月发现和确定转移灶的多少、部位和范围,表现为异常的放射性浓集,但缺乏特异性。骨显像呈阳性者,仅 55%为真正的骨转移瘤,假阳性者有 25%为外伤,10%为炎症,10%为其他良性病损。

五、骨穿刺活检

病检是转移瘤必不可少的诊断手段和依据,是明确有无转移及其类型的唯一方法。对溶骨性病灶,可局部穿刺活检以明确诊断。骨转移瘤多为腺癌,而鳞癌很少。瘤细胞分化有好有差,若无原发瘤的病检证据,单凭转移瘤细胞很难判定来源。只有少数分化较好的转移瘤,如甲状腺瘤的滤泡形成、肾癌的透明细胞以及成神经细胞瘤等,才可提供原发瘤的诊断依据。

六、诊断和鉴别诊断

凡有过癌瘤病史或正在治疗期间,躯干或四肢近端某处疼痛短期内不缓解,即应高度怀疑癌瘤骨转移;对中年以上患者,虽无原发瘤病史或症状,因某处疼痛经综合治疗不愈时,应注意疼痛的持续性和夜间加重的特点,应随时想到骨转移瘤的可能;X线片在早期常需动态观察1～3个月才能明确,MRI和放射性核素骨显像可早期发现骨转移瘤,可作为早期的定位诊断。对已有X线变化的溶骨性病变,可做穿刺活检以明确病理诊断。

综合骨转移瘤的临床与影像学表现时,需要同一些原发性骨肿瘤或骨疾病相鉴别。

(一)单发性溶骨性骨转移瘤

有时需和单发骨髓瘤、恶性淋巴瘤、纤维肉瘤和巨细胞瘤相鉴别。

(二)单发性成骨性骨转移瘤

中年以上者有时需同成骨性肉瘤、成骨细胞瘤、硬化性骨髓炎、骨蜡烛变等相鉴别。儿童则需与尤文肉瘤相鉴别。

(三)多发性溶骨性转移瘤

需与多发性骨髓瘤、甲状旁腺功能亢进等相鉴别。

(四)老年性脊椎转移瘤

需与老年性骨质疏松症相鉴别。转移瘤无代谢与内分泌紊乱。脊椎骨质疏松,常并发压缩性病理性骨折,且病程较长,症状可缓解,X线片动态观察变化不大,无进行性骨破坏,放射性核素骨显像无核素浓集,MRI的 T_1 和 T_2 加权图像无信号改变,且经激素或骨质疏松药物治疗后逐渐好转。

七、骨转移瘤的治疗

骨转移瘤的治疗原则,包括对原发灶、转移灶和并发症的治疗。要根据原发灶的性质和种类,对药物和放射线的敏感程度,转移灶的数量、部位和大小,有无其他脏器的转移以及全身情况,有无病理性骨折和截瘫等,采用不同的方法进行综合治疗,以缓解症状,延长生命。

(一)寻找原发灶,积极治疗原发瘤

曾有过肿瘤病史或正在治疗某器官的肿瘤者,肿瘤的性质已经病检确诊,原发灶比较肯定,已经处理或正在处理原发灶,临床上很大一部分是以转移瘤症状就诊,手术病检才证实为转移瘤,而原发灶不清楚,需要在处理转移灶的同时,寻找原发灶。对找到的原发灶实行根治性切除或姑息性切除,不能手术切除者可选择根治性放疗、放射介入治疗或选择性动脉栓塞治疗,去除癌瘤的原发灶,避免原发灶癌瘤继续向全身转移。也只有找到原发灶,进一步明确转移瘤的来源,才能根据原发瘤的病理分类,选择进一步个体化的放疗或化疗方案。

(二)综合治疗转移瘤

1.全身治疗

(1)化疗:各种不同类型肿瘤有其各自敏感的化疗药物。不管原发瘤是否切除或复发,均可联合运用对原发瘤有效的化学药物,以消灭亚临床病灶及微小转移灶,降低转移率。已经临床证实化疗对乳腺癌、小细胞肺癌和生殖细胞肿瘤的骨转移有效。乳腺癌转移多用AC或FAC方案,小细胞肺癌转移多用VAP或MCC方案,前列腺癌转移可用AMF方案,甲状腺癌转移可用AP或AVP方案。

(2)激素治疗:部分癌瘤对激素敏感,能起到一定的抑制作用。①乳腺癌骨转移:雌性激素受体试验阳性者可用三苯氧胺或者用睾酮 100 mg 肌内注射,每周 3 次,同时配合卵巢切除和肾上腺切除。②前列腺癌骨转移:可用雌二醇氮芥或用女性激素,每天 5 mg,同时配合睾丸切除。③子宫和卵巢癌骨转移:每周 3~5 g 黄体酮。④甲状腺癌骨转移:用碘塞罗宁钠每天 20 μg 口服,逐渐增加到每天 80~100 μg 口服。⑤肾癌骨转移:每天用黄体酮 300~500 mg 肌内注射。部分患者有效,若 8 周后无反应,可改用睾酮 100 mg 肌内注射,每周 5 次,合并泼尼松效果较好。⑥睾丸癌骨转移:用雌性激素每天 5 mg。

(3)骨溶解的治疗:瘤细胞一方面破坏骨的矿物性基质,另一方面间接刺激破骨细胞,增强骨溶解,使破骨细胞的骨溶解和成骨细胞的新骨形成的动态平衡受到破坏。因此,需采用能抑制破骨细胞活性的药物,如二磷酸盐和降钙素等。目前国内常用的是骨磷(氯甲双磷酸盐),每天 300 mg 缓慢静脉滴注,连续 3~5 天,也可口服每天 1 600~3 200 mg,分 2~3 次服用,其 80% 通过泌尿系统排泄,肾功能不良者慎用。另一常用药物是降钙素,它能抑制骨吸收,抑制骨转移瘤引起的高钙血症,阻止癌痛诱导因子的释放,可作为晚期骨转移瘤的一种止痛措施。降钙素能抑制肠道钙的吸收,故在使用降钙素时应酌情加用钙和维生素 D。

(4)放射性核素治疗:自 1942 年应用放射性锶(^{89}Sr)治疗骨肿瘤以来,相继出现放射性磷(^{32}P)、碘(^{131}I)、钇(^{90}Y)、铼(^{186}Re)、钐(^{153}Sm)等标志物。到 20 世纪 80 年代初期,又筛选出一批能发射 γ、β 射线,具有较高生物杀伤力的放射性核素,这些核素与载体相结合后能选择性浓聚在转移灶,发出 γ、β 射线以杀伤肿瘤细胞。目前常用 ^{153}Sm 和 ^{89}Sr,而 ^{153}Sm-EDTMP 在骨瘤中的亲和力比正常骨高 16 倍,半衰期为 46.6 小时,制备方便,不良反应小,可以大剂量反复使用,能杀伤肿瘤、缓解疼痛。适应证为临床、影像学和病理确诊的骨转移瘤患者;骨转移瘤所致的剧烈疼痛,放疗、化疗或激素治疗无效者;白细胞计数 $>3.5×10^9$/L,血小板计数 $>90×10^9$/L。^{89}Sr 能与羟基磷灰石晶体结合,在全身骨滞留量为 30%~80%。放射纯 β 射线能量最高为 1.46 MEV,对乳腺癌和前列腺癌骨转移的效果较好,但半衰期较长,为 50.6 天,给第二次用药带来不便,不能对病变组织做出定位和了解其生物学分布情况。

(5)免疫学治疗:①干扰素对一些癌瘤有效,可用重组 α-2a 干扰素(罗扰素),重组 α-2b 干扰素(安福隆),多与化疗或放疗综合运用。②用肿瘤疫苗,激活自身免疫。③T 淋巴细胞治疗。抽自体静脉血 20 mL,体外培养激活 T 淋巴细胞,使其变成对肿瘤细胞具有较强杀伤力的致敏 T 淋巴细胞,再回输入体内,该致敏 T 淋巴细胞在体内可直接攻击杀伤肿瘤细胞。④高聚金葡素 500~1 000 U,肌内注射,每天 1 次,2 个月为 1 个疗程。

2.局部治疗

(1)放疗:为骨转移瘤重要的姑息治疗手段。根据原发瘤对射线的敏感程度可作为单独的治疗措施,也可作为化疗或手术的辅助治疗,对缓解疼痛的效果甚好,目前约 80% 病例放疗可明显或完全解除疼痛。除多发性转移外,一般以放疗为首选。单一病灶放疗不仅解除疼痛,还可长期控制病灶的发展。根据不同癌瘤的性质和不同的病情,可采用少次数大分割剂量放疗和常规剂量放疗,前者采用(25~30)Gy/(7~10)天,此法快速、经济方便,适宜行动不便者,但疼痛缓解时间短;后者采用(40~50)Gy/(4~5)周,此法疗程长、费用高,但疼痛缓解时间长,适宜行动方便者。目前多综合二者的优点,采用 30 Gy/2 周。脊柱转移瘤放疗时,应防止放射性脊髓损伤;肋骨转移瘤放疗时,应避免肺的放射性损伤。

(2)手术治疗:主要有以下几种类型。

1)脊柱转移瘤的手术治疗。瘤细胞破坏椎骨,造成病理性骨折、脊柱不稳、脊髓受压甚至完全截瘫,严重影响患者的生活质量和生命。在全身治疗的同时常需手术治疗,其目的:①切除肿瘤,明确病理诊断,特别是原发灶不明者,能指导进一步检查和治疗;②重建脊柱稳定性,缓解疼痛,提高生活质量;③去除肿瘤或骨折块对脊髓的压迫,改善瘫痪。

手术适应证:①原发灶不明,肿瘤性质待定,宜在冰冻活检的同时施术者;②椎骨破坏,病理性骨折致脊柱不稳定,有顽固性疼痛者;③肿瘤或骨折块压迫脊髓或神经根致神经功能受损者;④放疗、化疗不敏感的单发转移瘤,疼痛加重、病灶扩大、估计存活能超过6个月者。

手术方法:转移瘤主要侵犯椎体者,宜行前路椎体肿瘤切除术,脊柱稳定性的重建方式可选择:①椎体钉固定加骨水泥填塞(图9-17);②金属与生物陶瓷人工椎体置换;③钢筋水泥人工椎体;④Kaneda 固定器加骨水泥填塞;⑤椎体钢板加骨水泥填塞。

转移瘤主要侵犯椎弓者,或多个椎体转移、前路手术难以切除或预后差、切除价值不大者,宜行后路肿瘤椎弓切除或椎板切除后,从椎管后外侧绕到前外侧切除部分肿瘤和后凸骨块,解除脊髓或马尾的压迫,恢复脊柱轴线,达到前方间接减压及后方直接减压的目的。脊柱稳定性的重建方式可选择:①经椎弓根螺钉内固定系统(AF、RF、Dick 钉、Steffee 钢板和 ARRFS);②双 Harrington 撑开棒或 CD 棒与椎板下节段钢丝固定;③矩形或 U 形 Luque 环与椎板下节段钢丝固定。

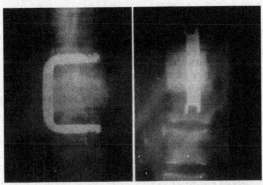

图 9-17 T$_{12}$椎体胃癌转移,椎体切除椎体钉固定,骨水泥填塞术后

转移瘤侵犯椎体与椎弓者,采用前后路联合途径,行全脊椎切除术。全脊椎切除后缺损椎体的重建前路用钛合金人工椎体或钢筋水泥人工椎体,后路用钛合金棒或 Harrington 撑开棒或 CD 棒与节段钢丝固定。

2)肢体、骨盆与肩部转移瘤的手术治疗原则:肢体、骨盆与肩部转移瘤,都是各种恶性肿瘤的晚期表现,常为多发转移,而且有的原发灶不明,全身情况差,不待转移瘤侵犯肢体主要神经、血管时,就有肝、肾、脑、心、肺等重要脏器或全身转移危及生命,因此,应以全身治疗为主,局部放疗为首选,转移灶的切除,都采用局部姑息性的瘤内切除或边缘切除,重建稳定性,均可保留肢体,减轻痛苦,提高生活质量。一般没有必要截肢。

肢体骨转移瘤的手术治疗的适应证:①肢体长管骨已发生病理性骨折者;②溶骨性骨破坏超过长管骨皮质横径 50%,濒临病理性骨折者;③股骨粗隆部骨缺损超过 2.5 cm 或股骨转移灶直径超过 2.5 cm 大小者;④肢体转移灶放疗、化疗后仍有持续性疼痛,估计生存期超过 6 个月者。

手术的第 1 步是将骨转移瘤灶做瘤内或边缘性切除。第 2 步是内固定,其中四肢骨干骨折最适宜用带锁髓内钉内固定,术后可早期下床活动。因骨折端常有骨缺损而加压钢板内固定难以起到加压固定的作用，且应力集中于钢板两端的骨质易造成再次骨折，影响术后骨牢固程度，故已趋向少用；股骨颈病理性骨折可采用长柄股骨头或全髋关节置换；股骨粗隆骨折宜用 Gamma 钉、Ziekel 针或重建针内固定，也可采用 Richards 针内固定。肱骨上端病理性骨折可采用人工肱骨上段假体置换。第 3 步是骨缺损处用骨水泥填充，骨水泥能协助内固定物固定骨折，提高瘤骨的机械强度、增加抗压力和抗扭转力 50% 和 70%，而骨水泥并不影响术后的放疗。股骨近端与肱骨近端人工假体置换手术为转移瘤切除术后的稳定性重建提供一种成功的方法，可以通过减轻疼痛、增加独立活动能力来提高患者的生活质量。

骨盆转移瘤的手术治疗的适应证：①转移瘤破坏髋臼或病理性骨折影响肢体行走、负重者；②转移瘤破坏髂骨或骶髂关节，影响骨盆支撑负重者；③查不到原发瘤，需切除转移病灶，以病检明确诊断者。

手术方法如下：查不到原发瘤的耻骨、坐骨单发病灶，未累及髋关节者，切除后对骨盆环的稳定性和髋关节功能影响较小，不影响骨盆的支撑负重，可行局部转移瘤边缘性切除；无须重建骨缺损。髂骨转移瘤切除后造成大块髂骨缺损，影响骶髂负重弓者，可采用钢针、钢板螺钉加骨水泥重建骨盆的连续性。

累及髋臼者，根据髋臼病损部位不同，选择下列相应的手术方法。①Ⅰ型：髋臼顶和内侧壁完好、髋臼下及前后方破坏缺损，可采用全髋置换术治疗，肿瘤切除后的缺损可用骨水泥填塞。②Ⅱ型：髋臼内侧壁缺损，先用骨水泥金属网填充缺损区，再通过金属杯将应力引至髋臼缘，然后再安髋臼假体。③Ⅲ型：髋臼外缘及髋臼顶缺损，可用骨水泥充填缺损处，多根斯氏针呈扇形自髋臼外缘打入正常骨质，将应力引向正常骨质。④Ⅳ型：髋臼广泛破坏，但肿块能被完整切除而获得治疗者，仅单处骨盆转移病例可选用内半盆切除，结合术后放疗。

原发灶已切除的单发骨转移灶，溶骨破坏不明显，对骨的机械强度影响较小者还可行瘤骨切除，灭活后再植重建。

3）肩部转移瘤的手术治疗。适用于：①肩胛骨或锁骨转移瘤放疗、化疗无效，估计存活超过半年者；②肩胛骨或锁骨肿瘤，性质难定，需切除肿瘤病检以明确诊断者；③转移瘤破坏肩胛骨或锁骨造成病理性骨折或濒临病理性骨折者。

手术方法是：①放疗、化疗无效的肩胛骨或锁骨转移瘤，可行转移瘤的边缘性切除，缺损区填塞骨水泥；②原发灶不明，肩胛骨或锁骨肿瘤性质难定者，可行肿瘤边缘性或瘤内切除，送病检以明确肿瘤的病理诊断，缺损区填塞骨水泥；③转移瘤致肩胛骨或锁骨病理性骨折或濒临病理性骨折者，可行肿瘤边缘性切除，可用特制钢板螺钉或钢针内固定，加骨水泥填塞缺损，重建稳定性。肩关节盂或肱骨头严重破坏者，可行订制型人工肩关节假体置换术。

（三）对症支持治疗

骨转移瘤已是全身各种癌瘤的晚期，全身情况直接关系到对治疗的接受程度和预后。多数患者疼痛、消瘦、贫血、食欲缺乏，不论综合治疗有无效果，在一段时间内存在一些症状，需积极对症治疗，包括输血，输液，纠正贫血和电解质紊乱，补充营养和各种维生素，增强免疫能力，运用中西药物以促进食欲、止痛、降血钙，改善全身情况和各器官的功能。

（王广钱）

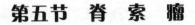

第五节 脊 索 瘤

原发性骶骨肿瘤占骨肿瘤总数的1%左右,包括良性及原发性恶性肿瘤,常见的为脊索瘤、骨巨细胞瘤、软骨肉瘤等。由于部位深在,四周解剖关系复杂,骶骨前方有直肠、膀胱及大血管,如果肿瘤位置高些,更有肠腔脏器存在,早期不易发觉,一旦有症状出现,肿瘤往往已很大,骨质破坏已很明显,此时诊断多无困难。

一、病因

在胚胎发育过程中,由中胚层发生的脊索,最早是由原条头端的细胞团增生形成,后沿胚胎中轴生长成柱状的细胞团,上起自颅颊,下终于尾端。在胚胎第4周时,它位于神经管和原肠之间。不久,它与神经管一起形成原始脊柱,并逐渐软骨化和骨化。脊索组织也随之退化和消失,有一小部分脊索组织的遗迹以髓核形式存留下来。但在胚胎发育过程中,脊索组织仍可能残留或迷走,通常残存于体轴的两端,即颅底蝶骨枕骨部和骶尾部。脊索瘤就是这些残留或异位的脊索组织发生的,并有恶变倾向。其特点是以局部骨性破坏为主,晚期可发生远处转移。约有10%的脊索瘤发生转移。

二、病理

大体观为质软、凝胶状肿瘤,呈灰白色,有时瘤体很大,表面为高低起伏的形状,肿瘤呈明显的分叶现象。有不完整的假包膜,包膜很薄,紧贴于瘤体上。切面可见肿瘤组织为灰白色的胶状物,出血后可表现为暗红色,形成坏死区。部分区域可发生液化、囊性变和钙化。钙化越多,肿瘤的恶性倾向也越大。镜检下可见大小不等、形状各异的上皮样细胞,排列成束状或片状,细胞间为黏液基质。大的瘤细胞的胞质内含有大量的空泡,这些大细胞多位于瘤小叶的中央,有时细胞的空泡胀破或将胞核推到外围,形成印戒状空泡细胞。分化较差的脊索瘤,瘤细胞排列紧密,细胞体积较小,边缘清晰,细胞内外的黏液成分较少;小的细胞呈梭形或多边形,空泡较小,细胞核和核仁清晰,若用特殊的染色法,可显示细胞内的空泡为黏液蛋白。凡肿瘤富有黏液者,其恶性程度一般较低,核分裂较少见。当肿瘤呈高度间变时,常可见到核分裂象,有时尚可见骨和软骨小岛,甚至出现骨肉瘤或纤维肉瘤的结核,故不能混淆,应予以鉴别。

三、临床表现

(一)发病率

本病可发生于任何年龄,但由于脊索组织残留的衍生物演变为瘤体是个缓慢的过程,因此好发年龄大多数在40~50岁,男性多于女性。残留部位以骶尾部最为多见,约占60%。其次为颅底蝶骨,个别的也见于胸腰椎。一般均为单发。

(二)症状与体征

发病缓慢,隐袭性进展,常在发病后数年,病情已转入中、晚期才开始出现症状。位于骶尾部者,多表现为腰骶部疼痛,疼痛性质为钝痛,部分病例有一侧或双侧下肢放射痛,但极少有感觉运动障碍。初起时不严重,以后出现腰腿痛,随着肿瘤的增大,可在盆腔内或腹膜后形成巨大肿块,肿瘤向前生长,可压迫直肠、膀胱或其他脏器而引起相应的受压症状,易误诊为膀胱炎或直肠炎。脊索瘤若波及或压迫骶神经,可出现大小便困难或失禁。由于骶尾部脊索瘤向前发展多于向后发展,所以在骶骨后的肿块不太明显。查体可发现骶后叩击痛、压痛、局部隆起或肿块突起,骶神经分布区感觉减退、肌力减弱、肛门括约肌松弛。肛门指检查时,可扪及巨大肿块,位于直肠后壁,质硬,表面光滑,基底宽而固定,有压痛。

四、辅助检查

(一)X 线表现

在早期,骨膨胀明显,骨内正常结构改变,呈磨砂玻璃样阴影。但由于肠腔内气体存在,有时在 X 线正位片上很难判辨。晚期时,表现为广泛性溶骨性破坏,并在骨病灶周围可见大而边缘清楚的软组织肿块阴影,肿块内可见残存的骨片或钙化灶。如果仅见到溶骨性破坏而见到肿块内骨片或钙化斑,很难肯定是骶骨脊索瘤。为获得清晰度较好的 X 线片,在摄片前应做清洁灌肠,有助于确定肿瘤的范围、部位及与脏器的关系。

(二)CT 与 MRI 检查

对骶骨肿瘤的大小,侵犯椎节的范围及与神经根的关系,同周围组织、血管、坐骨神经的关系等辨别较清楚。尤其 MRI 检查能辨清肿瘤在骶骨上向前生长还是向后生长,有无压迫直肠、膀胱等,肿瘤向软组织侵犯情况。搞清这些情况,对于手术前准备,确定手术方案有较大意义。CT 成像上脊索瘤表现出与肌肉相似的密度。MRI 检查显示脊索瘤呈膨胀性改变,局部见一软组织肿块影,边缘清楚,可累及多个椎体和附件,脊柱旁见软组织影。病灶 T_1 加权呈低信号,T_2 加权里不均匀高信号,肿瘤内见散在片状 T_1 低信号、T_2 低信号钙化影,增强后强化明显,常呈不均匀强化,死骨及钙化部分无信号。

(三)实验室检查

血常规有时可见血色素偏低,呈贫血貌,白细胞计数有轻度升高。

五、诊断与鉴别诊断

本病好发于 40～50 岁,多位于骶椎及颅底蝶骨,发病缓慢,腰骶部疼痛,可引起直肠和膀胱压迫症状。查体可发现骶后叩击痛、压痛、局部隆起或肿块突起,骶神经分布区感觉减退、肌力减弱、肛门括约肌松弛。肛门指检时,可扪及巨大肿块。结合影像学检查有助于诊断本病。

鉴别诊断如下。

(一)骶骨巨细胞瘤

20～40 岁为多见,更有年轻者出现。好发于骨骺端,类似于脊索瘤的部位。X 线片为一膨胀性骨破坏。在年轻患者易于鉴别,以骨巨细胞瘤可能性大。但在 40 岁以上甚至 50 岁以上患者,以脊索瘤的可能大。当然也不能排除骨巨细胞瘤,需在手术中或术后病理检查鉴别。

(二)软骨肉瘤

软骨肉瘤为一恶性程度高于脊索瘤,病情发展较快的肿瘤。好发年龄大致与脊索瘤相同。X 线片为一密度降低的阴影,病灶中有斑点或块状钙化点,肿瘤生长过程中,周围皮质骨膨胀变薄,但很少有皮质骨穿破现象,有时不易鉴别,需依赖病理检查。

六、治疗

骶骨脊索瘤与骨巨细胞瘤均可行放疗,但骶骨部脊索瘤一般发现往往很大,放疗难以奏效,因此常采用手术切除与术后放疗相结合。骶骨脊索瘤的手术切除,因解剖复杂,肿瘤很大,与盆腔脏器及大血管广泛粘连,手术比较困难,所以手术也带有一定的危险性。

(一)手术治疗

1.肿瘤内刮除

肿瘤内刮除能部分刮除肿瘤组织。但残留瘤体常可迅速复发或远处转移。

2.根治性肿瘤切除术

根治性肿瘤切除术较刮除术彻底,是根治骶骨脊索瘤的理想方法。但由于脊索瘤所在部位毗邻的骶丛、大血管及神经根,手术时很难根除肿瘤。位于 S_2 以下者,宜从 S_2 以下行骶骨大部分截除术,位于 $S_{1\sim2}$ 者,宜做骶骨次全截除或骶骨全截除术。术后应行骨盆稳定性重建。

(二)放疗

术后可局部辅助放疗,剂量 50 Gy 左右。发现复发后应再行手术切除,以提高疗效。

(王广钱)

第六节 脊柱肿瘤

脊柱肿瘤并不少见,各种类型的骨肿瘤几乎皆可发生于脊柱,一般将其分成原发性和转移性两大类。原发性脊柱肿瘤又分为良性肿瘤、瘤样病变、中间性及恶性肿瘤。常见的原发良性肿瘤是骨血管瘤、骨样骨瘤和神经鞘瘤。常见的瘤样病变是嗜酸性肉芽肿和动脉瘤样骨囊肿。常见的中间性肿瘤是骨巨细胞瘤和骨母细胞瘤。常见的恶性肿瘤是骨髓瘤、脊索瘤和骨恶性淋巴瘤。转移性肿瘤占脊柱肿瘤的 70% 以上。常见的原发瘤是肺癌、乳腺癌、前列腺癌、甲状腺癌和胃肠癌。若按肿瘤的生物学特性,也可将脊柱肿瘤分为良性、中间性和恶性三大类,恶性包括原发恶性和转移性,占脊柱肿瘤的 80% 以上,足以引起大家的重视。

一、诊断

脊柱肿瘤的诊断原则是临床表现、影像学检查和病理检查三方面综合分析,首先根据症状、体征、实验室检查及影像学表现进行分析,提出初步诊断,作为骨科、放射与病理三科共同研究的基础,而后经病理证实,才能得出正确的诊断,其诊断程序是:①区分肿瘤与非肿瘤病变;②区分良性肿瘤与恶性肿瘤;③区分原发性肿瘤与转移性肿瘤;④区分是哪一种肿瘤。

(一)临床表现

1.病程

良性肿瘤发展慢,病程长,一般为 1~2 年。恶性肿瘤发展快,病程短,一般为 2~10 个月,而转移瘤一般为 1~2 个月。早期的症状轻微,缺乏特异性,常造成诊断困难,当典型的症状、体征出现时,已是后期的临床表现。

2.疼痛与叩痛

疼痛是脊柱肿瘤的主要症状,由轻到重,由间歇性到持续性,夜间为甚,休息无缓解。恶性肿瘤呈渐进性,开始为钝痛,局限于肿瘤部位,当压迫或侵袭神经根或神经丛时则为严重的烧灼痛或锐痛,沿神经放射,在神经根或神经丛分布区可出现麻木或痛觉过敏。上颈椎病变常为颈痛,向头枕部放射,屈颈产生触电样麻木痛;颈胸段病变常为前臂尺侧疼痛伴第4、第5指麻木无力;胸椎病变常为胸部周围疼痛、肋间痛伴束带感;胸腰段病变常为前腹部放射样疼痛;下腰椎病变常产生坐骨神经痛;骶椎病变常为腰骶痛,放射至会阴,随坐或卧位加重。疼痛的部位常有助于病变部位的判断,病变部位多有叩击痛。

3.活动受限

早期由于疼痛和肌肉痉挛常使脊柱活动受限,晚期由于肿块、病理性骨折和畸形使脊柱活动受限加重。

4.神经功能障碍

晚期肿瘤压迫或侵袭脊髓、神经根或神经丛,产生不同程度的神经功能障碍,由神经麻痹、不全截瘫到完全截瘫。短期、轻度压迫,受压的脊髓可以产生局部脱髓鞘作用或水肿,解除压迫后可以恢复;长期、重度压迫或侵袭脊髓,受损的轴突不能完全恢复,甚至脊髓或神经发生缺血性坏死,瘫痪将是不可逆的。

5.肿块

由于脊柱的解剖部位深在,颈、背、腰出现肿块已是脊柱肿瘤的晚期表现。

6.畸形

脊柱肿瘤晚期椎体破坏或发生病理性骨折后常出现后凸畸形,严重的后凸畸形可导致脊髓受压;另一些肿瘤常因疼痛和肌肉痉挛造成脊柱侧弯和后凸畸形,如骨样骨瘤和骨母细胞瘤,侧弯畸形的发生率可高达70%。

(二)实验室检查

良性和发展缓慢的低恶性脊柱肿瘤,血、尿常规,血沉,肝、肾功能,血清钙、磷及酶学定量检查都基本正常;恶性肿瘤大部分可出现贫血,血沉增高,白细胞计数可升高,肝、肾功能偶有损害,碱性磷酸酶是成骨活跃程度的反应,恶性肿瘤对骨广泛破坏时常升高。儿童患者因生长发育活跃,碱性磷酸酶可超过正常值5%。广泛骨转移的患者,血清钙升高;骨髓瘤患者血清总蛋白增高,血球蛋白比例倒置,蛋白电泳异常,血清钙升高,尿中出现蛋白和管型,尿本周蛋白阳性;前列腺癌转移者酸性磷酸酶升高;嗜酸性肉芽肿患者血嗜酸性细胞可升高。

(三)影像学检查

1.X线片

X线片是常规检查手段,能发现大部分脊柱肿瘤。良性肿瘤或瘤样病变多表现为囊状膨胀性破坏,边界整齐、轮廓清楚,无骨膜反应,椎间隙完整,椎旁多无软组织肿块影。椎体血管瘤常为栅栏状或蜂窝状阴影;神经鞘瘤或神经纤维瘤常为溶骨性破坏,合并椎间孔扩大,椎弓根间距加宽;嗜酸性肉芽肿常见椎体扁平等。中间性肿瘤如椎体巨细胞瘤常呈多房性、膨胀性、溶骨性破坏合并病理性骨折(图 9-18);恶性肿瘤多为不规则的溶骨性破坏,边界不整齐,轮廓不清楚,椎体和椎弓可同时受累,椎间隙存在,椎旁可有球形软组织影,其中骨肉瘤可见成骨或骨膜反应;软骨肉瘤可见环状或云雾状钙化;转移瘤多为溶骨性破坏,但也有成骨性或混合性,椎弓根常受累后易合并脊髓受压。

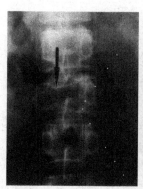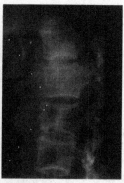

图 9-18 L₂ 椎体巨细胞瘤

2.CT 检查

由于 CT 检查没有相邻解剖结构的重叠,对比分辨率高,因此能确切了锯肿瘤破坏的范围,边界是否清楚,骨皮质是否完整,瘤体内有无钙化和成骨,肿瘤是否侵犯椎管内和椎旁的软组织等,更有利于区别是肿瘤还是非肿瘤,是良性肿瘤还是恶性肿瘤。某些脊柱肿瘤有特征性的 CT 表现,如脊椎血管瘤,CT 断面显示瘤椎骨松质呈粗大网眼状改变,残留骨小梁增粗呈稀疏排列的高密度点影,椎体外形正常或略膨胀。

3.核素骨显像

一般而言,活跃而血运丰富的病变和成骨的过程都表现为积聚的显影,即热结节,而发展缓慢或静止、血运差的病变和无明显成骨的过程都表现为疏松或无显影,即冷结节,这两种异常的阴影在诊断脊柱肿瘤中无特异性,但它获得的阳性病变的时间比 X 线检查早 3～5 个月,可以早期发现脊柱肿瘤,并用于脊柱多发性肿瘤和转移瘤的定位。它对脊柱转移瘤的相对灵敏度约高于 X 线检查的 30%,在发生脊柱转移早期无症状时骨显像即可出现明确的阳性表现,可比 X 线片早 8～15 个月发现转移灶。

4.MRI 检查

除显示椎骨形态的改变外,更重要的是可准确反映骨髓内细胞密度和脂肪含量,利用病灶在骨髓内的空间占位,使正常骨髓信号消失而产生不正常信号,因此,只要骨髓脂肪受到侵犯,即可表现出 T_1WI 信号显著降低,易于早期发现 3 mm 以上的微小病灶,对脊柱肿瘤的早期诊断很有帮助。由于它能清楚地显示肿瘤部位、浸润范围与周围的毗邻关系,尤其能清楚地刻画出骨内浸润的特征,软组织受浸润的边界,可准确了解肿瘤与脊髓、神经根和大血管的关系。

另外,对老年腰背痛患者,当 X 线片发现椎体压缩时,MRI 可以帮助鉴别其病因是单纯骨质疏松还是肿瘤,前者虽有椎体高度的改变,但骨髓脂肪信号保存,而后者骨髓脂肪信号降低。

(四)活体组织检查

活体组织检查是脊柱肿瘤最确切的诊断手段,也是脊柱肿瘤的诊断依据,只有靠活检来证实或否定临床诊断。

1.穿刺活检

随着穿刺活检成功率的不断提高,适应证也逐渐扩大,成功的关键是适应证正确,穿刺部位准确,病理科医师的技术与合作及操作者个人经验。穿刺针的选择决定于肿瘤是溶骨性、成骨性或混合性,是骨组织还是软组织,当穿刺需通过较厚的皮质骨时,可用环钻开窗,然后吸取或夹取肿瘤组织。对于部位深在,邻近重要器官者可在 CT 导向下安全到达椎体的困难部位,若后外侧入路困难,可经椎弓根进入椎体取活检。

2.切开活检

脊柱肿瘤切开活检是一次较大的手术,往往与计划切除肿瘤的手术结合起来一次进行,用于穿刺难以达到的部位或穿刺活检失败者,术中先取组织做冰冻切片检查,决定良恶性后按计划行治疗性的手术切除肿瘤。

活检虽然是诊断的重要依据,但也存在一定的片面性,甚至诊断错误。一方面是到目前为止,显微镜仍以组织形态为基础,对未分化的细胞来说有时难以判断来源和种类,诊断难免有出入。另一方面,活检仅局限于一小块组织,不一定代表肿瘤全貌,因此,在分析病理所见时需结合临床、化验和影像学的表现综合考虑,必要时要做特殊染色、电镜观察,组织化学等,才能获得正确诊断的依据。

二、治疗

(一)治疗原则

1.脊柱良性肿瘤和瘤样病变的治疗原则

(1)暂时观察。少数无症状,不发展,又不影响脊柱功能的良性肿瘤和瘤样病变,如脊柱血管瘤、动脉瘤样骨囊肿和向椎管外生长的小的单发性骨软骨瘤等,可暂时观察、定期随访,不急于手术。

(2)非手术治疗。有症状、在发展、对射线又敏感的血管瘤,动脉瘤样骨囊肿和嗜酸性肉芽肿等,可根治性放疗或选择性动脉栓塞姑息治疗。

(3)手术治疗适用于:①病变发展易引起病理性骨折脊柱不稳定或向椎管内生长易引起脊髓神经受压者,宜早行肿瘤边缘性切除。如巨细胞瘤和向椎管生长的骨软骨瘤,应积极手术切除。②已有截瘫和病理性骨折致脊柱不稳定者,应尽早行肿瘤切除,脊髓减压,充分植骨与坚强的内固定,以解除对脊髓的压迫,恢复脊髓功能,重建脊柱的稳定性。对射线敏感者,术前、术后辅助放疗。

2.脊柱中间性肿瘤的治疗原则

以广泛性或边缘性切除肿瘤为主,手术前、后辅助放疗,以减少复发。合并截瘫或脊柱不稳定者需做脊髓减压,椎间大块嵌入植骨或用内固定器加植骨,恢复神经功能,重建脊柱稳定性。

3.脊柱恶性肿瘤的治疗原则

(1)非手术治疗:对放、化疗敏感的肿瘤,如骨髓瘤、恶性淋巴瘤、尤文肉瘤等,应以放、化疗为主要治疗手段,效果明显。只在有截瘫或脊柱不稳定时,才手术切除肿瘤,脊髓减压,内固定重建脊柱稳定性。手术前、后辅助放疗或化疗。

(2)手术治疗适用于:①原发恶性肿瘤对射线和药物均不敏感者,应广泛切除肿瘤,术后免疫治疗,以治愈或延长生存期;②肿瘤组织或病理性骨折畸形压迫脊髓致截瘫或濒临截瘫者,应切除肿瘤,解除脊髓压迫,改善瘫痪,手术前、后辅助放疗或化疗;③肿瘤破坏了脊柱的稳定性者,应在切除肿瘤的同时重建脊柱的稳定性,手术前、后辅助化疗或放疗,以治愈或延长生存期。

4.脊柱转移瘤的治疗原则

随着生活水平的提高和医疗观念的改变,对脊柱转移瘤的治疗已逐步由放弃治疗到积极想法恰当地治疗,以争取最后的机会,改变肿瘤的进程。

(1)对症支持治疗:脊柱转移瘤已是各种癌瘤的晚期,多数患者有疼痛、消瘦、贫血、食欲缺

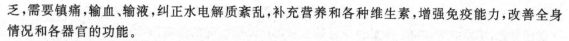

乏,需要镇痛,输血、输液,纠正水电解质紊乱,补充营养和各种维生素,增强免疫能力,改善全身情况和各器官的功能。

(2)寻找原发灶,积极治疗原发瘤:原发灶不明者,要在处理转移灶的同时寻找原发灶,对找到的原发灶实行根治性切除或姑息性切除,不能手术切除者可根治性放疗、介入治疗或选择性动脉栓塞治疗。去除原发灶,避免原发癌瘤继续向全身转移。

(3)综合治疗转移瘤。①全身化疗:不管原发瘤是否切除或复发,均可联合运用对原发瘤有效的化疗药物,以消灭亚临床病灶和微小转移灶,降低转移率。②内分泌治疗:乳癌转移者可切除卵巢,前列腺癌转移者可切除睾丸。③放射性核素治疗:脊柱多发性转移瘤,放、化疗无效而疼痛剧烈者可用^{89}Sr(锶)和^{153}Sm-EDTMP(钐)治疗。④局部放疗:原发灶已根治的单发转移瘤对射线敏感者可根治性放疗,晚期无法手术与化疗者,可姑息性放疗。⑤手术治疗:适用于原发灶不明的单发转移瘤;对放、化疗不敏感的单发转移瘤;转移瘤致截瘫或濒临截瘫者;转移瘤致脊柱不稳定者。

(二)手术治疗

由于脊柱的部位深在,解剖关系复杂,早期症状无特异性且体征常不明显,诊断多被延误到出现脊髓神经症状,此时肿瘤多已广泛浸润,手术既要切除肿瘤,解除对脊髓的压迫,防止损伤脊髓神经和血管,又要重建脊柱的稳定性,常存在一定的难度和危险性,有时可因失血过多而失败,术者必须高度重视并应有充分的准备,严格掌握手术目的、适应证、手术方法及辅助治疗。

1.手术目的

(1)广泛切除肿瘤,消灭病灶;姑息性切除肿瘤,缓解症状。

(2)解除肿瘤对脊髓或神经根的压迫,改善瘫痪。

(3)重建脊柱的稳定性。

2.手术适应证

(1)肿瘤发展引起病理性骨折、脊柱不稳或压迫脊髓神经,而放、化疗无效者。

(2)肿瘤已压迫脊髓或神经根致截瘫或濒临截瘫者。

(3)肿瘤破坏椎骨致脊柱不稳定者。

3.手术方法

(1)脊柱肿瘤切除术:估计出血多的椎体肿瘤,术前可选择性栓塞瘤体的主要供血动脉,以减少术中出血。不同的部位,采用不同的手术入路。肿瘤主要侵犯椎体者,采用前路椎体肿瘤切除;肿瘤主要侵犯椎弓者,采用后路椎弓肿瘤切除;肿瘤同时侵犯椎体与椎弓者,可根据病情和部位,分前后两次手术,也可一次前、后路联合手术,行全脊椎肿瘤切除术。脊柱肿瘤的切除允许以边缘切除为主,除少数椎弓肿瘤外,一般很难达到广泛切除的手术边界要求,有些情况下只能进入肿瘤以大块切除为主,辅以瘤内刮除术。一般说来,后路手术简单易行,出血少,创伤小;前路手术复杂,出血多,创伤大;前后路联合手术就更复杂,出血更多,要求更高。多数学者认为,对于椎体肿瘤的切除前路优于后路。特殊部位,如上颈椎,由于病变邻近延髓、脊髓和颅神经,术中易出现呼吸骤停、高位截瘫、肿瘤和椎动脉出血等严重并发症随时危及生命,需在气管切开和颅骨牵引下,采用胸锁乳突肌前缘切口或前后联合的门洞形切口,以暴露寰枢椎肿瘤,包膜外分离,分块咬除或刮除肿瘤,磨钻磨掉坚硬的反应骨,认真止血,必要时可结扎单侧椎动脉。

(2)脊髓神经减压术:脊柱肿瘤合并截瘫的主要原因是肿瘤组织破坏椎骨后进入椎管的直接压迫,其次是椎骨膨胀变形和病理性骨折脱位的骨性压迫,因此,减压主要是彻底切除压迫脊髓神经的肿瘤组织和膨胀变形与脱位的骨块,然后复位固定,重建脊柱的稳定性。若肿瘤组织侵蚀到硬脊膜和脊髓,应尽量仔细将肿瘤组织从硬膜上剥离或轻轻刮下来清除干净,操作要轻柔,否则损伤脊髓,术后截瘫加重。少数由于脊髓血液供给障碍引起的截瘫,则手术效果不佳。

(3)脊柱稳定性的重建术:脊柱肿瘤的治疗不单是切除肿瘤,重建脊柱的稳定性也是治疗的一个重要措施。维持或重建脊柱的稳定性可缓解临床症状,让患者起床活动,有利于放疗或化疗。不仅肿瘤切除后的缺损需要重建稳定性,有些肿瘤虽然不能完全切除,拟采用放、化疗为主要治疗手段以延长生命,亦宜在手术活检的同时做内固定,以维持脊柱稳定,缓解疼痛,预防病理性骨折和截瘫,改善生活质量。根据肿瘤性质,预计生存期短的高恶性肿瘤,特别是转移瘤,主要通过各种内固定器加骨水泥固定来获得短期的稳定性。能治愈的预计生存期长的良性或低恶性肿瘤,需要通过椎间植骨融合或各种内固定器加植骨融合来获得永久的稳定性。

1)前路手术稳定性的重建:适用于椎体原发性肿瘤或单发转移瘤边缘性切除后缺损椎体的重建。

重建的方式如下。①椎间植骨融合术:多用于椎体原发良性和瘤样病变,彻底切除后椎体间大块嵌入植骨。②内固定器加植骨术:多用于椎体原发良性或低恶性肿瘤。前路内固定器械分为钢板系统和钉棒系统两类。钢板系统主要有 Z 型钢板、Kaneda 钢板、AO 钢板(DCP)、YuanI 型钢板、Armstrong 钢板、Dunn 钢板、Kigix 钢板。Z 型钢板设计合理,操作简便,固定可靠,可通过加压、撑开矫正后突及侧方畸形,术后可行 MRI 检查,但其价格较贵;Kaneda 钢板具有撑开或压缩之效,但其体积较大,安装复杂费时,易损伤周围组织;AO 钢板(DCP)属短节段固定物,操作简便,但螺钉可能滑出,故一般将其置于椎体侧方,以求避开前方的大血管;Armstrong钢板、Dunn 钢板的设计与 Kaneda 钢板相似,只是前者有多孔供选择,便于操作,后者钢板较厚,自身兼具撑开及压缩功能。钉棒系统涉及的技术主要有 Kostuik-Harrington 技术、U 形钉技术、Zielke 技术、TSRH 技术等。术者可根据自身对以上内固定器械的熟悉程度酌情选用,国内外使用 Z 型钢板内固定系统者较多。

手术方法:以全椎体肿瘤切除,跨节段椎体间 Z 型钢板(Z-Plate)内固定为例。

气管插管,全身全麻醉后,取右侧卧位,左侧入路。在胸段,切除病变部位以上的 1～2 根肋骨,经胸腔进入,显露欲切除之椎体及相邻上、下各一椎体侧前方;在腰段手术入路是通过第 12 肋下缘,从侧腹膜后进入,显露病变椎体。可先结扎欲切除肿瘤椎体相邻上、下正常椎体的节段血管,显露相邻上下椎体侧方,安放螺栓。胸腰椎上、下椎体螺栓进入点的解剖标志为,先于椎体后缘做一连线(A 线),再在此线旁8 mm处做一与 A 线相平行之连线(B 线),确定上、下椎体的上缘与下缘,上位椎体的螺栓进入点是距上位椎体上缘下 8 mm 处在椎弓根中央与 B 线相交处;下位椎体的螺栓进入点是距下位椎体下缘上 8 mm 处在椎弓根下缘与 B 线相交处。螺栓进入与椎体中轴呈 $100°$ 角。

肿瘤椎体切除:达到椎管彻底减压后,通过上、下位椎体的螺栓用撑开器撑开复位,测量上、下相邻椎体间间隙高度后,取一块大小合适并具有三面皮质骨的骨块植入间隙,距椎体后缘 5 mm,植骨块前方可追加植骨,这样可利用后方骨块阻挡骨块滑入椎管内。去除撑开器,植入合适钢板,拧上螺栓螺帽,并用加压钳加压,加压同时拧紧螺帽,使上、下椎体卡住植骨块。然后通过钢板的滑槽,拧入相应螺钉各一枚,达到辅助固定作用。Z-Plate 内固定系统能有效地增加融合节段的稳定性,有助于植骨的融合,便于早期活动,避免后期的并发症。涉及胸椎、胸腰段脊椎椎体部分切除、次全切除和全切除并需重建脊柱稳定性的病例,均是 Z-Plate 内固定系统的适应证,特别是对椎体爆裂骨折、椎体肿瘤、椎管矢状面上被占据或>50%时等尤为适用。

Z 型钢板稳定性可靠:其高度稳定性是通过设计两根 5.5 mm 直径的松质骨带锁螺栓来完成的,即在固定螺栓的尾端通过置入锁定螺栓帽使钢板、螺栓及椎体牢固连接成一体。在达到理想撑开、复位后植入骨块,再通过螺栓给予适当加压,从而完成节段间的稳定。由于固定节段有良好的稳定功能,因而术后通常不再需要牢固外固定,患者仅需在背心支架保护下即可早期坐起活动,有利于康复并减少了因外固定所致的合并症。固定物具有良好的生物相容性,故不必再次手术拆除内固定。

Z 型钢板操作简单、安全、并发症少:传统的 Kaneda、Dick 内固定系统的操作中最大的困难是,撑开与加压均是通过不断地纵向拧动螺丝来完成的,由于前路手术部位深,术野有限,加之椎骨的各种解剖突起、膈肌的阻挡等因素,往往使术中操作困难,手术时间延长,增加失血量。相反,Z 型钢板内固定装置均在垂直于椎体面上操作,钢板一端有两排沟槽,加之精制的操作工具,使操作大大简化、快捷。钢板固定于椎体侧方,与各种棍类固定装置相比,相对凸出骨面面积大大减少,无刺激膈肌、胸壁的问题,因而术后异物感明显减少。

Z 型钢板操作要领:①充分显露病变节段及其上、下各一个椎体,特别是椎体前缘要适当显露,确保钢板置于胸腰椎椎体侧方。②正确安放上、下位椎体的螺栓是完成本手术的关键。根据前述的进栓要领,可以做到一次成功。③螺栓、螺钉置入深度,以超过对侧皮质一个螺纹为适宜,过深易伤及对侧组织,过浅则影响力学强度。有条件时,应在 C 型臂 X 线机监视下进行。④正确使用撑开和加压装置,撑开与加压均作用于螺栓,把握好撑开与加压的力度至关重要。

内固定器加充填物:多用于原发恶性或转移性椎体肿瘤。内固定器同上述,充填物包括骨水泥和羟基磷灰石块等。

人工椎体置换术:各种金属椎体、生物陶瓷椎体、钛网加植骨等多用于中、下颈椎和中、下胸椎的原发性肿瘤,术中制作的钢棒加骨水泥人工椎体多用于转移瘤。

2)后路手术稳定性的重建:主要适用于椎弓肿瘤边缘性切除后脊柱稳定性的重建,其次用于超过一个椎体的单发转移瘤或多发性骨髓瘤、多发性转移瘤,前路手术难以切除或预后差、切除价值不大者。后路椎板扩大切除后,从椎管后外侧绕到前外侧切除肿瘤和病理性后凸骨块,解除脊髓或马尾的压迫,恢复脊柱轴线。

重建方式如下。①椎弓根螺钉固定后外侧植骨术:生物力学稳定,固定确实,手术创伤小,现已成为最常用的后路内固定物。第 1 类是椎弓根螺钉加螺纹棒或棍或杆,如 Dick、APF、RF、AF。多用于 $T_8 \sim L_5$ 的短节段固定,TSRH、Trifix 和 Isola 可用于胸腰椎各段下达骶骨,上端与下端固定到正常椎体,连接长棒跨越病椎做长节段固定。第 2 类是椎弓根螺钉加钢板,如 Roy-Camille 和 Steffee 内固定系统,可做长短节段内固定。②双 Harrington 棒或 CD 棒与椎板下节段钢丝固定后外侧植骨术:宜首选用于需做长节段固定者。③矩形或 U 形 Luque 环与椎板下节段钢丝固定后外侧植骨术:可用于长节段固定,也可用于颈椎及上胸椎的短节段固定,但不具支撑与防压缩的作用。

3)前后路联合手术稳定性的重建:适用于原发性肿瘤侵犯椎体和椎弓,也用于预后稍好的椎骨单发转移瘤,行全脊椎切除后椎骨缺损的重建。重建方式可选择:①前路肿瘤椎体切除后,用自体或异体长管骨植骨,加用或不用椎体内固定器;后路肿瘤椎弓切除后,用长段内固定器,如双 Harrington 棒或 CD 棒与节段钢丝固定。②全脊椎切除后,前路用钛合金人工椎体,后路用 TSRH、Isola 或 Trifix 后路内固定系统。

(王广钱)

参考文献

[1] 徐东.骨科疾病临床诊疗[M].北京:科学技术文献出版社,2019.

[2] 王伟,梁津喜,杨明福.骨科临床诊断与护理[M].长春:吉林科学技术出版社,2020.

[3] 赵立连.临床骨科诊疗学[M].长春:吉林科学技术出版社,2019.

[4] 巫洪波.新编临床骨科技术[M].长春:吉林科学技术出版社,2020.

[5] 吉旭彬.骨科疾病诊疗思维[M].北京:科学技术文献出版社,2019.

[6] 王勇.临床骨科疾病诊疗研究[M].长春:吉林科学技术出版社,2020.

[7] 樊政炎.临床外科与骨科诊疗[M].长春:吉林科学技术出版社,2019.

[8] 房波.实用骨科诊疗精要[M].长春:吉林科学技术出版社,2019.

[9] 吴修辉,孙绪宝,陈元凯.实用骨科疾病治疗精粹[M].北京:中国纺织出版社,2020.

[10] 武远鹏.临床骨科疾病诊疗学[M].贵阳:贵州科技出版社,2019.

[11] 王智刚.临床骨科疾病诊疗精粹[M].长春:吉林科学技术出版社,2019.

[12] 孟涛.临床骨科诊疗学[M].天津:天津科学技术出版社,2020.

[13] 王本龙.实用骨科疾病诊疗要点[M].长春:吉林科学技术出版社,2019.

[14] 宰庆书.临床骨科疾病诊治基础与进展[M].云南科学技术出版社,2020.

[15] 牛海平.实用创伤骨科诊疗精要[M].长春:吉林科学技术出版社,2019.

[16] 朱文龙.骨科疾病诊治与康复训练[M].北京:中国纺织出版社,2020.

[17] 张华.骨科常见疾病诊断与治疗[M].长春:吉林科学技术出版社,2019.

[18] 桂成艳.临床骨科诊治基础与技巧[M].长春:吉林科学技术出版社,2019.

[19] 刘洪亮.现代骨科诊疗学[M].长春:吉林科学技术出版社,2020.

[20] 张卫红.临床骨科疾病治疗新进展[M].长春:吉林科学技术出版社,2019.

[21] 吴洪校.骨科常见疾病与诊疗[M].长春:吉林科学技术出版社,2019.

[22] 朱定川.实用临床骨科疾病诊疗学[M].沈阳:沈阳出版社,2020.

[23] 张超.现代骨科新进展[M].长春:吉林科学技术出版社,2019.

[24] 杨庆渤.现代骨科基础与临床[M].北京:科学技术文献出版社,2020.

[25] 徐忠,常瑞,吴涛.骨科基础与临床治疗[M].延吉:延边大学出版社,2019.

[26] 沈尚模.骨科疾病临床诊疗思维[M].昆明:云南科学技术出版社,2020.

[27] 马文辉.骨科疾病临床诊疗[M].长春:吉林科学技术出版社,2019.

[28] 刘兆勇.现代骨科疾病诊疗[M].昆明:云南科技出版社,2019.

［29］张拥涛.现代骨科诊疗技术［M］.北京:科学技术文献出版社,2020.

［30］李绪贵,甘学文,竺义亮.骨科临床疾病与治疗［M］.长春:吉林科学技术出版社,2019.

［31］董震,江正康,杨浩森,等.临床骨科诊疗策略［M］.北京:科学技术文献出版社,2019.

［32］张鹏军.骨科疾病诊疗实践［M］.北京:科学技术文献出版社,2020.

［33］孟召武.临床骨科诊疗技术［M］.长春:吉林科学技术出版社,2019.

［34］葛磊.临床骨科疾病诊疗［M］.北京:科学技术文献出版社,2020.

［35］张钦明.临床骨科诊治实践［M］.沈阳:沈阳出版社,2020.

［36］彭子和,龚金涛,江夏子,等.髋关节外科脱位入路联合 Herbert 钉治疗股骨头骨折［J］.生物骨科材料与临床研究,2020,17(1):78-80.

［37］陈温慈,屠文展,胡洁,等.督脉电针对急性脊髓损伤大鼠脊髓损伤区 NR2B 表达的影响［J］.针刺研究,2019,44(2):95-101.

［38］郭敏,夏永伟,施文俊.髌骨爪治疗髌骨骨折［J］.临床骨科杂志,2021,24(3):424-426.

［39］徐俊,胡勇.经皮椎间孔内镜腰椎间盘切除术和开放性腰椎间盘切除术治疗腰椎间盘突出症的效果对比［J］.当代医药论丛,2019,17(5):1-2.

［40］孙伟桐,蒋协远,公茂琪,等.陈旧性肘关节脱位的诊断与治疗［J］.国际外科学杂志,2020,47(11):721-725.